医疗器械临床试验统计方法

第3版

主 编 李 卫

科 学 出 版 社

北 京

内 容 简 介

本书共17章，详细介绍了医疗器械临床试验中涉及的统计学设计方法、计算原理、评价方法，以及统计分析软件实现过程及相关程序源代码。书中除将复杂的生物统计学计算原理结合通俗的医学语言进行详细讲解外，还对每一种统计分析方法均给出了医疗器械临床试验的实例，以方便读者理解及应用。

本书可满足政府法规部门医疗器械临床试验评审人员、临床科研人员及医疗器械生产厂家相关技术人员的需要，可作为其工具书；亦可作为大专院校有志从事临床研究人士的教学参考书。

图书在版编目（CIP）数据

医疗器械临床试验统计方法 / 李卫主编 . —3 版 . —北京：科学出版社，2023.6

ISBN 978-7-03-075355-7

Ⅰ . ①医…　Ⅱ . ①李…　Ⅲ . ①医疗器械－临床医学－试验－统计方法
Ⅳ . ① R197.39-32

中国国家版本馆 CIP 数据核字（2023）第 061788 号

责任编辑：路　弘 / 责任校对：张　娟
责任印制：赵　博 / 封面设计：龙　岩

科学出版社 出版
北京东黄城根北街 16 号
邮政编码：100717
http://www.sciencep.com

北京九州迅驰传媒文化有限公司印刷
科学出版社发行　各地新华书店经销
*
2023 年 6 月第　一　版　开本：787 × 1092　1/16
2024 年10月第二次印刷　印张：23
字数：560 000

定价：108.00 元

（如有印装质量问题，我社负责调换）

编 者 名 单

主　编　李　卫　中国医学科学院阜外医院　国家心血管病中心医学统计部

编　委　（以姓氏笔画为序）

王　杨　中国医学科学院阜外医院　国家心血管病中心医学统计部
王闯世　中国医学科学院阜外医院　国家心血管病中心医学统计部
成小如　中国医学科学院阜外医院　国家心血管病中心医学统计部
朱映璇　中国医学科学院阜外医院　国家心血管病中心医学统计部
朱熠冰　首都医科大学附属北京广安门医院
刘小云　首都医科大学附属北京世纪坛医院药物临床试验机构
刘之光　首都医科大学附属北京安贞医院药物临床试验机构
刘炜达　北京协和医院医学科学研究中心
孙　毅　中国医学科学院阜外医院　国家心血管病中心医学统计部
严若华　首都医科大学附属北京儿童医院临床流行病学与循证医学中心
李　杨　中国医学科学院阜外医院　国家心血管病中心医学统计部
李思冬　中国科学技术大学公共卫生研究院
李笑丛　中国医学科学院阜外医院　国家心血管病中心医学统计部
李梦雅　中国医学科学院阜外医院　国家心血管病中心医学统计部
李雪迎　北京大学第一医院医学统计室
陈　娇　中国医学科学院阜外医院　国家心血管病中心医学统计部
郎欣月　中国医学科学院阜外医院　国家心血管病中心医学统计部
赵延延　中国医学科学院阜外医院　国家心血管病中心医学统计部
郝　军　中国医学科学院阜外医院　国家心血管病中心医学统计部
贾　宣　中国医学科学院阜外医院　国家心血管病中心医学统计部
夏艳杰　中国医学科学院阜外医院　国家心血管病中心医学统计部
徐　涛　北京协和医学院基础学院流行病与卫生统计学系
郭秀花　首都医科大学公共卫生学院
阎小妍　北京大学临床研究所生物统计部
童新元　中国人民解放军总医院统计教研室

主编简介

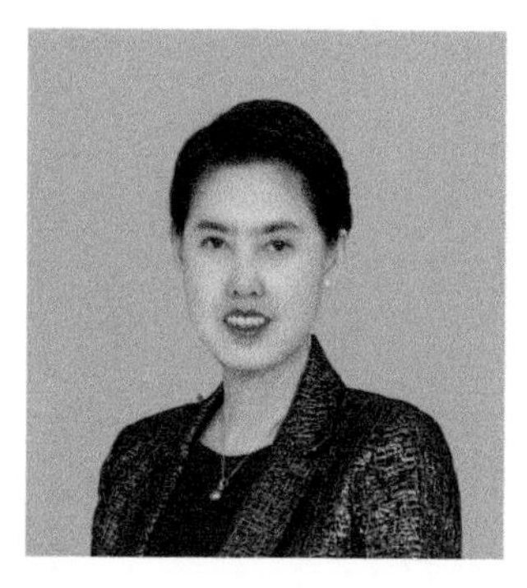

李卫，国家心血管疾病临床医学研究中心副主任、国家心血管病中心医学统计部主任、中国医学科学院阜外医院研究员、博士生导师、法国生物统计学博士、香港中文大学公共卫生学院客座教授，中国医疗器械行业协会数据分析专业委员会主任委员、中华医学会心血管病学分会信息化学组副组长、中国研究型医院学会血管医学专业委员会副主委、中国医药教育协会医药统计专业委员会常委、美国临床试验协会会员、中国高血压联盟理事、中国临床试验数据管理学组及生物统计学组成员、北京生物医学统计与数据管理研究会（BBA）副会长、国家药品监督管理局（NMPA）药物及医疗器械临床试验评审专家，国家科技部及国家卫健委等多部委评审专家。

长期致力于药物和医疗器械临床研究的设计、质量控制、数据管理及统计方法学研究。作为中国区总负责人，负责国际多中心前瞻性队列“前瞻性城乡流行病学研究（PURE）”中国区的组织协调工作；参加多项国家重大课题和数十项国内外多中心临床研究课题。在*Lancet*、*European Heart Journal*、*JAMA Cardiology*等国内外SCI收录期刊上以第一作者或通讯作者发表文章数十篇，主编及参与撰写论著多部。获国家科技进步一等奖、三等奖，以及国家发明专利一项。

序

随着2017年中共中央办公厅、国务院办公厅印发《关于深化审评审批制度改革鼓励药品医疗器械创新的意见》后，国家对科技创新的重视程度不断提升。与此同时，国家各部委相继出台了一系列深化医疗改革的相关政策。在上述政策引导下，我国医疗器械的研发和生产呈现出“雨后春笋”般的发展态势。诸如植入式左心室辅助装置（人工心脏）、流出道单瓣补片及可吸收封堵器等一系列具有完全自主知识产权的高端医疗器械不断涌现，突破了研发中的关键核心技术，打破了相关领域长期以来被国外垄断的被动局面。同时，上述器械的上市应用，极大提高了临床诊疗水平，解决了一系列临床难题。

然而，伴随着医疗器械研发的浪潮来临，以及中国加入世界为数不多的、由少数几个先进国家组成的国际临床研究规则制订者——人用药物临床试验国际协调会（ICH），国家临床研究法规监管部门对于上市前药物及医疗器械临床试验的法规监管及试验质量要求越来越高。因此对于包括临床研究者、生物统计师、数据管理及临床监查员等临床试验相关人员在内的专业能力也提出了更高的要求。但由于医疗器械临床试验专业性强、人才培养壁垒高，目前本领域从业人员仍存在巨大缺口。尤其是在本书第1版出版（2012年9月）以前，国内没有一本适用的医疗器械临床试验方法学综合图书能够为该领域的从业人员提供参考和技术指导，在一定程度上极大制约了我国医疗器械临床试验的快速和规范发展。作为我国首批从事心血管外科创新医疗器械研发的专业工作者，本人对此深感忧虑。

该书主编李卫教授为最早介入我国医疗器械临床试验设计及评价领域的资深生物统计学专家，目前为中国医疗器械行业协会医学数据分析专业委员会的主任委员，国家药品监督管理局（NMPA）药品及医疗器械临床试验的评审专家，曾参加或负责大量国内外医疗器械临床试验的研究设计、产品评审及相关技术指导原则的制订等工作。该书其他作者也均为长期工作在医疗器械临床试验第一线且具有丰富的医疗器械临床试验设计及安全性和有效性评价经验的生物统计学及管理相关人员。作者们本着为医疗器械一线研究及管理人员提供有价值的参考、为行业培养专业人才的初衷，结合多年的实际工作经验编写了本书的第1版，目前鉴于市场需求，继第1版和第2版售罄后，根据目前国内外医疗器械临床研究相关最新进展，再次出版第3版。

该书与以往生物统计学图书相比，具有如下鲜明特色：

首先，具有明确的针对性。目前市场上介绍临床试验的图书众多，但多以药物临床试验为主。医疗器械临床试验作为临床试验的重要组成部分，具有其本身的特殊性，该书的出版发行填补了这一空缺，为我国医疗器械临床试验的普及和快速发展起到重要的规范、指导和推动作用。

其次，具有广泛的实用性。书中所举案例均源自作者的实践经验，具有高度典型性和代表性，可以为读者在实际工作中遇到的问题提供有实用价值的参考和借鉴，做到有的放矢。该书还涵盖了医疗器械临床试验的方方面面，涵盖最新的临床试验法规、流程、操作、试验设计、常用统计学方法及合理应用等内容，为读者展开了一幅医疗器械临床试验的全景图。

最后，具有可操作性。该书大部分章节都附有SAS软件的计算机程序。做到理论与实践相结合，让读者可以亲身体验其中的魅力并实时操作，使系统的生物统计学理论变成鲜活的实例，亲身体验临床试验统计分析的全过程、体验解决问题的乐趣。

该书语言朴实、通俗易懂，内容丰富、翔实，结构层次分明、深入浅出，理论与实践紧密结合，是一部难得的医疗器械临床试验实用参考书。可供从事医疗器械临床试验的各类研究人员、临床医师、生物统计师、数据管理员、监查员、评审专家，以及制订和实施相关政策法规监管的管理人员借鉴与参考。并为有志于从事医疗器械临床试验研发的年轻科研工作者、大学本科生及研究生打开一扇医疗器械临床试验顶层设计及安全性和有效性评价相关知识的大门。

希望该书能为进一步提高我国医疗器械临床试验的水平及规范化做出贡献！

国家心血管病中心　中国医学科学院阜外医院

2022年11月

前　言

按《医疗器械临床试验质量管理规范》(2016年3月1日发布)第三条定义，医疗器械临床试验是指在经资质认定的医疗器械临床试验机构中，对拟申请注册的医疗器械在正常使用条件下的安全性和有效性进行确认或者验证的过程。其目的是评价受试产品是否具有预期的安全性和有效性。由于临床试验通常是根据研究的目的，通过样本来研究医疗器械对疾病及其预后等方面的作用，进而推论至整个目标人群，指导真实的临床实践，因此，一个好的医疗器械临床试验应该能提供最客观的安全性和有效性评价，否则无法将来自样本的研究结论推广至总体。生物统计学是一门能够对试验相关因素做出合理、有效的安排，并最大限度地控制试验误差，提高试验质量，并对试验结果进行科学合理分析的学科。因此，生物统计学在医疗器械临床试验全过程中有着不可缺少的重要作用，只有当研究结果既具有临床意义，又具有统计学意义时，才能够应用到真实的临床中，指导临床实践。

本书充分考虑了我国医疗器械临床研究的现状，参考了ICH E9文件及美国食品药品监督管理局(FDA)的医疗器械现行统计学指导原则，以临床试验的基本要求和统计学原理为重点，从生物统计学角度为医疗器械临床试验过程提供了一个全面的实施办法，包含了对医疗器械临床试验的总体考虑，以及试验设计时、试验实施过程中及试验结果分析和报告时的统计学问题，旨在为医疗器械注册申请人和临床试验研究者在整个临床试验过程中如何进行设计、实施、质量控制、分析和安全性及有效性评价提供指导，以期保证医疗器械临床试验的科学性、严谨性和规范性，并力求符合中国国情，使之具有充分的可操作性。本书第1章介绍了医疗器械临床试验的管理规范及方案制订原则。第2章提纲挈领地介绍了医疗器械临床试验的主要内容。第3章详细介绍了试验设计方法。第4章详细介绍了多种样本量设计的方法，涵盖了多种医疗器械临床试验。第5～11章，由简至繁地介绍了各种医疗器械临床试验设计原理及常用统计分析方法；第12章介绍了临床试验中的缺失数据及常用处理方法；第13～16章介绍了常用统计模型原理及适用场景；这些章节均以至少一项医疗器械临床试验为例，附带SAS®计算程序，便于读者操作理解。第17章简要介绍了目前国际医疗器械临床试验领域普遍接受且具有特色的统计分析方法。与第2版相比，第1章补充了欧盟医疗器械临床试验数据管理，使相关法规内容更加全面；第2章更新了病例报告表及补充了数据管理、统计分析报告模板等内容，使临床试验主要内容更加详细及直观；第3章将第2版中的第18章贝叶斯统计分析简介与第3章进行重新整合，分为常用试验设计方法和“新型”试验设计概览，设计方法更加清晰；第4章补充了样本量的影响因素及Ⅰ类错误膨胀问题，更新了样本量计算案例，关于样本量估计的来龙去脉更加清晰；将第2版中第5～11章医疗器械临床试验常用统计分析方法重新整合并更改章节题目，使得常用统计分析方法与第3章试验设计相对应，且更有条理；增加第12章临床试验中的缺失数据及常用处理方法，填补第2

版中相关内容的空白；在第2版基础上进一步完善第13～17章常用统计模型及倾向性评分相关内容，使之更加详细全面。

在本书即将出版之际，笔者真挚地感谢国家心血管病中心主任、中国医学科学院阜外医院院长、国家“973项目”首席科学家、中国工程院院士胡盛寿教授为本书欣然作序；感谢郭秀花教授、童新元教授、徐涛教授、李雪迎教授、阎小妍副教授、刘之光副研究员、严若华博士对本书部分章节提出的宝贵意见和建议；感谢刘炜达博士、李思冬博士以及国家心血管病中心医学统计部王杨、贾宣、孙毅、成小如、陈娇、李杨、赵延延、王闯世、郝军、郎欣月、夏艳杰、李梦雅、朱映璇、李笑从等对本书的撰写和反复修改；感谢科学出版社编辑的大力支持与热忱帮助。正是由于全体编委会同仁的积极参与、不懈努力与真心奉献，才使这本书能够顺利再版。

由于笔者水平有限，书中若有不足之处，恳请广大读者不吝赐教，以便今后再版时修正。

李　卫

国家心血管病中心医学统计部

中国医学科学院阜外医院

2023年3月

目　录

第 1 章　医疗器械临床试验管理规范 …… 1
　一、美国医疗器械临床试验管理 …… 1
　二、欧盟医疗器械临床试验管理 …… 3
　三、我国医疗器械临床试验管理 …… 4
第 2 章　医疗器械临床试验主要内容 …… 7
　一、医疗器械临床试验全过程 …… 7
　二、试验方案设计时应考虑的问题 …… 8
　三、病例报告表 …… 15
　四、数据管理 …… 16
　五、监查与随访 …… 17
　六、医疗器械临床试验的统计分析 …… 18
第 3 章　医疗器械临床试验常用设计方法 …… 24
　一、常用试验设计 …… 24
　二、比较类型 …… 33
　三、"新型"试验设计概览 …… 40
第 4 章　样本含量的估计 …… 46
　一、影响样本量大小的因素 …… 46
　二、常用样本量估计方法 …… 47
　三、样本量估计时Ⅰ类错误膨胀的考虑与处理 …… 56
第 5 章　非诊断试验平行组设计的统计分析 …… 59
　一、定性资料统计分析 …… 59
　二、定量资料统计分析 …… 67
第 6 章　非诊断试验交叉设计的统计分析 …… 89
　一、交叉试验设计概述 …… 89
　二、2×2 交叉试验计量资料的统计分析 …… 90
第 7 章　非诊断试验析因设计的统计分析 …… 99
　一、析因设计定量资料的一元方差分析 …… 99
　二、析因设计定量资料的多元方差分析 …… 102
第 8 章　非诊断试验重复测量设计的统计分析 …… 106
　一、重复测量设计定量资料的方差分析 …… 106

二、重复测量设计定量资料的一元协方差分析 …… 113
三、具有重复测量变量高维列联表的统计分析 …… 116
第 9 章 非诊断试验单组目标值设计及统计分析 …… 119
一、方法介绍 …… 119
二、应用步骤 …… 119
三、假设检验与统计分析 …… 120
四、实例分析 …… 122
五、单组目标值设计方法的适用条件 …… 123
第 10 章 非诊断试验中的多重比较 …… 125
一、多个均数间的两两比较 …… 125
二、多个平均秩的两两比较方法 …… 139
三、定性资料的多重比较 …… 141
第 11 章 诊断试验设计及统计分析 …… 150
一、诊断试验设计概述 …… 150
二、诊断试验的常用统计指标 …… 158
三、基于定性指标的诊断试验 …… 161
四、基于定量指标的诊断试验 …… 173
第 12 章 临床试验中缺失数据的处理方法 …… 188
一、缺失数据简介 …… 188
二、缺失数据常用处理方法 …… 190
第 13 章 线性相关与回归分析 …… 205
一、线性相关分析的计算 …… 205
二、简单线性回归分析的计算 …… 207
三、相关 SAS 语句与程序 …… 209
第 14 章 多重线性回归分析 …… 212
一、多重线性回归模型的概念 …… 212
二、回归系数的估计与假设检验 …… 213
三、回归变量的选择 …… 214
四、回归诊断 …… 217
第 15 章 Logistic 回归分析 …… 228
一、二分类变量的 Logistic 回归分析 …… 228
二、有序多分类变量的多重 Logistic 回归分析 …… 236
第 16 章 生存分析 …… 241
一、基本概念与统计描述 …… 241
二、生存率的估计及生存曲线 …… 243
三、生存曲线比较 …… 249
四、Cox 比例风险回归模型 …… 252
五、竞争风险回归模型 …… 259
六、参数回归模型 …… 264

第 17 章 倾向性得分 …… 277
一、基本概念 …… 277
二、倾向性得分的步骤 …… 278
三、倾向性得分的优缺点 …… 282
四、实例 …… 282
参考文献 …… 286
附录 …… 291
附录 A 标准正态分布曲线下的面积［Φ（u）值］ …… 291
附录 B t 分布临界值表 …… 294
附录 C χ^2 分布临界值表 …… 296
附录 D F 分布临界值表（方差齐性检验用，双侧概率为 0.05） …… 298
附录 E F 分布临界值表（方差分析用，$\alpha = 0.05$） …… 301
附录 F ψ 值表（多个样本均数比较时所需样本例数的估计用 $\alpha = 0.05$，$\beta = 0.1$） …… 304
附录 G λ 值表（多个样本率比较时所需样本例数的估计用 $\alpha = 0.05$） …… 306
附录 H Jackknife 方法估计 Deming 回归斜率和截距的置信区间 …… 308
附录 I 相关系数 r 临界值表 …… 312
附录 J Spearman 秩相关系数（$\rho_s = 0$ 的界值表） …… 314
附录 K 世界医学赫尔辛基宣言 …… 316
附录 L 国家药监局 国家卫生健康委关于发布《医疗器械临床试验质量管理规范》的公告（2022 年第 28 号） …… 319
附录 M 国家药监局 国家卫生健康委关于发布药物临床试验质量管理规范的公告（2020 年第 57 号） …… 330

第 1 章 医疗器械临床试验管理规范

医疗器械是从事临床医疗诊断与治疗的必备手段，是发展现代临床医学的重要基础，直接关系到患者的生命与健康。因此，医疗器械必须经过严格的安全性和有效性评价后方可上市，用于疾病的诊断与治疗。

医疗器械临床试验是指在经资质认定的医疗器械临床试验机构中，对拟申请注册的医疗器械在正常使用条件下的安全性和有效性进行确认或验证的过程。因此，临床试验的特征是根据有限的患者样本得出研究结果，对未来具有类似情况的患者总体做出统计学推断，以确认某一被试产品是否具有预期的安全性和有效性。由于临床试验直接涉及患者，因此，在考虑临床试验的科学性的同时，还应更多地考虑到受试者的权益。因此，医疗器械临床试验既有法规方面的考虑，又有科学性和伦理学方面的考虑。

我国在2000 年颁布了《医疗器械监督管理条例》，继而公布了《医疗器械临床试验规定》（局令第5号）、《医疗器械注册管理办法》（局令第16号）等法律法规。从2014 年开始，我国多次发布更新了关于医疗器械分类、试验规范等指导原则，指出医疗器械准入市场前应当通过临床试验，同时提出了医疗器械临床试验的基本要求、具体办法及实施细则，从而规范了我国医疗器械临床试验的开展。2022年3月24日，经国家药品监督管理局会同国家卫生健康委员会组织修订，《医疗器械临床试验质量管理规范》发布，并于2022年5月1日起施行。

本章主要叙述国内外医疗器械临床试验管理和医疗器械注册对临床试验资料的要求等规定，并重点就医疗器械临床试验设计中的统计学问题进行讨论，使企事业单位、法规注册部门及医疗器械临床试验工作者能基本了解医疗器械注册在临床试验管理方面的要求。

一、美国医疗器械临床试验管理

美国是国际上最早对医疗器械临床试验进行规范化的国家。美国食品药品监督管理局（Food and Drug Administration，FDA）美国联邦食品、药品和化妆品法案520（g）和医疗器械安全法有“研究器械豁免”（investigational device exemption，IDE）法规，对医疗器械临床研究提出了要求。IDE是美国FDA对医疗器械进行上市前审批（premarket approval application，PMA）和510（k）审查过程中一个重要环节，它涵盖了医疗器械临床研究（clinical investigation clinical trial）的规定。IDE要求通过实施临床研究获得产品的安全性和有效性资料。

（一）临床研究法规

IDE法规对临床研究进行了规范，明确了哪些医疗器械需要进行临床研究，以及如何进行临床研究。在IDE法规要求下，制订了良好的临床实践规范（good clinical practice，GCP），进一步明确了如何进行临床研究。随后，欧盟和日本也相应制订了与美国类似的GCP原则。IDE法规含有如下内容：①有重大风险及无重大风险的医疗器械临床研究的要求；②如何完成IDE申请；

③保护受试者权益，建立伦理委员会（Ethics Committees，EC）或学术审查委员会（Institutional Review Boards，IRBs）；④规定申办者、监查员和研究者的职责。

在执行IDE法规时，还需要特别注意：在临床研究中需要有科学证据支持器械的有效性；需要有很好的病历档案；需要有准备上市的器械的使用说明，如手术方法及经验。

（二）临床研究分类和要求

按IDE要求，任何一个医疗器械在进入临床研究前都要向美国FDA进行申请。也就是说在美国不经过适当的FDA IDE要求的程序及审批，就不能进行医疗器械的临床研究。图1-1和表1-1是IDE对不同风险医疗器械进行临床研究的分类和要求。

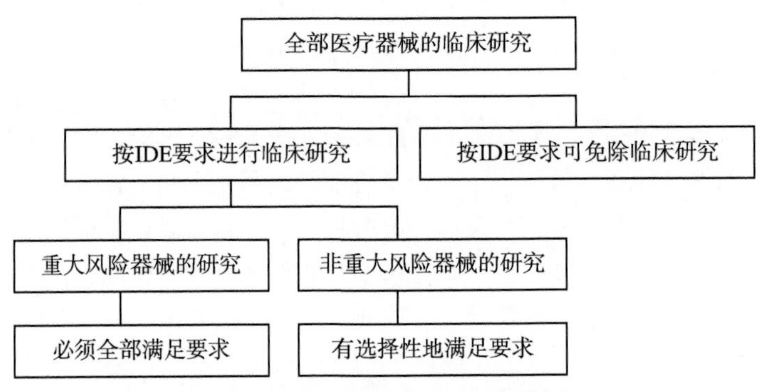

图1-1　进行临床研究的医疗器械分类

表1-1　IDE对医疗器械临床研究的要求

非重大风险的医疗器械	重大风险的医疗器械
在器械的标签上必须标明名称、生产厂家地址、数量、适应证（相对适应证）、风险、副作用、其他器械或设备的干扰和声明："警告：研究用器械，按美国法律只能用于研究"	在器械的标签上必须标明名称、生产厂家地址、数量、适应证（相对适应证）、风险、副作用、其他器械或设备的干扰和声明："警告：研究用器械，按美国法律只能用于研究"
IRBs审批	IRBs审批
获取每位受试者的书面知情同意（除非IRBs同意免除书面知情同意）	美国FDA审批
妥善的监查	研究器械只能分发给有资质的研究人员
申办方需要按照IDE的要求保存特定记录并提供指定的报告，同时申办方还需要保证参加试验的研究者保存研究记录并按照要求提供报告	获取每位受试者的书面知情同意
禁止试验器械的商业化、促销、试销、误导性宣传及禁止延长试验时间	妥善的监查
	申办方和研究者需要保存研究记录，并向研究者、IRBs及美国FDA提供研究报告
	禁止试验器械的商业化、促销、误导性宣传及禁止延长试验时间

（三）具有重大风险的医疗器械临床研究

具有重大风险的医疗器械除得到IRBs批准外，还必须向美国FDA提出申请，得到美国FDA批准后才能进行临床研究。向美国FDA申请的资料应包括以下内容和要求。

1.申办方的名称和地址。

2.前序研究的研究报告。

3.研究计划。

4.对器械制造、加工、包装、储存和安装过程中所用的方法、设备和管理过程的描述。

5.研究者协议的范本及一份包含所有研究者姓名和地址的清单。

6.出具一份声明，证明所有研究者都已经签署了研究者协议，所提供的研究者清单中已经包含了所有预计参加的研究者，如果后续有新的研究者加入研究，则新加入的研究者必须提前签署研究者协议。

7.一份记录IRBs名称和地址的清单，清单中要包含所有已申请和预计申请进行该研究审核的IRBs，并针对IRBs的研究相关活动出具声明（如适用）。

8.所有参研机构的名单。

9.如果需要对器械收取一定费用，需要明确标准并且提供解释说明，证明以上出售不构成商业化。

10.不再需要提供21 CFR 25.40要求的环境评估文件及21 CFR 25.30 和 25.34 要求的绝对排除声明。

11.所有器械标签的复印件。

12.所有知情同意书的复印件及所有按照21 CFR 5 人类受试者保护条款的要求需要提供给受试者的相关信息材料的复印件。

13.按照美国FDA对于IDE申请审核的要求提供的其他文件，之前根据21 CFR 812部分提交给FDA的信息可参考纳入。

以上仅是基本要求，根据器械的复杂程度和具体情况，可能还有增加。

在临床研究中，若临床研究方案发生重大变化，要向美国FDA申报，并取得美国FDA的同意。

在所有510（k）审查中约有20%的医疗器械需要提交临床研究资料。510（k）中的医疗器械临床研究资料只是为了证明其与另一上市的器械具有相同的性能。美国FDA不认为510（k）中的临床研究资料能证明该器械是绝对安全和有效的。

对于不同分类的医疗器械，临床研究资料在安全性和有效性方面应等同或优于另一同样用途的已上市器械的要求是不同的。如要制订外科用腹腔镜的等同性就不需或仅需少量的临床研究资料；相反，要证明植入式心脏起搏器的等同性就需要大量临床研究资料。

对于PMA的医疗器械，必须要有临床研究资料，以证明该类器械的安全性和有效性。

二、欧盟医疗器械临床试验管理

（一）法律法规

欧盟目前已颁布实施的医疗器械指令有3个，具体如下。

1.有源植入医疗器械指令（EC-Directive 90/385/EEC） 该指令适用于心脏起搏器、可植入的胰岛素泵等有源植入类医疗器械。

2.医疗器械指令（EC-Directive 93/42/EEC） 该指令适用于除90/385 EEC指令和98/79 EEC指令规定以外的一般医疗器械。

3.体外诊断医疗器械指令（EC-Directive 98/79/EEC） 该指令适用于血细胞计数器、妊娠检测装置等体外诊断用医疗器械。

2017年5月5日，欧盟官方期刊（*Official Journal of the European Union*）正式发布了欧盟医疗器械法规［REGULATION（EU）2017/745 on Medical Device，简称“MDR”］。MDR将

取代Directives 90/385/EEC（有源植入类医疗器械指令）和93/42/EEC（医疗器械指令）。按照MDR的规定，此项法规于2017年5月26日正式生效，自2020年5月26日起适用。

（二）器械分类

欧盟将医疗器械指令（EC-Directive 93/42/EEC）中适用的医疗器械产品按其性质、功能及预期目的不同进行分类。该指令第九项条款和附录Ⅸ中规定了医疗器械管理类别的分类规则。医疗器械被划分为Ⅰ、Ⅱa、Ⅱb、Ⅲ 4个类别，广义上讲，低风险性医疗器械属于Ⅰ类，中风险性医疗器械属于Ⅱa类和Ⅱb类，高风险性医疗器械属于Ⅲ类。以下是各类别产品的举例。

1. *Ⅰ类医疗器械*　普通医用检查手套、病床、绷带。

2. *Ⅱa类医疗器械*　手术用手套、B超、输液器。

3. *Ⅱb类医疗器械*　缝合线、接骨螺钉。

4. *Ⅲ类医疗器械*　冠状动脉支架、心脏瓣膜。

MDR出台后，医疗器械仍然分为Ⅰ、Ⅱa、Ⅱb、Ⅲ 4个类别，详细分类可参考MDR附录Ⅷ。

（三）为获取CE认证而申请的临床研究

该类临床研究的申办方应向将进行临床研究的欧盟成员国（以下简称“相关成员国”）提交申请书，并随附MDR附录XV 第Ⅱ章中所述的文件。在收到申请之日起10 天内，相关成员国应按照附录XV第Ⅱ章的要求告知申办方该临床研究是否处于本法规范围内，以及申请档案是否完整。

当相关成员国发现提出申请的临床研究未处于本法规范围内或申请未完成，应当通知申办方，并给出最多10天的时间限制，供申办方表达其意见或完成申请。具有合理理由的情况下，相关成员国最多可将这一期限延长为20天。若申办方在期限内未发表意见或未完成申请，则该申请将视为失效。不管临床研究是否处于本法规范围内、申请是否完整，相关成员国均应在收到申办方的意见或所要求的额外信息后的5天内通知申办方。

申办方可在下列情况下进行临床研究。

1. 对于分类为Ⅰ类的研究型器械或分类为Ⅱa和Ⅱb的非侵入式器械，除非国家法律另有说明，或相关成员国伦理委员会根据国家法律公布过针对整个成员国有效的临床研究负面评价，否则可在上述确认日期到期后立即开展临床研究。

2. 对于除上所述的其他器械外，相关成员国需于上述确认日期后的45 天内向申办方发出授权通知（成员国可将此期限延长20 天以便进行专家咨询），收到授权通知后，申办方方可开展临床研究，前提是相关成员国伦理委员会未根据国家法律公布过针对整个成员国有效的临床研究负面评价。

REGULATION（EU）2017/745具体内容请见https：//eur-lex.europa.eu/legal-content/EN/TXT/?uri＝CELEX：02017R0745-20170505

三、我国医疗器械临床试验管理

（一）医疗器械临床试验要求

未在境内外批准上市的新产品，其安全性和性能尚未经过医学证实的，临床试验方案设计时应当先进行探索性试验，待初步确认其安全性后，再根据统计学要求确定样本量，开展后续临床试验。

针对已有同类产品在国内上市的未注册的医疗器械，根据NMPA的法规和相应的指导原则进行临床试验，针对第三类医疗器械、列入国家大型医用设备配置管理品目的医疗器械开展临床试验严格的管理。

（二）医疗器械临床试验监管要求

2021年由国务院发布的《医疗器械监督管理条例》指出开展医疗器械临床试验，应当按照医疗器械临床试验质量管理规范的要求，在具备相应条件的临床试验机构进行，并向临床试验申办者所在地省、自治区、直辖市人民政府药品监督管理部门备案。接受临床试验备案的药品监督管理部门应当将备案情况通报临床试验机构所在地同级药品监督管理部门和卫生主管部门。2021年由国家市场监督管理总局发布的《医疗器械注册与备案管理办法》规定由省、自治区、直辖市药品监督管理部门负责本行政区域内包括临床试验监督管理在内的医疗器械注册相关管理工作。

（三）医疗器械临床试验申办方要求

2022年由国家药品监督管理局会同国家卫生健康委员会联合发布了新版《医疗器械临床试验质量管理规范》（以下简称《规范》），明确和强调了各方职责。申办者通常为医疗器械生产企业，应当对医疗器械临床试验的真实性、合规性负责。申办者为境外机构的，应当按照相关法律法规指定中国境内的企业法人作为代理人，由代理人协助申办者履行职责。新版《规范》突出了申办者主体责任，引入了风险管理理念，明确规定申办者的质量管理体系应当覆盖医疗器械临床试验的全过程，包括医疗器械临床试验机构和主要研究者的选择、临床试验方案的设计、医疗器械临床试验的实施、记录、结果报告和文件归档等。申办者的质量管理措施应当与临床试验的风险相适应。

（四）医疗器械临床试验研究者及机构的要求

新版《规范》强调了研究者职责，研究者应当按照《规范》和相关法律法规的规定实施医疗器械临床试验，确保医疗器械临床试验遵守伦理委员会同意的最新版本临床试验方案；在约定的时限内，按照本规范和相关法律法规的规定实施医疗器械临床试验。负责医疗器械临床试验的主要研究者应当具备下列条件：①已完成医疗器械临床试验主要研究者备案；②熟悉本规范和相关法律法规；③具有试验医疗器械使用所要求的专业知识和经验，经过临床试验相关培训，有临床试验的经验，熟悉申办者所提供的医疗器械临床试验方案、研究者手册等资料；④有能力协调、支配和使用进行该项医疗器械临床试验的人员和设备，且有能力处理医疗器械临床试验中发生的不良事件和其他关联事件。主要研究者可以根据医疗器械临床试验的需要，授权经过临床试验相关培训的研究者，研究者应当具有承担医疗器械临床试验相应的专业技术资格、培训经历和相关经验。医疗器械临床试验中发生严重不良事件时，研究者应当立即对受试者采取适当的治疗措施；同时，研究者应当在获知严重不良事件后24小时内，向申办者、医疗器械临床试验机构管理部门、伦理委员会报告，并按照临床试验方案的规定随访严重不良事件，提交严重不良事件随访报告。

新版《规范》强化了医疗器械临床试验机构要求，临床试验机构应当符合备案条件，建立临床试验管理组织架构和管理制度，管理制度涵盖医疗器械临床试验实施的全过程，包括培训和考核、临床试验的实施、医疗器械的管理、生物样本的管理、不良事件和器械缺陷的处理以及安全性信息的报告、记录、质量控制等制度，确保主要研究者履行其临床试验相关职责，保证受试者得到妥善的医疗处理，确保试验产生数据的真实性。医疗器械临床试验机构在接受医疗器械临床试验前，应当根据试验医疗器械的特性评估相关资源，确保具备相匹配的资质、人员、设施、条件等。此外，新版《规范》删除了“医疗器械临床试验应当在两个或者两个以上医疗器械临床试验机构中进行”的要求，解决了部分医疗器械难以且无须在两家临床试验机构开展临床试验的问题。

（五）医疗器械临床试验受试者和伦理要求

医疗器械临床试验应当遵循《世界医学大会赫尔辛基宣言》确定的伦理准则。伦理委员会应当从保障受试者权益的角度严格审议试验方案；参与临床试验的各方应当按照试验中各自的职责承担相应的伦理责任。

伦理委员会应当对本临床试验机构的临床试验进行跟踪监督，发现受试者权益不能得到保障等情形时，可以在任何时间书面要求暂停或者终止该项临床试验。被暂停的临床试验，未经伦理委员会同意，不得恢复。

多中心临床试验的伦理审查应当由牵头单位伦理委员会负责建立协作审查工作程序，保证审查工作的一致性和及时性。各临床试验机构试验开始前应当由牵头单位伦理委员会负责审查试验方案的伦理合理性和科学性，参加试验的其他临床试验机构伦理委员会在接受牵头单位伦理委员会审查意见的前提下，可以采用会议审查或文件审查的方式，审查该项试验在本临床试验机构的可行性，包括研究者的资格与经验、设备与条件等，一般情况下不再对试验方案设计提出修改意见，但是有权不批准在其临床试验机构进行试验。

第2章 医疗器械临床试验主要内容

《医疗器械临床试验质量管理规范》定义“医疗器械临床试验”，是指在经资质认定的医疗器械临床试验机构中，对拟申请注册的医疗器械在正常使用条件下的安全性和有效性进行确认或者验证的过程。其目的是评价受试产品是否具有预期的安全性和有效性。

由于临床试验通常是根据研究的目的，通过样本来研究器械对疾病及其预后等方面的作用，而一个好的医疗器械临床试验应能提供最客观的安全性和有效性评价，因此，医疗器械临床试验设计必须应用统计学原理对试验相关因素做出合理、有效的安排，并最大限度控制试验误差，提高试验质量，并对试验结果进行科学合理的分析，在保证试验结果科学、准确、可信的同时，尽可能做到高效、快速、经济。因此，生物统计学在医疗器械临床试验全过程中有着不可缺少的作用，只有当研究结果既具有临床意义，又具有统计学意义时，该器械才能获得批准。

生物统计学原则应贯穿于医疗器械临床试验的全过程（包括研究方案设计、试验实施、质量控制、数据管理及统计分析）。应由熟悉被试产品、具有生物统计学资质的专业生物统计学人员，采用国内外公认的经典统计分析方法和统计分析软件，对医疗器械临床试验中数据进行统计分析。

本书充分考虑了我国医疗器械临床研究的现状，参考了ICH E9文件及美国食品药品监督管理局（FDA）的医疗器械现行统计学指导原则，以临床试验的基本要求和统计学原理为重点，从生物统计学角度为医疗器械临床试验过程提供了一个全面的实施办法，包含对医疗器械临床试验的总体考虑及试验设计时、试验实施过程中及试验结果分析和报告时的统计学问题，旨在为医疗器械注册申请人和临床试验研究者在整个临床试验过程中如何进行设计、实施、质量控制、分析及安全性和有效性评价提供指导，以期保证医疗器械临床试验的科学性、严谨性和规范性，并力求符合中国国情，使之具有充分的可操作性。

一、医疗器械临床试验全过程

医疗器械临床试验的主要目标是寻找是否存在其风险/效益比可接受的、使用安全有效的器械，同时还要确定该器械可能受益的特定人群及使用适应证（美国FDA定义）。为达到以上总体目标，需要设计具有特定目的的临床试验。

首先，应有一个详细的临床试验研究方案。在每一个临床试验中，与该临床研究有关的所有设计、实施、质控及拟采用的统计分析方法等细节均应在试验开始前的临床试验方案中予以明确说明。

在该研究方案得到伦理委员会批准后，即进入具体实施阶段。为了保证数据的可溯源性，对每一个临床试验的所有受试者，均应建立原始观察记录（病历）和电子/纸质的病例报告表（case report form，CRF）。纸质病例报告表通常一式两联（或三联）、无碳复写。在试验实施过程中，研究者（investigator）要及时、准确、完整、清晰地将试验数据填写在电子/纸质病例报告表中。

为了保证临床试验的质量，临床试验的实施者（厂家）应指派监查员（monitor）对临床试验的全过程进行监查和质控。

数据管理员应根据病例报告表和统计分析计划书的要求建立数据库，并保证数据库运行正确。

统计分析人员应根据研究方案和病例报告表，撰写统计分析计划书。所有统计分析应建立在正确、完整的数据基础上，并采用国内外公认的经典统计分析方法和统计分析软件。最后，生物统计学专业人员根据统计结果写出统计分析报告，提供给主要研究者作为撰写临床试验总结报告的依据。

临床试验过程中的所有文件均应妥善保存以备核查。

对于某些高风险、全新的医疗器械，需要首先进行小规模的探索性试验或预试验，这些试验也应有清晰和明确的研究目的。探索性试验有时需要采用更加灵活可变的方法进行设计，并对数据进行探索性分析，以便根据积累的结果对后期确证性试验设计提供相应的信息。虽然探索性试验对整个有效性的确证有所贡献，但不能作为证明产品安全性和有效性的正式依据。医疗器械的有效性和安全性只有通过探索性试验（如有）之后的确证性试验才能得到充分证实。一般来说，确证性试验是一种事先提出假设并对其进行检验的、具有良好对照的随机对照试验，以说明所研制的医疗器械对临床是有益的。

需要注意的是，研究中所用的统计分析方法应与分析的目的相一致，而且要有全程证明文件。

二、试验方案设计时应考虑的问题

（一）试验目的

试验目的即所要研究的问题。一个有效且效率高的临床试验设计肯定要有一个清楚、准确的目的。通常研究目的根据研究问题所提出，如器械的使用说明，该器械是否和其他器械一样有效还是更有效？它和其他器械相比一样安全还是更安全？对这种器械的安全性和有效性的评价是否局限于某一特定的亚组人群？测量安全性和有效性的最好的临床方法是什么？

对上述这些问题及类似问题的回答将使我们在设计临床试验时，对临床试验的观察指标进行标识。例如，如果一种新型器械被用来治疗一种不断恶化的眼科疾病，但针对这种疾病目前还存在另一种已被认可的器械，在这种情况下如何界定疗效？这种新型器械能否延缓或阻止恶化？如果可以，能否恢复以前失去的功能？能否缓解疼痛或不适感？是否与已被认可的器械做过比较？是否在某种用途上与已被认可的器械一样有效还是效果更好？是否有更少的不良反应？

可以看出，要回答这些问题不仅要有明确的研究目的，而且还要求申办者考虑一系列的其他问题，例如，合适的终点或结局变量，对照人群的选择，可能用到的假设类型，等等。

以上这些问题必须在方案设计完成前写好，因为我们必须决定所陈述的研究问题是否可以通过一个设计很好的临床试验来解决。即我们能否通过收集、分析和解释从临床试验中得到的数据来获得对所研究问题的准确、客观的答案。

（二）研究对象的选择

研究人群是将来使用医疗器械的目标人群的一个代表人群。研究人群应在试验前由精通本研究领域的临床专家用严格、明确的入选/排除标准进行定义，即由入选/排除标准来定义研究人群的特征，并且通过这种方式确定今后医疗器械的用途。

可以将研究人群定义得小一点，以便组成研究人群的个体具有同质性，这样就可以使临床试验有一个较小的样本量。也就是说，同质组中疗效的变异度通常比异质组低。而这种变异度的降低（假设所有重要因素不变），将显著减少要观察两组间显著性差异时所需的样本量。它的缺点是由较窄范围的人群研究得出的结论较难推广到一般人群。因此，当临床试验开始前，申办者应与研究者认真讨论如何定义研究人群。

入选/排除标准应包括诊断因素对结局变量的评价，因为这些变量中的一个或更多个会影响器械的有效性。例如，对某一特定疾病来说，性别也许是诊断因素，那么很自然地评价性别在器械评价中的作用，然后确定入选/排除标准、设计的其他方面及相应分析方面的考虑等。还应考虑以下的问题：患者年龄、伴随疾病、治疗或一般情况（包括基线及以后随访）、疾病的严重程度及其他因素等。

1. 病例组的选择　病例组应选自经金标准证实的患有目标疾病的患者，包括各种不同临床类型和病期的病例，如典型和不典型、病情严重程度不同（轻、中、重）、不同病程阶段（早、中、晚），以及有无治疗史和并发症，以使试验的诊断结果能代表该种疾病患者的总体。病例代表性的优劣将直接影响诊断结果的推广价值。

2. 对照组的选择　临床试验中对照组的设置应具备以下3个条件。

（1）专设：任何一个对照组都是为相应的试验组专门设立的，不得借用文献上的记载或以往研究的、其他研究的资料作为本研究的对照组。

（2）同步：对照组与试验组设立之后，在整个研究进程中始终处于同一空间和同一时间。

（3）对等：除研究因素外，对照组具备与试验组对等的一切因素。

以上3个条件均是保证对照组与试验组间的非试验因素的均衡一致，以充分发挥对照组应有的作用。

（三）试验类型的选择

1. 预试验或可行性研究　如果申办者因为对器械在人群中的应用缺乏足够的经验而不能回答临床试验的关键问题，那么申办者应该设计一个小样本的人体试验来收集基本信息。这个小样本试验通常称为预试验或可行性研究，其研究目的是确定器械的可能医疗用途、监查潜在的研究变量、检测试验流程，以及决定潜在的反应变量的精确度。还可对可能导致偏倚的因素进行有限的评价。预试验的研究方案应上报国家药品监督管理局（National Medical Products Administration，NMPA）。

预试验经常被用作器械的检验，即申办者有一个关于器械用途的好的想法，需要一个小样本的试验来验证其理论或新技术，但预试验的范围不能太广。临床试验相关问题包括器械使用、患者处理和监控、数据的收集和确认，以及医师的能力和所关心的问题等。应关注主要变量的测量，包括可能的结局变量和可能造成偏倚的影响变量。

预试验可能仅限于对数据进行探索性分析，也允许进行有限的假设检验，但假设是根据数据的特点而定的，分析结果作为解释和支持发现的基础，并为后续研究提出进一步的假设，不能作为证明器械有效性和安全性的确证性依据。如寻找研究器械与结局变量之间有意义的关系，通过探索性研究方法可提出临床试验中可评价的研究问题。

2. 验证性试验　如果申办者事先提出研究假设，并对其进行检验的试验来评价试验器械的有效性和安全性，这类试验通常称为验证性试验（confirmatory trial）。如优效/非劣效/等效性随机对照试验、单组目标值试验等。在这类试验中，聚焦临床研究问题，确定研究目的，提出并事先定义研究假设，在收集完受试者基本信息后对数据进行检验，以回答最初的研究假设，为试验器械的有效性及安全性提供有力证据。验证性试验的研究方案也应上报NMPA。

对于验证性试验，制定标准操作规程并严格执行试验方案非常重要，因为其研究结果为对所提出的研究假设提供了坚实的依据。任何方案偏离或改变需要给出相应解释并提供书面资料，并评估其对研究结果产生的影响。验证性试验需要保证试验结果的稳健性，以便将试验结果外推到所研究目标人群的总体。

（四）观察指标

评价申请注册器械的有效性和安全性应设立相应的临床试验观察指标（变量）。在有效性评价设计时一般应考虑两种变量：结果变量（或是终点）和影响变量。结果变量给出了临床研究目的中所提出问题的答案，并且应该对该设备声称的性能有直接影响。这些变量应该能够直接观测。尽可能客观，有最小的偏倚及误差，与接受设备干预患者的临床状况的生物效应有直接联系。

任何对于某种设备的临床研究应该有主要结果变量，有时存在次要结果变量。主要结果变量应该能够提供直接与首要研究目的相关的、最可信的变量。通常仅有一个主要结果变量，该变量应该在试验方案中明确并用于样本量的估计。次要结果变量可能支持与主要目的相关的测量，也可能是与次要研究目的（如果存在）相关的测量。在试验方案中也同样需要预先对其进行定义。影响变量（混杂因素）或预后因素是指研究过程中任何可能干扰终点或治疗与结果之间关系的指标。因此，在设计某器械临床试验的过程中，应对可能影响试验结果的影响因素予以考虑。

观察指标是指能反映临床试验中器械疗效和安全性的观察项目。统计学中常将观察指标称为变量（variable）。观察指标必须在研究方案中有明确的定义和可靠的依据，不允许随意修改。观察指标分为定量指标和定性指标。

1. *主要终点*（primary endpoint） 主要终点又称主要指标，是指为临床试验的主要目的提供可靠证据的指标。研究方案中需要有明确的定义，并说明其选择的理由。主要终点既可以是疗效指标，也可以是安全性评价指标。主要终点应为相关研究领域中已得到公认的准则或标准。可以采用既往相关研究领域中已采用过的、并已通过实践验证过的指标。应选择易于量化、客观性强的指标。在评价试验器械有效性和安全性的临床试验中，主要终点用于样本量的估计，并为最终临床结论提供依据。

2. *次要终点*（secondary endpoint） 次要终点又称次要指标，是指为临床试验的主要目的提供支持的附加指标，也可以是与试验次要目的有关的指标，在研究方案中也需明确说明与定义。

3. *联合终点*（composite endpoint） 多个终点组合起来构成的终点称为联合终点，又称为复合指标。联合终点的定义也应在试验方案中明确说明。临床上经常采用的量表（rating scale）就是一种联合终点。当组成联合终点的某些独立终点具有临床意义时，也可以同时单独进行统计分析。

（五）试验设计类型

1. *平行组设计* 平行组设计也就是人们常说的头对头设计，即试验组和对照组同时开始、同时结束，是所有试验设计中最简单、也是最常见的一种试验设计类型。在平行组设计中，各组受试者在试验中处于相同的条件，唯一的不同点是各组所使用的器械不同，有的是试验器械，有的是对照器械，最后根据试验结果做出统计分析。

通常，根据试验方案的需要，可为试验组设置一个或多个对照组，试验器械也可按照若干种治疗强度设组。选择的对照器械应符合试验方案要求。对照组可分为阳性对照组或阴性对照组。阳性对照一般采用当前公认的治疗该适应证有效的器械；阴性对照一般采用安慰器械，但必须符合伦理学要求。

2. 交叉设计　交叉设计是按事先设计好的试验次序，在各个时期对受试者逐一实施各种处理，以比较各处理组间的差异。交叉设计是将自身比较和组间比较设计思路综合应用的一种设计方法，可以很好地控制个体间的差异，同时减少受试者人数。

然而，实施交叉设计比实施平行设计更复杂，因此需要更密切的试验监查。每个试验阶段的治疗对后一阶段的延滞作用称为延滞效应。采用交叉设计时应避免延滞效应，即在每个试验阶段后需安排足够长的洗脱期或有效的洗脱手段，以消除第一阶段试验所产生的延滞效应。

最简单的交叉设计是2×2形式，对每个受试者安排2个试验阶段，分别接受2种器械治疗，而每一受试者在第一阶段接受何种器械是随机确定的，第二阶段必须接受与第一阶段不同的另一种试验用器械。因此，对于2×2交叉设计，每个受试者均需经历如下几个试验过程，即准备阶段、第一试验阶段、洗脱期和第二试验阶段。在两个试验阶段分别观察两种试验用器械的疗效和安全性。

交叉设计的统计分析同样比平行设计更复杂，因为患者对任何试验阶段的疗效通常与另一试验阶段的疗效相关联，因为同一个患者应用了不止一个试验阶段的治疗。因此，统计分析时需检验是否有延滞效应的存在。

交叉设计常用于比较同一器械的两种或多种不同治疗强度的临床疗效。交叉设计应尽量避免受试者的失访。

3. 析因设计　可应用于医疗器械临床试验的第三种设计是析因设计。当一个医疗器械与一个治疗（如药物治疗）相比较时，经常使用这种方法。这种研究设计可回答如下问题：是否器械独自起作用？是否器械与药物治疗相互影响，联合产生更强的作用？

本设计的不足之处是实施起来更复杂，因此申办者必须保证研究者严格按照研究方案实施临床试验。

析因设计也许需要更大的样本量，但是由于这种设计类型基本上是两个临床试验合并成一个，因此效率更高。但是，如果试验的样本量是基于检验主效应计算的，则估计器械与药物在交互作用时会导致检验效能降低。

还有一些其他试验设计，如成组序贯设计、适应性设计等，使得评价起来更复杂。总之，所选择的设计应与申办者的目的相适应。临床研究目的不同，所选择的试验设计不同，其复杂程度也会有所不同，因此需要仔细地对研究进行设计、监查和评价。有时，可以通过限制试验范围的方法，来设计不太复杂的试验。但是应该认真地考虑能否这样做，因为这将导致器械应用范围受限。

4. 目标值法的单组设计　对于某些器械，如果存在本研究领域临床认可的、国内/国外公认的疗效/安全性评价标准（如美国FDA/NMPA指导原则、ISO标准、国标或部标等规范或指南），其中明确指出了该器械的主要疗效/安全性评价指标及其评价标准，那么可以以此评价标准为目标值计算临床试验样本量，并进行符合该目标值的单组试验。试验结果的评价，同样应采用主要疗效评价指标的95%置信区间。这种与目标值进行比较的单组试验，称为OPC（optimal performance criteria）研究。

（六）试验设计比较类型

临床试验中比较的类型，按统计学中的假设检验可分为优效性检验、等效性检验和非劣效性检验。选择何种比较类型，应从临床实践角度出发考虑，并在制订研究方案时确定下来。

1. *优效性检验* 优效性检验的目的是显示试验器械的治疗效果优于对照器械，其零假设为 H_0: $\pi_T - \pi_C \leqslant \Delta$，备择假设为 $\pi_T - \pi_C > \Delta$。对照器械既可以是无任何疗效的安慰器械，也可以是疗效确证的阳性对照器械。采用何种器械做对照，应按照临床需要，并符合伦理学原则科学地设计。优效性检验的评价方法类似于传统的假设检验。

2. *等效性检验和非劣效性检验* 出于伦理学或可操作性考虑，有时采用安慰器械作为对照器械往往在临床实践中不具有可行性。因此，在临床试验设计时，更多地采用疗效明确的阳性器械作为对照，即与已经被批准上市的、具有确切临床效果的同类器械进行对比，此时希望通过试验验证的结论为：试验器械的疗效与阳性对照器械实质等同，其假设检验为非劣效性检验。即试验器械的疗效可以稍劣于对照器械，但此差距不能超过临床认可的非劣效界值。评价非劣效性试验结果时，传统假设检验的P值没有意义，应采用疗效差值的95%置信区间进行评价。

等效性检验与非劣效检验类似，也是与已经被批准上市的、具有确切临床效果的同类器械进行对比。只是结果判断时，疗效差值的95%置信区间必须落在临床事先给定的等效性界值区间之内。

等效性检验的目的是确认两种或多种器械的效果差别大小在临床上并无重要意义，即试验器械与对照器械在疗效上相当。而非劣效性检验的目的是显示试验器械的治疗效果在临床上不劣于对照器械。在显示以上两种目的的试验设计中，对照器械的选择要非常慎重。所选择的对照器械应是已在临床广泛应用的、对相应适应证的疗效/安全性已被证实、使用它可以有把握地期望在对照试验中表现出相似的效果。理想情况下，对照器械有曾与安慰器械对照且其疗效优于安慰器械的明确和充分的临床试验证据。

进行等效性检验或非劣效性检验时，需要预先确定一个等效界值（上限和下限）或非劣效界值（下限），这个界值不应超过临床上能接受的最大差别范围。非劣效界值和等效性界值均需在方案设计阶段由临床医师与统计师共同确定，既满足临床认可又满足统计学要求，且在试验方案中说明界值确定的依据。该界值将用于样本量的计算。

（七）样本含量

临床试验的目的是在目标人群的样本中收集有关医疗器械安全性和有效性的数据。然后用统计学分析方法将结论推断到与试验人群具有相同特征的目标人群。而只有将研究问题翻译成具有人群特征的数学关系表达式，才能进行统计推断。我们称这个数学关系表达式为假设。对该假设所做的检验应该为该研究问题提供明确的答案。每个临床试验的样本量应符合统计学要求。

例如，研究问题是“对于某个疾病A，用试验器械治疗后，试验器械组主要指标的均值大于对照组的均值吗”？该问题产生两个假设：一个零假设，治疗组患者治疗后的均值等于（或小于）对照组的均值；另一个是备择（或研究）假设，治疗组患者治疗后的均值大于对照组的均值。当将从样本得出的结论推断到总体时，可能会犯两类决策性错误：如果样本显示器械治疗组的均值大于对照组的均值（即拒绝无效假设），而人群中没有发现两组均值有差异时，就犯了Ⅰ类错误（也叫α错误）；另一方面，如果样本显示两组均值间无差异（即接受无效假设），而实际上器械治疗组均值确实大于对照组时，就犯了Ⅱ类错误。犯Ⅱ类错误的概率也被称为β错误，统计效能就被定义为1 － β。

在用于假设检验的样本量计算中均要用到上述两个错误概率，同时还应包含临床有意义的差值，即由临床专家确定的具有临床显著意义的结果变量间的差别。最常用的样本量计算公式包含处于分子位置的临床有意义差值的变异度的估计，和处于分母位置的临床有意义差值的估计。因此，已知结果变量组间差异大小，变异度越大，所需要的样本量也就越大。类似地，当变异度已知时，要检测的临床差异越小，所需要的样本量就越大。

总而言之，样本的大小通常按照具体受试产品的特性、主要评价指标及其参数来确定。其具体计算方法及计算过程中需要用到的统计量的估计值和依据应在临床试验研究方案中给出，同时需要提供这些估计值的确定依据。在确证性试验中，样本量的确定主要依据已发表的文献资料或预试验的结果来估算。Ⅰ类错误常用双侧5%或单侧2.5%，Ⅱ类错误应不大于20%（检验效能不应低于80%）。

样本量的具体计算方法见第4章。

（八）多中心临床试验

多中心临床试验是指按照同一临床试验方案，在3个以上（含3个）临床试验机构实施的临床试验。通常情况下多中心试验的每个研究单位由一名研究者负责，按照同一试验方案在不同的临床试验机构同期进行。多中心试验可以在较短的时间内收集所需的病例数，且收集的病例范围广，临床试验的结果对将来的应用更具代表性。

由于是多中心试验，因此统计分析时要将各中心的研究数据合并，以便达到所需要的样本量及研究的把握度。因此，研究中心和研究者的选择对临床试验成败至关重要。选择的中心必须有试验器械适用的充足的病例数，且各中心试验组和对照组的病例数比例应与研究方案中规定的总样本比例相同，以保证各中心的可比性。每一个中心必须具备研究方案中所描述的用于治疗患者的设施和手段，并且必须由具有研究资质的人员来实施该项临床试验。然而，应该注意的是，尽管使用了统一的研究方案，并且研究监查员尽了最大的努力，当合并各中心数据时，中心效应还是可能出现的。研究方案设计时应考虑如何排除由中心效应所带来的潜在的偏性。

每个中心的主要研究者必须能够将合格的患者入选到试验中来，并且必须遵从方案所规定的标准操作规程（SOP）。如果研究者连续违背方案，则该中心数据不能被用于申办器械的安全性及有效性评价指标。

临床试验基本上是一个基于人群的试验，因此不同于常规的医疗实践。应该注意，在很多研究中，均需要对中心进行意向性治疗（intention to treat，ITT）分析，在这种分析中，违背方案的患者数据将被作为无效数据。很明显，意向性治疗模型中违背方案的相对少量的患者就可以对最终结果产生巨大的、本质上的影响。因此，由某一个研究者不遵从方案所入选的患者可以对试验结果的分析造成巨大的问题。

因此，保证研究者遵从研究方案是申办者的责任。试验前应对各中心所有参加临床试验的人员进行统一培训，试验实施过程中要有监查及质控措施。为了避免各中心疗效/安全性评价有较大差异，应采取相应的措施，如统一由中心实验室检验、阅片、评价等。候选的研究者无论什么原因在试验过程中不能严格遵从方案时，申办者不应该让该研究者参加临床试验。

（九）偏倚的控制——随机和盲法

偏倚又称偏性，是指在临床试验方案设计、实施及分析评价结果时，有关影响因素所致的系统误差，致使对器械疗效或安全性的评价偏离真值。偏倚干扰临床试验得出正确的结论，在临床试验的全过程均须防范其发生。随机化和盲法是控制偏倚的重要措施。

1. 随机化　将治疗分配给患者时，应将选择偏倚降到最小。当具有一个或多个重要基线特征的患者更频繁地出现在某一组时，选择偏倚就出现了。例如，某病发病率男性比女性高2倍，且一组中的男性人数是女性的2倍，而另一组中女性人数是男性的2倍，那么，在不进行任何治疗的情况下就已经观察到两组发病率的差别。此时如果对某一组分配治疗，治疗效果就会出现混杂，即由性别效果产生的无法区分的混杂。

因此，必须采取适当措施，使得各组间已知或可疑基线因素的不平衡达到最小。控制选择偏倚的最好方法是随机。随机过程能够保证将患者分到治疗组或对照组的机会是均等的。如果试验足够大，且具有有限的比较组，则随机能保证克服基线因素间的不平衡。随机还可以防止由于研究者有意或无意识的行为导致的组间不可比（如分配或选择最严重的患者到医师认为更有效的治疗组）。

随机化包括分组随机和试验顺序随机，与盲法合用，随机化有助于避免在受试者的选择和分组时因治疗分配的可预测性而导致的可能偏倚。

临床试验中可采用简单随机、分层随机、区组（block）随机或最小化随机等方法。当试验样本量很小，但有很多组时，简单随机也许不能保证基线各组内预后因素（如疾病的严重程度）的均衡。在这种情况下，应采用将选择的诊断变量进行分组的分层随机方法。分层随机化有助于保持层内的组间均衡性，特别在多中心临床试验中，中心就是一个分层因素。另外，为了使各层趋于均衡，按照基线资料中的重要预后因素等进行分层，对促使层内的均衡也很有意义。区组随机化有助于减少季节、疾病流行等因素对疗效的影响。需要注意的是，区组太大可能造成组间基线不均衡，太小则可能使研究者猜测出实际分组。

当样本大小、分层因素及区组大小等因素决定后，生物统计学专业人员即可在计算机上使用统计软件产生随机分配表。临床试验的随机分配表就是用文件形式列出对受试者的治疗安排，即治疗的顺序表。随机分配表必须是可重复的，即当产生随机数表的初值、分层、区组决定后，能重新产生这组随机数。

一般来说，试验用器械应根据生物统计学专业人员产生的随机分配表进行编码，以达到随机化的要求，受试者应根据入组时间，严格按照试验用器械编号的顺序入组，不得随意变动，否则会破坏随机化效果。试验中所用的随机化的方法应在研究方案中说明，但容易使人预测分组的随机化的细节（如分段长度等）不应包含在试验方案中。

有时也可采用其他分配治疗的方法，除非使用了真正的随机模式，否则很难避免系统或其他可能的偏倚。例如，按照某一系统模式将患者分到某一治疗组，假如每隔4个患者，这似乎是随机的。然而，这样一种周期性的分配有时可能与患者就诊的周期一致，从而导致治疗组与对照组入选不均衡，进而导致选择偏性，因为治疗分配是可以预测的。

应该经常检查治疗分配过程，以保证各组已知或可能影响终点的重要因素之间的大致均衡。分层随机模式可自动保证组间均衡，而其他随机方法（如最小化随机）需要监控和调整（因为较复杂，在此不赘述）。

2. 盲法　临床试验中可能出现的3个更严重的偏倚为研究者选择偏倚、效果评价时的可评价偏倚及安慰剂效应。当一个研究者有意识地或潜意识地喜欢某一组时，就会出现研究者的选择偏倚。例如，如果研究者知道哪一组是治疗组，他（她）就会更频繁地关注治疗组，从而使得治疗组与对照组被关注的程度有很大的不同，而两组之间的这种差异将严重影响试验的结果/终点。

可评价偏性可以是研究者偏性中的一种，在这种偏性中，评价疗效的人可以有意或无意地掩盖某一组的弱点，而倾向于另一组。在主观性研究或生活质量研究中，其终点就非常容易受这种偏性的影响。

当患者处于一个非活性治疗模式、但他（她）相信自己正在进行有效治疗并随后显示或报告症状有所改善时，安慰剂效应就出现了，这也是一种偏倚。

为了在临床试验过程中防范这些潜在偏性，就必须使用盲法。

临床试验的盲法根据设盲的程度不同分为双盲、单盲、第三方盲法和非盲。设盲的程度取决于潜在偏性的强度和严重性。单盲设计使患者不知道自己进入的是治疗组还是对照组。双盲设计使患者和研究者都不知道哪一组是治疗组。如果条件许可，应尽可能采用双盲试验，尤其是在试验的主要变量易受主观因素干扰时。如果双盲不可行，则应优先考虑单盲试验。在某些特殊情况下，由于一些原因而无法进行盲法试验时，可考虑进行非盲临床试验（开放试验），同时应采用第三方盲法评价治疗效果的研究设计（如中心实验室、中心阅片室、终点评价委员会等）。

设盲方法及理由，以及通过其他方法使偏倚达到最小的措施等，均应在试验方案中预先说明。

器械编盲与盲底保存应由不参与临床试验的人员负责。根据已产生的随机分配表对试验用器械进行分配编码的过程称为器械编盲。随机数、产生随机数的参数及试验用器械编码统称为双盲临床试验的盲底，用于编盲的随机数产生时间应尽量接近器械分配的时间，编盲过程应有相应的监督措施和详细的编盲记录，完成编盲后的盲底应一式二份密封，交器械注册申办者保存，一份用于统计分析后试验揭盲，另一份用于以后的监督核查。

不过，医疗器械由于其特殊性，很难进行单盲或双盲临床试验，取而代之的是第三方盲法评价（如中心实验室、中心阅片室、终点评价委员会等）。无论采用哪种盲法设计，均应制订相应的控制试验偏倚措施，使已知或可能的偏倚达到最小。例如，主要指标应尽可能客观、采用基于计算机系统的中央随机法（central randomization），入选受试者、参与疗效及安全性评价的研究者在试验过程中应尽量处于盲态。双盲临床试验中，从随机数的产生、试验用器械的编码、受试者入组治疗、研究者记录试验结果和做出评价、监查员进行监查、数据管理直到统计分析，都必须保持盲态。由于违背盲法所引入的偏性在数据统计分析时是很难评价的，因此一定要在统计分析完成后再揭盲。如果发生了任何非规定情况所致的盲底泄露，并影响了该试验结果的客观性，则该试验将被视作无效。

三、病例报告表

除了研究方案的撰写以外，临床研究者和生物统计学家在试验设计阶段共同从事的另一项重要工作是设计病例报告表（case report form，CRF）。为了保证数据的可溯源性，对每一临床试验的所有受试者，均应建立原始观察记录（病历）和一式三联、无碳复写的病例报告表。在试验实施过程中，研究者要及时、准确、无误、完整、清晰地将试验数据填入病例报告表中。

病例报告表首先应由研究者（临床专家）设计并列出所有要验证研究假设所需要的全部疗效/安全性评价信息（包括患者的基线信息），然后由生物统计学家从数据管理和统计分析角度进一步审阅CRF表格设计的合理性及逻辑性，一方面可以降低CRF填写人员的填写误差；另一方面，根据统计方案进一步确认CRF中确实收集了将来用于疗效和安全性评价的所有信息，易于将来的数据管理和统计分析。

四、数据管理

数据的真实性、完整性和可靠性是获得科学研究结果的必要条件，通过严格的数据管理流程获得高质量的研究数据是主要研究方法。为确保数据管理的可行性，越来越多的法规、指南从管理体系、信息系统、数据标准化等多个角度对数据管理流程进行规范。

（一）数据管理模式

数据管理模式主要包括纸质病例报告表（CRF）管理模式和电子数据管理模式两种。

纸质CRF管理模式下，需要研究者将研究数据填写在纸质CRF中，监查员对CRF填写内容审核后，交由数据录入员进行两遍录入、两遍比较，确保研究数据从纸质信息转化为电子信息的过程准确可靠。数据管理员基于比较靠后的数据进行核查，对错误数据进行核对更正再生成纸质疑问表，交由监查员递送给研究者确认并给予回复。数据录入员和数据管理员基于回复的疑问表再次进行录入和核查直至没有新的问题产生。

由于纸质CRF管理模式需要不断地填写和运送纸质CRF和疑问表，不仅产生了大量的纸质文件，而且延长了试验时间，复杂冗余的环节也增加了质量控制的难度。在对提高研究效率和质量的不断要求下，电子数据管理模式应运而生。电子数据管理模式需要电子数据收集系统（electronic data capture，EDC）进行支持。电子数据管理模式的最大特点是CRF和疑问均保存在EDC系统中，研究者无须填写纸质CRF，而是直接录入到EDC系统中；数据管理员无须制作纸质疑问表，而是直接在EDC系统中对问题数据提出质疑；监查员无须递送纸质文件，而是在EDC系统中进行源数据核查。

EDC系统可以完美解决纸质管理过程中的问题，同时EDC系统也对参与各方研究人员的要求有所提高，例如，操作流程的改变、各种EDC系统学习成本的增加、EDC开发难度的增加等问题。随着更多EDC项目的开展和人员培训的加强，这些问题正在得到解决。

（二）外部数据管理

在医疗器械临床研究中，存在很多研究方案中需要但并不是由研究者直接产生的数据，这些数据称为外部数据。主要的外部数据来源包括实验室检查、受试者日志、随机分配数据和核心实验室数据。

以冠状动脉支架为例，研究者需要在受试者术前、术后和长期随访时对病变信息进行影像学评价，由于不同医院、不同术者对于影像结果评价存在差异，通常选择第三方核心实验室对所有影像结果进行统一评价以避免评价偏倚。

对于外部数据的管理，需要在研究开始前与数据提供方进行沟通并制订外部数据传输计划（data transfer agreement，DTA）。DTA应包括传输内容、数据格式、传输频率、加密方式和验证规则等信息。外部数据通常都是与研究的安全性和有效性相关的信息，因此必须对外部数据进行完整性、一致性和准确性核查。

（三）数据标准化

数据标准化是临床试验数据管理系统与临床试验机构建立医疗信息互通性的基础；在申办者内部不同研究之间建立无缝数据交换，并为申办者之间的交流、申办者与审评机构之间的交流提供便利；便于各临床试验的药物安全性数据共享；方便元数据的存储和监管机构的视察，为不同系统和运用程序之间数据的整合提供统一的技术标准；为审评机构提供方便从而缩短审批周期；

有助于数据质量的提升，可以更快地提供更高质量的数据。

临床数据交换标准协会（Clinical Data Interchange Standards Consortium，CDISC）是一个全球的、开放的、多学科的非盈利组织，建立了涵盖研究方案设计、数据采集、分析、交换、递交等环节的一系列标准。

目前，美国FDA、日本PMDA已经要求申办方提供CDISC标准化格式作为提交资料，中国NMPA也推荐使用CDISC标准提交。

（四）数据质量控制

在数据管理过程中，应该为每个研究制订独立的计划书用于指导和规范各方行为，包括数据管理计划书（data management plan，DMP）、数据核查计划书（data validation plan，DVP）和eCRF填写指南（eCRF completion guideline，eCCG）。EDC系统作为主要的管理系统，必须经过严格测试，确保满足试验要求后上线运行；所有用户在使用系统前，应该经过完整的培训，确保可以正确使用EDC系统；账户的权限进行分配，确保数据安全；每个用户使用并维护自己的账户，严格按照密码策略进行使用；及时录入数据，及时发送和回复疑问，确保数据管理过程与临床研究过程同步执行；对于提交的数据，研究者需要执行电子签名，监查员需要执行源数据核查，确保数据的真实性、完整性和可靠性；最后一个受试者的最后一次访视完成后，数据管理员确认所有数据均已满足锁定要求，则执行数据库锁定相关操作。一旦完成数据库硬锁定，所有数据不可再修改。若错误数据存在对安全性或有效性分析的影响，需各方确认后方可进行解锁、再锁定操作。锁定后的数据库交由统计部门进行后续分析。

五、监查与随访

（一）监查

试验研究过程中，申办者应当对临床试验承担监查责任，并选择符合要求的监查员履行监查职责，定期对研究单位进行现场监督访问，以保证研究方案的所有内容都能得到严格遵守，以及填写的资料正确无误。监查员人数及监查次数取决于临床试验的复杂程度和参与试验的临床试验机构数目。试验中心应客观、真实地记录和保留试验研究过程中的所有数据和方案执行、修改情况。在招募患者阶段，应该尽可能保证各中心入选/排除标准的一致性。

有时，在某些临床试验中，由于入选标准过于严格可能导致招募患者进度过慢，需要重新修改方案。研究方案中对于这部分变化进行的修订应该考虑到任何统计学上的影响，如由于事件发生率变化引起的样本量调整，或是对于分析计划进行的修订。

（二）随访

干预后的随访不是简单安排时间约见受试者，而是应该有一个合理的安排以确保随访的受试者有较好的依从性。即使各组间在随访过程仅存在中等程度的偏差，也可能导致数据分析时产生巨大的偏倚。

随访有两个重要特征：完整性和随访期。完整性定义为入选试验的受试者完成全部随访的比例。非常重要的是这个比例应尽可能地接近100%，因为统计效能会随患者的失访而降低。比例小于80%的随访通常被认为是质量很差的试验，且这些试验通常被认为是不完整的。同样重要的是各组及各研究中心间的随访比例应是相似的。不完整的随访是分析中主要考虑的问题。试验必须要有可行的程序来追踪那些失访的受试者。失访患者的估计是一个重要的分析问题，因为这些患者也许可以为临床试验提供最重要的信息，特别是在这些患者的后果不好的情况下。因此，判定进入试验的所有患者（包括那些一次都没来随访的患者）的健康状况非常重要。

随访期是指在干预后研究个体被观察至被评估之间的时期。随访期的长短必须与安全性及有效性的要求一致，即它必须等于声称的发挥效力的时间，同时，随访期必须足够长，以便能够精确地估计已知的或可疑的不良事件发生率。各组间和各研究中心间的随访期也应该相同。

最终报告中应该记录所有参与该临床研究的患者及设备，应该仔细记录被排除在最终分析之中的原因。同样，应该记录对于参与分析人群的所有患者及设备，所有重要变量在相关时刻的测量值；也应该简要报告其他关于参与了入选筛查，而未能参与随机化过程的患者情况。对于参加随机化分组的所有患者如果从治疗中退出，以及对于试验方案较严重违背对于分析主要变量所造成的影响，应该确定失访患者及退出患者，并对其进行描述性分析，包括失访原因，以及其与治疗及结果的关系。临床研究结论的报告是基于一份完整的统计学报告，其结论应该是基于对临床研究结果的描述、解释及分析。基于这点，临床研究中的统计学专家应该是负责研究报告团队中的一员，并应该在临床研究报告上面署名。

六、医疗器械临床试验的统计分析

当临床试验到达统计分析阶段时，除非在试验中发生了出乎预料的偏倚，否则应预先在研究方案中把统计分析方法确定下来。大多数情况下，在试验实施过程中引入的任何大的偏倚，都无法通过统计分析的调整过程对其进行满意的调整。

临床试验中数据分析所采用的统计分析方法应是传统和经典的，统计分析软件应是国内外公认的、经过国内外权威机构认证的、可再现全部编程过程的统计分析软件，如SAS®等。

（一）统计分析计划书

统计分析计划书由生物统计师起草，并与主要研究者商定，其内容比试验方案中所规定的统计分析更为详细。

统计分析计划书上应列出研究背景、研究目的、统计分析集的选择、主要指标、次要指标、统计分析方法、疗效及安全性评价方法等，并按预期的统计分析结果列出空白的统计分析表备用。

统计分析计划书应形成于试验方案和病例报告表完成之后。在临床试验实施过程中，可以进行修改、补充和完善。在盲态审核时（如适用）可再次进行修改完善。但是在数据库硬锁定或第一次揭盲（如适用）之前必须以文件形式予以确认，此后不能再做变动。

（二）数据合并与转换

根据《医疗器械临床试验规定》（局令第5号），临床试验必须同时在两家或两家以上医院进行（多中心临床试验），因此，研究结束进行统计分析时，申办者除了出具每家医院的临床试验结果外，还应出具所有参加医院的总的临床试验结果报告。因此，必须将各个研究中心的数据进行合并，以便研究者撰写临床试验总报告。

数据合并前必须确认所有研究中心的临床操作过程都是按照研究方案中所描述的方式进行的，并检查各个诊断因素之间是否均衡。有时，某个研究中心得到的数据会显著偏离其他研究中心的数据。申办者必须调查由该研究中心出具的所有相关结果，并向审评单位报告这些情况，以决定为什么该研究中心会出现不同的结果。

数据变换是为了确保资料满足统计分析方法所基于的假设，变换方法的选择原则应是公认常用的。一些特定变量的常用变换方法已在某些特定的临床领域得到成功应用。

统计分析之前对关键变量是否要进行变换，最好根据以前的研究中类似资料的性质，在试验设计时就做出决定。拟采用的变换（如对数、平方根等）及其原理需在试验方案中说明。

（三）统计分析人群（数据集）

用于统计的分析集需在试验方案的统计部分中明确定义，并在盲态审核时确认每位受试者所属的分析集。在定义分析数据集时，需遵循以下两个原则：①使偏倚达到最小；②控制Ⅰ类错误的增加。

应按照意向性治疗（intention to treat，ITT）分析的基本原则，主要疗效评价指标的统计分析应包括所有随机的受试者。但是，在实际操作中往往很难做到，因此，常采用全分析集进行分析。全分析集（full analysis set，FAS）是指尽可能接近按意向性治疗分析原则的理想的受试者集。该数据集是在所有随机的受试者中，以最小的和合理的方法剔除后得出的。在选择全分析集进行统计分析时，对主要疗效指标发生缺失时的估计，可利用最接近的一次观察值进行结转（last observation carried forward，LOCF）；对缺失数据进行结转还存在很多方法，结转时应选择对结果相对保守的方法，必要时需提供采用不同结转方法的灵敏性分析结果。

受试者的“符合方案集”（per protocol set，PPS），亦称“可评价病例”样本。它是全分析集的一个子集，这些受试者应完成全部试验，并且其主要疗效评价指标没有严重违背研究方案。将受试者排除在符合方案集之外的理由应在统计分析报告和临床试验报告中写明。

在确证性试验中，对器械进行有效性评价时，宜同时用全分析集和符合方案集进行统计分析。当以上两种数据集的分析结论一致时，可以增强试验结果的可信度。当不一致时，应对其差异进行细致的讨论和解释。如果从符合方案集中排除受试者的比例太大，则会对试验的总有效性产生疑问。

全分析集分析法所得到的疗效评价是保守的估计，但更能反映以后临床实践中的真实情况。应用符合方案集可以显示试验器械按规定方案使用的效果。但可能高估以后临床实践中的疗效。对于优效性研究更倾向参考全分析集的结果，而对于非劣效或等效研究，则更倾向参考符合方案集的结果。

对安全性评价的数据集选择应在方案中明确定义，通常安全性数据集应包括所有随机化后至少有一次安全性评价的所有受试者。

（四）统计分析方法

统计分析应建立在正确、完整的数据基础上，采用的统计模型应根据研究目的、试验方案和观察指标选择，一般可概括为以下几个方面。

1. *临床试验基本情况描述*　在临床统计报告的开始，通常用语言或表格对受试者的参与情况做出总结。包括各研究组别入选的受试者数、全分析集（FAS）对应的受试者例数及占总入选人数的百分比、符合方案集（PPS）对应的受试者例数及百分比、安全集（SS）对应的受试者数及百分比；整个试验过程中，因违背研究方案而被剔除，或者没能完成研究中途失访的受试者，也应分别描述其例数及百分比，并且列明剔除或失访的具体原因。

2. *基线分析*　不论临床试验是否采用随机的方法，基线观测值均应基于治疗前所有患者的值。

基线数据的评价有助于标识治疗组间必须均衡的因素，如患者目前的病情、伴随用药、治疗、年龄、性别、社会经济状况、既往病史及其他可能影响主要终点的因素。对基线数据的评价允许选择及采用使潜在偏倚最小化的方法。例如，对那些已知会影响主要终点的因素，可在分配治疗时采用分层或均衡分配的方法。

如果在临床试验过程中发现影响主要终点的因素在两组间不均衡，则在数据分析过程中应该使用调整或标化的方法来使各组间的不均衡达到最小。目前国际上较流行采用倾向性评分（propensity score）方法进行调整。

描述参加试验者的人口统计学资料（如性别、年龄等）及伴随疾病等，同时，做组间均衡性检验（如为平行组设计）。

3. 期中分析　期中分析是指正式完成临床试验前，按事先制订的分析计划，比较处理组间的有效性和安全性所做的分析。由于期中分析的结果会对后续试验的结果产生影响，因此，一个临床试验的期中分析次数应严格控制。同时，任何设计不良的期中分析都可能使研究结果有误，所得结论缺乏可靠性，因此应避免设计不良的期中分析。如进行了计划外的期中分析，在研究报告中应解释其必要性，提供可能导致的偏倚的严重程度及对结果解释的影响。最后，期中分析应考虑Ⅰ型错误膨胀的问题。

4. 验证假设　在开始一个详细的统计分析之前，有必要对预计的统计分析中使用的假设进行验证。这些假设包括用于假设检验或估计的概率分布的主要特征、诊断因素在各中心及各组间分布的相似性，以及验证变量间可疑的关联（相关或不相关）。

对统计检验中要用到的分布和方差假设进行验证是非常重要的。只有当所有假设被验证时，这种统计检验才被应用。例如，假设服从正态（高斯）分布，那么应对数据用适当的统计方法进行检验，以确保数据没有显著偏离正态分布。如果数据显著偏离了正态分布，就要使用其他更合适的检验方法，如非参数方法（自由分布）。

评价各因素在各研究中心及各对照组间是否平衡也是非常必要的。任何观测到的不平衡都必须进行校正，以保证最终进行比较的样本组间具有可比性。如果需要调整的变量数不多，并且要调整的变量与因变量高度相关，那么协方差分析将是一种非常有效的调整工具。但是，如果需要调整的变量数很多，要想把所有的变量都调整得很好，将是一件很困难的事情。因此，应该非常严谨地设计和实施临床试验，希尔（Hill，1967）说过："如果考虑不周详，怀着各种侥幸心理开始试验，寄希望于最终的统计分析可以解决各种问题，这种做法必将导致灾难性后果。"

如果统计分析时假设变量是独立的，但实际上变量间是相关的或不独立的，则可导致假设检验的重大错误。

5. 参数估计、置信区间估计与假设检验　参数估计、置信区间估计和假设检验是对主要指标及次要指标进行评价和估计必不可少的手段。基本上，所有的比较分析都要进行假设检验。统计分析报告中应明确陈述要检验的假设、待估计的处理效应、选择的统计检验方法及所涉及的统计模型等。处理效应的估计应同时给出可信区间，并说明计算方法。假设检验应明确说明所采用的是单侧还是双侧，如果采用的是单侧检验，应说明理由。

在某些情况下，可应用可行的（历史）数据对疾病的进展或其他特征建立数学模型。临床试验中收集的数据可以用来验证模型，即通过将模型中的设定特征与调查中得到的结果进行比较来验证。这种类型的比较可用来构成模型特征的假设检验。

6. 协变量分析　除器械本身的作用以外，还有其他一些因素可影响器械的有效性评价，如受试者的基线情况、不同研究中心之间的差异（中心效应）等。这些因素在统计学上可作为协变量处理。在试验前应深思熟虑地识别可能对主要疗效指标有重要影响的协变量及如何进行分析以提高估计的精度，弥补处理组间由于协变量不均衡所产生的影响。

在多中心临床试验中，如果中心间处理效应是齐性的，则在模型中常规地包含交互作用项将会降低主效应检验的效能。因此，对主要指标的分析如采用一个考虑到中心间差异的统计模型来研究处理的主效应时，不应包含中心与处理的交互作用项。如中心间处理效应是非齐性的，则处理效应的解释是复杂的。

7. *疗效评价*　对主要指标及次要指标进行评价和估计的必不可少的手段是进行参数估计、可信区间和假设检验。

非劣效性试验应该使用待估计参数的点估计及其95%置信区间来评价。

一般来说，对于连续型主要疗效评价指标（如冠状动脉支架手术中的晚期管腔丢失等），常使用调整中心和基线效应的协方差分析；对于离散型主要疗效评价指标（如成功、失败等），常使用多元Logistic回归分析方法，此时，中心和基线效应作为协变量放在模型中进行调整。也可使用CMHχ^2的方法进行调整。对于生存分析资料，还可以使用Cox比例风险回归模型进行调整。

在某些医疗器械临床试验中，有时由于伦理原因或可行性原因，很难实行随机双盲临床试验，因此可能会遇到基线不均衡的研究，此时可使用目前国外流行的倾向性评分（propensity score，PS）法进行调整。

8. *安全性评价*　临床试验中，安全性评价是非常重要的一个方面。在临床试验的早期（如适用），这一评价主要是探索性的，且只对副作用明显的表现敏感，在后期，器械的安全性评价一般通过较大的样本来更加全面地了解。后期的对照试验，是一个重要的以无偏的方式探索任何新的、潜在器械不良反应的方法。

为了说明在安全性方面与其他器械比较的优效性或等效性，可设计某些试验，这种评价需要相应确证性试验的支持，这与相应有效性评价的要求是相同的。

器械安全性评价的常用统计指标为不良事件发生率和不良反应发生率。对于试验时间较长、有较大的退出治疗比例或死亡比例时，需要用生存分析计算累计不良事件发生率。用于评价器械安全性的方法及度量准则依赖于非临床研究和早期临床研究的信息、器械使用方法、受试者类型及试验的持续时间等。而构成安全性评价的资料则主要来源于临床不良事件、实验室检查（包括临床化学、血液学）及生命体征等。

从受试者中收集的安全性变量应尽可能全面，包括受试者出现的所有不良事件的类型、发生时间、严重程度、处理措施、持续的时间、转归及是否认为与试验器械有关等。

所有的安全性指标在评价中都需要十分重视，其主要分析方法需要在研究方案中指明。所有的不良事件均需要报告，无论是否认为与试验器械有关。在评价中，研究人群的所有可用资料均需要说明。实验室应提供检查指标的度量单位及参考值范围等。

在大多数临床试验中，对安全性的评价常采用描述性统计分析方法进行。

（五）统计分析报告

为了给主要研究者撰写临床试验总结报告提供素材，在统计分析结束后，生物统计学专业人员提供统计分析报告（statistical analysis report，SAR）。它是临床试验结果的重要呈现手段，是撰写临床研究报告（clinical study report，CSR）的重要依据，也是器械上市报批审评的基础。统计分析报告一般由统计表格、清单及统计图组成（附上相关统计表格模板，供参考）。

1. *统计报告的基线结果模板*　分类变量和连续变量基线结果表格参考格式见表2-1。

表2-1　受试者基线情况分析结果

指标	A组	B组	统计量	*P*值
年龄（岁）				
例数（nmiss）	XXX（XXX）	XXX（XXX）	X.XXXX	X.XXXX
均值±标准差	XX.XX±XX.XX	XX.XX±XX.XX		
中位数	XX.XX	XX.XX		
Q1；Q3	XX.XX；XX.XX	XX.XX；XX.XX		
最小值；最大值	XX.XX；XX.XX	XX.XX；XX.XX		
性别				
例数（nmiss）	XXX（XXX）	XXX（XXX）	X.XXXX	X.XXXX
男	XXX（XX.X%）	XXX（XX.X%）		
女	XXX（XX.X%）	XXX（XX.X%）		
……				
……				

注：1.定量指标中Q1为第25百分位数；Q3为第75百分位数。
2. A组：XXXX；B组：XXXX

2. 统计报告的安全性分析结果模板　见表2-2～表2-4。

表2-2　受试者用药情况分析结果

指标	A组	B组	统计量	*P*值
阿司匹林				
例数（nmiss）	XXX（XXX）	XXX（XXX）	X.XXXX	X.XXXX
否	XXX（XX.X%）	XXX（XX.X%）		
是	XXX（XX.X%）	XXX（XX.X%）		
氯吡格雷				
例数（nmiss）	XXX（XXX）	XXX（XXX）	X.XXXX	X.XXXX
否	XXX（XX.X%）	XXX（XX.X%）		
是	XXX（XX.X%）	XXX（XX.X%）		
……				
……				

释：A组：XXXX；B组：XXXX

表2-3　受试者实验室检查指标分析结果

指标	A组	B组	统计量	*P*值
红细胞计数				
例数（nmiss）	XXX（XXX）	XXX（XXX）	X.XXXX	X.XXXX
正常→异常有意义	XXX（XX.X%）	XXX（XX.X%）		
正常→超正常值范围无临床意义	XXX（XX.X%）	XXX（XX.X%）		
正常→正常	XXX（XX.X%）	XXX（XX.X%）		
异常→正常	XXX（XX.X%）	XXX（XX.X%）		
异常→异常	XXX（XX.X%）	XXX（XX.X%）		
……				
……				

注：A组：XXXX；B组：XXXX

表2-4　各系统不良事件发生情况分析结果

	A组			B组		
	例次	例数	发生率	例次	例数	发生率
合计	XXX	XXX	XX.X%	XXX	XXX	XX.X%
SOC1	XXX	XXX	XX.X%	XXX	XXX	XX.X%
PT1	XXX	XXX	XX.X%	XXX	XXX	XX.X%
PT2	XXX	XXX	XX.X%	XXX	XXX	XX.X%
SOC2	XXX	XXX	XX.X%	XXX	XXX	XX.X%
……						
……						

注：A组：XXXX；B组：XXXX

第3章 医疗器械临床试验常用设计方法

本章将首先列举一些在医疗器械临床试验中涉及的试验设计（study design）方法，同时给出器械试验中常用的研究假设类型及相关注意事项，各类试验设计所对应的统计分析方法及SAS软件实现将在后续章节介绍。

一、常用试验设计

（一）平行组设计

当仅考察一个干预因素，且该因素有大于等于两个水平，将受试对象随机分配到各水平对应分组中进行试验，这种试验设计类型称为平行组设计（parallel group design）。平行组设计的器械试验中（由随机化分组获得），各组受试者具有相同的基线特征，唯一的不同点是各组所使用的器械，如试验器械组和对照器械组，或试验器械组和常规治疗组，根据所收集的数据进行统计分析并获得组间比较结果。平行组设计是所有试验设计中最简单、也是最常见的一种试验设计类型。

通常，根据试验方案的需要，可设置一个或多个对照组，试验器械也可按照若干种治疗强度分别设组。对照器械应尽量选择同类已上市产品且治疗效果明确。对照组可分为阳性或阴性对照。阳性对照一般采用所选适应证当前公认的（最佳）有效器械，阴性对照一般采用疗效未被业界证实的安慰器械，但必须符合伦理学要求。

【例3-1】 假设某临床试验采用多中心、单盲、随机对照方法，验证某可降解涂层药物洗脱支架系统的有效性和安全性，对照组为已上市的其他品牌非降解涂层药物洗脱支架。按照入选和排除标准选取合适患者参加本次验证，对所有入选患者在270天（±30天）时进行造影随访，以标准的定量冠状动脉造影（quantitative coronary angiography，QCA）评测获得的支架内晚期管腔丢失水平作为主要疗效指标，以评价试验产品的有效性，同时将随访过程中的主要心脏不良事件（major adverse cardiac events，MACE）作为安全性指标进行评价。

在确证性医疗器械临床试验中，原则上应采用随机平行对照设计，通过随机化分组来实现比较组间的均衡可比，为客观评价试验器械的性能提供保障。在某些上市后研究者发起的研究中，如果随机分组存在伦理或可行性的问题（将患者随机分配到空白组），可考虑非随机的平行对照试验，即选择“同期”使用非试验方法进行治疗的患者作为对照组，但因缺少随机化的过程、基线均衡性无法保证，必须在分析时对潜在的基线混杂因素进行校正，推荐采用倾向性得法，但需要在方案中“预先指明”纳入倾向性得分模型的变量及建模策略，避免事后分析。建议尽可能入选所有的同期对照患者，减少选择偏倚。同时，需分析由此造成的基线不均衡可能对结果产生的影响。

（二）交叉设计（二阶段交叉、三阶段交叉）

交叉设计是按事先设计好的试验次序，在各个时期对受试者逐一实施各种处理，以比较各处理组间的差异。交叉设计是将自身比较和组间比较设计思路综合应用的一种设计方法，可以很好地控制个体间的差异，同时减少受试者人数。然而，实施交叉设计比实施平行设计更复杂，因此需要更密切的试验监查。每个试验阶段的治疗对后一阶段的延滞作用称为延滞效应。采用交叉设计时应避免延滞效应，即在每个试验阶段后需安排足够长的洗脱期或有效的洗脱手段，以消除第一阶段试验所产生的延滞效应。

交叉设计的统计分析同样比平行设计更复杂，因为患者对任何试验阶段的疗效通常与对另一试验阶段的疗效相关联，由于同一个患者应用了多种治疗手段，不同阶段所观察得到的数据已经不是独立样本，需要考虑配对数据对应的分析方法。而且，统计分析时需检验是否有延滞效应存在，还应考虑不同治疗顺序、治疗阶段等因素可能对结果造成的影响，须采用对应的统计模型处理上述问题，研究期间还要尽量避免受试者的失访。本章节为保证内容的完整性，给出相对系统的介绍，但是，在医疗器械临床试验中，不推荐采用交叉设计的方法（实际研究中亦极少使用），如果考虑此类设计方法、建议提前与专业临床试验统计方法学专家咨询探讨。

1. 二阶段交叉设计（2×2交叉设计）

（1）定义：最简单的交叉设计是二阶段交叉设计，对每个受试者安排两个试验阶段，分别接受两种器械治疗，而每一受试者在第一阶段接受何种器械是随机确定的，第二阶段必须接受与第一阶段不同的另一种试验用器械（可理解为对治疗的顺序进行随机）。因此，对于二阶段交叉设计，每个受试者均需经历如下几个试验过程，即准备阶段、第一试验阶段、洗脱期和第二试验阶段。在两个试验阶段分别观察两种试验用器械的疗效和安全性。二阶段交叉设计，又称为一次交叉设计或2×2交叉设计。

（2）特点：该设计可以考察一个具有两水平的试验因素和两个区组因素（即个体差异、测定顺序）对观测结果的影响；通过每一个受试者自身获得的试验与对照方法间治疗效果的差异，进而获得全部样本下的平均比较结果。对于每一个受试者而言，均有一个"洗脱期"；在此设计中，试验因素和顺序（或阶段）因素均取两水平，而受试者人数应取偶数，以便配对或均分成（通过随机）样本含量相等的两个组进行试验。

（3）设计：先将2n个受试对象完全随机地均分成两组，然后随机决定其中一组受试对象接受两种处理的先后顺序，另一组接受处理的顺序正好相反。当试验中仅涉及一个具有两水平的试验因素（干预方法，即试验组和对照组），而且根据专业需要，希望通过将试验因素的两个水平先后作用于每一个受试对象从而提高研究效率时，可选用交叉设计。

【例3-2】 假设有A、B两种闪烁液分别测定血浆中的^{3}H-cGMP水平（A为试验产品，B为对照）。第一阶段1、3、4、7、9号受试者用A液测定，2、5、6、8、10号用B液测定；第二阶段1、3、4、7、9号用B液测定，2、5、6、8、10号用A液测定。试比较A、B两种闪烁液测定结果之间的差别有无统计学意义（表3-1）。

表3-1 考察A、B两种闪烁液测定血浆中^{3}H-cGMP的交叉试验结果

受试者	闪烁液种类（血浆中的^{3}H-cGMP）	
	阶段1	阶段2
1	A（760）	B（770）
2	B（860）	A（855）
3	A（568）	B（602）
4	A（780）	B（800）
5	B（960）	A（958）
6	B（940）	A（952）
7	A（635）	B（650）
8	B（440）	A（450）
9	A（528）	B（530）
10	B（800）	A（803）

【例3-2分析】本例中的一个试验因素（干预方法）是“闪烁液”，有A、B两个水平；两个区组因素分别是测定顺序和受试者号；观测的定量指标为血浆中的^{3}H-cGMP。在研究过程中，是对从受试对象处获得的样本进行直接检测、故延滞效应的影响相对较小。由于两种处理在同一对受试对象之间施加的顺序是交叉进行的，故为二阶段交叉设计。

2. 三阶段交叉设计

（1）定义：当试验中涉及一个具有两水平的试验因素，设其水平为A、B。根据需要，希望该试验因素的两个水平要在3个时期作用于同一个受试者，其顺序是ABA或BAB。该试验设计类型为三阶段交叉设计或二次交叉设计。

（2）特点：该设计可以考察一个具有两水平的试验因素和两个区组因素（即个体差异、测定顺序）对观测结果的影响；研究操作与二阶段交叉设计类似，但对于每一受试者而言，均有两个“洗脱期”；较二阶段交叉设计而言，携带效应可能更加突出。

应尽可能避免使用三阶段交叉设计，因为对每一位受试者来说，所使用器械的种类是不平衡的，即对于一个受试者，使用两次A器械治疗而使用一次B器械治疗，或使用两次B器械治疗而使用一次A器械治疗。当然可以进行四阶段交叉设计，即每位受试者接受处理的顺序均为ABAB或BABA，以便ABAB与BABA这两种平衡组合在同一对受试者或两组受试者中交叉实施，从试验设计的均衡原则角度看，其效果更好一些。不论三阶段交叉设计还是四阶段交叉设计，携带效应非常突出且操作复杂，数据分析时也会带来更多的潜在风险，因此这种试验设计类型在医疗器械临床试验中极为罕见。

（3）设计：先将2n个受试对象完全随机地均分成两组，然后随机决定其中一组受试对象在3个时期接受两种处理的先后顺序（如BAB），另一组接受处理的顺序则正好相反（ABA）。

3. 3×3交叉设计

（1）定义：将3种处理（不同的器械或者药物）分3个时期先后给予同一个受试者，观察受试者接受每种处理后的反应。为了减少总是A处理、B处理、C处理这样一种固定顺序所带来的

误差（称为顺序误差），需要将A、B、C处理施加的顺序随机化，共有3!＝6种排列方式，即ABC、ACB、BAC、BCA、CAB、CBA，故至少要将受试者分为6个组，每组中至少有一位受试者，若各组中有多位受试者，最好以数目相等为宜。

（2）特点：该设计可以考察一个具有三水平的试验因素及两个区组因素（即个体差异、测定顺序）对观测结果的影响；试验因素的3个水平施加的顺序随机化排列，在6种全排列组中达到动态平衡（各顺序出现次数相同）；对于每一个受试者而言，均有两个“洗脱期”；较二阶段交叉设计而言，携带效应可能更加突出。

（3）设计：受试对象的个数为6的倍数，将它们完全随机地均分入6个处理组，这6个处理组中的受试对象在3个试验时期接受处理因素的3个水平A、B、C的顺序依次为ABC、ACB、BAC、BCA、CAB、CBA。当试验中涉及一个具有三水平的试验因素，根据需要，要求试验因素的3个水平要在3个试验时期作用于每个受试对象时，可选用此设计。

【例3-3】 假定某临床研究为了研究3种理疗仪A、B、C对关节疼痛的治疗效果，特别希望考察3种理疗仪先后用于同一患者身上会产生怎样的疗效，进行了如下临床预试验研究，试验设计方案如下：从符合入选标准的关节疼痛患者中随机选取12名，再将他们随机均分成6个组，每组患者接受理疗仪治疗的顺序依次为ABC、ACB、BAC、BCA、CAB、CBA，每次治疗后患者依据评分标准进行评分，设计与资料见表3-2。

表3-2 A、B、C 3种理疗仪用于每一关节疼痛患者的疗效评分结果

受试者编号	组别	疗效评分结果		
		阶段1	阶段2	阶段3
1	1	A 174	B 146	C 164
2	1	A 145	B 125	C 130
3	2	A 192	C 150	B 160
4	2	A 194	C 208	B 160
5	3	B 184	A 192	C 176
6	3	B 140	A 150	C 150
7	4	B 136	C 132	A 138
8	4	B 145	C 154	A 166
9	5	C 206	A 220	B 210
10	5	C 160	A 180	B 145
11	6	C 190	B 145	A 160
12	6	C 180	B 180	A 208

【例3-3分析】本试验涉及一个三水平的试验因素（即理疗仪的种类），其3个水平分别为A、B和C理疗仪；两个区组因素分别是顺序因素和患者个体。根据对受试对象分组的方法可知，表3-2为“3×3交叉设计”。因疼痛治疗效果有一定的主观成分，各阶段间的洗脱期长度尤为重要，分析中必须对延滞效应进行检验和评价。此外，分析的目的也需要明确：A、B和C理疗仪是需要

两两分别比较，还是其中的A作为试验组、分别与B、C的对照仪器进行对比，统计分析中还需考虑受试者个体、治疗阶段等因素对结果的影响。

（三）配对设计

配对设计是将受试者按某些特征或条件配成对子，再将受试者随机分配到不同处理组的试验设计。配对因素通常是影响试验效应的非处理因素。根据《医疗器械临床试验设计指导原则》，对于治疗类产品，常见的配对设计为同一受试对象的两个对应部位同时接受试验器械和对照治疗，试验器械和对照治疗的分配需考虑随机设计。例如，对于面部注射用某美容产品的临床试验，配对设计在保证受试者基线一致性上比平行对照设计具有优势，但试验中一旦发生系统性不良反应则难以确认其与试验器械或对照器械的相关性，且需要排除面部左右侧局部反应的互相影响。因此，在考虑进行配对设计时，需根据产品特征，综合考虑该设计类型的优势和局限性，慎重恰当地进行选择，并论述其合理性。对于诊断器械，若试验目的是评价试验器械的诊断准确性，常见的配对设计为同一受试者/受试样品同时采用试验器械和诊断金标准方法或已上市同类器械来进行诊断。

（四）析因设计

析因设计也是临床研究中常用的试验设计类型。当考虑对两种试验产品进行验证时，可使用这种方法（假设同时验证一个新器械和一种新药的疗效）。这种研究设计可回答如下问题：是否器械独自起作用？药物是否有效？器械与药物治疗是否相互影响，其联合产生的作用是否更强？

本设计的不足之处是实施起来更复杂，因此申办方必须保证研究者严格按照研究方案实施临床试验。析因设计也许需要更大的样本量，但是由于这种设计类型相当于是两个临床试验合并成一个，因此效率更高。但是，如果试验的样本量是基于检验主效应计算的，实际在估计器械与药物的交互作用时检验效能可能不足，如果考虑对交互作用的检出，样本量的确定需有针对性考虑。

1.定义　如果临床试验所涉及的试验因素的个数$m \geqslant 2$，当各因素在试验中同时实施且所处的地位基本平等，各因素之间存在一级（即2个因素之间）、二级（3个因素之间）乃至更复杂的交互作用且需要加以考察时所采用的一种多因素试验设计类型称为析因设计。

2.特点　此设计具有以下4个突出特点：①试验中涉及多个试验因素（$m \geqslant 2$）。②所有m个试验因素的水平都需要互相搭配组合，构成s个试验条件（s为m个因素所有水平数之积，可理解为是s个分组。假设同时验证某器械和某药物的疗效，此时$m=2$；对器械的验证有试验和对照器械，药物比较亦分别有试验和对照药，此时共有四个分组，即$s=4$，具体为：试验器械+试验药物组、试验器械+对照药物组、对照器械+试验药物组和对照器械+对照药物组）。③试验进行时，全部因素均同时设计，即各个因素同时施加。④进行统计分析时，应将全部因素视为对终点的影响是同等重要的，通常会分析各因素对结局指标的独立作用，同时还应针对因素间的交互作用进行评价。

由于上述的4个特点，决定了析因设计有以下突出的优缺点：优点是它可以用来分析全部主效应（即各个单独因素的作用）和不同因素之间的各级交互作用（即任何两个因素之间的交互作用或任何3个因素之间的交互作用等）的大小；缺点是设计和评价相对复杂，对于所识别出的交互作用，研究者可能不易理解。

3.设计　利用横向与纵向两个方向来排列全部试验因素及其水平，使试验因素之间的全部水平组合都能以纵横交叉的形式呈现出来。设试验因素的个数为m，当$m \geqslant 2$且试验因素之间的各级交互作用不可忽视时，可以选用此设计。一般来说，在医疗器械临床试验中，该试验设计类型并不常用。

【例3-4】 某临床试验预研究人工水球及某中成药对于肥胖受试者的治疗效果，在器械比较中试验组使用新的人工水球（A），对照组使用常规人工水球（B）；同时对药物进行的比较则为试验组是被试中药、对照组为安慰剂，该临床试验旨在评估器械和药物各自的作用，并考察试验因素间（不同人工水球与不同药物）可能存在的交互作用，故选择析因设计，资料如表3-3。

表3-3 两种人工水球及性别对减肥结果的影响

人工水球	药物	编号	体重减轻量（kg）	皮下脂肪厚度减小量（mm）	BMI变化（kg/m^2）
A	中成药	1	15	2.5	4.7
A	中成药	2	10	1.8	3.5
A	中成药	3	7.8	1.3	2.3
A	中成药	…	…	…	…
A	中成药	20	3.4	1.0	1.2
A	安慰剂	1	6.8	1.5	1.7
A	安慰剂	2	7	1.0	2
A	安慰剂	3	1.9	0.5	1.2
A	安慰剂	…	…	…	…
A	安慰剂	20	3.9	1.4	1.7
B	中成药	1	10	2.0	4
B	中成药	2	19	3.1	6.5
B	中成药	3	15	3.0	5.7
B	中成药	…	…	…	…
B	中成药	20	14	2.1	6.1
B	安慰剂	1	13	2.5	5.7
B	安慰剂	2	15.5	2.7	6.5
B	安慰剂	3	18	3.1	5.2
B	安慰剂	…	…	…	…
B	安慰剂	20	8.5	2.4	3.4

【例3-4分析】本研究除了考察两种人工水球对减肥受试者疗效的差别外，同时还检验中成药的使用是否对减肥效果有影响，受试者相当于被随机分配到4种可能的分组之一，除比较人工水球和中成药独自的效果外，还可考察两者间的交互作用，因此该临床试验设计可以考虑使用析因设计。

（五）重复测量设计（纵向数据）

受试对象接受不同处理后，其观测指标的数值会随着时间的推移发生动态变化，为了比较准确地描述和分析这种变化，需要在不同时间点从每位受试对象身上观测指标的数值，这种考察和评价处理因素和时间因素对观测指标影响的试验设计方法就是重复测量设计。在医疗器械临床试验中，当器械用于受试对象后，经常会对其进行重复观测（随访），此时的研究设计类型可算作重复测量设计（认为多个随访时间点同样重要，并不选择某一特定的时点作主要评价）。在重复测量试验设计中，主要评价指标既可以是定量指标，也可以是定性指标。

（1）定义：具有重复测量的设计，即在给予某种处理后，在几个不同的时间点从同一个受试对象身上重复获得指标的观察值；有时是从同一个个体的不同部位（或组织）重复获得指标的观测值。

（2）特点：此设计具有一个明显的特点，即在不同随访时间点，从同一个受试对象身上观测到k个数据（$k \geqslant 2$），由于k个数据来自于同一受试对象，因此通常存在一定的相关性，往往间隔越近相关性越强，反之亦然。在分析中，应该针对这一特点带来的影响进行处理。

（3）设计：首先根据干预因素进行分组，即根据某个或某些试验因素将受试对象完全随机地分成若干个独立的组。例如，有3种不同的治疗器械治疗某疾病的患者，则属于具有三水平的试验分组因素；若有3种治疗器械，并伴随用药，药物可取两种剂量，每个患者只能用一种特定剂量，则共有6个试验分组，它们由治疗器械的种类与伴随用药的剂量两因素组合而成。然后，考虑在重复测量方向上（随访）有几个因素。例如，考察患者在使用治疗器械并服药后5个不同时间点（手术后、1个月、3个月、6个月、1年）的随访结果，这个研究即为重复测量试验。

【例3-5】 假设某临床试验采用多中心、单盲、随机对照方法，使用药物洗脱支架作为对照，验证西罗莫司可降解涂层钴铬合金冠状动脉药物洗脱支架系统的有效性和安全性。按照入选和排除标准选取合适患者参加本次验证，对所有入选患者在支架置入后30天、90天、180天、270天、365天时进行临床随访；对所有入选患者在270天（±30天）时进行造影随访，以标准的定量冠状动脉造影（QCA）评测获得的晚期管腔丢失为主要疗效指标以评价试验产品的有效性。以试验随访过程中的主要心脏不良事件（MACE）为主要安全性指标以评价试验产品的安全性。QCA检查获得的参考血管直径如表3-4。

表3-4　2组受试者的参照血管直径（mm）

受试对象使用器械情况	受试对象编号	参照血管直径（mm）		
		术前	术后	270天
西罗莫司支架	1	2.89	3.03	3.02
	…	…	…	…
	166	2.85	3.00	2.94
药物洗脱支架	167	2.81	2.91	2.90
	…	…	…	…
	347	2.84	2.99	2.94

【例3-5分析】这个研究和受试对象使用器械的情况属于平行组设计，但是“参照血管直径”涉及随访过程中的多次观察，在样本失访率不高的前提下，可将这部分数据视为重复测量资料，

分析时可将术前参照血管直径作为协变量、采用协方差分析的方法评价组间差异。此外，还应考虑时点间的平均差异，以及时点和分组间的交互作用。

【例3-6】 假设有一项研究者发起的试验，其目的是在传统抗血小板和抗凝治疗基础上，加用血小板糖蛋白Ⅱb/Ⅲa受体拮抗剂替罗非班，观察能否改善ST段抬高型急性心肌梗死（STEMI）患者冠状动脉介入治疗（PCI）术后的心肌组织灌注水平。方法：通过冠状动脉造影（CAG）确诊为STEMI的患者144例，87例患者接受传统抗血小板和抗凝治疗作为对照组，57例患者在CAG术后在对照组治疗的基础上加用替罗非班作为治疗组，治疗组患者在接受替罗非班静脉负荷量后即刻开始PCI，对照组患者在CAG术后亦立即接受PCI治疗。应用TIMI分级和TIMI心肌灌注分级（TMP）评价术前术后心肌灌注变化，并分析治疗前后患者心电图ST段偏移总和比值（sumSTR）的变化。试分析2组患者治疗前后TIMI分级人数有无变化，数据如表3-5所示。

表3-5　2组患者心肌灌注术前术后TIMI血流分级比较

分组	分级	例数	
		术前	术后
治疗组	TIMI 0～2级	53	5
	3级	4	52
对照组	TIMI 0～2级	82	16
	3级	5	71

【例3-6分析】该资料有3个定性变量，评价指标是其中之一（TIMI 3级或非3级），即定性指标的重复测量数据。其中时间变量涉及重复测量，虽然仅有治疗前和治疗后两个时点，但可认为是重复测量研究的一种特例，数据可按表3-6进行展示。

表3-6　2组患者心肌灌注术前术后TIMI血流分级比较

分组	疗效		例数
	治疗前	治疗后	
治疗组	0	1	48
	0	0	5
	1	0	0
	1	1	4
对照组	0	1	66
	0	0	16
	1	0	0
	1	1	5

注：表内“0”代表“TIMI 0～2级”，“1”代表“3级”

试验设计类型的选择应与申办者的研究目的相适应，以提高临床试验的效率。总之，对医疗器械临床试验最经典和常见的试验设计类型仍为平行组设计，并且推荐采用随机分组的方式将受试者随机分配到试验组与对照组。建议在研究方案设计的最初阶段，咨询专业临床试验方法学家，以确保设计方法选择的合理性，通过严谨的设计类型选择为客观评价新器械的临床效果奠定基础。

（六）单组目标值设计

当试验器械技术比较成熟且对其适用疾病有较为深刻的了解时，或者试验器械与现有治疗方法的风险受益过于悬殊，设置对照在伦理上不可行，或者现有治疗方法因客观条件限制不具有可行性等，方可考虑采用单组目标值设计。单组目标值临床试验是指在事先指定主要评价指标的一个有临床意义目标值的前提下，通过无同期对照的单组临床试验考察该主要评价指标的结果是否在指定的目标值范围内，以此来评价被试产品有效性/安全性的一类方法。对于某些器械，如果存在本研究领域临床认可的、国内/国外公认的疗效或安全性评价标准（如FDA/NMPA指导原则、ISO标准、国标或部标等规范或指南），其中明确指出了该器械的主要疗效/安全性评价指标及评价标准，那么可以以此评价标准为目标值进行对照，即仅入选试验组单组的患者，将观察到的结果与预设的目标值进行比较。例如，有效率达到或满足目标值要求（或事件发生率低于目标值）时，认可研究产品的疗效。单组目标值对照试验是对此类设计的标准叫法，而“自身前后对照”的提法不准确，应尽量避免使用。

原则上，不建议采用单组试验的设计方式，因为目标值对照属于外部对照的特殊形式，故该设计方式存在外部对照试验的所有缺陷，当前的目标人群（所设定入排标准对应的），可能与目标值制定时的基础人群存在差异、治疗的技术与评价方式亦可能存在区别，故导致可比性及结论的可靠性降低。而且，目标值设计的前提应该为：所验证器械属于低风险且成熟的产品，此时方能通过已经发表和累积的大量临床证据中提取并制订出合理的目标值。对于全新产品，以“无同类产品”作为使用单组试验设计的理由是不充分的，此时最合理的试验设计方式应为与“现有标准治疗”进行比较的随机对照试验，因为在无同类产品的情况下，也就不存在制订比较标准（目标值）的可能性了。

根据《医疗器械临床试验设计指导原则》，目标值是专业领域内公认的某类医疗器械的有效性/安全性评价指标所应达到的最低标准，包括客观性能标准（objective performance criteria，OPC）和性能目标（performance goal，PG）两种。目标值通常为二分类（如有效/无效）指标，也可为定量指标，包括靶值和单侧置信区间界限（通常为97.5%单侧置信区间界限）。OPC是在既往临床研究数据的基础上分析得出，用于试验器械主要评价指标的比较和评价，通常来源于权威医学组织、相关标准化组织、医疗器械审评机构发布的文件。例如，《髋关节假体系统注册技术审查指导原则》指出，当髋关节假体临床试验采用单组目标值设计，主要评价指标采用术后12个月Harris评分“优良率”时，试验产品“优良率”的目标值应至少为85%，预期优良率为95%。随着器械技术和临床技能的提高，OPC可能发生改变，需要对相关临床试验数据重新检索分析。若没有公开发表的OPC，可考虑构建PG。如经导管二尖瓣夹合器适用于中重度或重度二尖瓣反流患者。由于开展临床试验时市场上无同类产品且无同类治疗手段，故采用PG单组设计进行临床试验，PG来源于既往外科手术临床研究数据。与OPC相比，采用PG的单组设计的临床证据水平较低，PG的实现/未实现不一定可以得到试验成功/失败的结论，因此临床试验方案定稿前，需就PG的合理性与法规监管部门进行沟通。

目标值必须提供明确且充分的确定依据，建议通过综合现有的最佳证据、通过Meta分析的方式对研究器械的疗效结果进行总结，以此作为支持目标值确定的理由（如研究文献证据不足，则说明不适宜采用单组目标值设计，而应开展上述的平行对照试验）。单组试验也需要有符合统计学要求的样本量确定依据，目标值须在方案中预先指明并参与样本量的计算。试验结果的评价应根据主要疗效评价指标的95%置信区间与目标值进行比较，对应的置信限（高优指标看下限、低优指标看上限）达到目标值要求时，方能认为研究产品的疗效满足临床应用的需要。关于单组目标值试验的具体考虑，建议参考中国临床试验生物统计学组（China Clinical Trial Statistics Working Group，CCTS）发布的单组目标值临床试验相关共识。

二、比较类型

确证性临床试验设计的关键环节是必须在方案中提出明确的研究假设，临床试验中的研究假设与统计学的假设检验相对应，最终与研究器械有效性或安全性的结论判定相对应。根据研究目的，医疗器械临床试验中的比较类型分为优效性试验、等效性试验和非劣效性试验。其中，优效性试验对应的研究假设是确证新的医疗器械能够比常规方法提高治疗有效率，即预期的结果是试验组的有效率好于对照组。等效性试验对应的研究假设是确证新的医疗器械与现有治疗手段的疗效差异在临床上并无实际意义，即预期的结果是试验组的有效率和对照组相当。非劣效性试验对应的研究假设是确证新的医疗器械的疗效如果在临床上低于对照组，但其差异也在临床可接受范围内。在医疗器械临床研究中，随机对照临床试验（randomized controlled trial，RCT）是临床研究金标准，尤其是提供关键证据的临床研究中一般均采用RCT设计，目前在医疗器械随机对照临床试验中最常用的假设类型为优效与非劣效假设，其所对应的试验即为优效性试验和非劣效性试验。此外，在极少数的医疗器械临床试验中，如采用随机对照试验会存在伦理学风险、致使临床操作不可行。在此情况下，单组目标值（single-arm objective performance criteria，OPC）临床试验不失为一种替代策略，为产品注册提供关键证据。本节将依次针对优效性试验、非劣效性试验、等效性试验及单组目标值试验对应的研究假设及结果评价进行说明。

为了方便表达，我们将高优指标定义为数值越大、越好的指标，如有效率、成功率等；低优指标定义为数值越小、越好的指标，如死亡率、事件发生率等。我们用“C”表示对照组疗效、“T”则对应试验组的疗效，“P”代表安慰剂/安慰器械。

（一）优效性假设

在临床试验中验证新的医疗器械优于常规治疗方法是常见的临床试验验证目的之一，特别是在以安慰剂治疗作为对照的随机对照研究。优效性试验的主要研究目的是显示出所研究产品的有效性或安全性优于对照产品，可认为其与经典统计学中的差异性检验（单侧）相对应。当研究结果提示有充分证据拒绝原假设时，可以做出试验组优于对照的结论。如果试验的目的是验证试验组比“阳性”治疗更有效，也可以考虑使用优效性设计，但研究假设达成的难度会相对增加。

优效性试验的原假设（H_0）为：两组器械疗效差等于或低于优效性界值；备择假设（H_1）为：两组器械疗效差大于优效性界值。

优效性临床试验的检验假设：

为了表达方便，优效性界值用希腊字母大写的delta（Δ）表示。

1.高优指标

H_0: T-C ≤ Δ，Δ > 0

H_1: $T-C > \Delta$

或

H_0: $\ln(T/C) \leqslant \Delta$，$\Delta > 0$

H_1: $\ln(T/C) > 0$

2.低优指标

H_0: $T-C \geqslant \Delta$，$\Delta < 0$

H_1: $T-C < \Delta$

或

H_0: $\ln(T/C) \geqslant \Delta$，$\Delta < 0$

H_1: $\ln(T/C) < \Delta$

一般来说，优效性界值Δ取值为0。若优效性界值Δ取值不为0，那么如果主要评价指标为高优指标，优效性界值Δ取正值；如果为低优指标，优效性界值Δ取负值。

假设欲设计一个证明新器械优于现有治疗的试验（高优指标），其研究假设如下：

H_0: $T-C \leqslant 0$

H_1: $T-C > 0$

多数情况下，统计学上通过$T-C$的双侧95%置信区间的下限大于0来确定治疗结果的有效性（相当于单侧97.5%置信区间的下限），见图3-1。

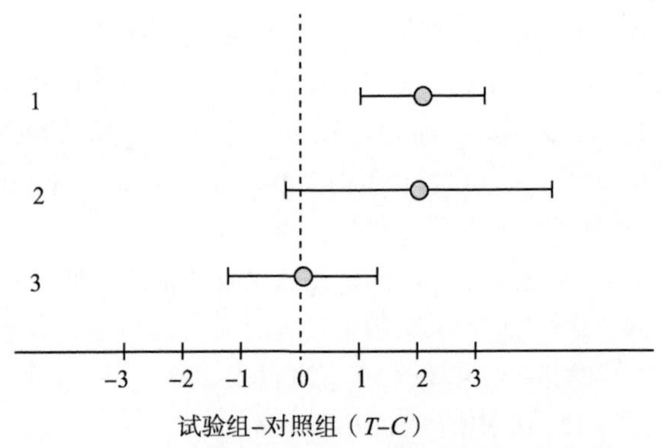

图3-1　安慰剂对照优效性试验的3种结果

结果1　点估计的结果为2；双侧95%CI下限为1。结论：新器械是有效的，比对照组的净获益最小程度等于1。

结果2　点估计的结果为2；双侧95%CI下限<0（可能由于样本量太小）。结论：不能证明新器械相对对照组有获益。

结果3　点估计的结果为0；双侧95%CI下限远小于0。结论：没有任何迹象显示新器械与对照组相比有净获益。

在针对优效性试验的统计分析过程中，$T-C$的双侧95%CI下限值>0时（仅在情形1时），拒绝H_0，可以判定优效性假设成立，说明新器械的疗效优于对照组；如果是2或3的情况，此时则不能拒绝H_0，优效性假设不成立。

在优效性试验的结果评价中，通常推荐按照意向性治疗（intention to treat，ITT）的原则进行，即所有的随机化患者都应进入最终的分析，不论患者是否违背研究方案（违背入排、撤回知情、交叉入组、中途失访或退出等），对于因脱落而导致的主要评价指标缺失数据，通常按照尽可能保守的策略进行填补，之后再对组间疗效进行比较。通常这被认为是保守的策略，因为对于交叉入组患者仍将按照其随机分配的组别进行分析，对于脱落（缺失数据保守处理）或违背方案等可能影响治疗效果的情形，都被纳入分析，有可能减小观察到的组间疗效差异。这正是在优效性试验中倾向采用意向性治疗原则的原因之一，能够减小研究结果中的潜在偏倚。

（二）非劣效性假设

以安慰剂作为对照的随机双盲试验在临床试验中通常被视为金标准，但是单纯地使用安慰剂（在医疗器械领域有时很难实现“安慰器械”的设置）或空白对照可能会面临伦理学与可行性的挑战。随着医疗技术的发展，越来越多有效产品的出现，开发疗效有突破的新产品变得十分困难，尤其在医疗器械临床试验中，很多新产品是针对上一代产品的改进或换代，其设计原理与材料工艺可能并未发生本质变化。当现有的治疗手段已经可以为患者提供很大的生存获益时（例如，延长生存时间或防止不可逆的损伤），再通过优效性试验证明研究产品的有效性或安全性有时变得越来越难。所以，现在国内外的医疗器械临床试验大部分都采用了非劣效性试验设计。但遗憾的是目前一部分采用非劣效性设计的试验往往存在适用条件不符合、阳性对照选择错误、非劣效性界值确定不合理等诸多问题，笔者参考了许多文献并结合实际工作经验，介绍非劣效设计的相关内容，以期为正确设计非劣效性试验提供参考。

1.优效性试验与非劣效性试验的比较　优效性试验的主要研究目的是显示研究产品的有效性或安全性优于对照产品。可认为其与经典统计学中的差异性检验（单侧）相对应。当研究结果提示有充分证据拒绝原假设时，可以做出试验组优于对照组的结论。优效性试验中的对照组通常是与安慰剂（器械）组或空白组进行对照（加载试验属于同种情况）。如果试验目的是验证试验组比“阳性”治疗更有效，也可以考虑使用优效设计，但研究假设达成的难度会相对增加。如上文所述，目前更普遍的情况是验证试验组与阳性对照组之间的差别不大（该差异在临床上可以接受、没有临床意义），在一定程度上可以认为它们的疗效没有本质差异，这也就是非劣效设计。

优效性试验与非劣效性试验最大的区别在于评价标准的设定。优效性试验通常不需要设定额外的评价标准（优效性界值），在结果具有统计学意义时，即认为试验组优于对照组。而非劣效性试验则必须在试验方案中提出明确的评价标准：非劣效性界值，该界值将参与试验样本量的计算，并在试验结束时作为非劣效性结论是否达成的判断依据（主要疗效指标组间差异95%置信区间对应一侧与该界值进行比较）。界值的确定是非劣效性研究中的关键问题，在下文将进行重点介绍。

2.非劣效性界值的选择　非劣效性试验旨在验证试验组与阳性对照组之间疗效的差异（对照组优于试验组的部分）小于预先设定的非劣效性界值。非劣效性界值需要临床专家与统计学家共同参与确定，不同的治疗领域、不同的对照组、不同的主要评价指标及评价时间等，都会影响非劣效性界值的设定。部分学者提出，可基于对照组的平均疗效水平（有效率、均值等）或主要评价指标的变异程度（standard deviation，SD）来确定非劣效性界值，但此类方法存在一定的风险。首先，未充分考虑不同治疗的临床特点，且在考虑指标方向的情况下可能出现矛盾（如假设对照组有效率为90%，按其相对程度的10%考虑、非劣效性界值可以设为9%，但如果考虑对照组10%的事件率，同样标准给出的界值就会变为1%）。所以推荐读者在设计非劣效性试验时，需要对对照产品进行充分的文献检索和总结，最好能够通过综述或Meta分析的方式综合现有证据，为非劣效性界值的确定提供依据。

在美国FDA制定的非劣效性试验设计指导原则以及中国临床试验生物统计学组（CCTS）制定的专家共识中，都推荐应根据所选择对照组的疗效“净获益”程度来设定当前试验的非劣效性界值。所谓对照组的“净获益”，是指在当前的试验之前，对照组应该有与安慰剂/安慰器械组进行的随机对照临床试验，在该试验中，对照组与安慰剂组相比的疗效差异就是对照组净获益程度。下面就结合非劣效性试验中的假设检验进行具体说明。

3.非劣效性临床试验假设检验　为了表达方便，非劣效性界值用希腊字母大写的delta（Δ）表示。

非劣效性临床试验的检验假设：

（1）高优指标

H_0: $T-C \leqslant \Delta$，$\Delta < 0$

H_1: $T-C > \Delta$

或

H_0: $\ln(T/C) \leqslant \Delta$，$\Delta < 0$

H_1: $\ln(T/C) > \Delta$

（2）低优指标

H_0: $T-C \geqslant \Delta$，$\Delta > 0$

H_1: $T-C < \Delta$

或

H_0: $\ln(T/C) \geqslant \Delta$，$\Delta > 0$

H_1: $\ln(T/C) < \Delta$

如果想确定合理的非劣效界值，首先需要考虑上文提到的对照组净获益程度，对高优指标，取（$C-P$）疗效（既往研究中对照组与安慰剂组间的疗效差异）95%置信区间的下限作为阳性对照的疗效“净获益”估计，记为M（取下限相当于保守估计对照组净获益水平，$M>0$）。若取$M_1 < M$（$M_1 > 0$），令$\Delta = -M_1$，如果拒绝上述对应的H_0，则可间接推论出试验组疗效优于安慰剂组，即$T-C > \Delta \Leftrightarrow T-P > C-P + \Delta > 0$；若取$M_2 = (1-f)M_1$，$0<f<1$，令$\Delta = -M_2$，如果拒绝$H_0$，则可推论出试验组非劣效于阳性对照（同时优于安慰剂），且至少将阳性对照疗效（M）的一定程度（f）予以了保留，即：

$T-C > \Delta \Leftrightarrow T-P > C-P-(1-f)M_1 \Leftrightarrow T-P > f(C-P)$。

对于低优指标，在构建（$P-C$）区间估计后，取区间下限作为阳性对照净获益的估计，记为M（$M>0$）。若取$M_1 < M$（$M_1 > 0$），令$\Delta = M_1$，如果拒绝H_0，则可间接推论出试验组疗效优于安慰剂组，即$T-C < \Delta \Leftrightarrow P-T > P-C-\Delta > 0$。若取$M_2 = (1-f)M_1$，$0<f<1$，令$\Delta = M_2$，如果拒绝$H_0$，则可推论出试验组非劣效于阳性对照，且至少将阳性对照疗效（M）的一定程度（f）予以了保留，即

$T-C < \Delta \Leftrightarrow P-T > P-C-(1-f)M_1 \Leftrightarrow P-T > f(P-C)$。

以下给出一高优指标的实例进行详细说明：

假设欲设计一个新器械与同类产品进行的比较的非劣效性试验，那么在设定非劣效性界值时，首先检索所选择的阳性对照产品既往开展的临床研究。如果有一个该产品与安慰剂进行对比

的试验，无效假设（H_0）是指该阳性对照（C）的效应小于等于安慰剂（P）的效应；备择假设（H_1）是指其疗效大于安慰剂的疗效。如果既往研究表明，$C-P$的双侧95%CI下限值＞0时（相当于图3-1中的情形1），说明所选择的阳性对照组是真实有效的；如果$C-P$的双侧95%CI下限值≤0时（相当于图3-1中的情形2或3），说明此时阳性对照的选择首先出现问题，因其不是一个“阳性”的治疗方法，与没有疗效的产品对比并证明非劣效是没有意义的。针对存在真实疗效的阳性对照，如果取$C-P$区间下限作为阳性对照的疗效估计，记为M（$M=1$，净获益程度的保守估计）。为保守起见，建议进一步选取的M_1要小于该置信区间的下限值。即取$M_1<M$，令$\Delta=-M_1$。假设如图3-1中的情形1中的结果，阳性对照产品与对照产品疗效差值的下限为1，因此在本例中M_1可以取0.8（未限定具体指标所指，故没有使用量纲）。

接下来回到真正要进行的非劣效性试验中，此时的无效假设是指试验组（T）与对照组（C）的疗效差（$T-C$）小于等于非劣效性界值$-M_1$，其中M_1代表阳性对照组与安慰剂组间的疗效差（即阳性对照组的疗效净获益程度）。

H_0：$T-C\leqslant -M_1$（试验组比对照组的差，且差距小于等于$-M_1$）

H_1：$T-C>-M_1$（试验组比对照组的差，差距大于$-M_1$）

当$T-C$的双侧置信区间下限大于$-M_1$时，非劣效性假设成立。当然，试验中可能出现各种不同的结果，现就各种可能情况进行具体讨论（图3-2）。

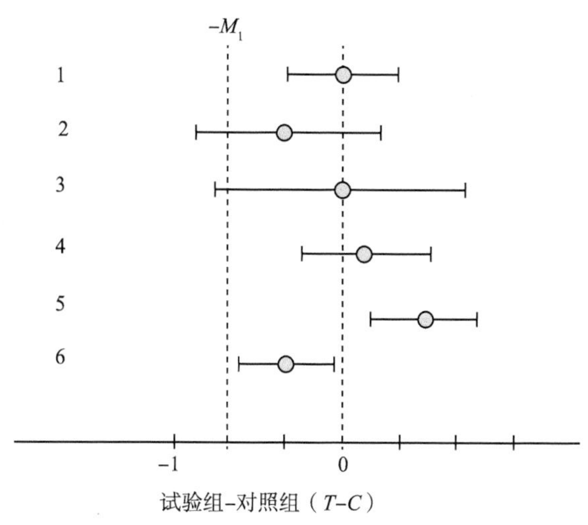

图3-2　非劣效性试验结果——$T-C$的值和95%CI（结合上文M_1取0.8）

情形1和4：$T-C$ 95%CI的下限＞$-M_1$（非劣效性界值），故非劣效性结论成立。

情形2和3：$T-C$ 95%CI的下限＜$-M_1$（非劣效性界值），非劣效性结论不成立。

情形5：$T-C$ 95%CI的下限＞$-M_1$（非劣效性界值）的同时还进一步大于0，此时不但可以下非劣效性结论，还可以得出优效性的结论。

情形6：$T-C$ 95%CI的下限＞$-M_1$、但上限却小于0（提示试验组显著差于对照），但因为在方案中预设的非劣效性界值为$-M_1$（即两组的差异低于该程度时没有临床意义），故仍然可以下非劣效性结论。

除了上述6种情况外，如果对照组比试验组的疗效高出很多，且差值95%CI的上限＜$-M_1$，那么此时就是劣效性的结论了（试验组显著差于对照组）。通过此例可见，应通过试验组与对照组的差值（T-C）的双侧95%置信区间，与预设的非劣效性界值（$-M_1$）进行比较来说明所研究产品的有效性（预期非劣效性假设是否达成），即由T-C的95%置信区间的下限＞$-M_1$来判断。

从上面的实例还可看出M_1的确定是非劣效性试验中的关键问题，但它不是通过当前的非劣效性试验得到（除非设计包括安慰剂组的三臂试验）。它的估计需要综合考虑所选择的阳性对照组在既往试验中的结果，当然既往试验与当前试验间可能存在异质性，亦可能影响非劣效性界值设定的合理程度，建议读者在实际操作中予以针对性考虑。

虽然将M_1作为非劣性界值能够间接保证试验组比安慰剂组好。但在很多实例中，这并不能保证试验产品的有效性具有临床意义。上文已经提到过，非劣效设计时需要考虑对照组的“净获益”程度，如果试验组的效果只有对照组净获益的很小一部分，那么试验组的临床应用价值可能很低（虽然比安慰剂好、但是其疗效与安慰剂还是比较接近的）。因此在非劣效性研究中，需要确定一个界限，也就是之前提出的M_2，M_2＝（1-f）M_1，0＜f＜1。M_2是临床可以接受的试验组较对照组疗效差的最大差异，必须小于M_1，因为当M_2＞M_1时，表示试验组将失去对照组的所有效果，也就是说，以对照组为参照的试验组是完全无效的。f越大（M_2即设定的非劣效性界值越小），说明试验组的疗效越接近阳性对照组，但此时可能因相对严格的评价标准导致试验样本量增加。所以，f值的意义就相当于试验组至少能保持对照组净获益的程度（比例）。一般推荐将f定在0.5～0.8。

结合M_1和M_2的具体定义，如利用置信区间的方法对试验组比对照组的非劣效性结果进行判断时，当且仅当95%CI上限大于$-M_2$时，才能认为试验组与对照组相比，非劣效性成立，见图3-3。

H_0: T-$C \leqslant -M_2$（试验组比对照组的差，且差距小于等于$-M_2$）

H_1: T-$C > -M_2$（试验组比对照组的差，差距大于$-M_2$）

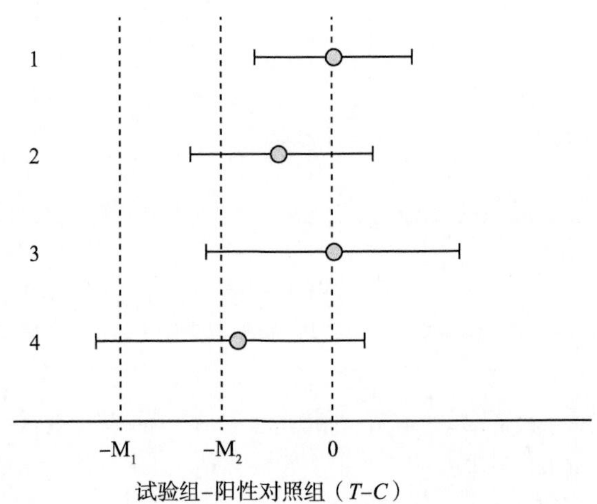

图3-3 试验组与阳性对照组疗效差异（点估计，95%CI）

情形1：T-C点估计值＝0，双侧95%CI下限大于$-M_2$，非劣效性结论成立。

情形2：T-C点估计值＜0，95%CI下限大于$-M_1$但小于$-M_2$，显示试验组虽然有效（相对安慰剂），但损失的对照组净获益程度过大，临床上不认可，故非劣效性结论不成立。

情形3：$T-C$点估计值＝0，95%CI下限大于$-M_1$但稍小于$-M_2$，结论与情形2相同。

情形4：$T-C$点估计值＜0，但95%CI下限小于$-M_1$，没有任何证据提示试验器械有效。

从定义上看，非劣效性设计提供了两种比较：①试验组与阳性对照组间的直接比较；②试验组与安慰剂/安慰器械组之间的间接比较。非劣效性界值的合理确定亦和这一个特点直接相关（从阳性对照净获益的角度入手）。为了确保非劣效性试验的研究质量，必须在方案中给出明确的界值确定依据，而且从严格意义上讲，证明了主要评价指标非劣效性结论的同时，还应看到所研究的产品在其他方面的优势（安全性、操作性或费用等），方能为产品的注册申请提供支持。

4.非劣效性试验结果的评价　非劣效性试验中，在研究期间可能出现的问题（如依从性差，因失访导致主要终点指标缺失，交叉入组等）同样会使得按照ITT原则进行比较的组间疗效差异相对降低甚至趋于相同，而这个“相对的没有差异”正是非劣效性试验想要的结果。这种情况下，试验结构的可靠性将受到质疑，可能会错误地将本有差异的治疗方法当成非劣效。因此，对于非劣效性研究来说，符合方案（per protocol，PP）分析就显得更有意义，因为其能够将治疗间可能潜在的差异“最大”程度地体现出来。当然，从统计分析的角度推荐同时提供ITT和PP分析结果，以对试验结论的稳定性进行评价。

5.非劣效性与优效性结果的转换　一般来说，当只有一个主要评价指标和一个试验组时，非劣效性设计可以用来检验优效性结论。因为在检验非劣效性评价中已计算出了组间疗效差的95%置信区间，如果该区间满足非劣效性假设（如：主要评价指标为高优指标，按上文定义的$T-C$的95%CI下限大于非劣效界值），同时95%CI的下限还大于0，此时就相当于获得了优效性的结果。其实可以把该现象当成是一种两步分析法，在非劣效过程中采用95%置信区间分析，然后再通过同样的结果接着做优效性检验。因为非劣效性检验和后续优效性检验是序贯进行的，所以无须对Ⅰ型误差进行校正检验。但是不能够将上述过程对调，即在一个失败的优效性检验之后、不可以再进行非劣效性检验，主要原因是在方案中没有预先设定非劣效性界值，那么通过看到结果然后决定是否分析的方式，总能人为地设定一个“让结论成立”的界值。因此，成功的非劣效性试验允许再进行序贯的优效性检验（仍然推荐在方案中预先指明），而一个失败的优效性试验是不允许再进行非劣效性检验的。

（三）等效性假设

等效性试验所要阐明的是试验组和阳性对照组在疗效上“相当”，试验组疗效可以比对照组好或差一些，但是这种好或差必须在临床上是微不足道的，必须在一定限度以内，在临床实践中表现为两组间疗效差值的最大允许值，这两个方向上的临床最大允许值被称为等效性界值。前文我们已经对非劣效性界值的确定原理和方法进行了详细介绍，可以进一步推广到等效性界值的确定过程中。可考虑先借助非劣效性界值的确定方法获得一侧的界值，然后再参考该界值的大小确定另一侧的界值。在实际操作过程中一般等效性界值的上下限取代数符相反的等距数值。

等效性界值和非劣效性界值一样必须在试验设计阶段就要确定下来，并连同样本量估计等相关内容在临床试验方案中详细说明。与等效性界值对应的统计学推断是在好或差两个不同方向上分别进行两次统计推断，如果同时满足不好于或不差于对照组，则可以获得等效的结论。由于进行两次统计推断，因此等效性试验的研究假设如下，其中$\Delta>0$。

H_{01}：$T-C \geqslant \Delta$

H_{02}：$T-C \leqslant -\Delta$

H_{11}：$T-C < \Delta$

H_{12}: $T-C > -\Delta$

或

H_{01}: $\ln(T/C) \geqslant \Delta$

H_{02}: $\ln(T/C) \leqslant -\Delta$

H_{11}: $\ln(T/C) < \Delta$

H_{12}: $\ln(T/C) > -\Delta$

需要注意，在确证性医疗器械临床试验中，一般很少用等效性设计，因为在独立样本前提下，没有必要限制试验器械不优于对照产品。

（四）单组目标值

在临床试验中，除了上述3种比较类型外，另一种常见的比较类型为单组目标值试验中涉及的样本与总体的比较。单组目标值临床试验是指在事先指定主要评价指标的一个有临床意义目标值的前提下，通过无同期对照的单组临床试验考察该主要评价指标的结果是否在指定的目标值范围内，以此来评价被试产品有效性/安全性的一类方法。

设θ_1为主要评价指标的总体参数，θ_0为主要评价指标的目标值。单组目标值法的假设为：

对于低优指标：

H_0: $\theta_1 \geqslant \theta_0$

H_1: $\theta_1 < \theta_0$

对于高优指标：

H_0: $\theta_1 \leqslant \theta_0$

H_1: $\theta_1 > \theta_0$

假设检验、统计推断所使用的方法应在设计时确定，分析时还应考察是否满足应用条件。在对单组目标值试验进行假设检验时应使用单侧检验，检验水准为α取0.025。当$P \leqslant \alpha$时，拒绝H_0，认为试验产品达到设计要求。试验结果也可以根据置信区间是否包含目标值来评价。主要评价指标为高优指标时，如果被试产品主要评价指标100（1-2α）%双侧置信区间的下限高于目标值，则认为被试产品达到设计要求；主要评价指标为低优指标时，如果被试产品主要评价指标100(1-2α)%双侧置信区间的上限低于目标值，则认为被试产品达到设计要求。对率的假设检验，当总体率π接近0%或100%时建议用Clopper Pearson精确概率法构建置信区间。

同时，在单组目标值试验中，对于主要评价指标，应同时给出全分析集（full analysis set，FAS）和符合方案集（per protocol set，PPS）的统计分析结果。

三、“新型”试验设计概览

（一）适应性设计

除了上述介绍的常见试验设计类型外，近年来适应性设计（adaptive design）因其能够加快药物的研发速度、更高效地利用研发资源而逐渐受到国内外医药行业的重视。美国FDA于2016年颁布了《医疗器械临床试验适应性设计指导原则》，2019年3月国际人用药品注册技术协调会（ICH）成立E20工作组对适应性临床试验进行国际协调。适应性设计由于其灵活性，因此对设计和评价的相关细节问题提出了更高的要求，本节仅针对关键概念性定义进行简要介绍，具体实践问题建议针对性参考相关文献或著作。由于并非经典常规的设计方法，建议在试验开展前与法规部门及生物统计师进行详细沟通。

1. 适应性设计的定义　适应性设计是指在试验开始后，在不破坏试验完整性和正确性的前提下，允许根据事先计划，基于前期试验已积累的数据调整后续试验方案的多阶段设计方法，能够及时发现与更正前期试验的一些不合理的假设，从而减少研究成本、缩短研究周期。在保证试验完整性和正确性的前提下，适应性设计可以根据期中分析时所积累的数据（包括正式的处理组间的比较、基线数据、安全性结果数据、药物代谢动力学、药效学、其他生物标志物数据或者疗效数据等多种类型的数据）对试验中的一个或多个方面进行修改。

2. 适应性设计的特点　适应性设计的最大特点是允许根据试验前期积累数据对试验进行调整，相比较传统的固定设计具有更大的灵活性。适应性设计不仅允许早期有效或无效终止临床试验，能够在更小的样本量或者更短的时间得到足够的检验效能，同时还可以对后续试验进行适应性调整，增加检验出真实疗效的机会。此外，从伦理学角度考虑，相比于传统固定设计，适应性设计允许提前终止早期试验数据显示被试产品无效的试验，同时允许适应性调整增加患者分配到最有可能为其带来更好结局的治疗上的可能性，减少接受疗效不佳的药物的受试者，更加满足伦理学要求。值得注意的是，在适应性设计的试验过程中需要进行单次或多次期中分析，可能会导致偏倚的引入和假阳性错误概率的增加，对保证试验的完整性和准确性增加了挑战。

3. 适应性设计的类型　适应性设计是在不破坏试验完整性和准确性前提下，在试验进行过程中对于试验设计进行调整的一大类设计方式的总称，常见以下种类。

（1）成组序贯设计（group sequential design）：成组序贯设计允许按照预先指明的原则在试验过程中进行一次或多次期中分析，根据期中分析的结果判定做出后续试验的决策。相比较固定设计而言，如果被试产品的有效性好于预期估计，成组序贯设计能够提前终止临床试验，有效降低样本量和试验成本；同时，成组序贯设计同样可以终止早期试验数据显示被试产品无效的临床试验，避免更多的受试者接受无效治疗所带来的伦理问题。成组序贯设计往往需要对期中分析时的非盲态疗效数据进行统计学检验，可能会导致Ⅰ类错误膨胀、增加假阳性错误的可能。因此，需要设置合理的期中分析及最终分析的终止界限，严格控制试验整体的Ⅰ类错误。调整Ⅰ类错误率的常用方法包括Pocock方法、O'Brien & Fleming方法和Lan & DeMets方法。此外，由于序贯设计的期中分析结果通常是非盲的，可能出现由于结果泄露导致在后续关于试验操作的决定中引入偏倚，因此建议申办方使用独立于申办者和研究者的数据监察委员会（Data Monitoring Committee，DMC）以安全和机密的方式对数据进行审查，以保证试验的完整性。

（2）样本量再估计（sample size reassessment）：样本量再估计是依据预先设定的期中分析计划，利用累积的试验数据重新计算样本量，以保证最终的统计检验能达到预先设定的目标或修改后的目标，同时能够控制整体Ⅰ类错误率。初始样本量的估计通常取决于效应量、主要评价指标的变异度、试验随访时间、受试者脱落率等诸多因素，而这些常常基于以往的研究数据。多数情况下，试验设计阶段样本量的估计所需要的参数信息往往不够充分，可能会导致错估样本量，适应性设计中的样本量重新估计为此类问题提供了有效的解决方案。样本量再估计可以根据是否需要揭盲的原则分为盲态估计和非盲态估计：样本量的盲态估计是指期中分析时不使用实际试验分组的信息，或者虽然使用了实际试验分组的信息，但未做任何涉及组间比较的分析，如在期中分析时对两个治疗组的数据合并后做的汇总分析。因期中分析时不涉及组间的疗效比较，故一般不需要调整Ⅰ类错误率。非盲态方法是指期中分析时根据累积数据以及分组信息，计算样本量的重要参数（如各组的效应值）、对样本量进行重新估计。由于非盲态估计在期中分析时涉及组间的疗效比较，通常需要对Ⅰ类错误率进行相应调整。非盲态样本量再估计必须预先在研究方案中阐明，同时应该特别注意，一个试验中一般建议只做一次样本量再估计。当重新估计的样本量少于初次设计的样本量时，除非有非常特别的理由，通常不接受样本量减少的调整。

适应性设计中的样本量再估计，为那些在试验设计阶段因为参数估计不准确而导致样本量估计过低的试验提供了修正试验方案的机会和方法。但是需要注意的是，临床试验不仅要考虑统计学上的显著性，还要考虑试验能够发现一个临床上有意义的效应差别。临床有意义的效应差别必须在估算样本量之前确定，否则没有显著性统计学意义，因为很小的效应差别总可以通过扩大样本量来达到统计学的显著结果。

（3）适应性随机化（adaptive randomization method）：适应性随机化包括以基于基线特征数据的比较性适应性设计及基于结果数据的比较性适应性设计。第一种称为协变量-适应性处理分配，是指受试者处理组的分配信息部分或完全取决于其基线特征或之前所纳入的受试者。这种方法可以用于平衡在基线协变量上的处理分配。协变量-适应性处理分配在合适的方法下不会直接造成Ⅰ类错误率的上升，但是这种方法相比于简单随机可能会增加处理分配的可预测性，当对确定性的处理分配加入随机时可以缓和这种可预测性。第二种是指应答-适应性随机设计，新纳入的受试者的分配随着之前纳入的受试者的结局而改变。在统计学方面，应答-适应性随机设计可以减小统计量的方差，进而缩短试验的时间、减少样本量、提高检验效能。在伦理学方面，这种设计可以使更多受试者接受更有效的治疗。在实用性方面，这种设计也更加吸引受试者，加快并简化了受试者招募。在合适的统计分析方法下，应答-适应性随机设计不会增大Ⅰ类错误率。这种设计比较适合能较快确定结局的试验。

（4）无缝设计（seamless design）：两阶段无缝适应性设计是指将一个试验分为两个阶段，在第一阶段结束时进行期中分析，依据预先设定的判断标准，对第二阶段的试验进行适应性修改。无缝设计通常分为操作无缝设计和推断无缝设计。操作无缝设计可将第一阶段试验受试者排除在主要分析之外，不需要对Ⅰ类错误进行调整，如常用于确证性试验中的Ⅱ/Ⅲ期无缝适应性设计可以在前后两阶段分别进行剂量选择及有效性验证。操作无缝设计是指通过独立的Ⅱ期试验设置多个试验组，最终选出合适的剂量并决定是否进行Ⅲ期试验；Ⅲ期试验是一个独立于Ⅱ期的试验，其最终分析并不包含Ⅱ期试验的数据，该方法常用于药物临床试验中。推断无缝设计在主要分析中包含第一阶段试验受试者，并根据自适应的性质和假设检验策略做出相应的调整，推断无缝适应性设计的最终分析则是包含了试验的两个阶段入组的所有受试者的数据，可以缩短通常由Ⅱ期试验结束时到Ⅲ期试验开始时的时间间隔、减少试验的总样本量、缩短试验的时长、减少试验的费用、增加最终分析的样本量等。同时，因第一阶段入组的受试者有更长的随访时间，或能更早地观察到被试产品的长期安全性。

（5）适应性富集设计（adaptive enrichment design）：以两阶段无缝适应性设计为背景，适应性富集设计是指试验第一阶段结束后，根据期中分析的结果，依据预先设定的标准对目标人群进行适应性调整，以决定第二阶段的目标人群。试验的第二阶段可能继续在全人群中进行，或者仅入组亚组人群并可能进行一些相应的适应性调整，或者加大样本量继续入组全人群，这同时也加大了亚群的入组率。试验的最终分析目标可能仅是全人群，或者可能仅是亚群，或者可能同时是全人群和亚组人群，其侧重点则由α的分配比例来决定。试验的最终分析将包含试验的两个阶段入组的所有受试者的数据，并有相应的调整方法以控制整体Ⅰ类错误率。因为适应性设计中目标人群的选择涉及全人群和亚组人群，如果第一阶段的期中分析采用非盲态下的组间比较，应明确定义两个人群的统计假设和相应的统计方法，以控制整体Ⅰ类错误率。

（6）多重适应性设计：在一个试验中可以同时考虑以上所涉及的多种适应性设计，但是此时在对Ⅰ类错误的控制及操作方面都较为复杂，需要通过一系列统计模拟为试验设计的选择（如期中分析的次数和时间点、统计显著性的判断标准）提供有效证据。

4. 适应性设计的关键原则　由于适应性设计中需要进行多次的假设检验，因此需要设置严格的α分配原则，以控制试验的整体Ⅰ类错误概率；在估计处理效应时需要考虑如何减少偏倚，且应在试验方案中提前写明方法；适应性设计的细节应在试验开始前提前在试验方案中进行说明，包括期中分析的时间和次数、适应性设计的类型、统计推断的方法；保持试验的完整性，防止期中分析的结果被泄露导致影响研究者的后续操作及受试者的入组，通过设立数据监察委员会（DMC）及一系列防火墙设置，尽可能保证期中分析结果的机密性和试验的完整性。

（二）贝叶斯设计

2010年12月，美国食品药品监督管理局（FDA）器械与辐射防护中心（CDRH）向工业界和食品药品管理从业人员发布了《医疗器械临床试验的贝叶斯统计学评价指导原则》，其中讨论了贝叶斯统计学方法用于医疗器械临床疗效评价的关键问题及相应的指导原则。目前已有许多以贝叶斯分析为主的上市许可申请并且有多个临床试验申请已经获得批准。贝叶斯统计分析方法应用于医疗器械评价已成为当前的一种趋势。

1. 贝叶斯统计方法　在贝叶斯统计分析中，任一未知参数β都可看作是一个随机变量，$P(\beta)$是在获取数据之前对β的认知，称为β的先验分布。假定$U=(u_1, u_2, \cdots, u_{n-1}, u_n)$是来自某总体的样本，该总体的密度函数为$P(U|\beta)$，$\theta=(\beta_1, \beta_2, \cdots, \beta_{n-1}, \beta_n)$。$\beta$的条件概率分布可表示为$P(\beta|U)=\dfrac{P(U|\beta)P(\beta)}{P(U)}$，称作$\beta$的后验分布，是贝叶斯统计对参数$\beta$或其函数进行任何推断的基础。

2. 贝叶斯统计方法和传统统计分析方法的区别　传统统计分析方法仅在研究设计阶段运用到相关的研究提供未知参数的先验信息和样本信息；在统计分析阶段这些信息仅作为传统分析结果的一个补充。然而，贝叶斯统计分析方法则是综合未知参数的先验信息和样本信息（随着观察值不断获取，通过贝叶斯定理，可以不断地更新相关的信息，即今天的后验即是明天的先验），进而使用求出的后验分布来推断位置参数。

通过对先验信息的利用，贝叶斯统计可以为最后的器械审评提供更多的信息；若先验信息质量很高，则可以显著减少样本量，缩短试验周期；同时贝叶斯方法可以随着试验的进行，灵活地进行试验期中分析和处理中途变更（包括停止一个不合理的治疗组、修改随机计划），其中修改随机计划适用于人群敏感的医疗器械疗效评价（如试验组收集不到病例）；贝叶斯方法在控制治疗过程中的随机比例变化时尤其灵活；另外，当传统的统计分析只能进行近似分析时，通过贝叶斯分析可以获得精确的结果，并且贝叶斯统计分析在缺失值处理方面更加灵活。

由于贝叶斯分析具有上述特点，并且医疗器械的更新换代更多的是在原有基础上改进，提供了很多高质量的先验信息，因此，贝叶斯统计分析方法非常适用于医疗器械的临床疗效评价。

3. 贝叶斯统计的临床试验设计

（1）良好的试验设计：与传统的统计分析方法相同，贝叶斯统计同样需要一个良好的试验设计。试验设计的主要内容包括试验目的、待评估的终点指标、试验所需条件、试验人群、统计分析计划等。

减小偏倚：器械疗效评价中可以用随机的方法确定患者接受哪一组的治疗，从而最小化偏倚带来的影响；通过对医生设盲可以最小化有意或无意地选择偏倚；对患者设盲可以最小化安慰剂效应。建议在试验开始前就要确定统计分析类型（贝叶斯统计分析或传统统计分析）。若已经收集到所需数据，再根据不同方法的统计结果选择统计分析方法是有问题的。

终点指标：器械评价的临床终点应该是与临床相关的、可以直接观察的、对患者是非常重要的、与器械安全性和有效性相关的指标。例如，临床终点可以是一个能在试验中观察到的，可以评价重要结局平均变化的指标（如死亡率、发病率、生活质量等）。

（2）对照组的选择：为了更好地评估临床试验的结果，推荐设置一个对照组作为参考。对照的设置主要有平行对照、自身对照和历史对照。其中与平行对照相比，自身对照和历史对照存在很多潜在的偏倚，因此推荐使用平行对照。在贝叶斯统计方法中，采用阳性对照（平行对照的一种）证明新器械的非劣效性已得到广泛应用。

（3）关于试验终点的初始信息：先验分布。先验信息是指在研究进行前根据以往研究所得到的关于终点指标的相关信息，用先验分布来描述这些先验信息的不确定性。新的医疗器械研究的先验信息可能来自于新器械自身的信息、对照器械的信息或两者兼之。先验信息的获得主要来源于国外已经完成的试验研究、类似产品的临床资料或早期试验研究资料。当有高质量的先验信息可以使用时，可以根据这些信息确定出先验分布；当对所研究的终点指标一无所知时，也可以指定一个无信息的先验分布（通常为均匀分布）。

（4）确定样本含量：临床试验中所需的样本量是指能获得预期结果（观察到期望差异）时所需的最小样本量。贝叶斯统计分析中样本含量一般由以下几个因素决定：样本的变异程度、先验信息的质量、分析时用的数学模型、分析模型中参数的分布、判断标准。

传统的统计分析中，样本量要在试验设计中提前确定，然而，在贝叶斯统计分析中不事先确定样本含量，而是指定一个特定的停止试验的标准：获得关于试验终点指标足够的信息量或达到一个事先指定的足够高的概率。在进行贝叶斯统计分析时，任何一点均能算出达到预期停止标准尚需要的额外观察数。例如，在一个以器械成功率为终点的心脏支架非劣效性试验中，在其他条件不变时，当阳性对照组和试验组的成功率均为0.85时，需样本量为每组40例；当阳性对照组和试验组的成功率分别达到 0.90和0.95时，需样本量为每组25例。也就是说，随着试验的进行，样本量将会被不断地调整。

（5）运用贝叶斯多层次模型（Bayesian hierarchical model）从其他研究中借用信息：在医疗器械疗效评价中，这种借用的信息可以理解为样本量，其中借用的程度依赖于两个研究的接近程度。如果研究的相似性很高（具体表现在个体的可交换性），当前的研究则可以借用到很多信息（节省很多样本量）；但是当研究相似性较低时，当前研究借用到的信息就会很少。其中可交换性是指两个个体能够提供等价的统计信息。

4. 贝叶斯统计的临床试验分析　贝叶斯统计的临床试验分析主要包括后验分布、假设检验、区间估计、预测概率和期中分析等几个方面。

（1）后验分布：后验分布包含了所有的先验信息，通过似然函数把试验中所得的结果结合起来。贝叶斯分析中，所有结论的得出都基于后验分布。

（2）假设检验：统计推断包括假设检验和区间估计。贝叶斯分析的假设检验是基于后验分布计算出的特定假设（原假设或备择假设）为真的概率。若原假设为真的概率大于备择假设，则接受原假设，反之亦然；若两者的概率相近时，建议进一步收集样本信息，然后再做结论。

（3）区间估计：贝叶斯区间估计是基于后验分布求得一个区间（可信区间），使得参数落入区间的概率为所给定的概率。需要注意的是，贝叶斯的可信区间仅仅基于先验信息和当前数据，并不涉及重复抽样，因此在结果解释上与传统统计分析置信区间的意义不同。

（4）预测概率：预测概率是指特定结局在未来发生的概率，主要应用在以下几个方面：确定停止试验的时间、预测患者的临床结局、缺失值的预测填补和模型检验。可以在制订临床试验时，将预测概率作为停止试验的标准。

（5）期中分析：贝叶斯统计分析主要采用后验概率和预测分析两种方法进行临床疗效评价的期中分析。

1）后验概率：若期中分析时假设的后验概率足够大，则可以提前终止试验，即：相同的贝叶斯假设检验在试验过程中重复进行。

2）预测分布：若预测的成功（观察到预期的差异）概率足够高，则试验可以提前终止；若预测的成功概率非常低，则试验也可以提前终止。

医疗器械的开发是一个改进和创新的过程，“新型”设计能够节约研发成本与时间、提高研发效率，但是与传统试验设计相比更复杂、要求更严格。因此，使用“新型”试验设计的临床试验必须在统计学专家的指导下进行。

第4章 样本含量的估计

一、影响样本量大小的因素

临床试验中，根据研究设计、研究假设检验类型、研究主要结局指标等因素，分别有相应的样本量估算方法。总体来看，影响样本量大小的因素主要有4个：Ⅰ类错误，Ⅱ类错误（或把握度），效应值和变异程度。

（一）Ⅰ类错误（α）

临床试验的目的是在目标人群的样本中收集有关医疗器械安全性和有效性的证据，然后用统计分析将试验结论推断到与试验人群具有相同特征的目标人群，这个过程称为统计推断。而只有将待研究问题翻译成具有人群特征的数学关系表达式，才能进行统计推断。我们称这个数学关系表达式为研究假设。研究假设分为零假设（或无效假设）和备择假设。

例如，如果研究问题是“对于某个疾病，用试验器械治疗后，治疗组疗效优于对照组吗”？针对该问题的两个假设是：

零假设H_0：治疗组疗效比对照组疗效差。

备择假设H_1：治疗组疗效不比对照组疗效差。

我们的目的就是要否定零假设，接受备择假设（即治疗组疗效优于对照组疗效），并将从样本得出的结论推断到总体。

在上述统计推断过程中，可能会犯两类决策错误。如果样本显示器械治疗组的疗效大于对照组疗效（即拒绝零假设，接受备择假设），而临床实践中并没有发现两组疗效有差异时，就犯了Ⅰ类错误（或假阳性错误），一般用α表示，我们通常也把它称为显著性水平。α越大，样本量越小。

一般而言，临床试验中对Ⅰ类错误α的大小是有明确规定的。通常情况下，双侧显著性水平α不得超过5%，或单侧显著性水平不得超过2.5%。其实际意义为：在将由试验样本得出的结论推断到总体，当拒绝零假设接受备择假设时，结论出错的可能性不超过5%。

（二）Ⅱ类错误（β）与把握度

上述统计推断过程中可能犯的第二类决策错误表现为，如果样本显示两组间疗效无差异（即没有足够证据否定零假设），而临床实践中，器械组疗效确实优于对照组，这种情况下就犯了Ⅱ类错误（或假阴性错误），一般用β表示，我们通常把1－β定义为把握度（power），即检验效能。β越大，样本量越小。

通常情况下，临床试验中规定β应不大于20%（把握度不低于80%）。β取值20%表示，如果治疗组与对照组间确实存在疗效差异，那么就有80%的把握能将此种差异检测出来。由此可见，把握度在临床试验中起着举足轻重的作用，它是保证我们获得阳性结果的前提条件，在条件允许的情况下，把握度越大越好。

（三）效应值

效应值（或效应量，effect size）是样本量计算所需的一个重要参数，其大小通常与受试产品本身的特性有关。根据主要结局指标的类型，常见的效应值有组间的均数差值（mean difference，MD）、组间的率差或率比［risk difference（RD）、risk ratio（RR）或hazard ratio（HR）］等。一般来说，在其他参数不变的情况下，效应值越大，所需样本量越小。

一般来说，临床试验中效应值的设定应主要参照已公开发表的国内外相关文献资料或待测产品预试验（或探索性试验）的结果。当有多个公开发表的同类研究时，可借助Meta分析等统计学方法对既往研究结果进行定量合并，以合并效应值作为效应值设定的依据。而对于预试验或探索性试验，也需要设定清晰和明确的研究目标。探索性试验有时需要更加灵活可变的方法进行设计，并对数据进行探索性分析，以便根据逐渐积累的结果对后期确证性试验设计提供相应的信息，尤其是样本量估算所需的参数。

如果既往没有任何研究可借鉴，也可以基于预期结果来设定效应值。

（四）变异程度

变异程度（variance）是度量数据离散或变异程度的指标，一般用标准差（standard deviation）表示。在计算样本量时，一般需要估计主要终点指标的变异情况。简单来说，如果研究人群更同质，即方差或标准差较小，检出同样组间干预的差异所需的样本量就更小；否则需要更大的样本量。这是因为变异较大时，组间干预的差异会被组间“固有”的差异掩盖，而变异程度小则意味着一个更同质的研究人群，从而减小了样本量。

总而言之，临床试验一般根据试验设计的要素确定样本量估算方法，结合受试产品本身的特性，确定相应参数后进一步计算样本量。计算过程中所用到的统计量的估计值，以及该估计值的来源依据应写在相应临床试验研究方案中。

二、常用样本量估计方法

（一）优效试验样本量估计

1.定性指标　需要预先指定的参数为：

π_C：对照组总体率；

π_T：试验组总体率；

P_C：对照组样本率；

P_T：试验组样本率；

n_T：试验组样本数量；

n_C：对照组样本数量；

N：总的样本量，$N=n_T+n_C$；

Δ：优效性界值（一般取值为0，非0时高优指标取值为正值，低优指标取值为负值）；

D：希望检测的两组率之差，$D=P_T-P_C$；

α：Ⅰ类错误；

β：Ⅱ类错误。

高优指标对应的检验假设为：

H_0: $\pi_T-\pi_C\leqslant\Delta$，试验组与对照组器械疗效差等于或小于优效性界值；

H_1: $\pi_T - \pi_C > \Delta$，试验组与对照组器械疗效差大于优效性界值。

低优指标对应的检验假设为：

H_0: $\pi_T - \pi_C \geqslant \Delta$，试验组与对照组器械疗效差等于或大于优效性界值；

H_1: $\pi_T - \pi_C < \Delta$，试验组与对照组器械疗效差小于优效性界值。

按照试验组∶对照组＝1∶1，每组样本量为：

$$n_T = n_C = \frac{(Z_{1-\alpha} + Z_{1-\beta})^2 [P_C(1-P_C) + P_T(1-P_T)]}{(D-\Delta)^2}$$

其中，$Z_{1-\alpha}$、$Z_{1-\beta}$为标准正态分布的分位数，可由相关统计书中查到。也可用$f(\alpha, \beta)$值表近似计算。设$f(\alpha, \beta) = (Z_{1-\alpha} + Z_{1-\beta})^2$，则可利用表4-1查$(Z_{1-\alpha} + Z_{1-\beta})^2$。如单侧$\alpha = 0.025$，$\beta = 0.20$，查得$f(\alpha, \beta) = 7.9$。

表4-1　$f(\alpha, \beta)$ 值表

Ⅰ类错误概率 α（单侧）	$f(\alpha, \beta)$ 值				
	β（Ⅱ类错误概率）：	0.05	0.1	0.15	0.2
0.05		10.8	8.6	4.3	6.2
0.025		13.0	10.5	5.8	7.9
0.01		15.8	13.0	7.6	10.0
0.005		17.8	14.9	9.1	11.7

【例4-1】 在心脏换瓣临床试验中，对照瓣膜3个月血栓栓塞发生率为10%，估计被试瓣膜3个月血栓栓塞发生率降至2%。临床认为，被试瓣膜相比对照瓣膜，血栓发生率之差超过3%才有临床意义。设计一个检验水平单侧α为0.025；检验效能$1-\beta = 0.80$。则至少需要多少样本，可正确检测出试验组优于对照组？

解：两组事件发生率之差为：$D = 0.02 - 0.10 = -0.08$，$\Delta = -0.03$

用查表的方法，单侧$\alpha = 0.025, \beta = 0.10$时，可查表中单侧$\alpha = 0.025, \beta = 0.20$所对应的$f(\alpha, \beta)$值，得$f(0.025, 0.20) = 7.9$，因此：

$$n_T = n_C = \frac{[0.02(1-0.02) + 0.10(1-0.10)] \times 7.9}{[-0.08-(-0.03)]^2} = 346.3 \approx 347$$

每组至少需要347例，两组共需要694例。

2.定量指标　需要预先指定的参数为：

μ_C：对照组总体均数；

μ_T：试验组总体均数；

$\bar{x}_C$：对照组样本均数；

$\bar{x}_T$：试验组样本均数；

n_T：试验组样本数量；

n_C：对照组样本数量；

N：总的样本量，$N=n_T+n_C$；

Δ：优效性界值（一般取值为0，非0时高优指标取值为正值，低优指标取值为负值）；

D：希望检测的两组均数之差，$D=\mu_T-n_C$；

σ：标准差；

α：Ⅰ类错误；

β：Ⅱ类错误。

高优指标对应的检验假设为：

H_0: $\mu_T-\mu_C \leqslant \Delta$，试验组与对照组器械疗效差等于或小于优效性界值；

H_1: $\mu_T-\mu_C > \Delta$，试验组与对照组器械疗效差大于优效性界值。

低优指标对应的检验假设为：

H_0: $\mu_T-\mu_C \geqslant \Delta$，试验组与对照组器械疗效差等于或大于优效性界值；

H_1: $\mu_T-\mu_C < \Delta$，试验组与对照组器械疗效差小于优效性界值。

按照试验组∶对照组＝1∶1，则每组样本量为：

$$n=\frac{2(Z_{1-\alpha}+Z_{1-\beta})^2\sigma^2}{(D-\Delta)^2}$$

【例4-2】 一种新的美容产品，其疗效可平均保持6个月（$\mu_T=6$），对照组的疗效可平均保持4个月（$\mu_C=4$），假设两组标准差σ相同为3.5。临床认为，新美容产品相比旧美容产品，疗效保持时间之差高于半个月（Δ＝0.5），即可认为具有临床意义。当Ⅰ类错误单侧$\alpha=0.025$，Ⅱ类错误$\beta=0.2$时，至少需要多少样本量？

解：由单侧$\alpha=0.025$和$\beta=0.2$查表得$f(\alpha,\ \beta)=f(0.025,\ 0.20)=7.9$。

代入公式得：

$$n_T=n_C=\frac{2\times3.5^2\times7.9}{[(6-4)-0.5]^2}=86$$

每组至少需86例，两组共需要172例。

（二）非劣效性试验样本量估计

1.定性指标　首先确定下面一些参数：

π_C：对照组总体率；

π_T：试验组总体率；

P_C：对照组样本率；

P_T：试验组样本率；

n_T：试验组样本数量；

n_C：对照组样本数量；

N：总的样本量，$N=n_T+n_C$；

D：希望检测的两组率之差，$D=P_T-P_C$；

Δ：非劣效性界值，即：如果两个产品的疗效差别不超过Δ时，说明试验组疗效不比对照组差（即：实质等同），也就是说，临床认为这种差别没有临床意义，可以忽略不计。非劣效性试验中，高优指标界值 Δ 取负值，低优指标 Δ 取正值；

α：Ⅰ类错误；

β：Ⅱ类错误。

高优指标的假设检验的公式为：

$$H_0:\ \pi_T-\pi_C \leqslant \Delta$$

$$H_1:\ \pi_T-\pi_C > \Delta$$

原假设意为：试验组与对照组差值小于或等于非劣效性界值；

备择假设意为：尽管试验器械疗效稍劣于对照器械，但是，其差值大于非劣效性界值。

低优指标的假设检验的公式为：

$$H_0:\ \pi_T-\pi_C \geqslant \Delta$$

$$H_1:\ \pi_T-\pi_C < \Delta$$

原假设意为：试验组与对照组差值大于或等于非劣效性界值；

备择假设意为：尽管试验器械疗效稍劣于对照器械，但是，其差值小于非劣效性界值。

按照试验组∶对照组＝1∶1，则每组所需例数为：

$$n_T=n_C=\frac{(Z_{1-\alpha}+Z_{1-\beta})^2[P_C(1-P_C)+P_T(1-P_T)]}{(D-\Delta)^2}$$

其中，$Z_{1-\alpha}$、$Z_{1-\beta}$为标准正态分布的分位数，可由相关统计书中查到。也可用$f(\alpha,\ \beta)$值表近似计算。

如果无法得到对照组和试验组的样本率P_C、P_T，可以近似认为两个率相等，即$D=0$，样本量计算公式中分母，即为界值的平方。

【例4-3】 对一器械临床试验，对照器械疗效为90%，试验器械疗效87%，在试验中，如果试验器械的疗效比对照器械最多差10%可以接受，假设犯Ⅰ类错误的概率为单侧0.025（$\alpha=0.025$），把握度80%（Ⅱ类错误$\beta=0.2$），需要多大样本量得到试验器械非劣于对照器械的结论？

解：$P_T=0.87$，$P_C=0.90$；$\Delta=-10\%$；$\alpha=0.025$；$\beta=0.2$

查$f(\alpha,\ \beta)$值表得$f(0.025,\ 0.2)=7.9$

代入公式得：

$$N=\frac{7.9\times[0.87(1-0.87)+0.90(1-0.90)]}{[(0.87-0.90)-(-0.10)]^2}=327.4\approx 328$$

每组所需例数为328例，两组共需要656例。

2. 定量指标　需要预先指定的参数有：

μ_C：对照组总体均数；

μ_T：试验组总体均数；

$\overline{X}_C$：对照组样本均数；

$\overline{X}_T$：试验组样本均数；

n_T：试验组样本数量；

n_C：对照组样本数量；

N：总的样本量，$N=n_T+n_C$；

D：希望检测的两组均数之差，$D=\mu_T-\mu_C$；

Δ：非劣效性界值，即：如果两个产品的疗效差别不超过Δ时，说明试验组疗效不比对照组差（即实质等同），也就是说，临床认为这种差别没有临床意义，可以忽略不计。非劣效性试验中，高优指标界值Δ取负值，低优指标Δ取正值；

σ：标准差；

α：Ⅰ类错误；

β：Ⅱ类错误。

高优指标的假设检验的公式为：

$$H_0: \mu_T - \mu_C \leqslant \Delta$$

$$H_1: \mu_T - \mu_C > \Delta$$

原假设意为：试验组与对照组差值小于或等于非劣效性界值；

备择假设意为：试验器械疗效稍劣于对照器械，其差值大于非劣效性界值。

低优指标的假设检验的公式为：

$$H_0: \mu_T - \mu_C \geqslant \Delta$$

$$H_1: \mu_T - \mu_C < \Delta$$

原假设意为：试验组与对照组差值大于或等于非劣效性界值；

备择假设意为：试验器械疗效稍劣于对照器械，其差值小于非劣效性界值。

按照试验组∶对照组＝1∶1，则每组样本量为：

$$n_T = n_C = \frac{2(Z_{1-\alpha} + Z_{1-\beta})^2 \sigma^2}{(D - \Delta)^2}$$

如果无法得到对照组和试验组的均数$\overline{X}_C$、$\overline{X}_T$，可以近似认为两个均数相等，即$D=0$，样本量计算公式中分母，即为界值的平方。

【例4-4】 某药物洗脱冠状动脉支架产品，预与其已上市的一代产品进行比较，主要终点设为术后9个月时冠状动脉造影得到的管腔丢失。据文献报道，其一代产品9个月时的管腔丢失均值为0.61mm，试验组支架产品0.63mm（低优指标），标准差为0.5mm，则当临床认可的非劣效性界值为0.2mm、统计学显著性水平为单侧0.025，把握度为80%时，需要多大样本？

解：本研究类型为非劣效性设计，非劣效性界值＝0.2mm。应用定量指标的非劣效性试验公式，单侧$\alpha=0.025$，$\beta=0.20$时，所对应的$f(\alpha, \beta)$值为7.9，因此：

$$n_T = n_C = \frac{2 \times 7.9 \times 0.5^2}{[(0.63-0.61)-0.2]^2} = 121.9 \approx 122$$

以上结果说明，试验组和对照组每组至少需要122例受试者参加此项临床试验。由于造影随访的失访率很高，若考虑30%的患者失访，则试验组和对照组至少应分别入选175例受试者，两组合计共需入选350例患者。

（三）等效试验样本量估计

有些器械临床试验希望被试产品既不比对照好，也不比对照差，此时可用等效性设计。如希望一种价格较廉的新产品与现有的已上市产品相比，其性能既不比对照好，也不比对照差；这时可以采用等效性设计方法。以下是计算等效性试验样本量的公式。

1.定性指标　首先确定下面一些参数。

π_C：对照组总体率；

π_T：试验组总体率；

P_C：对照组样本率；

P_T：试验组样本率；

n_T：试验组样本数量；

n_C：对照组样本数量；

N：总的样本量，$N = n_T + n_C$；

Δ：等效性界值，即如果两个总体率的差别小于Δ时，这种率的差别没有临床意义。这里，Δ取值为正值；

D：希望检测的两组率之差，$D = P_T - P_C$；

α：Ⅰ类错误；

β：Ⅱ类错误。

检验假设为（适用于高优或低优指标）：

$$H_0: |\pi_T - \pi_C| \geqslant \Delta$$

$$H_1: |\pi_T - \pi_C| < \Delta$$

原假设意为：试验器械疗效劣于对照器械或试验器械疗效优于对照器械，其差值小于或等于-Δ或大于或等于Δ；

备择假设意为：试验器械与对照器械疗效之差绝对值小于Δ。

按照试验组∶对照组＝1∶1，则每组所需例数为：

$$n_T = n_C = \frac{(Z_{1-\alpha/2} + Z_{1-\beta/2})^2 [P_C(1-P_C) + P_T(1-P_T)]}{(\Delta - |D|)^2}$$

其中，$Z_{1-\alpha/2}$、$Z_{1-\beta/2}$为标准正态分布的分位数，可由相关统计书中查到。也可用$f(\alpha, \beta)$值表近似计算。

【例4-5】某试验器械疗效为90%，对照器械疗效为88%。新器械B与器械A最多相差10%可被接受。假设犯Ⅰ类错误的概率为双侧0.05（对应单侧$\alpha = 0.025$），为了有80%的把握得到两器械疗效完全相同的结果（Ⅱ类错误$\beta = 0.2$），需要多大样本量？

解：$P_T = 0.90$，$P_C = 0.88$；$\Delta = 10\%$；双侧$\alpha = 0.05$；$\beta = 0.2$

查$f(\alpha, \beta)$值表得$(Z_{1-\alpha/2} + Z_{1-\beta/2})^2 = 10.5$

代入公式得：

$$n_T = n_C = \frac{10.5 \times [0.88(1-0.88) + 0.90(1-0.90)]}{(0.1-0.02)^2} = 320.9 \approx 321$$

每组所需例数为321例，两组共需要642例。

2.定量指标　需要预先指定的参数为：

μ_C：对照组总体均数；

μ_T：试验组总体均数；

$\bar{\chi}_C$：对照组样本均数；

$\bar{\chi}_T$：试验组样本均数；

n_T：试验组样本数量；

n_C：对照组样本数量；

N：总的样本量，$N = n_T + n_C$；

D：希望检测的两组率之差，$D = \mu_T - \mu_C$；

Δ：等效性界值，即如果两个总体均数的差别小于Δ时，这种均数的差别是没有临床意义的。这里，Δ取值为正值；

σ：标准差；

α：Ⅰ类错误；

β：Ⅱ类错误

检验假设为（适用于高优或低优指标）：

$$H_0: |\mu_T - \mu_C| \geqslant \Delta$$
$$H_1: |\mu_T - \mu_C| < \Delta$$

原假设意为：试验器械疗效劣于对照器械或试验器械疗效优于对照器械，其差值小于等于-Δ或大于等于Δ。

备择假设意为：试验器械与对照器械疗效之差小于Δ。

按照试验组∶对照组＝1∶1，则每组样本量为：

公式如下：

$$n_T = n_C = \frac{2(Z_{1-\alpha/2} + Z_{1-\beta/2})^2 \sigma^2}{(\Delta - |D|)^2}$$

【例4-6】 某人工关节试验，对照关节可承受压力约为97MPa，被试关节可承受压力约为90MPa。希望被试关节与对照组相比可承受压力之差（Δ）≤17MPa。标准变异（σ）为21MPa。假设犯Ⅰ类错误的概率为$\alpha = 0.05$（双侧），为了有80%的把握得到两器械疗效相当的结果（Ⅱ类错误$\beta = 0.2$），试估计其样本量。

解：σ＝21MPa；Δ＝17MPa；双侧$\alpha = 0.05$；$\beta = 0.2$

查f（α，β）值表得（$Z_{1-\alpha/2} + Z_{1-\beta/2}$）$^2 = 10.5$

代入公式得：

$$n_T = n_C = \frac{2 \times 10.5 \times 21^2}{(17 - |97 - 90|)^2} = 92.6 \approx 93$$

则：每一组例数为93例，两组共需要186例。

（四）单组目标值试验样本量估计

1.定性指标　首先确定下面一些参数：

P_T：预期的产品性能指标（如有效率、成功率、事件发生率等）；

P_0：目标值；

α：Ⅰ类错误；

β：Ⅱ类错误。

每组所需例数为：

$$n=\frac{\left[Z_{1-\alpha}\sqrt{P_0(1-P_0)}+Z_{1-\beta}\sqrt{P_T(1-P_T)}\right]^2}{(P_T-P_0)^2}$$

其中，$Z_{1-\alpha}$、$Z_{1-\beta}$为标准正态分布的分位数。

【例4-7】 某射频消融导管临床验证研究，按照美国FDA射频消融导管临床试验指导原则（见：Cardiac Ablation Catheters Generic Arrhythmia Indications for Use；Guidance for Industry），其中明确规定了该类产品的主要疗效评价指标为：即刻手术成功率和术后3～6个月随访时的成功率，且即刻手术成功率必须达到95%，其95%置信区间下限必须大于85%；术后3～6个月随访时的成功率必须达到90%，其95%置信区间下限必须大于80%；当显著性水平取单侧0.025，检验效能为80%时，应用定性指标的单组试验公式：

（1）以即刻手术成功率计算：

$$n=\frac{\left[Z_{1-\alpha}\sqrt{p_0(1-p_0)}+Z_{1-\beta}\sqrt{p_T(1-p_T)}\right]^2}{(p_T-p_0)^2}$$

$$=\frac{\left[1.96\sqrt{0.85(1-0.85)}+0.84\sqrt{0.95(1-0.95)}\right]^2}{(0.95-0.85)^2}=79$$

（2）以术后3个月随访成功率计算：

$$n=\frac{\left[Z_{1-\alpha}\sqrt{p_0(1-p_0)}+Z_{1-\beta}\sqrt{p_T(1-p_T)}\right]^2}{(p_T-p_0)^2}$$

$$=\frac{\left[1.96\sqrt{0.80(1-0.80)}+0.84\sqrt{0.90(1-0.90)}\right]^2}{(0.90-0.80)^2}=108$$

因此，综合以上结果，对于射频消融导管的临床验证研究，至少应入选108例受试者。若考虑10%的患者脱落率，则至少应入选120例患者。

2.定量指标　需要预先指定的参数为：

μ_T：试验组观测指标均数；

μ_0：目标值；

σ：标准差；

α：Ⅰ类错误；

β：Ⅱ类错误。

每组样本量为：

$$n=\frac{(Z_{1-\alpha}+Z_{1-\beta})^2\sigma^2}{(\mu_T-\mu_0)^2}$$

【例4-8】 某血管内超声光学相干断层同步成像系统临床验证研究，由于目标器械同时呈现IVUS与OCT图像，与现有单一功能IVUS或OCT在临床上不具有可比性；且按照中国注册法规，目标器械属于Ⅲ类医疗器械，由于其新颖性及创新性，目前无法通过免临床、同品种对比而进行临床评价。经国家药品监督管理局医疗器械技术审评中心（Center for Medical Device Evaluation，CMDE）组织的专家审评会，反复论证后同意以呈像长度内获得的清晰图像比例

（clear image length，CIL）为主要终点指标的单组目标值设计。根据相关临床文献报道并结合临床实际考虑，假设目标器械平均的清晰图像百分比水平为88%，将CIL%标准差水平保守地假设为±30%，将CIL%对应的目标值设置在80%的水平，在统计显著性水平取单侧0.025，把握度取80%时，应用定量指标的单组试验公式，得到：

$$n=\frac{(1.96+0.84)^2\times0.3^2}{(0.88-0.80)^2}=110.25\approx111$$

若考虑10%的脱落，则需入组124例受试者。

（五）抽样精度样本量估计

使用抽样精度法估计样本量时，只保证参数估计的精度（置信区间的宽度一定），而未考虑是否能够达到最终的标准，在确证性器械临床试验中不推荐使用该方法。或者说这种情况下，实际并没有提出明确的统计假设检验，所以根本不存在把握度的概念。该法可用于诊断试验中样本量的计算（如下例4-9），其中使用灵敏度计算病例组样本量，使用特异度计算对照组样本量。

1.定性指标

公式：

$$n=Z^2_{1-\alpha/2}P\ (1-P)\ /\Delta^2$$

Δ 为允许误差，一般取p的95%CI宽度的50%，可设为0.05～0.10；P为事件发生率或器械成功率。

【例4-9】 B型超声波对胆石症诊断的预期灵敏度为80%、特异度为60%，在允许误差为8%、显著性水平α为双侧0.05时，要多大样本才能具有统计学意义？

查表：$Z_{0.05/2}=1.96$，$\Delta=0.08$，因此：

$$n_{有病组}=1.96^2\times0.8\ (1-0.8)\ /0.08^2=96.1=97$$

$$n_{无病组}=1.96^2\times0.6\ (1-0.6)\ /0.08^2=144.1=145$$

共需要至少242例受试对象。

2.定量指标　需预先指定的参数为：

σ^2：方差；

err_{ABS}：允许误差；

μ：标准正态分布的分位数。

公式：

$$n=\frac{\mu^2_{1-\alpha/2}\times\sigma^2}{err_{ABS}^2}$$

适用条件：主要适用于参数估计，在没有明确统计假设检验的前提下，满足研究者的期望精度水平。

【例4-10】 某心磁图仪检测健康人群的心磁指标，假定对检测任一心磁指标的允许误差为标准差的20%，显著性水平α为双侧0.05时，需要多大样本？

查表：$Z_{1-0.05}=1.96$，$err_{ABS}=20\%\times SD$，因此：

$$n=\frac{1.96^2\sigma^2}{(0.2\sigma)^2}\approx 97$$

共需要至少97例受试者。

2021年9月国家药品监督管理局（NMPA）发布了新的《体外诊断试剂临床试验技术指导原则》，原有对应指导原则废止。该指导原则中取消原有对体外诊断试剂临床试验总样本量的一般要求及对其他特殊诊断试剂的最低样本量要求，指出样本量应满足统计学要求，应采用适当的统计学方法进行估算。

三、样本量估计时Ⅰ类错误膨胀的考虑与处理

（一）Ⅰ类错误膨胀

本章节第一部分中已经提到，Ⅰ类错误是指假设检验中错误地拒绝原假设，一般设置为双侧0.05或单侧0.025。当试验实际总Ⅰ类错误率（family wise error rate，FWER）大于预先设置的值，这种情况我们就称之为Ⅰ类错误膨胀。例如，当某试验中需要对多个检验假设进行统计推断，若设置每个原假设的检验水准均为α，则整个试验至少发生一次Ⅰ类错误的概率是$1-(1-\alpha)^n$，n为检验假设的个数。可以发现，$1-(1-\alpha)^n$大于设定的Ⅰ类错误α，即Ⅰ类错误膨胀。

Ⅰ类错误膨胀，可能会增加无效或劣效器械上市的概率，给患者带来风险，因此需要谨慎处理。对于确证性器械临床试验，在常规试验设计（如平行组的优效/非劣效/等效设计等）中常见涉及Ⅰ类错误膨胀的情形有：①多终点试验，即包含多个主要终点指标；②多臂试验，即涉及＞2组之间的多重比较。但是，在常规的单臂或双臂器械临床试验中，如果试验设定唯一主要终点指标，且仅在一个时间点上（非事件驱动类试验）设定与该唯一终点相关的唯一假设，则无须考虑Ⅰ类错误膨胀的问题。

另外，随着新型试验设计（如适应性设计）在器械临床试验中的应用，在提高试验设计灵活性的同时，也给样本量估算带来挑战。成组序贯设计等适应性设计中往往需要进行单次或多次期中分析（interim analysis），亦需要考虑Ⅰ类错误膨胀的问题。在计划期中分析的新型试验设计中，一般需设立数据监查委员会（Data Monitoring Committee，DMC）或数据安全监查委员会（Data and Safety Monitoring Board，DSMB），在试验过程中审阅和评估有效性或安全性数据，并根据事先规定的统计决策准则，就是否需要终止研究提出建议。一般来说，以有效性评价为目的的期中分析需要考虑多次比较带来的Ⅰ类错误膨胀，确保试验整体Ⅰ类错误率控制在可接受的水平。需要注意的是，若参考指南、专家共识等外部数据而调整试验方案一般不涉及Ⅰ类错误膨胀问题。

（二）控制Ⅰ类错误的策略

为避免Ⅰ类错误膨胀，应该从设计角度予以考虑相应策略，根据研究目的，在方案设计阶段制订控制策略，从源头“消除”Ⅰ类错误膨胀的问题或事先决定如何使用恰当的统计学方法进行分析，达到让总Ⅰ类错误控制在可接受的指定水平范围内。这里主要从样本量计算角度讨论Ⅰ类错误控制的策略，在常规试验设计中：

①多终点试验：对于单臂或双臂试验，若设置n个（$n>1$）主要终点且不为共同终点，则试验涉及n次假设检验，需要调整每次检验的Ⅰ类错误以控制总Ⅰ类错误。一般情况下，通常

使用Bonferroni 法控制试验整体Ⅰ类错误，若设置每个终点的名义检验水准相同，也就是平均分配α，每次检验的α'约等于总Ⅰ类错误α除以检验次数n，即α/n，然后根据α'计算样本量。类似地，在多臂多终点试验中，计算假设检验的总次数，使用Bonferroni法计算调整后的α'。除外Bonferroni法，还有其他更灵活的α分割策略，如回退检验（fallback test）、Holm检验等，以Holm检验为例，其决策策略是若任一主要终点有统计学意义，则其分配的α可传递给其他主要终点，即认为该有统计学意义的主要终点并未消耗α。

若设置多个终点为共同终点，则无须调整α，分别计算在检验水准为α时各个终点所需样本量，取其中最大值为最终样本量即可。因为这种情况下要求与所有终点相关的假设检验均有统计学意义，才可拒绝全局原假设；任何一个没有统计学意义，则不拒绝全局原假设。

②多臂试验：单一终点的多臂试验因多组间比较而产生多次假设检验，控制Ⅰ类错误的策略与①一致，可使用Bonferroni法基于假设检验总次数调整α。若要求所有假设检验均有统计学意义，方可拒绝全局原假设，则无须调整α，取所有假设检验下计算的样本量的最大值即可。多臂多终点试验的情况在①中已讨论，不再赘述。

上面的调整策略均假定试验包含的各个假设检验相互独立和平行，与检验顺序无关。若试验中的假设检验存在一定的顺序，即前一个假设检验的结果决定事发后开展后续的假设检验，只有当前一个假设检验在设置的检验水平下拒绝了原假设，才继续下一个假设检验，这时候无须调整α。此外，对于一些新型试验设计，如适应性设计（adaptive design），允许按照预先指明的原则在试验过程中进行一次或多次期中分析，其结果用于后续试验的决策，但期中分析时在非盲的情况下对试验数据进行统计学检验，可能会导致Ⅰ类错误膨胀。控制Ⅰ类错误常用的方法包括Pocock方法、O'Brien-Fleming方法、Haybittle-Peto方法等α分割法，以及更为灵活的α消耗函数，如Lan-DeMets α消耗函数，需要注意的是，前三种方法均要求每一次期中分析的间隔和样本量相同，而Lan-DeMets无此要求，可以设置更为灵活的期中分析时间点。期中分析次数一定的情况下，不同α分割法分配α的策略存在差异，如表4-2。Pocock法每次期中分析分配的α相同，而O'Brien-Fleming法和Haybittle-Peto法往往在研究开始时分配更小的α，即设置更严格的标准，容许发生假阳性错误的概率低；随着研究的开展，容许发生假阳性错误的概率更大。

（三）控制Ⅱ类错误的策略

此外，需要注意的是，虽然在样本量估算时，除了Ⅰ类错误的膨胀外，还需关注Ⅱ类错误的膨胀。Ⅱ类错误是指错误地接受了原假设，即假阴性错误，一般设置为20%或0.2。例如，在包含多个主要终点的一般试验中，可通过设置共同终点来控制试验整体的Ⅰ类错误，该策略要求所有终点相关的假设检验均有统计学意义才可得到“阳性”结果，当多个共同主要终点间完全独立或相关性较小时，试验的Ⅱ类错误往往增大，以至于把握度不足预先设置的80%。这种情况下，可在样本量估算时通过设置更高的把握度（如90%）予以控制。

表4-2 常见α分割法不同期中分析次数的名义检验水准（双侧$\alpha=0.05$）

期中分析总次数	期中分析次数	Pocock法	O'Brien-Fleming法	Haybittle-Peto法
		α	α	α
2	1	0.029 4	0.005 4	0.002
	2	0.029 4	0.049 2	0.050
3	1	0.022 1	0.000 6	0.001
	2	0.022 1	0.015 1	0.001
	3	0.022 1	0.047 1	0.050
4	1	0.018 2	0.000 05	0.001
	2	0.018 2	0.003 9	0.001
	3	0.018 2	0.018 4	0.001
	4	0.018 2	0.041 2	0.050
5	1	0.015 8	0.000 005	0.001
	2	0.015 8	0.001 3	0.001
	3	0.015 8	0.008 5	0.001
	4	0.015 8	0.022 8	0.001
	5	0.015 8	0.041 7	0.050

第5章 非诊断试验平行组设计的统计分析

非诊断试验在本书中特指除了诊断试验外的其他类型的干预性临床试验。平行组设计（parallel group design）是指当仅考察一个干预因素，且该因素有大于等于两个水平时，将受试对象随机分配到各水平所对应分组中进行试验的方法（详见第3章一、）。本章主要介绍平行组设计中的定性及定量资料的分析方法及相关软件实现。

一、定性资料统计分析

医疗器械临床试验中经常涉及大量定性资料，在平行组设计中，主要终点变量可能为二值变量、多值有序变量等定性变量，对于这类资料的统计分析包括统计描述、参数估计和假设检验，下文将对平行组设计定性资料的统计描述、率的参数估计及有关的假设检验方法进行介绍。

（一）描述性统计

1.相对数的种类与计算　描述定性资料的内部构成情况或相对比值或某现象的发生强度，有相对数，它包括比和率。相对数看起来很简单，但在使用中很容易出错。

相对数可分为结构相对数和强度相对数。相对数也叫相对指标，它是两个有联系的指标之比，按性质和用途可分为“比”（常分为构成比、相对比、动态数列的定基比和环比）和“率”。“比”与“率”有时较难分清，因此，人们在使用中经常混淆。

它们的共同点在于：求“率”与“比”时所用公式的基本形式是完全相同的，都是由两个绝对数之商乘以100%（或1000‰等）；它们的不同点在于：“率”反映某种事物或现象发生的强度，而“比”则反映“部分与整体”或“某一部分与另一部分”之间的关系。

（1）率：率是强度相对数，表示在一定范围和时间内，某现象的发生次数k与该现象可能发生的总次数n之比，说明该现象发生的强度。按式（5-1）计算。

$$率=\frac{k}{n}\times 100\%（或1000‰） \tag{5-1}$$

（2）构成比：它表示仅具有属性i的那一部分个体数目n_i占全部个体总数n的比重。按式（5-2）计算。

$$构成比=\frac{n_i}{n}\times 100\%（或1000‰等） \tag{5-2}$$

（3）相对比：它是两个有关指标之比，说明两者的对比水平。按式（5-3）计算。

$$相对比=\frac{甲指标}{乙指标}\times 100\% \tag{5-3}$$

动态数列的定基比与环比：动态数列是一系列按时间顺序排列起来的统计指标（包括绝对

数、相对数和平均数），用以说明事物在时间上的变化和发展趋势。常用动态数列数据计算的统计指标有定基比与环比，根据不同的算法，这两种比可用来反映随时间的推移，事物的发展速度（%）或增长速度（%）。

用来反映发展速度时，定基比与环比如下所述。

定基比：各时间点上的统计指标都以第1个时间点上的统计指标为分母求得。

环比：各时间点上的统计指标都以它前面的那个时间点上的统计指标为分母求得。

用来反映增长速度时，定基比与环比如下所述。

定基比：各时间点上定基比发展速度减一。

环比：各时间点上环比发展速度减一。

2.*相对数的应用*　在医疗器械临床试验中，相对数应用是比较广泛的，使用相对数应注意以下几点。

（1）分母不易过小，一般小于20例，是不易计算“率”的，应用绝对数表达比较好。

（2）当相对数的分母不可比时，仅凭两个彼此独立的相对数来说话，也是没有说服力的。

（3）构成比只能说明事物所占的比重或分布，不能说明事物发生的强度或频率，不能用构成比替代率。

（二）率的标准误与区间估计

1.*率的标准误*　样本率与总体率之间存在着抽样误差。率的抽样误差指样本率与总体率之间的差别。

率的抽样误差可用率的标准误来表示，计算公式为：

$$S_P=\sqrt{\frac{P(1-P)}{n}} \tag{5-4}$$

式中，S_P为率的标准误，P为样本率（表示实际事物发生的率），$1-P$为某事物实际不发生的率，也可以用q表示，n为样本观察例数。

率的标准误的大小可表示抽样误差的大小，说明样本率对总体率的代表性。率的误差小，说明抽样误差小，表示样本率与总体率比较接近，用样本率代表总体率的可靠性就大；反之，率的标准误大，说明抽样误差大，表示样本率与总体率相差较远，用样本率代替总体率的可靠性就小。

2.*总体率的区间估计*　率的抽样研究的目的是通过样本来估计总体的水平。由于样本率正好等于总体率的情况是极少的，所以用样本率对总体率的估计往往是一个区间，这个区间是指可能包括总体率的一个区间，称为总体率的置信区间。

常用的总体率置信区间的估计方法有两种。

（1）正态近似法：当n足够大，且P和$1-P$均不接近于零，例如$n>1\ 000$，且P或$1-P\geqslant 1\%$时，或nP与$n(1-P)$均大于5时，P的抽样分布逼近正态分布，可按式（5-5）求总体率的100（$1-\alpha$）%置信限，并由两个限值构成置信区间。

$$P\pm u_\alpha S_P \tag{5-5}$$

式中，u_α为正态离差值，对应于95%和99%的u_α为1.96和2.58。

（2）查表法：当样本例数n很小时，特别是P接近于0或1时，用正态近似法的准确性较差，可查百分率的置信区间表，得到总体率的置信区间。

（三）假设检验

假设检验，又称显著性检验，通常是先对总体的参数或分布做出某种假设，然后用恰当的方法根据样本对总体提供的信息，推断此假设应当被拒绝或接受。其结果将有助于研究者做出决策，采取措施。例如，两种医疗器械的治疗有效率之间存在一定的差别，能否断定其中一种器械的有效率就一定高于另一种器械呢？严格地说，仅凭两组试验数据是无法做出令人信服的推断结论的。因为两种医疗器械表现出来的差别，可能有两种原因：一是单纯由抽样误差所致（即两种器械的有效率实际是相同的）；二是除抽样误差外，两种器械的有效率确实有所不同。判断其不同有两种可能的方法，一是将试验一批一批地重复做，每一批的样本都比较大，而且重复试验的批次又比较多，如果95%的批次都显示甲器械的治愈率优于乙器械，根据常理，我们可以接受“平均来说，甲器械的治愈率高于乙器械的治愈率”的结论；二是运用随机变量的概率分布规律，将一批试验的结果放入某个特定的分布规律之中，相当于把相同的试验重复了无穷多批，从而借助随机变量的概率分布规律，也能得出具有一定置信度（如95%或99%）的统计推断结论来，实现这一推理过程的统计学方法，即假设检验。很显然，第一种方法费时费力，工作量巨大难以完成；而第二种方法具有较强的可操作性，易于为人们所接受。

根据上述假设检验的基本概念和思想的介绍，可总结出定性资料假设检验的一般步骤。

1.建立假设，确定检验水准（显著性水平） 假设检验中有原假设（无效假设）H_0和备择假设H_1两种假设。原假设：根据检验结果准备予以拒绝或接受的假设；备择假设：与原假设不相容（对立）的假设。在建立原假设H_0和备择假设H_1的同时，要设定检验水准（显著性水平）α，即拒绝原假设可能犯错误的概率，它也是假设检验最后一步计算出特定随机事件发生概率（P值）之后，做出肯定或否定原假设的判定标准。$P \leqslant \alpha$时，拒绝H_0，接受H_1。

对于定性资料，例如：对两种器械的治疗有效率相等（未知）的假设检验。

H_0: $\pi_1 = \pi_2$（两种器械的治疗有效率相等）

H_1: $\pi_1 \neq \pi_2$（两种器械的治疗有效率不相等）

双侧$\alpha = 0.05$（根据具体情况，有时也取$\alpha = 0.01$）。

2.选择适当的假设检验方法，计算相应的检验统计量 应根据资料类型、临床试验设计类型、统计分析目的和各种假设检验方法的应用条件选择恰当的检验方法。对于定性资料，根据设计类型和结果变量的性质可选择χ^2检验、秩和检验等。在选定方法后，在H_0成立的条件下可计算相应的检验统计量，即将从样本资料获得的信息代入相应的计算公式。

3.确定P值，做出结论 根据计算出的检验统计量的值，查相应的界值表即可获得P值，也可通过统计软件直接计算出检验统计量在特定区域内取值的概率。

将P值与事先规定的检验水准α进行比较，即可做出结论，当$P \leqslant \alpha$时，拒绝H_0，接受H_1，认为对比的两个统计量所代表的两个总体相应量（如两个总体率）之间的差别有统计学意义；反之，$P > \alpha$时，不拒绝H_0，认为对比的两个统计量所代表的两个总体相应量（如两个总体率）之间的差别无统计学意义。

一般来说，推断的结论应包含统计结论和专业结论两部分。上述表述仅为统计结论，专业结论是根据统计结论结合实际问题中是否不同及差异的方向做出推断。如从样本资料提供的信息得知，器械A的有效率大于器械B的有效率，采用正确的假设检验后得到$P \leqslant \alpha$时，可认为：在总体上，器械A的有效率高于器械B。

（四）2×2列联表的假设检验及分析（两组率的比较）

1.基本概念　两个平行组（试验器械，对照器械）的研究设计，指标为率（有效率，治愈率，缓解率，不良事件率），可以表达为列联表的形式，见表5-1。

表5-1　同时观测n个受试者两个属性的分组结果

试验分组A	例数			
	指标B：	B_1（发生）	B_2（没发生）	合计
A_1		a	b	$n_1=a+b$
A_2		c	d	$n_2=c+d$
合计		$m_1=a+c$	$m_2=b+d$	$n=a+b+c+d$

这种研究设计的目的是通过两组样本的频数分布情况来推测两组样本对应的总体频数分布是否相同，表中各格数字a、b、c、d为一次抽样得到的实际频数，也称为观测频数。通过观察频数来推断两组总体频数分布情况时肯定存在抽样误差，所以当两样本频率不相同时可能有两种原因。

（1）抽样误差所致。

（2）这两个样本频率对应的总体概率（以下简称总体率）本来就不同。

设第一行上指标B_1发生的概率为π_1、设第二行上指标B_1发生的概率为π_2，则平行组设计2×2列联表资料的假设检验的零假设和备择假设如下所述。

H_0：$\pi_1=\pi_2$（两种器械的治疗有效率相等）

H_1：$\pi_1\neq\pi_2$（两种器械的治疗有效率不相等）

若上述的第一种原因成立，则a格中理论频数为（m_1/n）×n_1，即得到a格的理论频数，同理可计算出各个格子上的理论频数，如表5-2。

表5-2　各个格子的理论频数

试验分组A	例数		
	指标B：	B_1	B_2
A_1		$n_1\times m_1/n$	$n_1\times m_2/n$
A_2		$n_2\times m_1/n$	$n_2\times m_2/n$

如果零假设为真，则由式（5-6）定义的检验统计量不会超过某临界值；如果计算出的检验统计量越过该临界值，则拒绝接受零假设。此处的假设检验方法称为Pearson χ^2检验，其计算公式如下。

$$\chi^2=\sum\frac{(O-T)^2}{T} \tag{5-6}$$

式中，O代表实际频数，T代表理论频数，该式也可用于R×C列联表资料的独立性检验。

在2×2表资料中，据式（5-6）和式（5-7）可知：

$$T_a=\frac{(a+b)(a+c)}{n}、T_b=\frac{(a+b)(b+d)}{n}、T_c=\frac{(c+d)(a+c)}{n}、T_d=\frac{(c+d)(b+d)}{n}$$

$$T_d=\frac{(c+d)(b+d)}{n}$$

T_a、…、T_d分别代表与观察频数a、b、c、d对应的理论频数。

所以，此处式（5-6）可转化为计算2×2列联表资料检验统计量的专用公式：

$$\chi^2=\frac{n(ad-bc)^2}{(a+b)(c+d)(a+c)(b+d)} \quad (5\text{-}7)$$

由式（5-6）和式（5-7）计算出的χ^2值近似服从自由度为v的χ^2分布，自由度v按下式计算：

$$v=(R-1)(C-1) \quad (5\text{-}8)$$

式中，R为行数，C为列数。四格表资料中R和C均为2，所以$v=1$，此时，与$\alpha=0.05$和$\alpha=0.01$对应的两个临界值分别为$\chi^2_{(1)\,0.05}=3.841$和$\chi^2_{(1)\,0.01}=6.635$。

按式（5-6）或式（5-7）计算出检验统计量的值，根据χ^2分布规律、自由度及检验水准可以得到相应的临界值，如果现有检验统计量的值等于临界值，则$P=\alpha$；如果现有统计量大于检验临界值，则$P<\alpha$；如果现有统计量小于检验临界值，则$P>\alpha$。得到P值即可做出相应的统计推断。

需要注意的是，运用式（5-6）或式（5-7）计算检验统计量χ^2值的前提条件是$n\geqslant 40$，无小于5的理论频数；当表格中$n\geqslant 40$，但至少有一个理论频数为$1<T\leqslant 5$时，需改用下面的连续校正χ^2检验公式计算检验统计量χ^2值：

$$\chi^2_C=\frac{n(|ad-bc|-0.5n)^2}{(a+b)(c+d)(a+c)(b+d)} \quad (5\text{-}9)$$

当表格中$n<40$或至少有一个理论频数为$T\leqslant 1$时，需要用Fisher R A借助超几何分布提出的直接计算概率的方法，此方法被称为Fisher精确概率检验法。此方法不属于χ^2检验的范畴，但可以作为四格表χ^2检验应用的补充。四格表资料Fisher精确概率检验法计算公式如下。

$$p_a=\frac{(a+b)!(c+d)!(a+c)!(b+d)!}{a!b!c!d!n!}，P=\sum_a p_a \quad (5\text{-}10)$$

式中，p_a为获得某个四格表的概率，对于Fisher精确概率检验法，P值就是“出现目前状况和更极端状况的概率”，其计算方法就是将小于或等于“样本观察值概率p_a”的所有可能结局的概率求和。之所以用p_a表示，因为它是观察到的2×2列联表中与“a”取值直接有关系的概率。Fisher精确概率检验法可作为四格表资料检验的通用方法。

2.假设检验的步骤

（1）建立检验假设，确定检验水准。

对表5-1数据进行统计分析，首先应建立检验假设。

H_0：两组（A_1与A_2）在终点事件B的两个水平（发生、不发生）上总体分布相同，都服从某一理论分布，即$\pi_1=\pi_2=\pi$。

H_1：两组（A_1与A_2）在终点事件B的两个水平上总体分布不同，即$\pi_1\neq\pi_2$。

确定检验水准为α。

（2）选择检验方法和计算检验统计量。

根据资料情况，可以选择Pearson χ^2检验或连续校正的χ^2检验，检验统计量为χ^2，或者用Fisher精确概率检验法直接计算概率。

（3）根据检验统计量的值确定P值，并做出统计推断和专业结论。

根据式（5-6）或式（5-7）或式（5-10）可计算出检验统计量χ^2值，然后与相应的检验临界值比较即可得到P值，或采用Fisher精确概率检验法直接得到P值，根据P值做出统计推断和专业结论。

【例5-1】某临床试验欲比较人工胃内水球与常规胃内水球对肥胖患者减重的疗效，将病情相近的200例肥胖患者随机分成两组，分别用两种水球进行治疗，结果见表5-3。试分析两种水球的治疗效果间的差别是否具有统计学意义。

表5-3　两种胃内水球治疗肥胖的疗效比较

分组	例数		
	有效	无效	合计
人工胃内水球	89	11	100
常规水球	75	25	100
合计	164	36	200

注：本数据不代表真实疗效，此处仅为说明统计运算使用

分析与计算：表5-3是关于两种药物治疗效果的评价，可视为2×2表定性资料。因总频数$n=200>40$，且无小于5的理论频数，故可用式（5-7），即一般χ^2检验公式计算。

（1）建立检验假设，确定检验水准。

H_0：两药物的总体有效率相同，即$\pi_1=\pi_2$；

H_1：两药物的总体治疗有效率不同，即$\pi_1\neq\pi_2$；

检验水准$\alpha=0.05$。

（2）选择检验方法和计算检验统计量。

采用一般χ^2检验方法，检验统计量为χ^2，可手工按式（5-6）或式（5-7）计算，此处用SAS统计软件实现统计分析。

SAS程序如下（程序名CT5_1）：

```
Data CT5_1;
Do a=1 TO 2; Do b=1 TO 2;
Input f @@;
Output; End; End;
Cards;
89  11
75  25
;
Run;
```

```
Ods html;
Proc freq data=CT5_1;
Weight f;
Tables a*b / chisq;
Run;
Ods html close;
```

SAS程序说明：数据步，建立数据集名为CT5_1，建立数值型变量a、b、f，分别读入行号、列号、每格实际频数；过程步，调用freq过程，指定频数变量为f，用tables a*b语句表示二维列联表资料，加参数chisq进行一般χ^2检验。

SAS主要输出结果如下：

第一部分：卡方检验。

a*b表的统计量

统计量	自由度	值	概率
卡方	1	6.639 6	0.010 0
似然比卡方	1	6.787 3	0.009 2
连续校正卡方	1	5.724 9	0.016 7
Mantel-Haenszel 卡方	1	6.606 4	0.010 2
Phi 系数		0.182 2	
列联系数		0.179 3	
Cramer V 统计量		0.182 2	

第二部分：Fisher精确检验。

Fisher精确检验

单元格（1，1）	频数（F）89
左侧 $Pr<=$F	0.997 4
右侧 $Pr>=$F	0.008 0
表概率（P）	0.005 3
双侧 $Pr<=P$	0.015 9

本例资料符合一般χ^2检验条件，第一部分Chi-Square结果，检验统计量χ^2值为6.639 6，$P=0.010\ 0$。

（3）根据检验统计量确定P值，并做出统计推断和专业推断。

在SAS分析结果中给出了P值，可以直接做出统计推断，$P=0.01<0.05$，拒绝H_0，可以认为两种胃内水球对于治疗肥胖效果是不同的，新的人工胃内水球的有效率比常规水球高。

对于多个平行组研究设计率的比较同2×2列联表资料的方法是基本相同的，此处从略。

（五）$R\times C$列联表的假设检验

所谓结果变量为有序变量的单向有序$R\times C$列联表是指表中仅结果变量的取值为有序的，而原因变量是无序的，如某资料中原因是“治疗与对照”、结果是“治愈、显效、好转、无效”或某指标的取值为“-、+、++、+++”等。结果变量为有序变量的单向有序的$R\times C$表资料的统计分析方法可选用秩和检验、Ridit分析以及有序变量的Logistic回归分析。

在器械临床试验中，终点的水平可能不仅仅为“有效、无效”这样的二值变量，而是有序变量，平行组也可能设计为一个对照组多个试验组，或多个对照组一个试验组，因此资料类型即为结果为有序的$R \times C$列联表资料。

【例5-2】 某临床试验比较两种新器械与一种常规器械（A、B、C）对于关节痛的治疗效果。将162例关节痛患者分为三组，A组56例使用常规器械A；B组43例使用试验器械B；C组63例使用试验器械C。治疗效果见表5-4。对三组优劣进行比较。

表5-4　三组器械治疗效果比较

分组	例数				
	治愈	显著改善	改善	无效	合计
A组	15	19	19	3	56
B组	7	10	18	8	43
C组	11	21	24	7	63
合计	33	50	61	18	162

1.建立检验假设

$H_{0:}$ 三组之间疗效相同；

$H_{1:}$ 三组之间疗效不同或不全相同；

$\alpha = 0.05$。

2.分析　上表中的原因变量为分组（名义变量），结果变量为治疗效果，其取值为"治愈、显著改善、改善、无效"，为有序变量。因此应按结果变量为有序变量的单向有序的$R \times C$表资料进行分析，可选用秩和检验、Ridit分析。因一般χ^2检验与变量的有序性没有关系，用一般的χ^2检验进行分析，得到的结论是三组的频数分布是否相同，而不能得出三组疗效之间的差别是否有统计学意义的结论。

此处使用秩和检验进行分析，此法的前提是假定各总体是连续的和相同的，利用多个样本的秩和来推断它们所代表的总体之分布位置是否有差异。

3. SAS程序与结果解释

SAS程序见【CT5_2】

```
DATA CT5_2;
DO a = 1 TO 3;
DO b = 1 TO 4;
INPUT f@@; OUTPUT;
END; END; CARDS;
15 19 19 3
7 10 18 8
11 21 24 7
;
Run;
```

```
ods html;
PROC NPAR1WAY WILCOXON data = CT5_2;
Freq f;
CLASS a; VAR b;
RUN;
ods html close;
```

所得的计算结果及其解释如下：

SAS 系统

The NPAR1WAY Procedure

Wilcoxon Scores (Rank Sums) for Variable b

Classified by Variable a

a	N	Sum of Scores	Expected Under H0	Std Dev Under H0	Mean Score
1	56	3 993.0	4 564.00	270.492 0	71.303 6
2	43	3 984.0	3 504.50	251.139 6	92.651 2
3	63	5 226.0	5 134.50	277.265 2	82.952 4
Average scores were used for ties					

以上是3个组的打分结果，其中各组的平均秩和为A组71.303 571，B组92.651 163，C组82.952 381。

Kruskal-Wallis Test

Chi-Square	5.660 1
DF	2
Pr > Chi-Square	0.059 0

以上是对3个组的治疗效果进行Kruskal-Wallis检验，因$H_c \approx \chi^2 = 5.660\ 1$，$P > 0.05$，所以3个组治疗效果之间的差别无统计学意义。

专业结论：因治疗效果由“治愈”“显著改善”“改善”“无效”的顺序排列，且程序中“DO”语句对治疗效果设定的水平由“1”到“4”，说明平均秩和越小治疗效果越好。但是由于$\chi^2 = 5.660\ 1$，$P > 0.05$，治疗效果间差别无统计学意义，因此可以下结论：未看到3个治疗组间治疗效果有统计学差异。

二、定量资料统计分析

平行组设计是医疗器械临床试验中最常用的一种试验设计类型，本节将对平行组设计定量资料的统计描述及有关的假设检验方法进行介绍。主要终点变量为连续性变量，对于这类资料的统计分析包括统计描述、参数估计和假设检验。

（一）描述性统计

1.集中趋势的描述　为了用简捷的方式表达一组性质相同的许多定量资料的平均水平，最常用的方法就是求其平均值。它说明一组观察值的集中趋势、中心位置或平均水平。通常我们计算的总和除以例数得到的是算术平均值，除此之外，还有几何平均值、调和平均值、中位数和众数。由于一组性质相同的定量数据的表现不同（在统计学上称为“分布”），因此我们需要选用不同的平均指标来表达它们。

（1）算术平均值的定义与计算：算术平均值：n个性质相同的定量数据之和除以n所得的结果称为算术平均值。算术平均值见式（5-11）。

$$\bar{x}=\frac{1}{n}\sum_{i=1}^{n}x_i \tag{5-11}$$

式（5-11）中的x_i为第i个观测值，n为样本大小（或样本含量，即全部数据的个数），Σ为求和符号，求和范围为$i=1$到$i=n$。利用频数分布表计算算术平均值见式（5-12）。

$$\bar{x}=\frac{1}{n}\sum_{j=1}^{k}x_jf_j \tag{5-12}$$

式（5-12）中，k为频数分布表的组数，n为样本大小，x_j为第j组数据的组中值，f_j为第j组的频数。

算术平均值适用于一组性质相同的、单峰的且近似服从对称分布的。如图5-1。

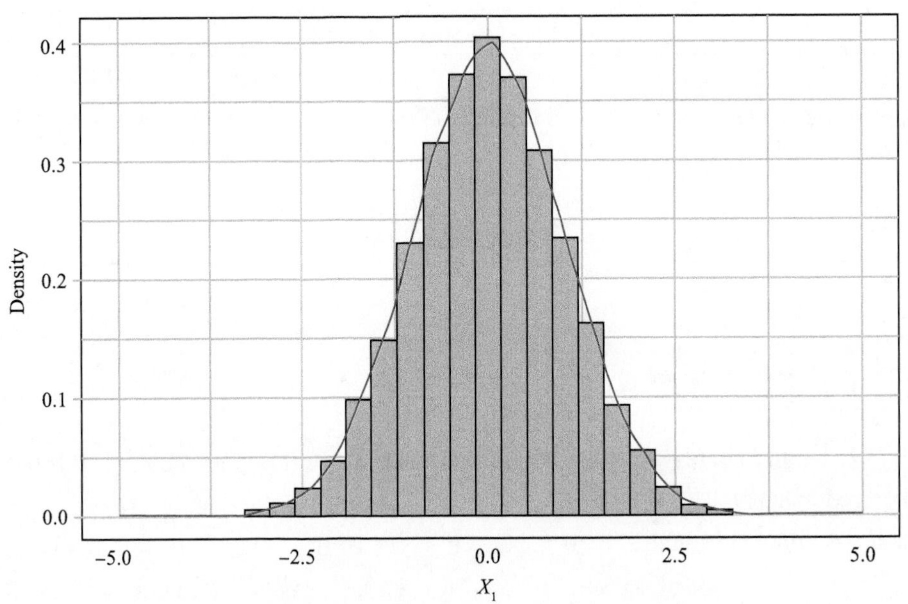

图5-1　适合选用算术平均值的大样本定量资料的频数分布

（2）几何平均值的定义与计算：几何平均值，对n个性质相同的定量数据分别取对数变换后，按算术平均值计算，然后再求其反对数所得的结果，称为几何平均值。

利用全部原始数据计算几何平均值见式（5-13）。

$$G=\lg^{-1}\left(\frac{1}{n}\sum_{i=1}^{n}\lg x_i\right) \tag{5-13}$$

利用频数分布表计算几何平均值见式（5-14）。

$$G=\lg^{-1}\left(\frac{1}{n}\sum_{j=1}^{k}f_j\lg x_j\right) \tag{5-14}$$

式（5-13）中，“lg”代表取常用对数，“$\lg^{-1}$”代表取常用对数的反对数，也可用自然对数“ln”代替；式（5-14）中，k为频数分布表的组数，n为样本大小，x_j为第j组数据的组中值，f_j为第j组的频数。

几何平均值适用于一组性质相同的、单峰的且服从正偏态分布的（最好是服从对数正态分布的，即数据取对数变换后服从正态分布）定量资料，如图5-2所示。

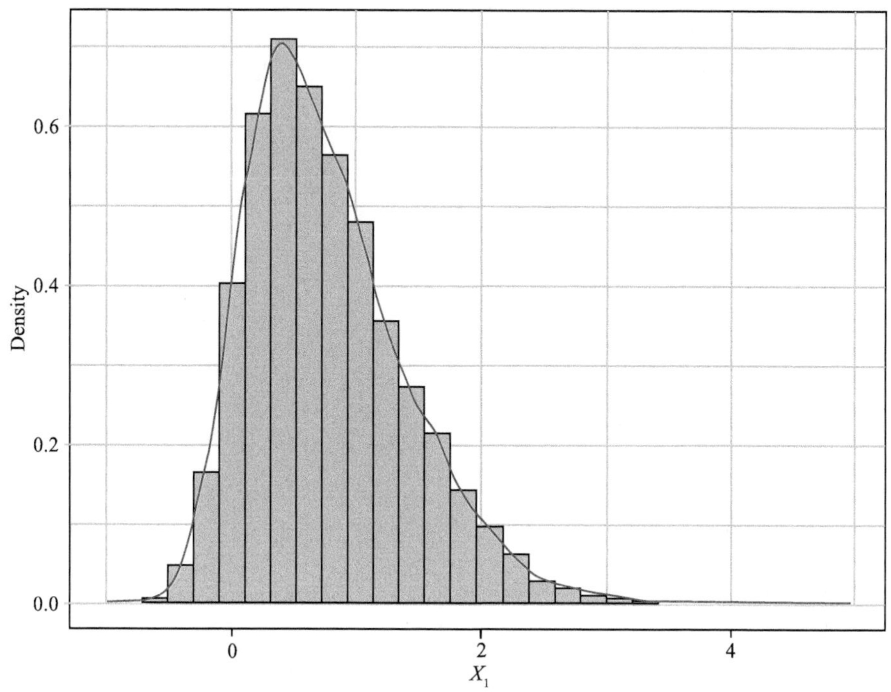

图5-2 适合选用几何平均值的大样本定量资料的频数分布

（3）调和平均值的定义与计算：调和平均值，对n个性质相同的定量数据分别取倒数变换后，按算术平均值计算，然后再求其倒数所得的结果，称为调和平均值。

利用全部原始数据计算调和平均值见式（5-15）。

$$H=\frac{n}{\sum_{i=1}^{n}\frac{1}{x_i}} \tag{5-15}$$

式（5-15）中$1/x_i$就是求x_i的倒数。利用频数分布表计算调和平均值见式（5-16）。

$$H=\frac{n}{\sum_{j=1}^{k}\frac{f_j}{x_j}} \tag{5-16}$$

式（5-16）中，k为频数分布表的组数，n为样本大小，x_j为第j组数据的组中值，f_j为第j组的频数。

调和平均值可应用于表达一组性质相同的呈极严重正偏态分布（即高峰出现在全部数据取值范围的中心点左边）的定量资料的平均水平，见图5-3。对于小样本资料，调和平均值常用于求类似“速度”数据的平均水平。

（4）中位数的定义与计算：中位数，n个性质相同的定量数据按由小到大的顺序排列后，居中的数据就称为这组数据的中位数。

利用全部原始数据计算中位数的公式见式（5-17）。

$$M=\begin{cases} x_{(n+1)/2} & (n\text{为奇数}) \\ (x_{n/2}+x_{(n+2)/2})/2 & (n\text{为偶数}) \end{cases} \tag{5-17}$$

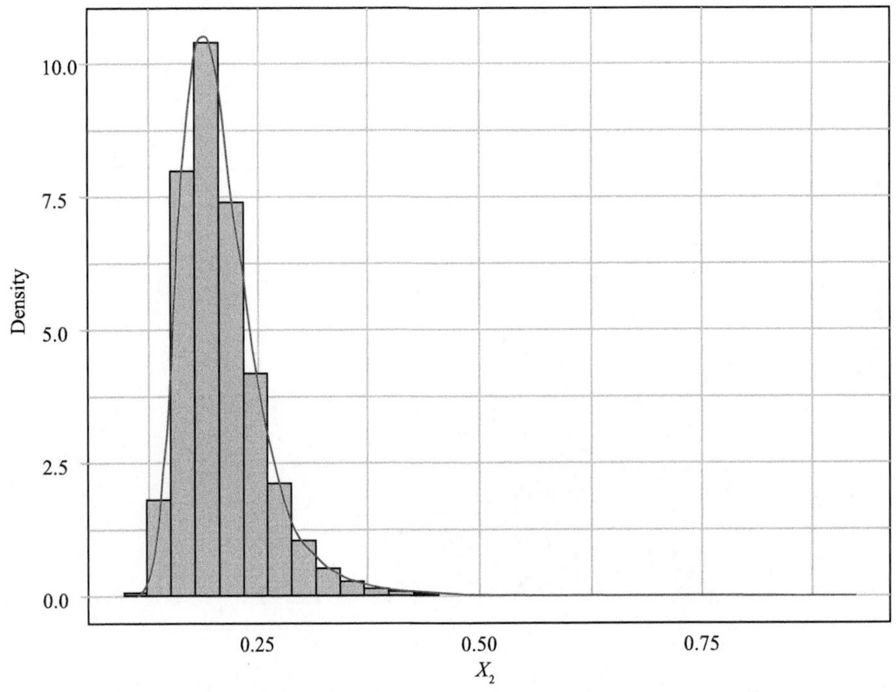

图5-3 适合选用调和平均值的大样本定量资料的频数分布

式（5-17）中的$n/2$、$n/2+1$、$(n+1)/2$为数据由小到大排列后的位次。

利用频数分布表计算中位数的公式见式（5-18）。

$$M=L_m+\frac{i_m}{f_m}\left(\frac{n}{2}-C\right) \tag{5-18}$$

式（5-18）中的L_m、i_m、f_m分别代表中位数所在组的下限、组距、频数，n为总频数，C为中位数所在组之前的所有组（不含中位数所在组）内的频数之和。

中位数可以应用于任何定量资料，通常用于不适合用几何平均值和调和平均值的偏态资料中，尤其适用于包含不完全信息的资料中。例如，临床上随访资料经常包含一些中途失访患者的某些数据；有时因受器械和试剂的灵敏度的限制，指标的含量过低而无法准确测得，只知道一组数中有几个数低于某数值。

（5）众数的定义与计算：n个性质相同的定量数据中出现次数最多的那个数，就称为这组数据的众数。

由众数的定义可知，只需找出一组原始数据中重复出现次数最多的那个数据，就是这组定量资料的众数；若是频数分布表资料，频数最大的那一组的组中值就是这组定量资料的众数。

若定量资料是以原始数据形式呈现的，则众数可应用于包含两个或多个相同数据的定量资料中；若定量资料是用频数分布表形式呈现的，则只要各组中的频数不全是一，就可以应用众数。在医学上，众数常用来表示某病或某次食物中毒的潜伏期，在实际的医疗器械临床研究中，该指标运用的较少。

2. 离散趋势的描述　仅用平均指标来描述一组定量资料的全貌是不完善的，因为平均指标仅能反映一组定量资料的平均水平，而无法反映其离散程度（即各观测值偏离平均值的程度）的大小。例如，下面的两组数的算术平均值是完全相等的，但它们的离散程度却相差很大。

第一组：23，25，27，29，31　$\bar{x}=27$，$S=3.162$

第二组：1，8，27，43，56　$\bar{x}=27$，$S=23.098$

上面这两组数据的算术平均值虽然都是27，但第一组数据彼此之间离开平均值27的距离都比较小，而第二组数据彼此之间离开平均值27的距离都比较大。度量一组定量资料中的每一个离开其算术平均值的离散程度大小的最常用的变异指标称为标准差（就是上面用S表示的数）。除了标准差外，还有方差、标准误、变异系数、四分位数间距、极差等。

（1）极差：一组性质相同的定量数据中最大值与最小值之差，称为极差。见式（5-19）。

$$R=\text{Max}(x_i)-\text{Min}(x_i),\ i=1,2,\cdots,n \tag{5-19}$$

极差计算反应的数据离散趋势的信息量较少，因而较少使用。

（2）方差：一组性质相同的定量数据中的每一个与其样本算术平均值的差量的平方和除以数据个数与1的差量，所得的结果称为样本方差。用原始数据计算见式（5-20），用频数分布表计算见式（5-21）。

$$S^2=\frac{1}{n-1}\sum_{i=1}^{n}(x_i-\bar{x})^2=\frac{1}{n-1}\left[\sum_{i=1}^{n}x_i^2-\frac{1}{n}\left(\sum_{i=1}^{n}x_i\right)^2\right] \tag{5-20}$$

$$S^2=\frac{1}{n-1}\sum_{j=1}^{k}f_j(x_j-\bar{x})^2=\frac{1}{n-1}\left[\sum_{j=1}^{k}f_jx_j^2-\frac{1}{n}\left(\sum_{j=1}^{k}f_jx_j\right)^2\right] \tag{5-21}$$

式（5-20）和式（5-21）中，k为频数分布表的组数，n为样本大小，x_j为第j组数据的组中值，f_j为第j组的频数。

一组性质相同的定量数据中的每一个与其总体算术平均值的差值的平方和除以数据个数，所得的结果称为总体方差。用原始数据计算见式（5-22），用频数分布表计算见式（5-23）。

$$\sigma^2=\frac{1}{N}\sum_{i=1}^{N}(x_i-\mu)^2=\frac{1}{N}\left[\sum_{i=1}^{N}x_i^2-(2\mu)\sum_{i=1}^{N}x_i+N\mu^2\right] \tag{5-22}$$

$$\sigma^2=\frac{1}{N}\sum_{i=1}^{k}f_j(x_j-\mu)^2=\frac{1}{N}\left[\sum_{i=1}^{k}f_jx_j^2-(2\mu)\sum_{j=1}^{k}x_j+N\mu^2\right] \tag{5-23}$$

式（5-22）和式（5-23）中，k为频数分布表的组数，N为样本大小，x_j为第j组数据的组中值，f_j为第j组的频数，μ为总体算术平均值。

（3）标准差：方差的算术平方根称为标准差，可分为样本方差和总体方差，分别见式（5-24）和式（5-25）。

$$\text{样本标准差}S=\sqrt{\text{样本方差}}=\sqrt{S^2} \tag{5-24}$$

$$\text{总体标准差}\sigma=\sqrt{\text{总体方差}}=\sqrt{\sigma^2} \tag{5-25}$$

式（5-24）中S^2的计算见式（5-20）和式（5-21）；式（5-25）中σ^2的计算见式（5-22）和式（5-23）。

在可以计算标准差和方差的资料中，在反映资料的离散度大小时，通常只用标准差，而不用方差，仅在对定量资料做统计分析（如方差分析）时要用到方差（称为均方）。

（4）变异系数：标准差与算术平均值之比值（通常以百分数形式给出），称为变异系数，记

作 CV。其计算公式见式（5-26）。

$$CV=\frac{S}{\bar{x}}\times 100\% \tag{5-26}$$

标准差与变异系数的用法比较：当比较两组或多组定量资料的离散度大小时，在下面两种情形下不适合使用标准差，而必须使用变异系数。

情形一，当各组定量资料的单位（或称量纲）不同时；

情形二，当各组定量资料的算术平均值相差悬殊时。

（5）标准误：为了明确给出标准误的定义，需要知道两个重要的名词。它们分别是“统计量”和“参数”。

参数：反映总体中数据分布特征的量，称为参数。如总体平均值μ、总体标准差σ等。

统计量：由样本数据确定的，不含任何未知参数的统计指标，称为统计量。如样本平均值$\bar{x}$、样本标准差S、样本率、样本变异系数等。

标准误：统计量的标准差，称为标准误。样本平均值的标准误记作$S_{\bar{x}}$，样本率的标准误记作S_p，变异系数的标准误记作S_{CV}。它们的计算公式分别见式（5-27）～式（5-30）。

$$S_{\bar{x}}=\frac{S}{\sqrt{n}} \tag{5-27}$$

$$S_S=\sqrt{\frac{\sigma}{2n}} \tag{5-28}$$

$$S_P=\sqrt{\frac{P(1-P)}{n}} \tag{5-29}$$

$$S_{CV}=\sqrt{\frac{CV^2(1+2CV^2)}{2n}} \tag{5-30}$$

式（5-28）是在大样本（n至少要大于30，最好大于100）条件下样本标准差的标准误，其中σ为总体标准差。

标准差与标准误的用法比较：标准差适合用来反映一组性质相同的定量数据离开其算术平均值的波动大小，它反映了在相同条件下试验的重现性好坏（即精密度的高低）；而平均值的标准误则更适合用来反映在相同条件下试验的准确度的高低，它暗含对总体算术平均值μ数值大小的推测。因此，在表达多组类似试验结果离散度大小时，建议使用标准差，而不要盲目使用平均值的标准误。因为对同一组定量资料而言，标准误小于标准差，容易掩盖实际存在的较大的离散度，使那些原本不适合用近似正态分布法表达和处理的资料，都错误地运用了这些方法。

（6）分位数间距：先用分位数法求出两个关于中位数对称的同类分位数，如第一四分位数（Q_1）与第三四分位数（Q_3），令$Q_R=Q_3-Q_1$，则Q_R就称为四分位数间距，这个数值的大小，标志着一组呈偏态分布定量资料居中的50%数值的离散度的大小。那么，我们可以用（$P_{97.5}-P_{2.5}$）来反映一组呈偏态分布定量资料居中的95%数值的离散度的大小。

极差与四分位数间距的用法比较：四分位数间距反映了一组性质相同的定量数据中居中的50%的数据所在的范围，它比极差更有参考价值。

标准差与四分位数间距的用法比较：在偏态分布资料中，一般不适合使用标准差，此时可用四分位数间距取代标准差。

（二）假设检验

参数估计和假设检验是统计推断的两个组成部分，它们都是利用样本对总体进行某种推断，然而推断的角度不同。参数估计是用样本统计量估计总体参数的方法，总体参数在估计前是未知的；假设检验的方法是首先假设样本对应的总体参数（或分布）与某个已知总体参数（或分布）相同，然后根据样本统计量的抽样分布规律，推断样本信息是否支持这种假设，并对原假设做出接受或拒绝的决定，以便在实践中采取相应的对策。

1.*假设检验的步骤*　下面继续说明假设检验的步骤。

（1）建立检验假设，确定检验水准。

根据研究目的和专业知识，检验假设可分为单侧检验和双侧检验。

双侧检验：零假设H_0: $\mu=\mu_0$，备择假设H_1: $\mu\neq\mu_0$

单侧检验：零假设H_0: $\mu=\mu_0$，备择假设H_1: $\mu<\mu_0$，或：零假设H_0: $\mu=\mu_0$，备择假设H_1: $\mu>\mu_0$

检验水准α可定为0.05、0.01等。

如果研究目的是推断两总体均数是否相等（或者是否不相等），用双侧检验；如果在专业上认为$\mu<\mu_0$（或$\mu>\mu_0$）的情况不可能出现，用单侧检验。在专业依据不明确的情况下，一般认为双侧检验比较稳妥，故双侧检验比较常用。

（2）选择检验方法和计算检验统计量的值。

根据研究目的、研究的设计类型、资料的性质和定量资料所具备的前提条件等选择检验方法，计算检验统计量的值。不同的检验方法有其相应的检验统计量（即计算公式）和前提条件，例如，完全随机设计（两组平行组设计）的两样本均数比较，可根据定量资料所具备的前提条件是否满足各检验的相应分布，选用t检验、F检验、Z检验（或U检验）或秩和检验等，相应的检验统计量分别为t值、F值、Z值（或U值）或H_C值。

（3）根据检验统计量确定P值，并做出统计推断和专业推断。

t值是符合t分布的随机变量（即检验统计量），可以根据t分布规律及确定的检验水准确定P值。具体确定P值的方法有两种。

1）手工查表得出P值。可以在"t临界值表"中，通过自由度、单侧或双侧检验、检验水准等信息，查得相应的检验统计量临界值。如果样本统计量绝对值≥临界值，则$P\leqslant\alpha$，在α水准上，拒绝H_0，接受H_1；如果样本统计量绝对值<临界值，则$P>\alpha$，在α水准不拒绝H_0。

2）由统计软件（SAS、SPSS等）直接给出P值。若$P\leqslant\alpha$，则在$\alpha=0.05$水准上，拒绝H_0，接受H_0；若$P>\alpha$，则不拒绝H_0。

2.*把握度*　拒绝不正确的H_0的概率，在统计学中称为检验效能，即把握度，记为1-β。把握度的意义是：当两个总体参数间存在差异时，所使用的统计检验能够发现这种差异的概率，一般情况下要求把握度应在80%以上。

在假设检验时，应兼顾犯Ⅰ类错误和犯Ⅱ类错误的概率。如果犯Ⅰ类错误的概率定得很小，势必增加犯Ⅱ类错误的概率，从而降低检验功效；反之，如果把犯Ⅱ类错误的概率定得很小，提高检验功效，则犯Ⅰ类错误的概率增大。为了同时减小犯Ⅰ类和Ⅱ类错误的概率，只有通过增加样本含量，减少抽样误差来实现。

（三）两组定量资料的假设检验及分析

当两组平行组的定量资料满足参数检验的前提条件（独立性、正态性、等方差）时，选用t

检验，否则可寻找到合适的变量变换方法使变换后的定量资料满足参数检验的前提条件，对变换后的数据采用t检验；或直接选用非参数的方法，如秩和检验。

若观测的定量指标只有1个，这种资料为平行组设计一元定量资料；若观测的定量指标有m个（$m>1$），即为平行组设计多元定量资料，可以选择多元统计分析方法。

1. *t检验的适用条件*　t检验以t分布为理论基础，主要用于两组定量资料的总体均数比较，是定量资料分析中最常用的假设检验方法。应用t检验对定量资料进行统计推断之前应注意其使用条件，概括起来就是“独立性、正态性和等方差”。

（1）独立性：即各个观测值之间相互独立，比如以时间为一个重复测量因素的重复测量设计下收集的定量资料，在各时间点上测自同一个受试对象的数据之间具有一定联系，不符合独立性要求。

（2）正态性：即待分析的各组定量资料服从（或近似服从）正态分布，或者通过数据转换使之符合正态分布。

（3）等方差：例如，进行定量资料两总体均数比较时，要求两组定量资料所对应的两总体方差相等。

2. *一元参数检验（t检验）与非参数检验（秩和检验）*

【例5-3】 本临床试验采用多中心、单盲、随机对照方法，验证西罗莫司可降解涂层钴铬合金冠状动脉药物洗脱支架系统（试验组）的有效性和安全性，并评价该支架的输送系统。假设探索性临床试验中，与已上市药物洗脱支架（对照组）进行对照，每组20例。主要终点为术后病变节段内直径狭窄程度（%），比较置入支架的两组患者术后病变节段内直径狭窄程度有无差别。数据如下。

试验组：19.3，25.8，28.3，16.0，17.9，11.2，27.3，17.3，41.6，17.3，21.6，11.8，35.8，15.5，10.3，16.3，11.0，10.8，23.8，31.1。

对照组：35.3，36.0，32.9，7.1，19.9，26.2，13.3，5.7，4.5，15.6，27.5，28.4，21.5，20.6，5.0，34.9，27.8，16.5，7.6，40.9。

对于这类资料，可以首先检查数据是否满足参数检验的前提条件，即是否服从正态分布，及是否等方差，如果满足，可以运用t检验，不满足选择秩和检验。

t检验步骤：

第一步：建立假设。

H_0: $\mu_1=\mu_2$，H_1: $\mu_1\neq\mu_2$，$\alpha=0.05$。

其检验统计量为：

$$t=\frac{|\bar{x}_1-\bar{x}_2|}{S_{\bar{x}_1-\bar{x}_2}}=\frac{|\bar{x}_1-\bar{x}_2|}{\sqrt{\frac{(n_1+n_2)}{n_1n_2(n_1+n_2-2)}(SS_1+SS_2)}} \tag{5-31}$$

式（5-31）定义的检验统计量t服从自由度$v=n_1+n_2-2$的t分布，当$t\geqslant t_{\alpha(n_1+n_2-2)}$时，就有$P<\alpha$；反之，当$t<t_{\alpha(n_1+n_2-2)}$时，就有$P>\alpha$。

第二步：计算检验统计量t值。

第三步：确定概率做出统计推断。

秩和检验步骤：

第一步：建立假设。

H_0：两组患者术后病变节段内直径狭窄程度总体分布相同，H_1：两组患者术后病变节段内直径狭窄程度总体分布不同，$\alpha = 0.05$。

第二步：排秩次。将两个组患者术后病变节段内直径狭窄程度进行混合排序，以顺序号作为它们的秩次，遇到相同秩次取它们的平均数，但必须清楚每个数据所属的组别。

第三步：求秩和，确定检验统计量。具体略。

第四步：确定概率做出统计推断。

具体SAS程序（程序名为【CT5_3】）如下：

程序	说明	程序	说明
DATA CT5_3; INPUT g$; DO i = 1 to 20; INPUT x @@; OUTPUT; END; CARDS; A 19.3 25.8 28.3 16.0 17.9 11.2 27.3 17.3 41.6 17.3 21.6 11.8 35.8 15.5 10.3 16.3 11.0 10.8 23.8 31.1 B 35.3 36.0 32.9 7.1 19.9 26.2 13.3 5.7 4.5 15.6 27.5 28.4 21.5 20.6 5.0 34.9 27.8 16.5 7.6 40.9 ; RUN;	建立数据集	PROC SORT; BY g; RUN; Ods html; PROC UNIVARIATE NORMAL; VAR x; BY g; RUN; PROC TTEST COCHRAN; CLASS g; VAR x; RUN; PROC NPAR1WAY WILCOXON; CLASS g; VAR x; RUN; Ods html close;	以g作为分组变量排序 调用单变量过程 进行t检验 进行秩和检验

主要结果及结果解释：

g = A

矩			
N	20	权重总和	20
均值	20.5	观测总和	410
标准差	8.829 0	方差	77.950 5
偏度	0.889 9	峰度	0.206 0
未校平方和	9 886.06	校正平方和	1 481.06
变异系数	43.068 1	标准误差均值	1.974 2

这是试验组的一般统计量计算指标。

正态性检验				
检验	统计量		P值	
Shapiro-Wilk	*W*	0.915 0	*Pr*<*W*	0.079 5
Kolmogorov-Smirnov	*D*	0.165 8	*Pr*>*D*	>0.150 0
Cramer-von Mises	*W-Sq*	0.089 3	*Pr*>*W-Sq*	0.148 0
Anderson-Darling	*A-Sq*	0.559 6	*Pr*>*A-Sq*	0.133 7

这是试验组数据正态性检验结果，*W*检验显示，$P=0.079\ 5>0.05$，数据服从正态分布。

g＝B

矩			
N	20	权重总和	20
均值	21.36	观测总和	427.2
标准差	11.638 1	方差	135.444 6
偏度	-0.039 4	峰度	-1.244 9
未校平方和	11 698.44	校正平方和	2 573.448
变异系数	54.485 3	标准误差均值	2.602 4

这是对照组的一般统计量计算指标。

正态性检验				
检验	统计量		P值	
Shapiro-Wilk	*W*	0.938 7	*Pr*<*W*	0.225 9
Kolmogorov-Smirnov	*D*	0.131 5	*Pr*>*D*	>0.150 0
Cramer-von Mises	*W-Sq*	0.049 7	*Pr*>*W-Sq*	>0.250 0
Anderson-Darling	*A-Sq*	0.385 5	*Pr*>*A-Sq*	>0.250 0

这是对照组数据正态性检验结果，*W*检验显示，$P=0.225\ 9>0.05$，数据服从正态分布。

Equality of Variances					
Variable	Method	Num *DF*	Den *DF*	*F* Value	*Pr*>*F*
x	Folded F	19	19	1.74	0.237 6

以上是两组方差齐性检验的结果，$P=0.237\,6>0.05$，两组总体方差相等。

T-Tests

Variable	Method	Variances	*DF*	*t* Value	*Pr* > |*t*|
x	Pooled	Equal	38	−0.26	0.793 8
x	Satterthwaite	Unequal	35.4	−0.26	0.793 9
x	Cochran	Unequal	19	−0.26	0.795 2

这是两组t检验的结果，$t=-0.26$，$P=0.793\,8>0.05$，说明两组人群术后病变节段内直径狭窄程度（%）没有统计学差异。

The NPAR1WAY Procedure

Wilcoxon Scores（Rank Sums）for Variable x Classified by Variable g

g	*N*	Sum of Scores	Expected Under H_0	Std Dev Under H_0	Mean Score
A	20	399.0	410.0	36.966 7	19.950
B	20	421.0	410.0	36.966 7	21.050

Average scores were used for ties.

Wilcoxon Two-Sample Test

Statistic	399.000 0
Normal Approximation	
Z	−0.284 0
One-Sided *Pr* < *Z*	0.388 2
Two-Sided *Pr* > |*Z*|	0.776 4
t Approximation	
One-Sided *Pr* < *Z*	0.388 9
Two-Sided *Pr* > |*Z*|	0.777 9

Z includes a continuity correction of 0.5.

这是两组秩和检验的结果，如果数据不满足正态性或等方差，可以查验这部分结果，$P=0.776\,4>0.05$，两组之间差异无统计学意义。

结论：西罗莫司可降解涂层钴铬合金冠状动脉药物洗脱支架系统与对照器械相比，患者术后病变节段内直径狭窄程度（%）是没有差别的。

3. 两组平行组设计多元统计分析（T^2检验） 对于平行组设计，如果终点是多个，而临床认为终点之间存在着关联，即观测的定量指标有m（$m>1$）个，此时可以选择多元统计分析方法，如T^2检验。

【例5-4】 本临床试验采用多中心、单盲、随机对照方法，验证西罗莫司可降解涂层钴铬合金冠状动脉药物洗脱支架系统（试验组）的有效性和安全性，并评价该支架的输送系统。与已上市药物洗脱支架（对照组）进行对照，每组20例。主要指标为术后参照血管直径（mm）、支架内直径狭窄程度（%）、支架内最小管腔直径（mm），比较置入支架的两组患者术后3项指标有无差别。数据如表5-5所示。

表5-5 试验组与对照组术后情况

分组	参照血管直径（mm）	支架内直径狭窄程度（%）	支架内最小管腔直径（mm）
试验组	2.91	22.45	2.44
	3.13	8.51	2.47
	⋮	⋮	⋮
	3.22	1.05	2.24
对照组	2.63	15.16	2.85
	1.37	12.82	1.93
	⋮	⋮	⋮
	3.38	5.46	2.22

具体数据见SAS程序（程序名为【CT5_4】）。

T^2检验的具体步骤为：

第一步，建立检验假设。H_0: $\mu_A=\mu_B$，H_1: $\mu_A\neq\mu_B$，$\alpha=0.05$。

第二步，按下式计算检验统计量Hotelling T^2的值。

$$T^2=\frac{n_A n_B}{n_A+n_B}[\overline{X}_A-\overline{X}_B]'S^{-1}[\overline{X}_A-\overline{X}_B]$$

其中$\overline{X}_A$、$\overline{X}_B$分别代表各组的样本均值向量，S^{-1}为样本协方差矩阵的逆矩阵。n_A、n_B分别为各组样本数。

F与Hotelling T^2有如下关系：

$$F=\frac{n_A+n_B-m-1}{(n_A+n_B-2)m}T^2,\quad v_1=m,\quad v_1=n_A+n_B-m-1$$

m指反应变量，即观测的定量指标的个数。

第三步，根据相应的检验统计量F和自由度查临界值表确定P值，下结论。

具体SAS程序（程序名为【CT5_4】）如下：

程　　序	程　　序
DATA CT5_4; Do group = 0 to 1; Do i = 1 to 20; INPUT X1-X3 @@; OUTPUT; END; END; CARDS; 2.91 22.45 2.44 3.13 8.51 2.47 3.64 5.29 2.49 3.61 24.89 2.84 3.06 19.30 2.65 2.53 6.60 2.46 2.65 8.43 2.74 4.12 13.98 2.90 2.46 7.06 1.90 2.67 16.12 3.08 2.51 5.97 2.64 2.41 6.30 2.20 2.41 20.12 2.80 2.85 20.40 2.83 2.76 4.85 2.64 2.39 16.34 2.13 2.00 36.54 2.86 3.60 8.27 3.13 2.61 27.95 2.06 3.22 1.05 2.24 2.63 15.16 2.85 1.37 12.82 1.93	2.80 0.49 2.87 3.08 16.36 2.30 2.98 4.42 2.69 3.04 16.87 2.64 3.27 2.50 2.87 2.69 15.28 2.90 2.92 14.17 3.40 3.28 3.14 2.93 3.24 3.15 2.56 3.27 11.14 1.88 4.00 3.61 2.60 3.18 21.21 2.68 3.16 3.97 2.31 3.24 25.29 2.41 2.50 18.78 3.08 2.67 6.86 3.02 3.47 28.52 2.77 3.38 5.46 2.22 ; RUN; ODS HTML; PROC GLM data = CT5_4; CLASS group; MODEL X1-X3 = group / SS3 NOUNI; MANOVA H = group; MEANS group; RUN; QUIT; Ods html close;

主要结果及结果解释：

MANOVA Test Criteria and Exact F Statistics for the Hypothesis of No Overall group Effect

H = Type III SSCP Matrix for group

E = Error SSCP Matrix

S = 1

M = 0.5

N = 17

Statistic	Value	*F* Value	Num *DF*	Den *DF*	*Pr* > *F*
Wilks' Lambda	0.958 9	0.51	3	36	0.674 8
Pillai's Trace	0.041 1	0.51	3	36	0.674 8
Hotelling-Lawley Trace	0.042 9	0.51	3	36	0.674 8
Roy's Greatest Root	0.042 9	0.51	3	36	0.674 8

Level of group	N	X_1		X_2		X_3	
		Mean	Std Dev	Mean	Std Dev	Mean	Std Dev
0	20	2.877 0	0.535 8	14.021 0	9.338 9	2.575 0	0.340 2
1	20	3.008 5	0.516 3	11.460 0	8.224 4	2.645 5	0.382 6

三元方差分析的结果为Wilks'λ＝0.958 9，由其转换而来的近似$F=0.51$，$P=0.674\ 8$。说明试验组与对照组人群在术后参照血管直径（mm）、支架内直径狭窄程度（%）、支架内最小管腔直径（mm）3个终点上总的来说并无明显差异。

其中，对照组术后参照血管直径（mm）均值为2.877 0±0.535 8，支架内直径狭窄程度（%）为14.021 0±9.338 9，支架内最小管腔直径（mm）为2.575 0±0.340 2。

试验组术后参照血管直径（mm）均值为3.008 5±0.516 3，支架内直径狭窄程度（%）为11.460 0±8.224 4，支架内最小管腔直径（mm）为2.645 5±0.382 6。

（四）多组定量资料的假设检验及分析

通常，根据试验方案的需要，可为试验组设置一个或多个对照组，试验器械也可按照若干种治疗强度设组，此时即为多个平行组设计，选择的统计分析方法也不尽相同。

1.*方差分析*　方差分析（analysis of variance，常缩写成ANOVA）又称F检验，其理论基础是F分布，目的是推断两组或多组定量资料的总体均数是否相同，检验两个或多个样本均数的差异是否具有统计学意义，一般用于：①多个平行组设计下的多个均数之间的比较；②分析两个或多个因素对定量观测结果影响时各因素的主效应及其交互作用效应是否具有统计学意义；③简单回归方程分析中某些方面的假设检验；④多重线性回归分析中某些方面的假设检验；⑤两个或多个总体方差齐性检验等。

应用方差分析前提条件和单因素两水平设计定量资料的t检验相同，即“独立性、正态性和等方差”。

方差分析的基本步骤如下：

H_0：各组样本均数对应的总体均数相等；

H_1：各组样本均数对应总体均数不等或不全相等。

检验水准为α。

若不拒绝H_0时，可认为各样本均数间的差异是由于抽样误差所致，而不是由于处理因素的作用所致。理论上，此时的组间变异与组内变异应相等，两者的比值即检验统计量的取值为1；由于存在抽样误差，两者往往不恰好相等，但相差不会太大，检验统计量的值应接近于1。

若拒绝H_0，接受H_1时，可认为各组均数间的差异，不仅是由抽样误差所致，还有处理因素的作用。此时的组间变异远大于组内变异，两者的比值即检验统计量的取值远大于1。在实际应用中，当检验统计量的值超过其相应的检验临界值时，拒绝H_0，接受H_1，即意味着各组均数间的差异，不仅是由抽样误差所致，更主要是由处理因素引起的。

组间变异和组内变异与自由度有关，所以不能直接比较离均差平方和。为减小自由度的影响，将各部分的离均差平方和除以各自的自由度，得到相应的平均变异指标（均方）。组间及组内均方计算公式为：

$$MS_{组间}=\frac{SS_{组间}}{v_{组间}}$$

$$MS_{组内}=\frac{SS_{组内}}{v_{组内}}$$

将组内均方除以组间均方，即可得到方差分析的检验统计量F：

$$F=\frac{MS_{组间}}{MS_{组内}},\ v_{总}=v_{组间}+v_{组内} \tag{5-32}$$

可以证明，当各组样本来自同一总体时，F是服从分子自由度为$v_{组间}$、分母自由度为$v_{组内}$的F分布，当$F=F_{\alpha(v_1,v_2)}$时，则$P=\alpha$；$F>F_{\alpha(v_1,v_2)}$时，则$P<\alpha$；$F<F_{\alpha(v_1,v_2)}$时，则$P>\alpha$，v_1、v_2分别为组间自由度、组内自由度。

2.一元参数检验（方差分析）与非参数检验（秩和检验）　对多个平行组设计定量资料进行方差分析时，对定量资料的要求与两个平行组设计设计定量资料t检验的前提条件是一样的，即定量资料应满足独立性、正态性、等方差。若定量资料不满足参数检验的前提条件时，则可选用秩和检验进行分析。

【例5-5】 本临床试验采用多中心、单盲、随机对照方法，验证西罗莫司可降解涂层钴铬合金冠状动脉药物洗脱支架系统（试验组）的有效性和安全性，评价该支架的输送系统。与市场常规支架系统进行对照，设计两个对照组（A、B）每组20例。终点为术后病变节段内直径狭窄程度（%），比较置入支架的三组患者术后病变节段内直径狭窄程度有无差别。数据如下。

试验组：19.3，25.8，28.3，16.0，17.9，11.2，27.3，17.3，41.6，17.3，21.6，11.8，35.8，15.5，10.3，16.3，11.0，10.8，23.8，31.1。

对照A组：35.3，36.0，32.9，7.1，19.9，26.2，13.3，5.7，4.5，15.6，27.5，28.4，21.5，20.6，5.0，34.9，27.8，16.5，7.6，40.9。

对照B组：18.7，11.2，27.3，17.3，9.4，17.3，14.6，11.8，25.8，12.6，27.5，22.3，29.5，28.6，15.2，34.9，21.4，21.5，27.4，7.8。

方差分析的主要步骤：

第一步，给出检验假设及检验水准。

H_0：$\mu_1=\mu_2=\mu_3$，H_1：μ_1、μ_2、μ_3不等或不全相等。$\alpha=0.05$。

第二步，计算检验统计量F值：按式（5-33）计算。

$$F=\frac{MS_b}{MS_e},\ v_b=k-1,\ v_e=N-k,\ v_t=N-1 \tag{5-33}$$

式中，MS_b与MS_e的计算步骤如下：

C（校正数）$=\frac{(\sum\sum X_{ij})^2}{N}=$全部数据和的平方除以总例数

SS_t（总离均差平方和）$=\sum\sum X_{ij}^2-C=$各数据平方求和减去C

T_j（第j组数据之和）$=\sum_{i=1}^{n_j}X_{ij}$

SS_b（组间离均差平方和）$=\sum_{j=1}^{k}\frac{T_j^2}{n_j}-C=$各组数据和的平方除以各组例数后求和再减去$C$

$SS_e = SS_t - SS_b$

MS（组间均方）$= \dfrac{SS_b}{df_b}$；MS（组内均方）$= \dfrac{SS_e}{df_e}$

查方差分析用的F界值表，得$F_{\alpha(df_b, df_e)}$，若$F \geqslant F_{\alpha(df_b, df_e)}$，则$P < \alpha$反之，则有$P > \alpha$。

第三步，确定P值并做出统计推断。最后，做出统计推断，并结合临床专业知识给出专业结论。

秩和检验主要步骤：

第一步，给出检验假设及检验水准。

H_0：3组定量资料的总体分布相同，H_1：3组定量资料的总体分布不同或不完全相同。$\alpha = 0.05$。

第二步，编秩：将3组原始数据由小到大统一排序。编秩时如遇同组相同数据则顺列秩次；如遇不同组相同数据则取平均秩次。各数据所属组号必须清楚，以便分别求秩和。

第三步，求秩和：将各组秩次相加求出R_i，下标i表示组序。

第四步，计算检验统计量H值：如果没有相同秩次时，秩次服从均匀分布，按式（5-34）计算。

$$H = \frac{12}{N(N+1)}\left(\sum \frac{R_i^2}{n_i}\right) - 3(N+1) \tag{5-34}$$

式中，n_i为各组测定值个数，$N = \sum n_i$为各组测定值个数之和。

如果有相同秩次时，上述以均匀分布为基础导出的式（5-34），需要进行校正，校正因子为C：

$$C = 1 - \frac{\sum_{j=1}^{l}(t_i^3 - t)}{(N^3 - N)} \tag{5-35}$$

校正的Kruskal-Wallis检验的检验统计量为：

$$H_c = H/C \tag{5-36}$$

需要指出的是用SAS输出的结果为校正后的结果。

第五步，确定P值并做出统计推断。若组数$k = 3$，且每组例数$\leqslant 5$，可查H界值表，得出P值。若最小样本的例数> 5，则H近似服从$v = k-1$的χ^2分布。最后，做出统计推断，并结合专业知识，给出专业结论。

具体SAS程序（程序名为【CT5_5】）如下：

程　序	说　明
DATA CT5_5; INPUT GROUP $ n; DO i = 1 to n; INPUT x @@; OUTPUT; END;	以下是建立数据集
CARDS; GROUP1 20 19.3 25.8 28.3 16.0 17.9 11.2 27.3 17.3 41.6 17.3 21.6 11.8 35.8 15.5 10.3 16.3 11.0 10.8 23.8 31.1 GROUP2 20 35.3 36.0 32.9 7.1 19.9 26.2 13.3 5.7 4.5 15.6 27.5	输入数据

续表

程　　序	说　　明
28.4 21.5 20.6 5.0 34.9 27.8 16.5 7.6 40.9 GROUP3 20 18.7 11.2 27.3 17.3 9.4 17.3 14.6 11.8 25.8 12.6 27.5 22.3 29.5 28.6 15.2 34.9 21.4 21.5 27.4 7.8 ; RUN; ODS HTML; PROC SORT data = CT5_5; BY GROUP; RUN;	
PROC UNIVARIATE NORMAL data = CT5_5; VAR x; BY GROUP; RUN;	对各组进行正态性检验
PROC GLM DATA = CT5_5;	调用GLM过程
CLASS GROUP; MODEL X = GROUP / SS3;	进行方差分析
MEANS GROUP / HOVTEST SNK;	进行方差齐性检验和两两比较
RUN;	调用非参数检验过程
PROC NPAR1WAY WILCOXON data = CT5_5; CLASS GROUP; VAR x; RUN;	
PROC RANK DATA = CT5_5 OUT = BBB; VAR X; RANKS RX; RUN;	调用RANK过程对三组数据排序
PROC ANOVA DATA = BBB;	排秩后生成新变量RX
CLASS GROUP; MODEL RX = GROUP; MEANS GROUP/SNK; RUN; ODS HTML CLOSE;	对排秩后的数据调用ANOVA过程进行两两比较

主要输出结果及结果解释：

GROUP = GROUP1

正态性检验

检验	统计量		*P*值	
Shapiro-Wilk	*W*	0.915 0	*Pr* < *W*	0.079 5
Kolmogorov-Smirnov	*D*	0.165 8	*Pr* > *D*	> 0.150 0
Cramer-von Mises	*W-Sq*	0.089 3	*Pr* > W-*Sq*	0.148 0
Anderson-Darling	*A-Sq*	0.559 6	*Pr* > A-*Sq*	0.133 7

GROUP = GROUP2

正态性检验

检验	统计量		*P*值	
Shapiro-Wilk	*W*	0.938 6	*Pr* < *W*	0.225 9
Kolmogorov-Smirnov	*D*	0.131 5	*Pr* > *D*	> 0.150 0
Cramer-von Mises	*W-Sq*	0.049 7	*Pr* > W-*Sq*	> 0.250 0
Anderson-Darling	*A-Sq*	0.385 5	*Pr* > A-*Sq*	> 0.250 0

GROUP = GROUP3

正态性检验

检验	统计量		P值	
Shapiro-Wilk	*W*	0.961 6	*Pr* < *W*	0.575 5
Kolmogorov-Smirnov	*D*	0.125 4	*Pr* > *D*	>0.150 0
Cramer-von Mises	*W-Sq*	0.048 0	*Pr* > W-*Sq*	>0.250 0
Anderson-Darling	*A-Sq*	0.309 2	*Pr* > A-*Sq*	>0.250 0

以上是3组正态性检验的结果，由结果可知，3组数据均服从正态分布，3组概率分别为$P=0.079\,5$，$P=0.225\,9$，$P=0.575\,5$。

Levene's Test for Homogeneity of x Variance
ANOVA of Squared Deviations from Group Means

Source	*DF*	Sum of Squares	Mean Square	*F* Value	*Pr* > *F*
GROUP	2	57 115.8	28 557.9	3.15	0.050 3
Error	57	516 236	9 056.8		

这是方差齐性检验的结果，由结果可知，3组总体方差相等，$P=0.050\,3>0.05$。

The GLM Procedure
Dependent Variable：x

Source	*DF*	Sum of Squares	Mean Square	*F* Value	*Pr* > *F*
Model	2	16.471 0	8.235 5	0.09	0.913 4
Error	57	5 177.057 5	90.825 6		
Corrected Total	59	5 193.528 5			

这是方差分析的结果，$F=0.09$，$P=0.913\,4$，说明3组之间差别无统计学意义。

Student-Newman-Keuls Test for x

Means with the same letter are not significantly different.

SNK Grouping	Mean	*N*	GROUP
A	21.360	20	GROUP2
A			
A	20.500	20	GROUP1
A			
A	20.105	20	GROUP3

这是3组之间两两比较的结果，可知，各组平均值之间差别均无统计学意义。

The NPAR1WAY Procedure

Wilcoxon Scores (Rank Sums) for Variable x Classified by Variable GROUP					
GROUP	N	Sum of Scores	Expected Under H_0	Std Dev Under H_0	Mean Score
GROUP1	20	596.00	610.0	63.755 4	29.800 0
GROUP2	20	634.50	610.0	63.755 4	31.725 0
GROUP3	20	599.50	610.0	63.755 4	29.975 0
average scores were used for ties.					

Kruskal-Wallis Test	
Chi-Square	0.148 7
DF	2
$Pr >$ Chi-Square	0.928 4

这是3组非参数秩和检验的结果，如果数据不满足正态性，或总体方差不相等，可以查看此部分结果，$P = 0.928\ 4 > 0.05$。

Student-Newman-Keuls Test for RX

Means with the same letter are not significantly different.			
SNK Grouping	Mean	N	GROUP
A	31.725	20	GROUP2
A			
A	29.975	20	GROUP3
A			
A	29.800	20	GROUP1

这是对3组排秩后，进行两两比较的结果，如果3组不服从参数检验前提条件时查看此部分结果，结果可知，3组之间两两比较差别无统计学意义。

结论：西罗莫司可降解涂层钴铬合金冠状动脉药物洗脱支架系统（试验组）与A、B两个对照组人群术后病变节段内直径狭窄程度没有差别。

3. *多元参数检验（多元方差分析）* 多个平行组设计中，如果终点是多个，临床认为多个终点之间存在关联，此时应该使用多元统计分析方法考察多个组在多个终点是否存在差别。多元方差分析与一元方差分析类似。多元方差分析的主要思想是对方差-协方差矩阵的分解。自由度的分解与单因素分析时是一致的（表5-6）。

多组均值向量比较的检验统计量Wilks' Lambda Λ：

$$\Lambda=\frac{|E|}{|E+H|} \tag{5-37}$$

表示组内变异（误差）在总变异中的比例。

表5-6　多元方差分析的方差分解

方差来源	DF	离均差平方和矩阵
组间	$G-1$	$E=\sum_{g=1}^{G} n_g(\bar{X}_g-\bar{X}_{..})(\bar{X}_g-\bar{X}_{..})'$
组内	$\sum_{g=1}^{G} n_g-G$	$H=\sum_{g=1}^{G}\sum_{j=1}^{n_g}(X_{gj}-\bar{X}_g)(X_{gj}-\bar{X}_g)'=\sum_{g=1}^{G}(n_g-1)S_g$
合计	$\sum_{g=1}^{G} n_g-1$	$H+E$

注：其中，n_g表示第g组中的样本量，X_{gj}表示第g组中第j个个体的观察向量，$\bar{X}_g$表示第g组中的均数向量，$\bar{X}_{..}$表示全体总均数向量，H（组间）相当于ANOVA中的SS_B（组间），E（组内）相当于SS_W（组内），(…)(…)' 表示列向量与行向量的乘积，结果是一个$p\times p$维矩阵。在SAS输出结果中，Λ可自动转换为检验统计量F

【例5-6】 某临床试验采用多中心、单盲、随机对照方法，验证西罗莫司可降解涂层钴铬合金冠状动脉药物洗脱支架系统（试验组）的有效性和安全性，并评价该支架的输送系统。与两组对照组（A、B）进行比较，每组20例。主要指标为术后参照血管直径（mm）、支架内直径狭窄程度（%）、支架内最小管腔直径（mm），比较置入支架的两组患者术后三项指标有无差别。数据如表5-7所示。

表5-7　试验组与对照组术后情况

分组	参照血管直径（mm）	支架内直径狭窄程度（%）	支架内最小管腔直径（mm）
试验组	2.91	22.45	2.44
	3.13	8.51	2.47
	…	…	…
	3.22	1.05	2.24
对照组A	2.63	15.16	2.85
	1.37	12.82	1.93
	…	…	…
	3.38	5.46	2.22
对照组B	3.66	12.33	2.99
	2.50	5.97	2.59
	…	…	…
	2.92	15.22	3.44

具体数据见SAS程序

第一步，建立检验假设。

H_0: $\mu_A=\mu_B=\mu_C$，H_1: μ_A，μ_B，μ_C不等或不全相等，$\alpha=0.05$。

第二步，按式（5-37）计算检验统计量Λ的值，并将Λ的值转化为F值。

第三步，确定P值，下结论。

具体SAS程序（程序名为【CT5_6】）如下：

程　　序	说　　明
DATA CT5_6; Do A＝1 to 3; Do i＝1 to 20; INPUT X1-X3 @@; OUTPUT; END; END; CARDS;	建立数据集
/* 输入表5-7数据 */ ; RUN; Ods html;	输入数据
PROC GLM data＝CT5_6; CLASS A; MODEL X1-X3＝A/NOUNI; CONTRAST 'A1 vs A2' A 1 -1　0; CONTRAST 'A1 vs A3' A 1　0 -1; CONTRAST 'A2 vs A3' A 0　1 -1; MANOVA H＝A; MEANS A; RUN; Ods html close;	调用GLM过程NOUNI表示只做多元方差分析，不做一元方差分析 CONTRAST表示对A因素的三个水平，任何两个水平之间的比较时，相应的两个水平中1个用“1”表示，另一个用“-1”

主要输出结果及结果解释如下：

MANOVA Test Criteria and F Approximations for the Hypothesis of No Overall A Effect

H＝Type Ⅲ SSCP Matrix for A

E＝Error SSCP Matrix

S＝2 M＝0 N＝26.5

Statistic	Value	F Value	Num DF	Den DF	$Pr>F$
Wilks' Lambda	0.934 2	0.64	6	110	0.701 9
Pillai's Trace	0.066 6	0.64	6	112	0.695 3
Hotelling-Lawley Trace	0.069 6	0.63	6	71.583	0.703 6
Roy's Greatest Root	0.053 7	1.00	3	56	0.398 4
NOTE: F Statistic for Roy's Greatest Root is an upper bound.					
NOTE: F Statistic for Wilks' Lambda is exact.					

这是多元方差分析的结果，Wilks's Lambda＝0.934 2，与之对应的近似F值为0.64，P＝0.701 9＞0.05，说明3组在结果3个指标上的差别没有统计学意义。

Statistic	Value	F Value	Num DF	Den DF	$Pr > F$
Wilks' Lambda（A1 vs A2）	0.970 0	0.57	3	55	0.638 7
Wilks' Lambda（A1 vs A3）	0.979 7	0.38	3	55	0.768 0
Wilks' Lambda（A2 vs A3）	0.949 9	0.97	3	55	0.414 7

以上是3组间两两比较多元方差分析的结果，均为$P > 0.05$，说明3组两两比较结果差别无统计学意义。

Level of A	N	X_1		X_2		X_3	
		Mean	Std Dev	Mean	Std Dev	Mean	Std Dev
1	20	2.877 0	0.535 8	14.021 0	9.338 9	2.575 0	0.340 2
2	20	3.008 5	0.516 3	11.460 0	8.224 4	2.645 5	0.382 6
3	20	2.706 0	0.711 9	13.490 5	8.606 2	2.613 0	0.343 2

以上是不同组别临床终点（参照血管直径、支架内直径狭窄程度、支架内最小管腔直径）的均值和标准差。

结论：西罗莫司可降解涂层钴铬合金冠状动脉药物洗脱支架系统与两组对照组的3个临床终点（参照血管直径、支架内直径狭窄程度、支架内最小管腔直径）指标没有差别。

第6章 非诊断试验交叉设计的统计分析

非诊断试验在本书中特指除了诊断试验以外的其他类型的干预性临床试验。在医疗器械临床试验中有时会用到交叉试验（cross-over trial）设计，相关统计分析方法也与其他设计略有差别。由于定量资料和定性资料的统计分析方法不同，本章主要介绍定量资料的分析方法及相关软件实现。

一、交叉试验设计概述

交叉试验是按事先设计好的处理次序（sequence），在试验对象上按各个时期（period）逐一依次实施各项处理（treatment），以比较这些处理的作用。这是一种自身比较的试验方法。在每一个试验对象上所经历的试验过程大致为：假设试验对象按时期依次安排使用不同器械A、B（图6-1）。

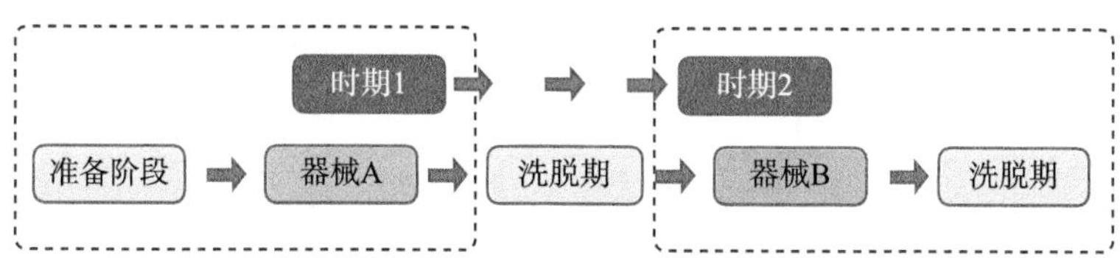

图6-1 交叉设计试验流程图

其中：

1. 准备阶段（run in） 指试验对象经过一段时间不加任何处理的观察，确认已进入自然状态，可以进入试验。

2. 时期、处理 按事先安排好的次序在各个相应时期仅使用一种器械来治疗。

3. 洗脱期（wash out） 指不加任何处理的观察，确认前一器械的治疗效果已经消失，试验对象又回到了自然状态以保证后一时期的治疗效果不受前一时期器械治疗的影响。

（一）交叉设计的优点和缺点

1. 优点

（1）是一种自身比较的方法，该方法是将个体的差异从处理比较中分离出来，能同时研究时期效应、治疗效应和延迟效应，当有基础数据时，还可以扣除其影响做协方差分析，所以效率较高，临床试验工作者乐于采用。

（2）每个试验对象安排了多个时期，可实施多个治疗，因此降低了试验样本量。

2. 缺点

（1）需要在同一试验对象上做多种处理，因此每个处理时间不能过长，若过长，则造成试验周期太长，何况还要增加一定的洗脱期，由于周期过长，可能造成无法坚持到底而中断了试验。

（2）安排洗脱期：为了清除前一时期的处理作用，必须安排洗脱期，否则，无法排除上一治疗的延迟效应。洗脱期的设置需要有理论依据，不宜过长也不宜过短。

（3）变化：当试验过程中，试验对象的状态发生了根本的变化，如治愈、死亡等，后一时期的处理无法施加。

（4）退出试验：试验对象一旦在某一时期退出试验，就造成了数据的缺失，增加了统计分析的困难。

（二）交叉试验统计分析的一般内容

1. 不考虑处理的次序，仅对处理A和处理B的差异进行检验。

2. 考虑处理的次序，对处理A和处理B的差异进行检验。

3. 检验时期作用（各种处理随着不同的阶段其效应可能有所不同，这种因研究阶段不同而产生的差异称为时期效应）。

4. 检验延滞作用（carry over），延滞作用的检验是指检验前一时期的处理是否会延续到后一个时期的处理上，尽管试验中已经安排了洗脱期。

5. 检验排除基线协变量影响后的处理A和处理B的差异。

二、2×2交叉试验计量资料的统计分析

2×2交叉试验，指的是两个时期、两个处理的交叉试验设计，可以应用于临床器械试验。2×2交叉试验也建议采用随机化原则，但其随机的不是试验组别，而是试验的处理次序，如图6-2，随机先器械A后器械B，还是先器械B后器械A。

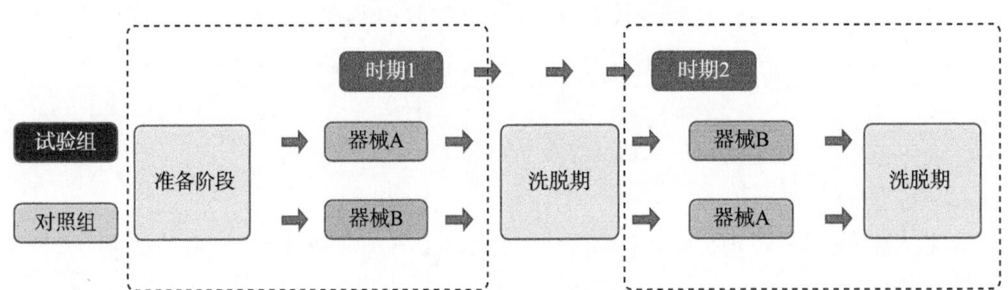

图6-2　2×2交叉试验示意图

当交叉试验观察结果为计量资料时，其分析方法一般有参数统计分析方法和非参数统计分析方法，前者需假定数据呈正态分布。对于交叉试验计量资料，统计学家更愿意选择正态分布的假设，其理由为：①许多临床试验中资料常是计量的连续的，其中一部分为正态分布，另有一些通过变量置换也可能使其接近正态分布；②基于正态分布的统计方法，常是稳健的（robustness），适用范围广，选择余地大；③使用正态分布方法做统计分析时，可达到一定的精度；④基于正态分布的假设，结果的解释比较容易；⑤虽然有些资料，如生存资料在临床试验中占一定的地位，它是非正态的，但由于在交叉试验中极少遇到，这反过来提高了正态分布在交叉试验中的用途。

例如：将A、B两种器械先后施于同一批试验对象，随机地使半数对象先接受A，后接受B；另一半对象先接受B，后接受A；两种器械在全部试验过程中“交叉”进行称为交叉试验。由于A和B处于先后两个试验阶段的机会是相等的，因此平衡了试验顺序的影响，而且能把处理方法之间的差别与时间先后之间的差别分开来分析（表6-1）。

表6-1　2×2交叉试验设计试验结果的数值符号

次序	样本量	和值		差值	
		$\overline{T}_i$	S_{T_i}	$\overline{D}_i$	S_{D_i}
AB	n_1	$\overline{T}_1$	S_{T_1}	$\overline{D}_1$	S_{D_1}
BA	n_2	$\overline{T}_2$	S_{T_2}	$\overline{D}_2$	S_{D_2}

注：$\overline{T}_i$为和的均值；S_{T_i}为和的标准差；$\overline{T}_1$、$\overline{T}_2$、S_{T_1}、S_{T_2}表示次序AB、BA两组试验对象两阶段观察值和的平均值和标准差。$\overline{D}_i$为差的均值；S_{D_i}为差的标准差；$\overline{D}_1$、$\overline{D}_2$、S_{D_1}、S_{D_2}表示次序AB、BA两组试验对象两阶段实验观察值之差的差数平均数及标准差

1.处理效应

（1）处理效应的差别检验：假定处理无剩余效应，要判断两种处理的直接效应有无差别，即是否$\tau_1=\tau_2$（τ表示总体均数），可用t检验：

$$t=\frac{|\overline{D}_1-\overline{D}_2|}{S_D}\sqrt{\frac{n_1n_2}{n_1+n_2}} \tag{6-1}$$

$$\upsilon=n_1+n_2-2$$

$$S_D{}^2=\frac{(n_1-1)S_{D_1}{}^2+(n_2-1)S_{D_2}{}^2}{n_1+n_2-2}$$

SAS程序及说明：SAS程序见【CT6_1】。

SAS程序-1

```
data crossover_2by2_1;
input sq$ p1 p2 @@;
d = p1-p2;
output;
cards;
AB 数据
BA 数据
;
```

```
proc ttest ci = equal;
var d;
class sq;
run;
quit;
```

（2）处理效应差值的可信区间：（τ_1-τ_2）的100（1-α）%可信区间可用下式计算：

$$\frac{\overline{D}_1-\overline{D}_2}{2}\pm t_{\alpha\,(n_1+n_2-2)}\times\frac{S_D}{2}\sqrt{\frac{1}{n_1}+\frac{1}{n_2}}$$

2.时期效应　各种处理随着不同的阶段其效应可能有所不同，这种因研究阶段不同而产生的差异为时期效应。检验两种处理时期效应有无不同，可用如下t检验。

$$t=\frac{|\overline{D}_1-\overline{D}_2|}{S_D}\sqrt{\frac{n_1n_2}{n_1+n_2}} \tag{6-2}$$

$$\upsilon=n_1+n_2-2$$

$$S_D^2=\frac{(n_1-1)S_{D_1}^2+(n_2-1)S_{D_2}^2}{n_1+n_2-2}$$

SAS程序及说明：SAS程序见【CT6_2】。

SAS程序-2

```
data crossover_2by2_2;
input sq$ p1 p2 @@;
d = p1-p2;
output;
cards;
AB 数据
BA 数据
;
```

```
data crossover_temp;
set crossover_2by2_2;
if sq = 'ab' then cd = d;
else cd = -d;
run;
proc ttest alpha = 0.05 ci = equal;
var cd;
class sq;
run;
```

3.剩余效应　剩余效应又称延续效应（carry-over effect），指交叉设计中前一阶段器械作用的效果至后一阶段时仍然存在的作用。一项符合要求的交叉设计试验各处理应当无剩余效应或剩余效应相同。判断两种处理剩余效应有无不同，可用下式检验。

$$t=\frac{|\overline{T}_1-\overline{T}_2|}{S_T}\sqrt{\frac{n_1n_2}{n_1+n_2}} \tag{6-3}$$

$$\upsilon=n_1+n_2-2$$

$$S_T^2=\frac{(n_1-1)S_{T_1}^2+(n_2-1)S_{T_2}^2}{n_1+n_2-2}$$

SAS程序及说明：SAS程序见【CT6_3】。

SAS程序-3

```
data crossover_2by2_3;
input sq$ p1 p2 @@;
T = p1 + p2;
output;
cards;
AB 数据
BA 数据
;
```

```
proc ttest alpha = 0.05 ci = equal;
var   T;
class sq;
run;
```

对于剩余效应的检验，有学者建议取显著水准$\alpha=0.10$或以上，以便较敏感地发现剩余效应不等的情形。当两种器械作用结果剩余效应无显著性差别时，可用上述方法；当对时期效应、剩余效应的检验均无差别时，两处理的效应比较还可以进一步简化为配对t检验。注意，剩余效应偶显著性差异时，只能用第一阶段的结果进行比较，第二阶段的结果将归于无用。

【例6-1】 为检查AB两台代谢测定器械测定耗氧量得结果是否相同，以条件近似的14名健康人测试，将14名健康人随机分成两组，一组先用A器械测试，再用B器械测试，次序为AB；另一组则相反，次序为BA。现将两组健康人测试结果列在表6-2内。

表6-2 14名健康人先后用两台测定器械测定的耗氧量

受试者	阶段		和值	差值
	Ⅰ	Ⅱ		
按AB次序	1237	1256	2493	-19
	1179	1275	2454	-96
	1000	981	1981	19
	1295	1387	2682	-92
	1218	1187	2405	31
	1138	1175	2313	-37
	971	1012	1983	-41
按BA次序	1387	1348	2735	39
	1025	1022	2047	3
	1225	1226	2451	-1
	1050	1026	2076	24
	1050	1031	2081	19
	1387	1298	2685	89
	1150	1108	2258	42

SAS计算程序：数据录入sq、p1、p2分别为次序、时期1、时期2，过程步里面首先使用t检验分别计算处理效应、时期效应和剩余效应，然后根据效应结果判断最后的结果显示。SAS程序见【CT6_4】。

```
data crossover_2by2;
input sq$ p1 p2 @@;
T = p1 + p2;
D = p1 - p2;
output;
cards;
ab 1237 1256
ab 1179 1275
ab 1000 981
ab 1295 1387
ab 1218 1187
ab 1138 1175
ab 971 1012
ba 1387 1348
ba 1025 1022
ba 1225 1226
set crossover_temp;
if sq = 'ab' then d1 = d;
else delete;
data m2;
set crossover_temp;
if sq = 'ba' then d2 = d; else delete;
data mm;
merge   m1 m2;
keep d1 d2;
run;
proc ttest data = mm; /* 进行配对t检验 */
paired d1*d2;
run;
%end;
%else   %do;
```

续表

```
ba 1050 1026
ba 1050 1031
ba 1387 1298
ba 1150 1108
;
data crossover_temp;
set crossover_2by2;
if sq = 'ab' then cd = d;
else cd = -d;
run;
%macro tjy ( datain, varx, group ); /*t检验宏命令*/
proc ttest data = &datain ci = equal alpha = 0.05;
class &group;
var &varx;
run;
%mend tjy;
%macro result ( a ); /*判断选择何种效应，并显示结果*/
data temp;
set dataout3; /*检查剩余效应*/
%if Probt > &a %then  %do;
data temp;
set dataout2; /*检查时期效应*/
%if probt > &a %then  %do;
title1 '剩余效应，时期效应均无显著性差别';
title2 "最后显示结果采用 '配对t检验'";
data mm; /*调整数据集格式*/
title1 '剩余效应无显著性差别';
title2 '时期效应';
%tjy ( crossover_temp, cd, sq );
title2 '处理效应';
%tjy ( crossover_temp, d, sq );
%end; %end;
%else  %do;
title1 '剩余效应有显著性差别';
title2 '使用第一阶段的结果进行检验';
%tjy ( crossover_temp, p1, sq );
%end;
%mend;
ods output ttests = dataout1; /*将处理效应检验结果输出为数据集*/
title '处理效应';
%tjy ( crossover_temp, d, sq );
ods output close;
ods output ttests = dataout2; /*将时期效应检验结果输出为数据集*/
title '时期效应';
%tjy ( crossover_temp, cd, sq );
ods output close;
ods output ttests = dataout3; /*将剩余效应检验结果输出为数据集*/
title '剩余效应';
%tjy ( crossover_temp, T, sq );
ods output close;
%result ( 0.1 );
Run;
Quit;
```

SAS分析结果：

处理效应

The TTEST Procedure

Statistics

Variable	sq	N	Lower CL Mean	Mean	Upper CL Mean	Lower CL Std Dev	Std Dev	Upper CL Std Dev	Std Err	Minimum	Maximum
D	ab	7	-79.07	-33.57	11.931	31.704	49.2	108.34	18.596	-96	31
D	ba	7	2.587 6	30.714	58.841	19.597	30.412	66.97	11.495	-1	89
D	Diff (1—2)		-111.9	-64.29	-16.65	29.328	40.899	67.514	21.862		

T-Tests

Variable	Method	Variances	DF	t Value	Pr > |t|
D	Pooled	Equal	12	−2.94	0.012 4
D	Satterthwaite	Unequal	10	−2.94	0.014 8

Equality of Variances

Variable	Method	Num DF	Den DF	F Value	Pr > F
D	Folded F	6	6	2.62	0.266 7

时期效应

The TTEST Procedure

Statistics

Variable	sq	N	Lower CL Mean	Mean	Upper CL Mean	Lower CL Std Dev	Std Dev	Upper CL Std Dev	Std Err	Minimum	Maximum
cd	ab	7	−79.07	−33.57	11.931	31.704	49.2	108.34	18.596	−96	31
cd	ba	7	−58.84	−30.71	−2.588	19.597	30.412	66.97	11.495	−89	1
cd	Diff (1—2)		−50.49	−2.857	44.775	29.328	40.899	67.514	21.862		

T-Tests

Variable	Method	Variances	DF	t Value	Pr > |t|
cd	Pooled	Equal	12	−0.13	0.898 2
cd	Satterthwaite	Unequal	10	−0.13	0.898 6

Equality of Variances

Variable	Method	Num DF	Den DF	F Value	Pr > F
cd	Folded F	6	6	2.62	0.266 7

剩余效应

The TTEST Procedure

Statistics

Variable	sq	N	Lower CL Mean	Mean	Upper CL Mean	Lower CL Std Dev	Std Dev	Upper CL Std Dev	Std Err	Minimum	Maximum
T	ab	7	2 087.2	2 330.1	2 573.1	169.26	262.67	578.42	99.28	1 981	2 682
T	ba	7	2 062	2 333.3	2 604.6	189.05	293.37	646.03	110.88	2 047	2 735
T	Diff (1—2)		−327.4	−3.143	321.14	199.67	278.44	459.64	148.84		

T-Tests

Variable	Method	Variances	*DF*	*t* Value	*Pr*>|*t*|
T	Pooled	Equal	12	−0.02	0.983 5
T	Satterthwaite	Unequal	11.9	−0.02	0.983 5

Equality of Variances

Variable	Method	Num *DF*	Den *DF*	*F* Value	*Pr*>*F*
T	Folded F	6	6	1.25	0.795 2

以上的部分为处理效应、时期效应、剩余效应的结果；其中第一部分为*t*检验统计描述的部分包括“Mean”平均值，“Std Dev”标准差，“Std Err”标准误等信息；第二部分“T-Tests”为*t*检验结果中，其中包括方差齐同时使用Pooled方法，方差不齐时使用Satterthwaite方法；第三部分为“Equality of Variances”方差齐性检验。

*t*检验及方差齐性分析结果可看出，对于处理效应，两组间方差齐（$F=2.62$，$p=0.266\ 7$），采用Pooled方法进行*t*检验，两处理组有差异（$t=-2.94$，$p=0.012\ 4$）；对于时期效应，两组间方差齐（$\mathrm{F}=2.62$，$p=0.266\ 7$），采用Pooled方法进行*t*检验，时期效应无显著性差异（$t=-0.13$，$p=0.898\ 2$）；对于剩余效应，两组间方差齐（$\mathrm{F}=1.25$，$p=0.795\ 2$），采用Pooled方法进行*t*检验，剩余效应无显著性差异（$t=-0.02$，$p=0.983\ 5$）。

剩余效应，时期效应均无显著性差别

最后显示结果采用“配对*t*检验”

The TTEST Procedure

Statistics

Difference	*N*	Lower CL Mean	Mean	Upper CL Mean	Lower CL Std Dev	Std Dev	Upper CL Std Dev	Std Err	Minimum	Maximum
d1-d2	7	−119	−64.29	−9.569	38.124	59.163	130.28	22.361	−126	20

T-Tests

Difference	*DF*	*t* Value	*Pr*>|*t*|
d1-d2	6	−2.87	0.028 2

最后一部分为程序总体判断的结果，本次检验剩余效应和时期效应的检验结果均无显著性差异因此采用配对*t*检验。结果中的第一部分为配对差值的统计学描述信息，包括“Mean”均数、“Std Dev”标准差、“Std Err”标准误；第二部分为配对*t*检验的结果“*t* Value”。采用方差分析方法对例题进行分析。配对*t*检验结果显示，两组的差值具有统计学差异

($t=-2.87$，$P=0.0282$)。

SAS 程序如下（程序名【CT6_5】）：

sq $ 、pa、pd、tr $ 、oc分别录入次序、患者号、时期、处理、反应值，过程步为方差分析。

```
data co_2_2;
input sq $ pa pd tr $ oc;
cards;
ab 1 1 a 1237
ab 2 1 a 1179
ab 3 1 a 1000
ab 4 1 a 1295
ab 5 1 a 1218
ab 6 1 a 1138
ab 7 1 a 971
ba 8 1 b 1387
ba 9 1 b 1025
ba 10 1 b 1225
ba 11 1 b 1050
ba 12 1 b 1050
ba 13 1 b 1387
ba 14 1 b 1150
ab 1 2 b 1256
ab 2 2 b 1275
ab 3 2 b 981
ab 4 2 b 1387
ab 5 2 b 1187
ab 6 2 b 1175
ab 7 2 b 1012
ba 8 2 a 1348
ba 9 2 a 1022
ba 10 2 a 1226
ba 11 2 a 1026
ba 12 2 a 1031
ba 13 2 a 1298
ba 14 2 a 1108
;
proc anova;
class pd pa tr sq;
model oc = pd pa tr sq;
means tr;
run;
quit;
```

SAS分析结果如下：

SAS 系统

The ANOVA Procedure

Class Level Information

Class	Levels	Values
pd	2	1 2
pa	14	1 2 3 4 5 6 7 8 9 10 11 12 13 14
tr	2	a b
sq	2	ab ba

Number of Observations Read 28

Number of Observations Used 28

SAS 系统

The ANOVA Procedure

Dependent Variable：oc

Source	*DF*	Sum of Squares	Mean Square	*F* Value	*Pr*＞*F*
Model	16	472 470.142 9	29 529.383 9	32.42	＜0.000 1
Error	11	10 019.285 7	910.844 2		
Corrected Total	27	482 489.428 6			

R-Square	Coeff Var	Root MSE	oc Mean
0.979 2	2.588 7	30.180 2	1 165.857

Source	*DF*	Anova SS	Mean Square	*F* Value	*Pr*＞*F*
pd	1	14.285 7	14.285 7	0.02	0.902 6
pa	13	465 206.428 6	35 785.109 9	39.29	＜0.000 1
tr	1	7 232.142 9	7 232.142 9	7.94	0.016 7
sq	1	17.285 7	17.285 7	0.02	0.892 9

SAS 系统

The ANOVA Procedure

Level of tr	*N*	oc	
		Mean	Std Dev
a	14	1 149.785 7	125.057 6
b	14	1 181.928 6	144.633 5

方差分析结果，不同的时期检验结果$F=0.02$，$P=0.902\ 6>0.1$；不同次序检验结果$F=0.02$，$P=0.892\ 9>0.1$；不同的处理检验结果$F=7.94$，$P=0.016\ 7<0.05$。AB两台代谢测定器械测定耗氧量得结果有差异，B器械测定的耗氧量结果显著高于A器械。耗氧量的结果不受检测时间的影响，也不受上一台检测器械的影响。

第 7 章　非诊断试验析因设计的统计分析

非诊断试验在本书中特指除了诊断试验外的其他类型的干预性临床试验。当受试对象同时接受一个医疗器械与另一个治疗（如药物治疗）时，研究者除了需要评估器械和药物的单独治疗效果外，也需要评估器械与药物治疗间的交互作用（即共同使用是否产生协同或拮抗作用）。所谓交互作用是指两个或多个处理因素之间的效应相互不独立，当每一个因素取不同水平时，另一个因素的效应相应地发生变化。此时需要采取一种更为复杂的试验设计类型——析因设计，相对应的统计分析方法也较单因素设计复杂一些。本章将介绍析因设计定量资料的假设检验方法。由于相对应的非参数检验方法仍然不够成熟，且该类型设计在医疗器械临床试验中应用相对较少，因此本章节仅简要介绍析因设计一元参数检验（即一元方差分析）和多元参数检验（即多元方差分析）。

一、析因设计定量资料的一元方差分析

析因设计是一种比较常见的多因素试验设计，在试验研究中应用较多，一般来说，如果在试验中涉及的试验因素不超过4个或5个，每个因素的水平数也比较少时，可以考虑用析因设计。析因设计又称全因子试验设计，它要求将全部试验因素的水平进行全面组合，每种组合叫作一个试验点，在各试验点上要求至少做2次以上独立的重复试验，对各因素间各级交互作用的效应估计比较准确。医疗器械临床试验中采用析因设计的主要目的是：①评价两种联合治疗是否优于单独治疗；②评价两种或多种治疗方式间是否存在交互作用，从而寻找最佳复方治疗方案。

本研究设计的不足之处是实施起来较复杂，因此申办者必须确保研究者有能力严格按照研究方案实施临床试验。析因设计会需要更大的样本量，但是由于这种设计类型基本上是两个临床试验合并成一个，因此效率更高。但是，如果试验的样本量是基于检验主效应计算的，则估计器械与药物的交互作用时会使检验效能降低，有可能会因为样本量不足而导致无法检验出交互效应（协同或拮抗）。

A治疗与B治疗的交互作用定义为：

$$\beta_{AB}=(\mu_{AB}-\mu_B)-(\mu_A-\mu_0)$$

或

$$\beta_{AB}=(\mu_{AB}-\mu_A)-(\mu_B-\mu_0)$$

可见，A与B的交互作用是用与不用B治疗时，A药物的单独效应之差；或者是用与不用A治疗时，B药物的单独效应之差。当没有交互作用，即$\beta_{AB}=0$时，无论是否使用B治疗，A治疗的单独效应相同；或者无论是否使用A治疗，B治疗的单独效应相同。此时，A治疗的主效应等于其单独效应，B治疗的主效应也等于其单独效应。当$\beta_{AB}\neq 0$时，称A治疗与B治疗有交互作用；当$\beta_{AB}>0$时，称A治疗与B治疗有正交互作用，即它们是协同的；当$\beta_{AB}<0$时，称A治疗与B治疗有负交互作用，即它们是拮抗的。当试验按照析因设计来安排，统计指标只有一个而且

是定量的，所得到的试验结果就叫作析因设计一元定量资料。若资料满足独立性、正态性和方差齐性，则可以采用析因设计一元定量资料的方差分析来处理。

【例7-1】 某临床试验研究人工胃内水球与某种减肥药对于某些特殊的肥胖患者的治疗效果，试验3组分别为：单独使用人工胃内水球、单独使用减肥药、使用人工胃内水球联用减肥药，对照组为空白对照，所有组受试者均辅助适当体育锻炼，随访期6个月；希望观察使用胃内水球、减肥药的治疗效果，以及使用胃内水球与使用减肥药的交互效应，选择析因设计数据见表7-1。

分析：针对析因设计，在满足参数检验的前提条件下，统计分析方法选择方差分析，本研究假定数据正态性、方差齐性检验均满足。

表7-1 胃内水球与减肥药对减肥效果的影响

胃内水球的使用	减肥药的使用	体重减轻量（kg）
否	否	2.8，2.1，2.6，2.1，1.3，1.9，2.3，2.4，1.8，1.9， 2.3，1.0，2.1，2.0，1.0，1.7，1.8，3.4，1.7，0.7
否	是	3.7，1.0，1.9，4.1，3.8，4.5，6.5，4.9，3.7，1.9， 5.0，3.9，3.5，2.5，6.3，3.3，6.6，3.7，3.2，3.1
是	否	10.4，10.7，7.3，8.3，8.1，8.0，6.6，6.5，3.4，6.0， 3.9，10.7，12.1，8.6，3.8，6.4，7.9，7.4，6.1，5.9
是	是	12.7，13.4，8.7，11.4，16.2，17.5，8.9，11.2，12.7，13.0， 11.7，14.2，6.4，12.0，6.1，8.8，12.1，11.5，10.5，14.8

注：在实际试验设计时，样本量需要严格计算。

所需的SAS程序如下（程序名【CT7_1】）：

程　　序	说　　明

DATA CT7_1;
do A = 0,1; do B = 0,1;
do i = 1 to 20;
input weight @@; output;
end; end; end;
	建立数据集

cards; 2.8 2.1 2.6 2.1 1.3 1.9 2.3 2.4 1.8 1.9 2.3 1.0 2.1 2.0 1.0 1.7 1.8 3.4 1.7 0.7 3.7 1.0 1.9 4.1 3.8 4.5 6.5 4.9 3.7 1.9 5.0 3.9 3.5 2.5 6.3 3.3 6.6 3.7 3.2 3.1 10.4 10.7 7.3 8.3 8.1 8.0 6.6 6.5 3.4 6.0 3.9 10.7 12.1 8.6 3.8 6.4 7.9 7.4 6.1 5.9 12.7 13.4 8.7 11.4 16.2 17.5 8.9 11.2 12.7 13.0 11.7 14.2 6.4 12.0 6.1 8.8 12.1 11.5 10.5 14.8 ; run; Ods html;	输入数据
PROC GLM data = CT7_1; class A B; model weight = A B A*B / ss3; lsmeans A*B / tdiff pdiff; run; Ods html close; QUIT;	调用一般线性过程进行分析 “lsmeans”进行两两比较 “tdiff 、pdiff”意为输出两两比较的统计量和概率值

此程序的主要输出结果及其解释如下：

The GLM Procedure

Dependent Variable：weight

Source	*DF*	Sum of Squares	Mean Square	*F* Value	*Pr*＞*F*
Model	3	1103.878 375	367.959 458	87.62	＜0.000 1
Error	76	319.146 500	4.199 296		
Corrected Total	79	1423.024 875			

R-Square	Coeff Var	Root MSE	weight Mean
0.775 727	32.925 78	2.049 218	6.223 750

Source	*DF*	Type Ⅲ SS	Mean Square	*F* Value	*Pr*＞*F*
A	1	883.785 125 0	883.785 125 0	210.46	＜0.000 1
B	1	191.890 125 0	191.890 125 0	45.70	＜0.000 1
A*B	1	28.203 125 0	28.203 125 0	6.72	0.011 5

以上是两因素析因设计定量资料的双向方差分析结果，由最后3行可知，因素A（是否使用胃内水球）和B（是否使用减肥药）对指标weight（体重减轻量）影响都均有统计学意义（$F=210.46$，$P<0.000\ 1$；$F=45.70$，$P<0.000\ 1$）；两因素之间的交互作用（A*B）也有统计学意义（$F=6.72$，$P<0.000\ 1$）。

The GLM Procedure

Least Squares Means

A	B	weight LSMEAN	LSMEAN Number
0	0	1.945 000 0	1
0	1	3.855 000 0	2
1	0	7.405 000 0	3
1	1	11.690 000 0	4

Least Squares Means for Effect A*B

t for H_0: LSMean（i）＝LSMean（j）/Pr＞|t|

Dependent Variable：weight

i/*j*	1	2	3	4
1		−2.947 44	−8.425 67	−15.038 1
		0.004 3	＜0.000 1	＜0.000 1

续表

i/j	1	2	3	4
2	2.947 441		-5.478 23	-12.090 7
	0.004 3		<0.000 1	<0.000 1
3	8.425 669	5.478 228		-6.612 45
	<0.000 1	<0.000 1		<0.000 1
4	15.038 12	12.090 68	6.612 453	
	<0.000 1	<0.000 1	<0.000 1	

Note：To ensure overall protection level，only probabilities associated with pre-planned comparisons should be used.

以上是4个均值之间两两比较的结果，横向与纵向的编号都是1～4号，横向与纵向交叉处就是相应的两个均值比较的结果，上行数值代表t统计量，下行数值代表相应的概率P值。此处“t检验”的实质仍是方差分析，t值平方就是方差分析中的F值。

结论：使用胃内水球和减肥药均可减轻肥胖患者的体重，且两者的影响相互联系。根据具体数据可以发现，使用胃内水球并适当使用减肥药对于该肥胖人群的减肥效果是最好的。

二、析因设计定量资料的多元方差分析

对于析因设计定量资料，如果有两个或两个以上终点，且临床认为几个终点之间存在相互关系，对资料进行统计分析时需要同时予以考虑，则此时的统计分析方法可选择多元方差分析。

【例7-2】 沿用【例7-1】数据，3个临床终点分别为体重减轻量（kg）、皮下脂肪厚度减小量（mm）、BMI变化（kg/m^2），数据如表7-2所示，试验欲考察使用胃内水球和使用减肥药3个临床终点的共同影响，假定数据满足参数检验的前提条件，即正态性、等方差。

表7-2 胃内水球与减肥药对减肥效果（3个临床终点）的影响

胃内水球	减肥药	编号	体重减轻量（kg）	皮下脂肪厚度减小量（mm）	BMI变化（kg/m^2）
否	否	1	2.8	0.3	0.9
		2	2.1	0.2	0.7
		3	2.6	0.3	0.8
		⋮	⋮	⋮	⋮
		20	0.7	0.1	0.2
否	是	1	3.7	0.7	1.2
		2	1.0	0.1	0.3
		3	1.9	0.3	0.6
		⋮	⋮	⋮	⋮
		20	3.1	0.4	1.2
是	否	1	10.4	1.7	3.2
		2	10.7	1.9	3.3

续表

胃内水球	减肥药	编号	体重减轻量（kg）	皮下脂肪厚度减小量（mm）	BMI变化（kg/m^2）
		3	7.3	1.2	2.4
		⋮	⋮	⋮	⋮
		20	5.9	1	1.9
是	是	1	12.7	2	3.9
		2	13.4	2.4	4.1
		3	8.7	1.4	2.4
		⋮	⋮	⋮	⋮
		20	14.8	2.2	4.3

分析：该试验涉及3个指标：体重减轻量（kg）、皮下脂肪厚度减小量（mm）、BMI变化（kg/m^2），这3个结果变量临床上认为明显存在相互联系或影响，因此对资料进行统计分析时宜将3个结果变量同时予以考虑，进行多元统计分析。由于假定资料满足参数检验的前提条件，采用三元方差分析处理。

由于多元方差分析的计算比较复杂，故不介绍手工算法，直接借助SAS软件来实现统计计算。

用"A"表示"是否使用胃内水球"，其两个水平值"1"和"2"分别表示"不使用"和"使用"；用"B"表示"是否使用减肥药"，其两个水平值"1"和"2"分别表示"不使用"和"使用"；用"Y1""Y2"和"Y3"分别表示"体重减轻量（kg）""皮下脂肪厚度减小量（mm）""BMI变化（kg/m^2）"3个结果变量。

实现本资料统计分析的SAS程序如下（程序名为【CT7_2】）：

程　　序	程　　序
DATA CT7_2;	8.3　1.1　2.5
DO A = 1 TO 2;	8.1　1.8　2.7
DO B = 1 TO 2;	8.0　2　2.7
DO Repeat = 1 TO 20;	6.6　1.4　1.9
INPUT Y1-Y3; OUTPUT;	6.5　1.7　2
END; END; END;	3.4　0.8　1.1
CARDS;	6.0　0.7　2.1
2.8　0.3　0.9	3.9　0.6　1.3
2.1　0.2　0.7	10.7　2.1　3.2
2.6　0.3　0.8	12.1　1.7　4
2.1　2.5　0.6	8.6　1.5　2.7
1.3　0.2　0.3	3.8　0.7　1.3
1.9　0.1　0.6	6.4　0.8　2
2.3　0.3　0.7	7.9　1.7　2.4
2.3　0.3　0.7	7.4　1.8　2.3
1.0　0　0.4	6.1　1.2　1.9
2.1　0.3　0.7	5.9　1　1.9

续表

程　序	程　序
2.0　0.3　0.6	12.7　2　3.9
1.0　0.1　0.4	13.4　2.4　4.1
1.7　0.1　0.5	8.7　1.4　2.4
1.8　0.1　0.5	11.4　1.7　3.6
0.7　0　0.1	16.2　1.8　5.3
2.4　0.2　0.8	17.5　2.6　5.8
1.8　0.1　0.5	8.9　2.7　3.1
1.9　0.1　0.5	11.2　2.8　3.9
3.4　0.3　1.2	12.7　2.7　4
1.7　0.1　0.2	13.0　2.4　4.2
3.7　0.7　1.2	11.7　2.6　3.9
1.0　0.1　0.3	14.2　2.7　4.7
1.9　0.3　0.6	6.4　1.7　2.1
4.1　0.5　1.4	12.0　2.7　3.9
3.8　0.7　1.1	6.1　1.7　1.9
4.5　0.9　1.6	8.8　1.4　2.7
6.5　1.1　2.1	12.1　1.7　4
4.9　1　1.5	11.5　1.8　3.5
3.7　0.6　1.3	10.5　2.1　3.6
1.9　0.3　0.7	14.8　2.2　4.3
5.0　1　1.6	;
3.9　0.3　1.4	RUN;
3.5　0.3　1.4	ODS HTML;
2.5　0.3　0.8	PROC GLM data = CT7_2;
6.3　0.7　1.9	CLASS A B;
3.3　0.8　1.2	MODEL Y1-Y3 = A B A*B/ SS3;
6.6　1　1.9	MANOVA H = A B A*B;
3.7　0.4　1.3	LSMEANS A * B / SLICE = A;
3.2　0.3　1.1	LSMEANS A * B / SLICE = B;
3.1　0.4　1.2	LSMEANS A * B / TDIFF PDIFF;
10.4　1.7　3.2	RUN;
10.7　1.9　3.3	ODS HTML close;
7.3　1.2　2.4	

主要输出结果及其解释：

MANOVA Test Criteria and Exact F Statistics for the Hypothesis of No Overall A Effect

H = Type Ⅲ SSCP Matrix for A

E = Error SSCP Matrix

$S = 1$ $M = 0.5$ $N = 36$

Statistic	Value	F Value	Num DF	Den DF	$Pr > F$
Wilks' Lambda	0.232 397 40	81.47	3	74	$<0.000\ 1$
Pillai's Trace	0.767 602 60	81.47	3	74	$<0.000\ 1$
Hotelling-Lawley Trace	3.302 974 13	81.47	3	74	$<0.000\ 1$
Roy's Greatest Root	3.302 974 13	81.47	3	74	$<0.000\ 1$

MANOVA Test Criteria and Exact F Statistics for the Hypothesis of No Overall B Effect

H = Type III SSCP Matrix for B

E = Error SSCP Matrix

S = 1 M = 0.5 N = 36

Statistic	Value	F Value	Num DF	Den DF	$Pr > F$
Wilks' Lambda	0.582 617 08	17.67	3	74	< 0.000 1
Pillai's Trace	0.417 382 92	17.67	3	74	< 0.000 1
Hotelling-Lawley Trace	0.716 393 22	17.67	3	74	< 0.000 1
Roy's Greatest Root	0.716 393 22	17.67	3	74	< 0.000 1

MANOVA Test Criteria and Exact F Statistics for the Hypothesis of No Overall A*B Effect

H = Type III SSCP Matrix for A*B

E = Error SSCP Matrix

S = 1 M = 0.5 N = 36

Statistic	Value	F Value	Num DF	Den DF	$Pr > F$
Wilks' Lambda	0.894 545 04	2.91	3	74	0.040 2
Pillai's Trace	0.105 454 96	2.91	3	74	0.040 2
Hotelling-Lawley Trace	0.117 886 70	2.91	3	74	0.040 2
Roy's Greatest Root	0.117 886 70	2.91	3	74	0.040 2

这里给出的是多元方差分析的结果：A因素（是否使用胃内水球）对Y1、Y2和Y3整体的影响有统计学意义（Wilks'λ = 0.232，F = 81.47，P < 0.000 1）；B（是否使用减肥药）对Y1、Y2和Y3整体的影响有统计学意义（Wilks'λ = 0.583，F = 17.67，P < 0.000 1）；交互作用项A*B对Y1、Y2和Y3整体的影响有统计学意义（Wilks'λ = 0.895，F = 2.91，P < 0.05）。

Least Squares Means

A	B	Y1 LSMEAN	Y2 LSMEAN	Y3 LSMEAN
1	1	1.945 000 0	0.295 000 00	0.585 000 00
1	2	3.855 000 0	0.585 000 00	1.280 000 00
2	1	7.405 000 0	1.370 000 00	2.345 000 00
2	2	11.690 000 0	2.155 000 00	3.745 000 00

这是两因素各水平组合下3项指标的校正均数。

两两比较的结果此处从略。

结论：使用胃内水球和减肥药对于体重减轻量（kg）、皮下脂肪厚度减小量（mm）、BMI变化（kg/m^2）3个指标总体而言有影响，且两者之间相互联系，使用胃内水球并适当使用减肥药对于该肥胖人群的减肥效果是最好的。

第8章 非诊断试验重复测量设计的统计分析

非诊断试验在本书中特指除了诊断试验外的其他类型的干预性临床试验。受试对象接受不同处理后，其观测指标的数值会随着时间的推移而发生动态变化，为了准确描述和分析这种动态变化，需要在不同时间点上记录每位受试对象身上观测指标的数值，这种同时考察和评价处理因素和时间因素对观测指标影响的试验设计方法就是重复测量设计。在医疗器械临床试验中，当器械用于受试对象后，经常会对其进行重复观测（随访），此时的研究设计类型属于重复测量设计。在重复测量试验设计中，主要评价指标既可以为定量指标也可以为定性指标。

一、重复测量设计定量资料的方差分析

按重复测量设计方案实施的试验，所得到的试验资料如果只有一个定量的观测指标，或者虽然有多个定量的观测指标，但各个定量观测指标之间在专业上并不存在相互联系或影响，则分析资料时，在资料满足特定参数检验的前提条件下，应采用重复测量设计定量资料的一元方差分析处理。对于重复测量多个临床终点的多元方差分析，方法较为复杂，在医疗器械临床试验中运用的很少，一般对多个指标仍然按多个一元方差分析处理，因此，本章对这部分内容不做介绍，有兴趣读者可参阅相关统计文献。

对于重复测量设计一元定量资料，本质上只有一个指标，但是在重复测量变量各个水平下（各个时间点）的值，由于是对同一例受试者进行的连续观测，因此一般具有很强的相关性，此时如果仍然视其为单变量的多个水平，需进行球性检验（sphericity test，Anderson，1958），因为单变量分析方法对协方差结构有着严格的要求，在SAS中，只要在REPEATED语句中加上选择项/PRINTE，便可实现此检验。如果将资料视为多元资料，可以运用多元方差分析，或者运用混合效应线性模型来处理，它们都允许资料存在相关性，以及协方差矩阵存在多样性。下文将介绍一元方差分析（GLM过程）和混合效应线性过程（MIXED过程）两种方法的SAS应用。

【例8-1】 某临床试验采用多中心、单盲、随机对照设计，验证西罗莫司可降解涂层钴铬合金冠状动脉药物洗脱支架系统的有效性和安全性，评价该支架的输送系统，与药物洗脱支架进行对照。按照入选和排除标准选取合适患者参加本次验证，对所有入选患者在支架置入后30天、90天、180天、270天、365天时进行临床随访；对所有入选患者在180天、270天（±30天）时进行造影随访，以标准的定量冠状动脉造影（QCA）评测获得的晚期管腔丢失为主要评价指标用来评价试验产品的有效性。以试验随访过程中的主要心脏不良事件（MACE）为主要安全性指标用来评价试验产品的安全性。QCA情况中参照血管直径（mm）见表8-1。

表8-1　两组受试者的参照血管直径（mm）

受试对象使用器械情况	受试对象编号	参照血管直径（mm）			
		时间：	术后	术后180天	270天
试验支架	1		3.11	2.96	2.42
	…		…	…	…
	15		3.22	3.55	2.48
药物洗脱支架	16		1.90	2.73	3.22
	…		…	…	…
	30		3.01	2.82	2.68

分析：受试对象使用器械的情况属于平行组设计，但是对于某些观测指标，如“参照血管直径（mm）”涉及随访观察，在样本失访率不高的前提下，这部分研究应视为重复测量设计，应该使用重复测量设计下的一些统计分析方法，即重复测量设计资料的方差分析。

利用GLM过程分析，程序如下（程序名为【CT8_1】）：

程　　序	说　　明
DATA CT8_1;	建立数据集
input group $ ID shuhou shu180 shu270;	
cards;	输入数据
1　1　3.11　2.96　2.42	
1　2　4.29　2.14　2.98	
1　3　2.05　2.72　3.31	
1　4　2.82　2.73　2.51	
1　5　2.81　3.26　2.50	
1　6　2.89　2.63　2.86	
1　7　2.38　3.11　2.85	
1　8　2.33　3.32　3.51	
1　9　2.22　3.75　2.31	
1　10　3.01　3.05　2.82	
1　11　3.11　2.99　2.00	
1　12　2.91　2.75　2.95	
1　13　3.08　2.96　2.49	
1　14　2.41　3.19　3.30	
1　15　3.32　3.55　2.48	
2　16　1.90　2.73　3.22	
2　17　2.56　2.32　3.77	
2　18　2.65　3.41　3.78	
2　19　3.26　3.73　3.10	
2　20　1.48　2.34　2.83	
2　21　2.44　3.45　2.55	

续表

程　序	说　明
2　22　2.10　1.98　2.45	
2　23　3.14　2.89　3.37	
2　24　2.90　3.04　3.35	
2　25　2.76　1.90　2.64	
2　26　2.28　3.52　3.26	
2　27　2.80　2.27　2.61	
2　28　3.04　2.64　3.06	
2　29　2.78　2.45　3.21	
2　30　3.01　2.82　2.68	
run;	
Ods html;	
PROC GLM data = CT8_1;	
class group;	调用一般线性过程进行分析
model shuhou shu180 shu270 = group/nouni;	
repeated time 3 /printe;	
run;	“Printe”意为进行球性检验
Ods html close;	

主要分析结果：

Sphericity Tests

Variables	DF	Mauchly's Criterion	Chi-Square	*Pr* > ChiSq
Transformed Variates	2	0.857 5	4.150 3	0.125 5
Orthogonal Components	2	0.949 0	1.412 0	0.493 6

这是球性检验的结果，“Orthogonal Components”输出的是正交对比的Mauchly球性检验统计量为0.949 0，$\chi^2 = 1.412\ 0$，$P = 0.493\ 6 > 0.05$，说明符合球性检验的假设。

The GLM Procedure

Repeated Measures Analysis of Variance

Tests of Hypotheses for Between Subjects Effects

Source	*DF*	Type Ⅲ SS	Mean Square	*F* Value	*Pr* > *F*
group	1	0.079 2	0.079 2	0.36	0.555 4
Error	28	6.224 6	0.222 3		

The GLM Procedure

Repeated Measures Analysis of Variance

Univariate Tests of Hypotheses for Within Subject Effects

Source	*DF*	Type Ⅲ SS	Mean Square	*F* Value	*Pr* > *F*	Adj *Pr* > *F*	
						G - G	H - F
time	2	0.571 0	0.285 5	1.22	0.303 3	0.302 3	0.303 3
time*group	2	1.501 5	0.750 7	3.20	0.048 1	0.050 8	0.048 1
Error（time）	56	13.119 0	0.234 2				

Greenhouse-Geisser Epsilon	0.951 5
Huynh-Feldt Epsilon	1.055 5

这里输出了最终的分析的结果，关于主效应“group” $F=0.36$，$P=0.555\ 4>0.05$，两组的总体参照血管直径（mm）均数差别无统计学意义，故不能拒绝无组间差异的无效假设。关于主效应“time” $F=1.22, P=0.303\ 3$，不同时间点参照血管直径（mm）均数是差别无统计学意义。交互项time*group $F=3.20$，$P=0.048\ 1<0.05$，可以认为，不同的组（试验组，对照组）在不同的时间点上参照血管直径（mm）是有差别的。

如果数据不服从球性假设，需要使用*H-F*值（Huynh-feldt Epsilon）对其自由度进行校正。此时，亦可使用Mixed过程进行分析。

结论：试验组与对照组参照血管直径（mm）差别无统计学意义，各个时间点的参照血管直径（mm）差别无统计学意义，但是二者具有一定的交互作用，具体可以进行两两比较。

在通常分析中，应该先考察交互项，如果交互项有统计学意义，它表示不同组别在不同时间点的指标均值具有差别，然后可以考虑进行两两比较的分析。当交互项有统计学意义时才对主效应（即分组）进行分析。

利用MIXED过程分析，程序如下（程序名为【CT8_2】）：

程　序	说　明
DATA CT8_2; Do group = 1 to 2; Do number = 1 to 15; Do time = 1 to 3; Input blood @@; output; end; end; end;	建立数据集
cards; 3.11　2.96　2.42 4.29　2.14　2.98 2.05　2.72　3.31 2.82　2.73　2.51 2.81　3.26　2.50	输入数据

续表

程　序	说　明
2.89　2.63　2.86 2.38　3.11　2.85 2.33　3.32　3.51 2.22　3.75　2.31 3.01　3.05　2.82 3.11　2.99　2.00 2.91　2.75　2.95 3.08　2.96　2.49 2.41　3.19　3.30 3.32　3.55　2.48 1.90　2.73　3.22 2.56　2.32　3.77 2.65　3.41　3.78 3.26　3.73　3.10 1.48　2.34　2.83 2.44　3.45　2.55 2.10　1.98　2.45 3.14　2.89　3.37 2.90　3.04　3.35 2.76　1.90　2.64 2.28　3.52　3.26 2.80　2.27　2.61 3.04　2.64　3.06 2.78　2.45　3.21 3.01　2.82　2.68 ; run;	
%macro mixed（model）; PROC MIXED data = CT8_2; class group number time; model blood = group time group*time; repeated / type = &model sub = number（group）; run; quit; %mend; %mixed（vc）; %mixed（cs）; %mixed（un）; %mixed [AR（1）]; %mixed [SP（pow）(Time）];	调用混合效应线性模型过程进行分析 程序利用宏，写了5个过程步，其本质相同，只是“TYPE =”后的选择项不同，它标志着估计时间点之间的协方差矩阵的类型不同。TYPE = VC叫作方差分量型模型、TYPE = CS叫作复合对称型模型、TYPE = UN叫作无结构型模型、TYPE = AR（1）叫作一阶自回归型模型、TYPE = SP（POW）叫作空间幂型模型

主要分析结果（表8-2）:

表8-2　五种模型的Fit Statistics

协方差结构模型	-2 Res Log Likelihood	AIC（smaller is better）	AICC（smaller is better）	BIC（smaller is better）
VC	131.3	133.3	133.3	134.7
CS	131.3	135.3	135.4	138.1
UN	129.3	141.3	142.3	149.7
AR（1）	131.3	135.3	135.4	138.1
SP（POW）	131.3	135.3	135.4	138.1

5个模型待估计的协方差结构中的参数个数分别是1、2、6、2、2，对上面的结果进行选择，其中的要求是AIC、AICC、BIC都是越小越好，模型中所用的参数越少越好。另外，用似然比的数值，还可以对上面的模型进行更量化的比较，具体方法可以参见有关专著。直观上比较，可以认为上面应该选择VC这个模型，因为其AIC、AICC、BIC值都是最小的，且参数的个数也是最少的，因此应按上面由“TYPE＝VC”计算的结果来下统计和专业结论为宜，将程序修改如下。

程序名为【CT8_3】。

程　　序	说　　明
DATA CT8_3;	建立数据集
Do group＝1 to 2;	
Do number＝1 to 15;	输入数据
Do time＝1 to 3;	
Input blood @@; output; end; end; end;	
cards;	
/* 输入程序CT8_2的数据 */	
;	
run;	
Ods html;	
PROC MIXED data＝CT8_3;	调用混合效应线性模型进行分析
class group number time;	
model blood＝group time group*time;	
repeated / type＝un sub＝number（group）;	对其进行两两比较
lsmeans group*time /cl diff pdiff;	
run; quit;	
Ods html close;	

主要输出结果：

The Mixed Procedure

Null Model Likelihood Ratio Test

DF	Chi-Square	*Pr*＞ChiSq
5	2.03	0.845 1

Type 3 Tests of Fixed Effects

Effect	Num *DF*	Den *DF*	*F* Value	*Pr* > *F*
group	1	28	0.36	0.555 4
time	2	28	1.04	0.366 2
group*time	2	28	3.98	0.030 2

这里输出了最终的分析结果，关于主效应“group” $F=0.36$，$P=0.555\ 4>0.05$，两组的总体参照血管直径（mm）均数差别无统计学意义，故不能拒绝无组间差异的无效假设。关于主效应“time” $F=1.04$，$P=0.366\ 2$，不同时间点参照血管直径（mm）均数差别无统计学意义。交互项time*group $F=3.98$，$P=0.030\ 2<0.05$，可以认为，不同的组（试验组，对照组）在不同的时间点上参照血管直径（mm）总体均数是有差别的。

Differences of Least Squares Means

Effect	group	time	_group	_time	Estimate	Standard Error	*DF*	*t* Value	*Pr* > |*t*|	Alpha	Lower	Upper
group*time	1	1	1	2	−0.158 0	0.191 8	28	−0.82	0.417 1	0.05	−0.550 9	0.234 9
group*time	1	1	1	3	0.096 7	0.179 5	28	0.54	0.594 5	0.05	−0.271 0	0.464 3
group*time	1	1	2	1	0.242 7	0.190 7	28	1.27	0.213 8	0.05	−0.148 1	0.633 4
group*time	1	1	2	2	0.083 3	0.185 2	28	0.45	0.656 2	0.05	−0.296 0	0.462 7
group*time	1	1	2	3	−0.209 3	0.173 1	28	−1.21	0.236 6	0.05	−0.563 9	0.145 2
group*time	1	2	1	3	0.254 7	0.157 2	28	1.62	0.116 3	0.05	−0.067 2	0.576 6
group*time	1	2	2	1	0.400 7	0.185 2	28	2.16	0.039 2	0.05	0.021 3	0.780 0
group*time	1	2	2	2	0.241 3	0.179 5	28	1.34	0.189 5	0.05	−0.126 3	0.608 9
group*time	1	2	2	3	−0.051 3	0.166 9	28	−0.31	0.760 7	0.05	−0.393 3	0.290 6
group*time	1	3	2	1	0.146 0	0.173 1	28	0.84	0.406 0	0.05	−0.208 5	0.500 5
group*time	1	3	2	2	−0.013 3	0.166 9	28	−0.08	0.936 9	0.05	−0.355 3	0.328 6
group*time	1	3	2	3	−0.306 0	0.153 4	28	−2.00	0.055 8	0.05	−0.620 2	0.008 2
group*time	2	1	2	2	−0.159 3	0.191 8	28	−0.83	0.413 2	0.05	−0.552 2	0.233 6
group*time	2	1	2	3	−0.452 0	0.179 5	28	−2.52	0.017 8	0.05	−0.819 7	−0.084 3
group*time	2	2	2	3	−0.292 7	0.157 2	28	−1.86	0.073 1	0.05	−0.614 6	0.029 3

这是两两比较的结果，“*Pr* > |*t*|”一列即为两两比较的概率，“group = 2，time = 1，group = 2，time = 3”一行的P值为0.017 8，说明对照组支架在术后和术后270天的参照血管直径（mm）是有差别的。

结论：试验组和对照组在各个时间点参照血管直径（mm）上差别无统计学意义，但是对照组在术后和术后270天参照血管直径（mm）均数差别有统计学意义。

二、重复测量设计定量资料的一元协方差分析

在重复测量设计中，有时除观测临床终点变量外，还会存在协变量，它们的存在会影响终点变量的计算，此时如果将其作为一般的重复测量资料进行方差分析，结果有可能是不准确的，需要对这种数据运用协方差分析。例如，试验中对每一个受试对象在不同的时间点上某一指标进行了重复测量，而且在“术前”观测了一次、在“术后”观测了k（$k \geqslant 2$）次，则应以术前点观测的结果作为“协变量”来处理比较恰当，因为“术前”和“术后6个月”“术后12个月”“术后24个月”的观察，除了“时间”不同，是否进行了手术也是不同的，换言之，它们不是一个变量的4个水平，“术后6个月”“术后12个月”“术后24个月”的观察值可以作为一个变量（即术后不同时间）的3个水平，而“术前”观察值则应作为协变量，由于每个受试对象“术前”某些指标的观察值就是不同的，它可能对结果产生影响，因此我们需要利用协方差分析消除“因基础值不同”而对术后观测结果所造成的影响，更好地阐明不同的受试者在术后不同时间点上观测指标的动态变化情况。

【例8-2】 沿用【例8-1】的数据，对于受试者术前的参照血管直径（mm）也给予了测量，数据见表8-3。利用协方差分析，评价试验组与对照组受试者参照血管直径（mm）随时间变化是否存在差异。

表8-3　两组受试者的参照血管直径（mm）

受试对象使用器械情况	受试对象编号	参照血管直径（mm）				
		时间：	术前	术后	术后180天	270天
试验支架	1		1	3.11	2.96	2.42
	…		…	…	…	…
	15		15	3.22	3.55	2.48
药物洗脱支架	16		16	1.90	2.73	3.22
	…		…	…	…	…
	30		30	3.01	2.82	2.68

程序名为【CT8_4】。

程　　序	说　　明
DATA CT8_4;	建立数据集
input group $ ID shuqian shuhou shu180 shu270 @@;	
cards;	
1　1　3.10　3.11　2.96　2.42	输入数据
1　2　3.26　4.29　2.14　2.98	
1　3　2.76　2.05　2.72　3.31	
1　4　2.14　2.82　2.73　2.51	
1　5　3.64　2.81　3.26　2.50	

续表

程　序	说　明
1　6　3.20　2.89　2.63　2.86	
1　7　2.64　2.38　3.11　2.85	
1　8　3.00　2.33　3.32　3.51	
1　9　2.46　2.22　3.75　2.31	
1　10　3.13　3.01　3.05　2.82	
1　11　3.03　3.11　2.99　2.00	
1　12　2.89　2.91　2.75　2.95	
1　13　2.61　3.08　2.96　2.49	
1　14　2.82　2.41　3.19　3.30	
1　15　2.67　3.32　3.55　2.48	
2　16　2.74　1.90　2.73　3.22	
2　17　3.10　2.56　2.32　3.77	
2　18　2.54　2.65　3.41　3.78	
2　19　3.35　3.26　3.73　3.10	
2　20　2.02　1.48　2.34　2.83	
2　21　3.15　2.44　3.45　2.55	
2　22　3.28　2.10　1.98　2.45	
2　23　2.38　3.14　2.89　3.37	
2　24　2.77　2.90　3.04　3.35	
2　25　2.43　2.76　1.90　2.64	
2　26　2.47　2.28　3.52　3.26	
2　27　2.95　2.80　2.27　2.61	
2　28　3.33　3.04　2.64　3.06	
2　29　1.82　2.78　2.45　3.21	
2　30　2.80　3.01　2.82　2.68	
run;	
Ods html;	
PROC GLM data = CT8_4;	
class group;	调用一般线性过程进行分析
model shuhou shu180 shu270 = group shuqian/nouni E X XPX;	
MANOVA H = group shuqian/printe printh;	“MANOVA”意为将“术前”作为协变量行多元方差分析
Lsmeans group;	“Lsmeans group”是输入校正“术前”指标值后，术后几次观测的均值
run;	
Ods html close;	

主要分析结果：

The GLM Procedure

Multivariate Analysis of Variance

MANOVA Test Criteria and Exact F Statistics for the Hypothesis of No Overall group Effect

H = Type III SSCP Matrix for group

E = Error SSCP Matrix

S = 1 M = 0.5 N = 11.5

Statistic	Value	*F* Value	Num *DF*	Den *DF*	*Pr* > *F*
Wilks' Lambda	0.799 3	2.09	3	25	0.126 7
Pillai's Trace	0.200 7	2.09	3	25	0.126 7
Hotelling-Lawley Trace	0.251 1	2.09	3	25	0.126 7
Roy's Greatest Root	0.251 1	2.09	3	25	0.126 7

这是对两组随时间变化参照血管直径（mm）是否存在差别的假设检验结果，Wilks' Lambda = 0.799，P = 0.126 7 > 0.05，因此可以说明，对照组和试验组受试者术后3个时间点参照血管直径（mm）均数差别无统计学意义。

MANOVA Test Criteria and Exact F Statistics for the Hypothesis of No Overall shuqian Effect

H = Type III SSCP Matrix for shuqian

E = Error SSCP Matrix

S = 1 M = 0.5 N = 11.5

Statistic	Value	*F* Value	Num *DF*	Den *DF*	*Pr* > *F*
Wilks' Lambda	0.907 3	0.85	3	25	0.479 2
Pillai's Trace	0.092 7	0.85	3	25	0.479 2
Hotelling-Lawley Trace	0.102 1	0.85	3	25	0.479 2
Roy's Greatest Root	0.102 1	0.85	3	25	0.479 2

这是“术前”对“术后”参照血管直径（mm）是否存在影响的假设检验结果，Wilks' Lambda = 0.90，P = 0.479 2 > 0.05，因此，不能认为“术前”的指标值对于“术后”的观测结果有影响。

The GLM Procedure

Least Squares Means

group	shuhou LSMEAN	shu180 LSMEAN	shu270 LSMEAN
1	2.822 0	3.004 8	2.757 0
2	2.634 0	2.768 6	3.054 2

这是校正“术前”参照血管直径（mm）值后，“术后”几次观测的均值。

三、具有重复测量变量高维列联表的统计分析

所谓具有重复测量变量的高维列联表资料是指表中所涉及的定性变量的个数≥3，其中一个变量涉及重复测量。对于此类列联表统计分析可使用加权最小二乘法分析。

【例8-3】 在传统抗血小板和抗凝治疗基础上，加用血小板糖蛋白Ⅱb/Ⅲa受体拮抗剂替罗非班，能否改善ST段抬高型急性心肌梗死（STEMI）患者冠状动脉介入治疗（PCI）术后的心肌组织灌注水平。方法：通过冠状动脉造影（CAG）确诊为STEMI的患者144例，87例患者接受传统抗血小板和抗凝治疗作为对照组，57例患者在CAG术后在对照组治疗的基础上加用替罗非班作为治疗组，治疗组患者在接受替罗非班静脉负荷量后即刻开始PCI，对照组患者在CAG术后亦立即接受PCI治疗。应用TIMI分级和TIMI心肌灌注分级（TMP）评价术前术后心肌灌注变化，并分析治疗前后患者心电图ST段偏移总和比值（sumSTR）的变化。试分析两组患者治疗前后TIMI分级人数有无变化，数据见表8-4。

表8-4　两组患者心肌灌注术前术后TIMI血流分级比较

分组	分级	例数	
		术前	术后
治疗组	TIMI 0～2级	53	5
	3级	4	52
对照组	TIMI 0～2级	82	16
	3级	5	71

分析：该资料有3个定性变量，其中时间变量涉及重复测量，可使用最小二乘法分析。但是上表是无法了解受试者治疗前后TIMI分级的变化信息的，向软件录入时，应按表8-5形式录入数据。

表8-5　两组患者心肌灌注术前术后TIMI血流分级比较

分组	疗效*		例数
	治疗前	治疗后	
治疗组	0	1	48
	0	0	5
	1	0	0
	1	1	4
对照组	0	1	66
	0	0	16
	1	0	0
	1	1	5

注：*表内“0”代表“TIMI0～2级”，“1”代表“3级”

SAS程序如下（程序名为【CT8_5】）：

```
DATA CT8_5;
INPUT g t1 t2 f;
CARDS;
1  0  1  48
1  0  0  5
1  1  0  0
1  1  1  4
2  0  1  66
2  0  0  16
2  1  0  0
2  1  1  5
;
run;
ods html;
PROC CATMOD data=CT8_5;
WEIGHT f;
RESPONSE MARGINALS;
MODEL t1*t2 = g|_RESPONSE_ /pred=freq cov;
repeated t;
run;
ods html close;
```

输出结果如下：

Response Functions and Covariance Matrix

Sample	Function Number	Response Function	Covariance Matrix	
			1	2
1	1	0.929 8	0.001 1	0.000 1
	2	0.087 7	0.000 1	0.001 4
2	1	0.942 5	0.000 6	0.000 1
	2	0.183 9	0.000 1	0.001 7

Analysis of Variance

Source	*DF*	Chi-Square	*Pr*＞ChiSq
Intercept	1	858.32	＜0.000 1
g	1	2.21	0.136 8
t	1	577.43	＜0.000 1
g*t	1	1.57	0.210 1
Residual	0	.	.

Analysis of Weighted Least Squares Estimates

Effect	Parameter	Estimate	Standard Error	Chi-Square	*Pr*＞ChiSq
Intercept	1	0.536 0	0.018 3	858.32	＜0.000 1
g	2	−0.027 2	0.018 3	2.21	0.136 8
t	3	0.400 2	0.016 7	577.43	＜0.000 1
g*t	4	0.020 9	0.016 7	1.57	0.210 1

Predicted Values for Response Functions

g	Function Number	Observed		Predicted		Residual
		Function	Standard Error	Function	Standard Error	
1	1	0.929 8	0.033 8	0.929 8	0.033 8	0
	2	0.087 7	0.037 5	0.087 7	0.037 5	0
2	1	0.942 5	0.025 0	0.942 5	0.025 0	0
	2	0.183 9	0.041 5	0.183 9	0.041 5	0

结论：由输出结果可以得到，分组的不同疗效差别是没有统计学意义的，$\chi^2=2.21$，$P=0.136\ 8>0.05$。治疗前、治疗后疗效差别是有统计学意义的，$\chi^2=577.43$，$P<0.000\ 1$。

具有重复测量的高维列联表资料的整理比较复杂，只按表8-5整理数据是极难分析的，本例只有两个时间点，并且分级也只有两个水平，如果有多个时间点、分级多个水平，则应该规范地将数据整理表8-1的形式，否则数据信息是表达不完整的，也无法录入软件进行分析。

第9章 非诊断试验单组目标值设计及统计分析

非诊断试验在本书中特指除了诊断试验外的其他类型的干预性临床试验。随机对照临床试验（randomized controlled trial，RCT）通过随机分组和设立对照来减少试验可能发生的偏倚，提高试验质量。由于随机对照临床试验要求严格、科学性强、研究证据可靠，因此被作为验证疗效的金标准。然而，由于某些医疗器械临床试验的特殊性，有时并不适用随机对照临床试验，例如，被试器械与对照组疗效相差巨大时可能带来的伦理学问题，或受试者不能依从随机化分组方案等。

近年来，随着国家鼓励产品创新，有些国际或国内首创产品，很难找到同类产品或同类治疗手段，以进行良好设计的随机对照临床试验，因此，单组目标值法（objective performance criteria，OPC；或performance goal，PG）设计在医疗器械临床试验中应运而生。在美国FDA对医疗器械临床试验的审评中，目标值法在某些医疗器械临床试验中的应用已被认可，并将其作为RCT不适用时的替代方法之一。本章将具体介绍单组目标值法的应用步骤、试验假设、样本量的确定及目标值法置信区间的估计。

一、方法介绍

美国FDA对目标值定义为：通常单组目标值法由某类器械安全性（或有效性）主要评价指标的靶值（target）或目标值（OPC）和被试产品的预期安全性（或有效性）点估计及其单侧置信区间界限（通常为95%单侧置信区间界限）组成。当临床试验结束后，应将被试产品主要评价指标的安全性（或有效性）点估计值和其单侧置信区间与预先设定的靶值（目标值）进行比较。如果点估计值的单侧置信区间界限不低于（对于高优指标），或不高于（对于低优指标）OPC的靶值，即认为该医疗器械的安全性（或有效性）达标。

目标值通常来源于法规监管部门相关产品临床试验技术指导原则，或国标、行标、专家共识等某医疗器械领域临床认可的、国内外公认的该器械的主要疗效/安全性评价指标及其评价标准，则也可以此评价标准作为目标值；也可来自大量历史数据库（如文献资料或历史记录）系统综述或meta分析结果。根据该目标值计算临床试验所需样本量，进行符合该目标值的单组试验。

二、应用步骤

应用目标值法进行临床试验的基本步骤如下所述。

1.根据临床专业知识确定研究器械的主要疗效/安全性评价指标。

2.根据历史数据或审评机构，明确本研究领域临床认可的、国内/国外公认的疗效/安全性评价标准（如FDA/SFDA指导原则、ISO标准、国标或部标等规范或指南），并以此作为主要评价指标的目标值。

3. 根据目标值确定该临床试验所需的样本量，即受试者人数。

4. 所有受试者接受该医疗器械的治疗或检查，观察其有效性和安全性指标。

5. 估计主要评价指标的单侧95%置信区间，并与目标值进行比较，得出结论。

三、假设检验与统计分析

应用目标值法的医疗器械临床试验是将主要指标的单侧95%置信区间与目标值进行比较的单组试验，其分析的主要评价指标往往为二分类变量（例如，验证射频消融导管的即刻手术成功率>85%），此时，可将该类临床试验视为单样本率与已知总体率的比较研究，故其检验假设为：

$$H_0: P \geqslant P_0,\ H_1: P < P_0 \quad \text{或} \quad H_0: P \leqslant P_0,\ H_1: P > P_0$$

其中，P为预期的主要终点事件发生率，P_0为OPC单侧95%置信区间界限。

当主要评价指标为连续变量时，可将该临床试验视为单样本均数与已知总体均数的比较研究，故其检验假设为：

$$H_0: \mu \geqslant \mu_0,\ H_1: \mu < \mu_0 \quad \text{或} \quad H_0: \mu \leqslant \mu_0,\ H_1: \mu > \mu_0$$

其中，μ为预期的主要评价指标均值，μ_0为OPC单侧95%置信区间界限。

当主要评价指标为高优指标，即P/μ的取值越大越好时，则需提前明确主要指标OPC的单侧置信区间下限（例如，射频消融导管的即刻手术成功率至少为85%），检验假设为$H_0: P \leqslant P_0$，$H_1: P > P_0$或$H_0: \mu \leqslant \mu_0$，$H_1: \mu > \mu_0$。通过统计分析得到主要指标的单侧置信区间，若其置信区间下限大于OPC的置信区间下限，即可认为医疗器械的有效性/安全性达标。

当主要评价指标为低优指标，即P/μ的取值越小越好时，则需提前明确主要指标OPC的单侧置信区间上限（例如，不良事件的发生率最多为10%），检验假设为$H_0: P \geqslant P_0$，$H_1: P < P_0$或$H_0: \mu \geqslant \mu_0$，$H_1: \mu < \mu_0$。通过统计分析得到主要指标的单侧置信区间，若其置信区间上限小于OPC的置信区间上限，即可认为医疗器械的有效性/安全性达标。

（一）样本量的确定

样本量估计是临床试验设计中极为重要的环节，充足的样本量才能保证试验有足够的把握度发现实际存在的差异。然而，当样本量过大，会使过多的受试者暴露于危险因素之下，违背伦理要求，也会造成不必要的人力、物力和财力的浪费。因此，准确地估计样本量是临床试验得以有效进行的保证。以下分别介绍主要评价指标为定性指标和定量指标的样本量计算方法。

1. 定性指标　当P或P_0接近0.5时，Dixon，Massey（1983）提出，应根据正态近似法计算单组率的样本量，计算公式如下：

$$N=\frac{[Z_{1-\alpha}\sqrt{P_0(1-P_0)}+Z_{1-\beta}\sqrt{P(1-P)}]^2}{(P_0-P)^2} \tag{9-1}$$

式中，α为检验水准，常取双侧0.05或单侧0.025；$1-\beta$为检验效能，一般取值80%；P_0为OPC的95%置信区间界限值；P为预期主要终点的发生率；$Z_{1-\alpha}$和$Z_{1-\beta}$为标准正态分布的分位数。值得注意的是，当数据来自人数有限的总体时，需对样本量的估计值进行调整，即$n'=nN/(n+N)$，其中n'为调整后的样本量估计值，n为通过式（9-1）求得的样本量估计值，N为总体人数。

当P或P_0接近0或1时，Dixon、Massey（1983）和Chernick、Liu（2002）提出，应基于累积二项分布计算检验效能，再由预期的检验效能反推所需样本量。在计算样本量时，先设定样本量初始值，然后根据检验水准α和二项分布B（n, P_0）得到拒绝域，再由拒绝域和二项分布B（n,

P）求得检验效能，迭代样本量直到所得的检验效能满足条件为止，此时的样本量，即研究所需的样本量。P_0为OPC单侧95%置信区间界限值；P为预期主要终点的发生率。

对于检验水准为α的单侧检验，H_0: $P \geqslant P_0$，H_1: $P < P_0$，其拒绝域为（0，k），其中k为r的最大值，r满足下式，k、r均为非负整数：

$$\sum_{i=0}^{r}\frac{n!}{i!(n-i)!}P_0^i(1-P_0)^{n-i} \leqslant \alpha \tag{9-2}$$

相应的检验效能$1-\beta$计算公式如下：

$$1-\beta=\sum_{i=0}^{k}\frac{n!}{i!(n-i)!}P^i(1-P)^{n-i} \tag{9-3}$$

对于检验水准为α的单侧检验，H_0: $P \leqslant P_0$，H_1: $P > P_0$，其拒绝域为（k，$+\infty$），其中k为r的最小值，r满足下式，

$$\sum_{i=0}^{r}\frac{n!}{i!(n-i)!}P_0^i(1-P_0)^{n-i} \geqslant 1-\alpha \tag{9-4}$$

相应的检验效能$1-\beta$计算公式如下：

$$1-\beta=1-\sum_{i=0}^{k}\frac{n!}{i!(n-i)!}P^i(1-P)^{n-i} \tag{9-5}$$

2.定量指标　当主要指标为连续变量时，目标值的假设检验可视为单样本t检验。O'Brien和Muller（1993）给出的单样本t检验的样本量估计是建立在自由度为$n-1$，非中心参数为$\sqrt{n}(\frac{\mu-\mu_0}{\sigma})$的非中心$t$分布基础上。其检验效能的计算公式为：

$$1-\beta=1-Prob\ t\left(t_{1-\alpha,\ n-1},\ n-1,\ \sqrt{n}\left(\frac{|\mu-\mu_0|}{\sigma}\right)\right) \tag{9-6}$$

式中，μ为预期的主要评价指标均值，μ_0为OPC单侧95%置信区间界限，σ为预期的总体标准差。在计算样本量时，一般先设定样本量初始值，然后迭代样本量直到所得的检验效能满足条件为止。此时的样本量，即研究所需的样本量。

对于部分定性指标和定量指标的样本量估计，需要不断迭代来计算，如果手工计算会非常复杂。随着计算机技术的发展，可应用样本量计算的专业软件，如nQuery、PASS等，进行估计，也可用SAS软件编程来估算样本量。

（二）置信区间的估计

区间估计是按预先给定的概率（$1-\alpha$）所确定的包含未知总体参数的一个范围，该范围称为参数的置信区间（confidence interval，CI），其含义为：如果能进行重复抽样试验，平均有$1-\alpha$（如95%）的置信区间包含了总体参数；预先给定的概率$1-\alpha$称为可信度或置信度（confidence level），常取双侧0.05或单侧0.025。置信区间通常由两个可信界限（confidence limit，CL）构成，其中较小的值是可信下限（lower limit，L），较大的值是可信上限（upper limit，U），一般表示为（L，U）。

1.定性指标　对于定性资料，可根据nP（$1-P$）的大小，采用近似正态法或精确二项分布法来估计置信区间，其中，n为病例数，P为试验得到的主要终点发生率。

当nP（$1-P$）>5时，采用正态近似法，根据u分布可得主要终点发生率的单侧1-α置信区

间为：

$$\mu > L = P - u_{\alpha}\sqrt{\frac{P(1-P)}{n}} \text{ 或 } \mu < U = P + u_{\alpha}\sqrt{\frac{P(1-P)}{n}} \quad (9\text{-}7)$$

当nP（1-P）＜5时，采用精确二项分布法，若$P=0$，则率的置信区间下限为0，上限的计算公式为$U=1-\sqrt[n]{\alpha}$；若$P>0$，则由二项分布与F分布的关系，可得率的单侧置信区间为：

$$\mu > L = x/[x+(n-x+1)F(2(n-x+1), 2x, 1-\alpha/2)] \quad (9\text{-}8)$$

$$\text{或}\mu < U = \frac{(x+1)F[2(x+1),2(n-x)]}{(n-x)+(x+1)F[2(x+1),2(n-x),1-\alpha]} \quad (9\text{-}9)$$

式中，x为事件发生数，F（$df1$，$df2$，P）为F分布的分位数，在SAS软件中可用FINV（P，ndf，ddf）函数计算该分位数。

2. 定量指标　对于定量资料，可根据样本含量的大小，采用t分布或u分布两种方法估计置信区间。样本量较小时，根据t分布的原理可得主要指标均数的单侧1-α置信区间为：

$$\mu > L = \bar{x} - t_{\alpha,\ n-1}S_{\bar{x}} \text{ 或 } \mu < U = \bar{x} + t_{\alpha,\ n-1}S_{\bar{x}} \quad (9\text{-}10)$$

当样本量足够大（如$n>60$）时，根据u分布的原理可得主要指标均数的单侧1-α置信区间为：

$$\mu > L = \bar{x} - u_{\alpha}S_{\bar{x}} \text{ 或 } \mu < U = \bar{x} + u_{\alpha}S_{\bar{x}} \quad (9\text{-}11)$$

式中，$\bar{x}$为样本均数，$S_{\bar{x}}$为样本均数的标准误。

四、实例分析

某临床试验欲验证某射频消融导管的有效性和安全性，由于射频消融导管技术成熟、风险可控，在临床的应用较为广泛，其预期疗效相对明确，所以采用单组目标值设计。

美国FDA有相关产品的临床试验指导原则（见Cardiac Ablation Catheters Generic Arrhythmia Indications for Use; Guidance for Industry），其中明确规定了该类产品的主要疗效评价指标之一为即刻手术成功率，且规定只有当被试产品的即刻手术成功率的95%置信区间下限＞85%时，该产品方可达标。此处的85%即为目标值。

如果通过临床验证试验，证明被试产品即刻成功率的95%置信区间下限达到并超过上述目标值（85%），则可以认为该射频消融导管能满足临床应用的要求。接下来以主要评价指标之一“即刻手术成功率”为例，给出该产品样本量和95%置信区间估计的过程。

1. 建立检验假设，确定检验水准

$$H_0: P \leqslant P_0,\ H_1: P > P_0$$

其中，P为试验预期射频消融导管的即刻手术成功率（预期能达到95%），P_0为OPC95%置信区间下限值（规定为85%）。检验水准α取单侧0.025。

2. 确定试验所需样本量　被试产品射频消融导管预期的即刻手术成功率为95%，目标值为85%。由于P和P_0较接近1，当检验水准取单侧0.025，检验效能取80%时，根据累积二项分布法得出，本试验至少需要入选79例受试者；考虑研究过程中最大可能出现20%的脱落率，故本研究预计入选患者99例。根据14.1的计算公式，用SAS统计软件编程实现样本量的估计，SAS程序如下（程序名为【CT9_1】）。

```
%macro Binomial (a, P0, P, n);
data Binomial;
a=&a; P0=&p0; P=&p; n=&n;
if P<P0 then do;
k=n;
do until [CDF ('BINOM', k, P0, n) ≤a];
  k=k-1;
end;
power=CDF ('BINOM', k, P, n);
end;
if P>P0 then do;
k=0;
do
until {[1-CDF ('BINOM', k, P0, n)] ≤a};
k=k+1;
      end;
power=1-CDF ('BINOM', k, P, n);
end;
format power 4.2;
run;
proc print data=Binomial label;
  var a P0 p power n;
  label a= '检验水准'
        P0= '目标值'
        P= '预期主要终点发生率'
        power= '检验效能'
        n= '样本量';
quit;
%mend Binomial;
%Binomial (0.025, 0.85, 0.95, 79);
```

SAS程序说明：创建名为Binomial的宏程序，其参数的意义分别为：*a*为检验水准；P_0为目标值；*P*为试验预期主要终点发生率；power为检验效能（把握度）；*n*为样本量。

SAS输出结果如下：

检验水准	目标值	预期主要终点发生率	检验效能	样本量
0.025	0.85	0.95	0.80	79

3.估计成功率的95%置信区间　本研究选取100名受试者进行临床试验，有97名受试者即刻手术取得成功。由于$nP(1-P)=2.91<5$，应采用精确二项分布法计算置信区间下限，成功率的单侧置信区间下限计算公式如下：

$$\mu > L = x/[x+(n-x+1)F_{(2(n-x+1),\ 2x,\ 1-\alpha/2)}]$$
$$=97/[97+4F_{(8,194,0.9875)}]=0.91=91\%$$

4.结果解释　统计分析结果显示，该射频消融导管的即刻手术成功率的单侧95%置信区间下限值为91%，达到并超过目标值85%，可以认为该射频消融导管能够满足临床应用的要求。

五、单组目标值设计方法的适用条件

（一）低风险、成熟的产品

目标值法由于没有同期对照组，因此，无法与市场同类产品对比，不能得到临床实践的广泛认可，因此通常仅适用于低风险产品，手术成功率必须高于90%，在试验进行前与进行过程中，需要反复与法规监管部门（如国家食品药品监督管理局）、临床专家和统计学专家进行论证。

（二）目标值的确认需要获得充分的支持

单组目标值法临床试验的关键是确定目标值。目标值应由良好设计的大样本临床研究数据汇总得到，有足够多的文献数据的支持，且应被法规监管部门及临床业界等广泛认可和接受，或为国内/国外公认的疗效/安全性评价标准（如FDA/NMPA指导原则、ISO标准、国标、部标、行标等规范或指南）。

（三）保证试验样本量充足

在试验设计阶段，要准确地估计样本量，保证具有足够的检验效能。此外，与随机对照试验相比，目标值法的优点是操作容易，但试验前期需要花费大量的时间，搜集大量的同类产品或同类治疗手段的临床试验资料，来确定可被广泛接受、公认的目标值。

（四）充分了解试验的影响因素

目标值法没有同期对照组，无法调整非处理因素对结果的影响，所以在解释上带来一定的困难。研究结果的解释必须限定在某些特定条件之下。如受试者的入选标准和排除标准必须明确，如果年龄、性别、疾病严重程度发生改变，目标值及临床试验结果也会随之改变；此外，医院的医疗及护理水平的高低也会对试验结果造成一定影响。这不仅要求临床试验的质量控制要严格，也要求确定目标值时要充分考虑到各种因素的影响。

第10章 非诊断试验中的多重比较

非诊断试验在本书中特指除了诊断试验外其他类型的干预性临床试验。在临床试验中，通常根据试验方案的需要，可为试验组设置一个或多个对照组，试验器械也可按照若干种治疗强度设组，此时就会出现多个平行组，对于这类数据进行组与组之间的统计分析统称为多重比较或两两比较，本章就两两比较的方法做出简要的介绍，并结合实例给出相应的SAS程序和输出结果的具体解释。

在多个平行组设计中，对组与组之间进行两两比较时，如果仍然使用t检验或者两个独立样本比较的Wilcoxon秩和检验，就会增加犯Ⅰ类错误的概率。其原因在于，虽然每进行一次比较犯Ⅰ类错误的概率依旧是事先所确定的检验水准，通常为$\alpha=0.05$，但是比较的次数却大大增加了。假设有1个对照组，3个试验组，也就是有4个样本均数，则进行任意两组间相互比较的总次数为$C_4^2=6$次，这时完成全部6次比较后，所犯的Ⅰ类错误的概率为$1-(1-0.05)^6=0.265$。显然，在这种情况下选择t检验进行多个水平之间的两两比较是不恰当的，需要选择其他校正的统计分析方法。

与两两比较有关的一些基本概念，这里做一简单介绍。每做一次比较，犯Ⅰ类错误的概率称为比较误差率；做完全部比较所犯Ⅰ类错误的概率称为试验试验试验误差率；完全无效假设是指所有组资料所对应的总体均数都相等，也就是进行方差分析时建立的原假设；部分无效假设则是指部分组所对应的总体均数相等；在任何完全或部分无效假设下，做完全部比较所犯Ⅰ类错误概率的最大值称为最大试验试验试验误差率。

一、多个均数间的两两比较

多重比较从功能上讲主要分为两类，第一类即任何两个均数之间都要进行比较；第二类为多个试验组均数之间不比较，但需要将各试验组分别与同一个对照组均数进行比较。

设某试验试验试验因素有k个水平，也就是有k个均数，第i组和第j组的总体均数分别为μ_i和μ_j，样本均数分别为$\overline{X}_i$和$\overline{X}_j$，样本例数分别为n_i和n_j，$MS_{误差}$为某种试验试验定量资料方差分析中的误差均方，误差项的自由度为$v_{误差}$。

（一）所有处理组与对照组均数的比较

在很多研究中，分析的目的是比较多个处理组与1个对照组均数之间差异有无统计学意义，在实验因素的k个水平中，有k-1个处理组和1个对照组，此时只需要进行k-1次检验即可。常用的方法为*Dunnett's t*检验法，它是t检验法的一种修正。

假设μ_0为对照组对应的总体均数，$\overline{X}_0$与n_0分别为对照组的样本均数和例数，μ_i为第i个处理组的总体均数，$i=1, 2, \cdots, k-1$，则原假设和备择假设分别为：

H_0: $\mu_i=\mu_0$，即第i个试验组与对照组的总体均数相等；

H_1: $\mu_i \neq \mu_0$，即第i试验组与对照组的总体均数不等。

检验统计量为：

$$t=\frac{\overline{X}_i-\overline{X}_0}{S_{\overline{X}_i-\overline{X}_0}},\quad v=v_{误差} \tag{10-1}$$

$$S_{\overline{X}_i-\overline{X}_0}=\sqrt{MS_{误差}\left(\frac{1}{n_i}+\frac{1}{n_0}\right)} \tag{10-2}$$

计算出检验统计量后，将其与Dunnett检验的临界值$d_{\alpha/2,(k-1,\ v)}$比较，临界值可以从Dunnett检验专用的界值表中查得，由检验的显著性水平α，处理组个数k-1和自由度v确定。需要注意的是，该界值表有单侧和双侧之分。对于双侧检验，当显著性水平$\alpha=0.05$时，若有$|t|\geq d_{0.05/2,(k-1,\ v)}$，则$P\leq 0.05$。如果在专业上有明确的证据，已知处理组均数不会大于或小于对照组均数时，可以进行单侧检验。SAS软件可以进行Dunnett法的单侧和双侧检验。

上述假设检验可以用置信区间的形式表达，两总体均数差值$\mu_i-\mu_0$的双侧100（1-α）%置信区间为：

$$\overline{X}_i-\overline{X}_0-d_{\alpha/2,(k-1,\ v)}S_{\overline{X}_i-\overline{X}_0}\leq\mu_i-\mu_0\leq\overline{X}_i-\overline{X}_0+d_{\alpha/2,(k-1,\ v)}S_{\overline{X}_i-\overline{X}_0} \tag{10-3}$$

同样，对于单侧检验，可以计算相应的单侧100（1-α）%置信区间，置信区间的结论与假设检验是一致的。

Dunnett检验控制最大实验误差率在不超过事先给定的α水平上。

（二）所有组均数之间的两两比较

在进行多个总体均数两两之间的全面比较时，需要进行检验的次数为$\left(\frac{k}{2}\right)=\frac{k\times(k-1)}{2}$。检验的原假设和备择假设分别为：

H_0: $\mu_i=\mu_j$，即第i个组与j个组的总体均数相等；

H_1: $\mu_i\neq\mu_j$，即第i个组与j个组的总体均数不等。

所有组之间的两两比较的方法较多，下面分别给出简要介绍。

1. LSD法　LSD法也称最小有意义差异法（least significant difference），适用于一对或几对在专业上有特殊意义的总体均数间的比较。当某种特定实验设计定量资料方差分析的结果表明某因素各水平组的均数之间的差异有统计学意义时，使用LSD法做进一步的分析。检验统计量的计算公式为：

$$t=\frac{\overline{X}_i-\overline{X}_j}{S_{\overline{X}_i-\overline{X}_j}},\quad v=v_{误差} \tag{10-4}$$

$$S_{\overline{X}_i-\overline{X}_j}=\sqrt{MS_{误差}\left(\frac{1}{n_i}+\frac{1}{n_j}\right)} \tag{10-5}$$

如果设计是平衡的，即各组样本例数相等，此时$n_i=n_j=n$，式（10-5）可以简化为$\sqrt{\frac{2MS_{误差}}{n}}$。

$$\text{LSD}=t_{\alpha/2,\ v}\sqrt{MS_{误差}\left(\frac{1}{n_i}+\frac{1}{n_j}\right)} \tag{10-6}$$

使用LSD法时，只要简单地将观察到的每一对样本均数的差值与对应的LSD值比较就可以了。就双侧检验而言，如果$|\overline{X}_i-\overline{X}_j|\geq LSD$，则$P\leq\alpha$，就说明被比较的两组均数之间的差异具有

统计学意义。

用这种方法做比较的次数越多，实验误差率就越大，即做完全部比较所犯Ⅰ类错误的概率就越大。

2.Bonferroni法　Bonferroni提出，如果在α'水准上进行c次假设检验，当原假设为真时，至少有一次拒绝原假设的累积Ⅰ类错误概率，即做完全部比较所犯Ⅰ类错误的概率α不超过$c\times\alpha'$，也就是有不等式$\alpha < c\times\alpha'$。因此可以重新选择Ⅰ类错误概率水准α'，以便使实验误差率α控制在规定的水平之内。取$\alpha'=\alpha/c$，当因素有k个水平时，$c=k(k-1)/2$，则有$\alpha'=2\alpha/[k(k-1)]$。假设事先规定$\alpha=0.05$，另外$k=3$，则比较的总次数$c=[3\times(3-1)]/2=3$，每次进行比较的检验水准$\alpha'=0.05/3=0.016$。

用Bonferroni法进行多个均数之间两两比较的检验统计量计算公式同式（10-4），就前一段中的例子来说，每次进行比较的临界值为$t_{0.016/2,\ v}$，对于双侧检验，若检验统计量$|t|\geqslant t_{0.016/2,\ v}$，则$P\leqslant 0.016$，两个均数的差别具有统计学意义。

当比较次数不多时，Bonferroni法的效果较好；但当比较次数较多（如在10次以上）时，由于其检验水准选择过低，结论偏于保守。

3. Sidak法　与Bonferroni法类似，根据Sidak的不等式同样可以对t检验法进行校正，规定每次进行比较的检验水准$\alpha'=1-(1-\alpha)^{1/c}$。仍沿用前例，$\alpha'=1-(1-0.05)^{1/3}=0.017$，对于双侧检验，若检验统计量$|t|\geqslant t_{0.017/2,\ v}$，则$P\leqslant 0.017$，两个均数的差别有统计学意义。

4. Scheffé法　它是由Scheffé于1953年和1959年提出的控制实验误差率的方法，其检验统计量为F，计算公式为：

$$F=\frac{t^2}{k-1} \tag{10-7}$$

其中t的计算见式（10-4）。当$F\geqslant F_{\alpha(k-1,\ v)}$时，认为两总体均数的差异具有统计学意义。

Scheffé检验的结果与多组平行组设计定量资料方差分析的结果是相容的，即若方差分析的结果有统计学意义，则用此法至少能发现一次比较的结果有统计学意义；反之，若方差分析的结果为无统计学意义，则用此法也找不出任何两个均数之间差别有统计学意义（然而，大部分多重比较方法可能会发现某些对比组之间差别有统计学意义）。

如果比较的次数明显地大于均数的个数时，Scheffé法的检验功效可能高于Bonferroni法和Sidak法。

5. Tukey-Kramer法　Tukey-Kramer法也称为Tukey法或诚实有意义差异（honestly significant difference，HSD）检验，它由Tukey提出，建立在学生化极差统计量的基础上。当各组样本含量相等时，按下式计算HSD值：

$$HSD=q_{\alpha(k,\ v)}\sqrt{\frac{MS_{误差}}{n}} \tag{10-8}$$

其中，$q_{\alpha(k,\ v)}$为临界值，可由Student-Newman-Keuls检验用的临界值表查得，n为每组的样本含量。当各组样本含量不等时，该法的计算公式为：

$$HSD=q_{\alpha(k,\ v)}\sqrt{\frac{MS_{误差}}{n}\left(\frac{1}{n_i}+\frac{1}{n_j}\right)} \tag{10-9}$$

如果两组均数的差值$|\bar{X}_i-\bar{X}_j|\geqslant HSD$，则$P\leqslant\alpha$，称被比较的两个均数之间差别具有统计学

意义。

对Tukey-Kramer法控制实验误差率没有一般的证明，但Dunnett（1980）用Monte Carlo法研究此法非常好。该法的检验功效高于Bonferroni法、Sidak法或Scheffé法，但比Duncan法或Student-Newman-Keuls法低。

6. GT2法　GT2法由Hochberg（1974）提出，类似于Tukey法，它用学生化最大模代替学生化极差，并运用Sidak的未校正的t不等式。如果$|t| \geqslant m_{\alpha(c,\ v)}$，则有$P \leqslant \alpha$，两个均数的差别有统计学意义。$m_{\alpha(c,\ v)}$是具有自由度为$v$的$c$个独立正态随机变量的学生化最大模分布的$\alpha$水平对应的临界值，$c = k(k-1)/2$。

一般认为，该法的检验功效低于Tukey-Kramer法。

7. Gabriel法　该法由Gabriel（1978）提出，用于样本含量不等的情形。此法建立在学生化最大模的基础之上，检验统计量为：

$$t = \frac{\overline{X}_i - \overline{X}_j}{\sqrt{MS_{误差}\left(\frac{1}{\sqrt{2n_i}} + \frac{1}{\sqrt{2n_j}}\right)}} \tag{10-10}$$

当$|t| \geqslant m_{\alpha(k,\ v)}$时，则有$P \leqslant \alpha$，两个均数的差别有统计学意义。这里临界值$m_{\alpha(k,\ v)}$中用$k$取代GT2法中的$c$。

样本含量相等时，Gabriel法与GT2法是等价的；样本含量不等时，Gabriel法比GT2法具有更高的检验功效，但当样本含量相差悬殊时，此法可能变得不精确。

8. 多级检验（multiple-stage test）　多级检验方法可以分为步长增加法和步长减少法，其中步长减少法应用较为广泛，SAS/STAT中采用的也是此法，这里主要就步长减少法的基本步骤及各种方法做一简要介绍。

沿用前述中的假设，有k个均数需要进行比较，则步长减少法的具体步骤为：

第一步将k个样本均数$\overline{X}_1, \overline{X}_2, \cdots, \overline{X}_k$，按照由小到大的顺序重新排列为$\overline{X}_{[1]} \leqslant \overline{X}_{[2]} \leqslant \cdots \leqslant \overline{X}_{[k]}$，其中带有括号的下标［1］，［2］，…，［$k$］表示重新排序后的顺序标号。

第二步是比较取值最小的均数$\overline{X}_{[1]}$与最大的均数$\overline{X}_{[k]}$，此时是跨度（即处理组数）为k的两个总体均数之间的比较。若两者之间差别无统计学意义，则意味着其他任何两个总体均数之间的差别也都无统计学意义，应该停止一切比较；反之，则继续进行下面的步骤。

第三步，分别比较$\overline{X}_{[1]}$与$\overline{X}_{[k-1]}$、$\overline{X}_{[2]}$与$\overline{X}_{[k]}$，此时是跨度为k-1的两个总体均数之间的比较。沿用第二步中的思路，一直进行下去，如果每一步都有不满足停止比较的对比组，最后应达到跨度为2的所有需要比较的相邻两均数间都做完比较时为止。

多级检验法在做每一级比较时，通过控制γ_p（$P = k$，k-1，…，2）的水平来实现其最终要控制的某种误差率。γ_p在特定的分布中所起的作用相当于t分布和F分布中概率α，即γ_p也是一种检验水准，它与对比的两个均数之间的跨度（即处理组数P）有关。

9. Duncan法和SNK法　多级检验法中最著名的是Duncan法和SNK法，由于它们都使用学生化极差统计量，因此也常被称为多重极差检验法。

（1）Duncan法：虽然Duncan法是目前使用的多级检验法中历史较为久远的一种，但是它也被称为新多级极差检验。它所控制的是比较误差率，也就是每做一次比较犯Ⅰ类错误的概率，其计算公式为：

$$\gamma_p = 1-(1-\alpha)^{P-1} \quad (10\text{-}11)$$

当各组样本含量相等时，按下式计算检验统计量：

$$q = \frac{\overline{X}_i - \overline{X}_j}{\sqrt{\frac{MS_{误差}}{n}}} \quad (10\text{-}12)$$

其中n为每组的样本数。当各组样本含量不等时，用作比较的两组样本例数的调和平均数n_h代替n，与式（10-9）类似：

$$n_h = \frac{2}{\frac{1}{n_i} + \frac{1}{n_j}} \quad (10\text{-}13)$$

q统计量称为学生化极差统计量，与式（10-4）中统计量t的关系为$q=\sqrt{2}\,t$。将统计量与临界值比较，如果$q \geqslant q_{\gamma_p(p,\ v)}$，则有$P \leqslant \gamma_p$，两总体均数之间的差别有统计学意义。$q_{\gamma_p(p,\ v)}$为自由度为$v$时学生化极差统计量的上$\alpha$百分位数，$P$为所比较的两个均数包含的处理组数。$q_{\gamma_p(p,\ v)}$与$\sqrt{\frac{MS_{误差}}{n}}$的乘积称为最小有意义差异。当样本均数按照由小到大的顺序排列以后，如果其中任意两个均数$\overline{X}_i$和$\overline{X}_j$之间还有$P-2$（$P \geqslant 2$）个均数，那么这两个均值的差称为P级极差。做任何两组均数间的比较时，也可以将各级极差与最小有意义差异比较即可。

Duncan法功效较高，也就是说，当真正存在差异时，这一方法能把均数间的差异有效检测出来。如果不考虑较高的Ⅰ型误差率，则此法优于Tukey法，正因为如此，Duncan多重极差检验法应用较为普遍。

（2）SNK法：该法即Student-Newman-Keuls法，又称q检验。它和Duncan法相似，不同之处在于临界值的计算稍有不同，其对应的$\gamma_p=\alpha$。检验统计量的计算与Duncan法完全相同，算得学生化极差统计量后，如果$q \geqslant q_{\alpha(p,\ v)}$，则$P \leqslant \alpha$，两均数之间的差别具有统计学意义。

SNK法比Duncan法保守，它的Ⅰ类错误概率较小。特别是，对所有涉及相同均数个数的检验，比较的Ⅰ类错误概率都是α。因此，由于α一般说来较小，*SNK*法的功效通常比Duncan检验法为低。

10. REGWQ法和REGWF法　另外两种多级检验法不像Duncan法和SNK法那样有名，但它们却是到20世纪70年代为止文献中介绍的最有效的步长减少的多级检验法，它们是REGWQ法和REGWF法，由Ryan（1959，1960）、Einot和Gabriel（1975）、Welsch（1977）研究出来，其中γ_p由下式定义：

$$\gamma_p = \begin{cases} 1-(1-\alpha)^{P/k}, & if \quad P < k-1 \\ \alpha, & if \quad P \geqslant k-1 \end{cases} \quad (10\text{-}14)$$

（1）REGWQ法：REGWQ法检验统计量的计算与式（5-12）相同，各组样本含量不同时也是以两组样本例数的调和平均数n_h代替n，不同之处在于γ_p的定义，也就是临界值的计算不同。

（2）REGWF法：REGWF法的检验统计量为：

$$F = \frac{n_h(\sum_{u=i}^{j}\overline{X}_u^2 - \sum_{u=i}^{j}\overline{X}_u)^2/k}{(P-1)MS_{误差}} \quad (10\text{-}15)$$

其中n_h为两组样本例数的调和平均数，P为所比较的两个均数包含的处理组数，求和范围从$u=i$到$u=j$。当$F \geqslant F_{\gamma P(P,\nu)}$时，有$P \leqslant \gamma_p$，两均数之间的差别具有统计学意义。

（三）两两比较的Bayes方法

多个均数之间的两两比较也可以采用Bayes方法，也就是Waller法，由Waller和Duncan（1969）采用。它不是控制犯Ⅰ类错误的概率，而是在附加损失条件下使Bayes风险达到最小值。该法的假定条件是：各组总体均数具有未知方差的先验正态分布，均数的方差的对数具有先验均匀分布。检验的原假设和备择假设分别为：

H_0: $\mu_i-\mu_j \leqslant 0$;

H_1: $\mu_i-\mu_j > 0$。

对于任一对（i，j），让d_0表示有利于H_0的一个决策，用d_1表示有利于H_1的一个决策，取$\delta=\mu_i-\mu_j$。与欲比较的均数对子（i，j）的决策相对应的损失函数为：

$$L(d_0|\delta)=\begin{cases}0, & 当\delta \leqslant 0\\ \delta, & 当\delta>0\end{cases} \tag{10-16}$$

$$L(d_1|\delta)=\begin{cases}K\delta, & 当\delta \leqslant 0\\ 0, & 当\delta>0\end{cases} \tag{10-17}$$

这里K代表一个常数，在SAS中用户可以指定，注意它不是所比较的均数个数，要与上文中的符号K区分开。

总的损失等于各对均数比较的损失之和。对于对子（i，j），如果满足：

$$\overline{X}_i-\overline{X}_j \geqslant t_B\sqrt{\frac{2MS_{误差}}{n}} \tag{10-18}$$

则拒绝H_0，说明两均数之间的差别具有统计学意义。这里t_B是Bayesian t值，它依赖于常数K、单因素多水平设计定量资料方差分析的检验统计量F及其自由度。t_B的值是F的单调减函数，故当F统计量增加时，Waller-Duncan检验，即Waller法变得不精确。

（四）析因设计方差分析中的多重比较

多因素析因设计中，在方差分析的基础上，也可以进一步对各因素不同水平进行两两比较。当交互作用无统计学意义时，可以直接对处理因素各水平的均数进行比较；当交互作用有统计学意义时，直接对各因素主效应诸均数比较时，可能被交互作用所掩盖，在这种情况下，可将一个因素或多个因素的组合固定在一定水平上，然后对需要比较的那个因素进行均数间的两两比较。本节以两因素析因设计为例，结合Tukey法说明具体的比较过程。

设有两个处理因素A和B，水平数分别为a及b，则总的组合数共有$a \times b$种。用i（$i=1$，2，…，a）表示因素A的水平号，j（$j=1$，2，…，b）表示因素B的水平号；$\overline{X}_i$表示因素A第i个水平的均数，$\overline{X}_j$表示因素B第j个水平的均数。

1.两因素交互作用无统计学意义时的比较方法　在交互作用无统计学意义时，首先计算每一因素各水平均数的方差，处理因素A第i个水平均数的方差为：

$$S^2(\overline{X}_i)=\frac{MS_{误差}}{b^2}\left(\frac{1}{n_{i1}}+\frac{1}{n_{i2}}+\cdots+\frac{1}{n_{ib}}\right) \tag{10-19}$$

处理因素B第j个水平均数的方差为：

$$S^2(\overline{X}_j)=\frac{MS_{误差}}{a^2}\left(\frac{1}{n_{1j}}+\frac{1}{n_{2j}}+\cdots+\frac{1}{n_{aj}}\right) \tag{10-20}$$

式（10-19）中n_{ib}是因素A第i个水平与因素B的第b个水平组合下的样本例数，式（10-20）中n_{aj}是因素B第j个水平与因素A第a个水平组合下的样本例数。

然后计算同一因素在两个不同水平l，m下的均数之差的方差：

$$S^2(\overline{X}_l-\overline{X}_m)=\frac{1}{2}[S^2(\overline{X}_l)+S^2(\overline{X}_m)] \tag{10-21}$$

检验统计量为：

$$t=\frac{\overline{X}_l-\overline{X}_m}{\sqrt{S^2(\overline{X}_l-\overline{X}_m)}} \tag{10-22}$$

当$|t|\geqslant q_{\alpha(k,v)}$时，则有$P\leqslant\alpha$，说明同一因素两水平均数之间的差异具有统计学意义。当对因素A的不同水平的平均值进行比较时，计算临界值时的组数$k=a$；当对因素B的不同水平的均数进行比较时，计算临界值时的组数$k=b$。自由度v为两因素析因设计定量资料方差分析中误差的自由度$v_{误差}$。

2. *两因素间交互作用具有统计学意义时两两比较的方法*　当两因素间交互作用具有统计学意义时，需要将其中一个因素固定在一个水平上，然后对另外一个因素的全部水平下的平均值进行两两比较。首先计算两因素各水平相互组合的格子（i，j）中的均数$\overline{X}_{ij}$的方差：

$$S^2(\overline{X}_i)=\frac{MS_{误差}}{n_{ij}} \tag{10-23}$$

式中，n_{ij}为因素A第i个水平与因素B第j个水平组合下的样本含量。

当对因素B的两个不同水平l、m下的均数进行比较时，固定因素A在第i个水平上，计算两水平均数之差的方差为：

$$S^2(\overline{X}_{il}-\overline{X}_{im})=\frac{1}{2}[S^2(\overline{X}_{il})+S^2(\overline{X}_{im})] \tag{10-24}$$

检验统计量为：

$$t=\frac{\overline{X}_{il}-\overline{X}_{im}}{\sqrt{S^2(\overline{X}_{il}-\overline{X}_{im})}} \tag{10-25}$$

当$|t|\geqslant q_{\alpha(k,v)}$，在因素$A$固定在第$i$个水平上时，因素$B$两水平均数之间的差异有统计学意义。计算临界值时的参数$k=a\times b$，自由度v为两因素析因设计定量资料方差分析中误差的自由度$v_{误差}$。

【例10-1】 某研究X线机的读片清晰度的器械临床试验，使用国内新型生产的两种X线机与国外新型生产的一类X线机作为试验组（A，B，C），对照组选择市场已有器械。按完全随机设计的方法将病例随机分为四组，分别接受不同的照射，指标为读片清晰度得分。测量结果见表10-1。分析不同的X线机读片清晰度的差别有无统计学意义，如差别有统计学意义，进一步分析各试验组与对照组均数之间的差别是否具有统计学意义。

表10-1　三种新型X线机与对照的读片清晰程度结果

对照组	试验组A	试验组B	试验组C
3	3	5	3
4	2	8	2
4	2	4	3
4	1	5	4
3	4	5	5
5	3	7	3
6	2	6	6
4	1	7	4
5	2	5	3
4	1	8	3

本例数据经检验符合正态性和方差齐性，首先进行多个平行组设计方差分析，在此基础上进一步对3个试验组和对照组进行比较，使用SAS中的GLM过程，即一般线性模型过程。

本例用group表示不同试验组。Means语句之后的选项指定分别使用LSD法、Bonferroni法、Scheffé法、Tukey-Kramer法、SNK法和Bayes方法进行多组均数之间的两两比较。

用GLM过程进行试验组与对照组均数比较的程序如下（程序名【CT10_1】）：

程　序	说　明
DATA CT10_1; DO GROUP = 1 TO 4; INPUT X@@; OUTPUT; END; CARDS; 3　3　5　3 4　2　8　2 4　2　4　3 4　1　5　4 3　4　5　5 5　3　7　3 6　2　6　6 4　1　7　4 5　2　5　3 4　1　8　3 ; RUN; Ods html;	建立数据集
PROC SORT DATA = CT10_1; BY GROUP; RUN;	对数据集排序
PROC UNIVARIATE DATA = CT10_1 NORMAL; VAR X; BY GROUP;	进行正态性检验

续表

程　序	说　明
RUN; PROC GLM DATA＝CT10_1; CLASS GROUP; MODEL X＝GROUP; MEANS GROUP/HOVTEST DUNNETT（‘1’）ALPHA＝0.01; RUN; Ods html close;	选项dunnett规定进行Dunnett检验，指定比较的对照组为第1组，采用双侧检验 选项alpha规定检验的检验水准为0.01

主要输出结果及结果解释：

The GLM Procedure

Dependent Variable：*X*

Source	*DF*	Sum of Squares	Mean Square	*F* Value	*Pr*＞*F*
Model	3	78.075 0	26.025 0	19.98	＜0.000 1
Error	36	46.900 0	1.302 8		
Corrected Total	39	124.975 0			

以上是方差分析的结果，$F=19.98$，$P<0.000\ 1$，说明四组均数之间差别具有统计学意义。

The GLM Procedure

Dunnett's *t* Tests for *x*

Note：This test controls the Type I experimentwise error for comparisons of all treatments against a control

Alpha	0.01
Error Degrees of Freedom	36
Error Mean Square	1.302 8
Critical Value of Dunnett's t	3.111 8
Minimum Significant Difference	1.588 4

Comparisons significant at the 0.01 level are indicated by ***

GROUP Comparison	Difference Between Means	Simultaneous 99% Confidence Limits		
3-1	1.555 6	−0.112 0	3.223 1	
4-1	−0.555 6	−2.223 1	1.112 0	
2-1	−2.000 0	−3.667 5	-0.332 5	***

程序及输出结果的解释与结论：本例用group表示处理因素，由1～4分别代表对照组和3个不同的试验器械组。选项dunnett指定进行双侧检验，也可以用选项dunnettl（当试验组均数只会

小于对照组均数时用）或dunnettu（当试验组均数只会大于对照组均数时用）说明进行单侧检验。

*Dunnett*检验的输出结果主要包括两部分，第一部分首先说明该检验控制实验误差率，给出一些统计量的值，包括检验水准$\alpha = 0.01$，误差的自由度$v_{误差} = 36$，误差均方$MS_{误差} = 1.30$，检验的临界值以及最小有意义差异值；第二部分为各试验组与对照组比较的情况，用“***”号说明所比较的两组均数之间差异具有统计学意义，可以看到，3个试验组只有第二个试验组与对照组之间的差异具有统计学意义，同时也给出两个均数的差值及差值的99%置信区间。这里将各差值的绝对值与最小有意义差值进行比较也可以看到，第二个试验组与对照组均数差值的绝对值大于最小显著性差值1.588 4，差异有统计学意义。此外，根据置信区间也能够得到相同的结论。

结论：3个试验器械X线机，第二个与对照组读片清晰度存在差别，其他类与对照器械相比无差别。

【例10-2】 使用【例10-1】数据，比较四组（3个试验组，1个对照器械组）均数之间差异有无统计学意义。

本例数据经检验符合正态性和方差齐性，首先4个平行组之间的方差分析，在此基础上对所有处理组均数进行两两比较，仍然使用*SAS*中的*GLM*过程。

用GLM过程进行所有处理组两两比较的程序如下（程序名【CT10_2】）：

程　序	说　明
DATA CT10_2;	建立数据集
DO GROUP = 1 TO 4;	
INPUT X@@;	
OUTPUT; END;	
CARDS;	输入数据
3　3　5　3	
4　2　8　2	
4　2　4　3	
4　1　5　4	
3　4　5　5	
5　3　7　3	
6　2　6　6	
4　1　7　4	
5　2　5　3	
4　1　8　3	
;	
RUN;	
Ods html;	
PROC SORT DATA = CT10_2;	对数据集排序
BY GROUP;	
RUN;	
PROC UNIVARIATE DATA = CT10_2 NORMAL;	进行正态性检验
VAR X;	
BY GROUP;	

续表

程　　序	说　　明
RUN; PROC GLM DATA = CT10_2; CLASS GROUP; MODEL X = GROUP; MEANS GROUP/HOVTEST LSD BON SCHEFFE TUKEY SNK WALLER; RUN; Ods html close;	选项LSD、BON、SCHEFFE、TUKEY、SNK、WALLER规定进行相应两两比较

主要输出结果为：

The GLM Procedure

Waller-Duncan K-ratio *t* Test for *X*

Note: This test minimizes the Bayes risk under additive loss and certain other assumptions

Kratio	100
Error Degrees of Freedom	36
Error Mean Square	1.302 8
F Value	19.98
Critical Value of t	1.849 4
Minimum Significant Difference	0.944 0

Means with the same letter are not significantly different

Waller Grouping	Mean	*N*	GROUP
A	6.000 0	10	3
B	4.200 0	10	1
B			
B	3.600 0	10	4
C	2.100 0	10	2

以上为Bayes方法，即Waller-Duncan检验的结果。一开始说明它是在附加损失条件下使Bayes风险达到最小值，接着给出Kratio值、误差自由度、误差均方、F值、检验的临界值和最小有意义差异，其中Kratio值是Waller-Duncan检验两类误差的重要比例，Kratio的合理值为50、100、500，大致相当于两水平情况下的α为0.1、0.05和0.01，默认值是100，此处是默认值。结果中指出不同组别间用相同的字母表示差异无统计学意义，提供各组的均数，并按照均数由大到小的顺序对各组进行排列，本例第一组和第四组（对照组与第三试验组）之间的差别无统计学意义，第一组、第二组和第三组（对照组，第一试验组，第二试验组）两两均数之间的差别均有统

计学意义。

The GLM Procedure

t Tests（LSD）for *X*

Note：This test controls the Type I comparisonwise error rate，not the experimentwise error rate

Alpha	0.05
Error Degrees of Freedom	36
Error Mean Square	1.302 8
Critical Value of t	2.028 1
Least Significant Difference	1.035 2

Means with the same letter are not significantly different

t Grouping	Mean	*N*	GROUP
A	6.000 0	10	3
B	4.200 0	10	1
B			
B	3.600 0	10	4
C	2.100 0	10	2

以上给出的是LSD检验的结果，说明它只控制比较误差率，而不是实验误差率。结果部分大体与前面类似，第一组和第四组（对照组与第三试验组）之间的差别无统计学意义，第一组、第二组和第三组（对照组，第一试验组，第二试验组）两两均数之间的差别均具有统计学意义。

The GLM Procedure

Student-Newman-Keuls Test for *X*

Note：This test controls the Type I experimentwise error rate under the complete null hypothesis but not under partial null hypotheses

Alpha	0.05
Error Degrees of Freedom	36
Error Mean Square	1.302 8

Number of Means	2	3	4
Critical Range	1.035 3	1.247 7	1.374 7

Means with the same letter are not significantly different

SNK Grouping	Mean	N	GROUP
A	6.000 0	10	3
B	4.200 0	10	1
B			
B	3.600 0	10	4
C	2.100 0	10	2

第三个结果使用的是SNK法，它控制的是在完全无效假设下的实验误差率。使用*SNK*法有多个临界值，本例中存在4个平行组，所以存在3个临界值，结果中列出了包括不同组数时对应的临界值，检验的结论与Waller-Duncan检验相同。

The GLM Procedure

Tukey's Studentized Range（HSD）Test for *X*

Note：This test controls the Type I experimentwise error rate，but it generally has a higher Type II error rate than REGWQ

Alpha	0.05
Error Degrees of Freedom	36
Error Mean Square	1.302 8
Critical Value of Studentized Range	3.808 8
Minimum Significant Difference	1.374 7

Means with the same letter are not significantly different

Tukey Grouping	Mean	N	GROUP
A	6.000 0	10	3
B	4.200 0	10	1
B			
B	3.600 0	10	4
C	2.100 0	10	2

Bonferroni（Dunn）*t* Tests for *X*

Note：This test controls the Type I experimentwise error rate，but it generally has a higher Type II error rate than REGWQ

Alpha	0.05
Error Degrees of Freedom	36
Error Mean Square	1.302 8
Critical Value of t	2.792 0
Minimum Significant Difference	1.425 2

Means with the same letter are not significantly different

Bon Grouping	Mean	N	GROUP
A	6.000 0	10	3
B	4.200 0	10	1
B			
B	3.600 0	10	4
C	2.100 0	10	2

以上结果分别列出Tukey-Kramer法与Bonferroni法的结果，它们都是控制实验误差率，但是与REGWQ法相比，它们通常有一个更高的Ⅱ类错误的概率，检验的结论与Waller-Duncan法及SNK法相同。

The GLM Procedure

Scheffe's Test for X

Note：This test controls the Type I experimentwise error rate

Alpha	0.05
Error Degrees of Freedom	36
Error Mean Square	1.302 8
Critical Value of F	2.866 3
Minimum Significant Difference	1.496 8

Means with the same letter are not significantly different

Scheffe Grouping	Mean	N	GROUP
A	6.000 0	10	3
B	4.200 0	10	1
B			
B	3.600 0	10	4
C	2.100 0	10	2

最后给出的是Scheffé检验的结果，此法要求比较严格，临界值普遍较大。在大部分多重比较方法可能会发现有统计学意义的差别的对比组时，Scheffé法有可能找不出任何两个均数之间差别有统计学意义。在本例中，结果与前述方法一致。

结论：综合上述几种多重检验方法的结果，对照组与第三个试验组均数之间差别没有统计学意义；第一试验组、第二试验组与对照组两两均数之间均差别具有统计学意义。

二、多个平均秩的两两比较方法

在多个平行组设计中，当资料不满足参数检验的前提条件时，可以使用Kruskal-Wallis检验对多个独立样本进行比较，在检验结果为拒绝H_0，接受H_1时，需要进一步作多个平均秩的两两比较。检验的原假设和备择假设分别为：

H_0：第i组和第j组某指标总体分布相同。

H_1：第i组和第j组某指标总体分布不同。

多个平均秩两两比较的方法之一是使用平行组设计中两独立样本比较的Mann-Whitney U检验，此时需要对检验水准进行调整，如果检验的次数为c，要保证总的犯Ⅰ类错误的概率不超过α，则每次进行检验的检验水准$\alpha'=\alpha/c$。

另外一种方法是由Dunn（1964）提出的，其检验统计量为：

$$Z=\frac{|\overline{R}_i-\overline{X}_j|}{\sqrt{\frac{N(N+1)}{12}\left(\frac{1}{n_i}+\frac{1}{n_j}\right)}} \tag{10-26}$$

其中$\overline{R}_i$和$\overline{R}_j$分别为第i组和第j组的平均秩，N为总例数，n_i与n_j分别为第i组和第j组的例数。

此处检验水准也需要调整，为了保证总的犯Ⅰ类错误的概率不超过α，当进行所有组之间的两两比较时，每次检验的检验水准$\alpha'=\alpha/[k(k-1)]$，k为试验因素的水平数；当多个处理组与一个试验组比较时，$\alpha'=\alpha/[2(k-1)]$。

如果$z\geqslant z_{\alpha'}$，则有$P\leqslant\alpha'$，两组总体平均秩的差异有统计学意义。其中$z_{\alpha'}$为标准正态分布的分位数。也可以计算出$Z_{\alpha'}\dfrac{|\overline{R}_i-\overline{X}_j|}{\sqrt{\frac{N(N+1)}{12}\left(\frac{1}{n_i}+\frac{1}{n_j}\right)}}$的值，然后将两组平均秩之差的绝对值与其进行比较得出结论。

在样本量较大时也可以使用临界值$q_{\alpha(k,\infty)}$，这里自由度恒取$v=\infty$，检验统计量$q=\sqrt{2}z$。

Nemenyi（1963）建议的方法是使用χ^2统计量，与式（10-26）中统计量的关系为$\chi^2=z^2$，比较的临界值为$\chi^2_{\alpha,v}$，自由度$v=k-1$。与前面提到的q检验相比，Nemenyi法要更为保守。

当数据中存在相同秩时，需要对χ^2值进行校正，校正系数为：

$$C=1-\sum(t_j^3-t_j)/(N^3-N) \tag{10-27}$$

式中，t_j为第j个相同秩的个数。校正后的计算公式为：

$$\chi^2_C=\chi^2/C \tag{10-28}$$

【例10-3】 使用【例10-1】数据，假定4组平行组数据不服从参数检验的前提条件（正态性、等方差）比较4组（3个试验组，1个对照器械组）平均秩之间差异有无统计学意义。

当数据经检验不满足正态性和等方差，所以首先使用Kruskal-Wallis检验，检验4组之间的差异有无统计学意义，在此基础上进一步对4组平均秩进行两两比较。关于Kruskal-Wallis检验的SAS程序及输出结果具体可参见其他章节，此处不再赘述，仅给出两两比较的具体内容。

用*GLM*过程进行多个水平两两比较的程序如下（程序名【CT10_3】）：

程　　序	说　　明
DATA CT10_3;	建立数据集
DO group = 1 to 4;	
INPUT X @@;	
OUTPUT; END;	
CARDS;	输入数据
3　3　5　3	
4　2　8　2	
4　2　4　3	
4　1　5　4	
3　4　5　5	
5　3　7　3	
6　2　6　6	
4　1　7　4	
5　2　5　3	
4　1　8　3	
;	
RUN;	
Ods html;	
PROC RANK data = CT10_3 OUT = CT10_3a;	使用rank过程对原始数据排秩
VAR X; RANKS R;	使用ranks语句定义排秩后生成的新变量为*r*
RUN;	
PROC GLM data = CT10_3a;	
CLASS GROUP;	
MODEL R = GROUP;	
MEANS GROUP/TUKEY;	选项tukey规定使用Tukey法
RUN;	
Ods html close;	

主要输出结果及结果解释：

Tukey's Studentized Range (HSD) Test for R

Note: This test controls the Type I experimentwise error rate, but it generally has a higher Type II error rate than REGWQ

Alpha	0.05
Error Degrees of Freedom	36
Error Mean Square	51.011 1
Critical Value of Studentized Range	3.808 8
Minimum Significant Difference	8.602 4

Means with the same letter are not significantly different

Tukey Grouping	Mean	N	group
A	33.100 0	10	3
B	23.100 0	10	1
B			
B	18.000 0	10	4
C	7.800 0	10	2

程序及输出结果的解释与结论：由于SAS的Npar1way过程并不提供多组平均秩之间的两两比较结果，所以先使用Rank过程对原始数据排秩，再用GLM过程进行多组平均秩的两两比较。

输出结果中，省略了方差分析的其他结果，仅给出使用Tukey法进行两两比较的输出内容。首先给出检验水准、误差自由度、误差均方、检验的临界值和最小显著性差异；第二部分给出3组的平均秩及比较结果。

结论：对照组与第三个试验组均数之间差别没有统计学意义；第一试验组、第二试验组与对照组均数两两之间差别均具有统计学意义。

三、定性资料的多重比较

对于结局变量为定性变量的多个平行组设计，两两比较的方法有很多种，这里着重介绍R×2、R×C列联表资料两两比较的一些方法，并给出一些SAS程序供读者参考。

（一）R×2列联表资料的两两比较

R×2列联表资料的两两比较也称率的多重比较，可分为各试验组与对照组的比较和全部组间率的两两比较。前者可分析各试验组与对照组之间频数分布的差异有无统计学意义，后者可分析任意两组间频数分布的差异有无统计学意义。若直接采用多次2×2列联表资料的χ^2检验或Fisher精确检验来进行R×2列联表资料的两两比较，将会明显增大犯假阳性错误的概率。因此，统计学界提出了一些校正的方法，目前已有30种之多，下面简要介绍一些常用的两两比较方法。

1. 调整检验水准

（1）各试验组与对照组之间的比较：一般采用Brunden法，它是由M.N.Brunden于1972年提出的，其检验水准的计算公式为：

$$\alpha' = \frac{\alpha}{2(k-1)} \tag{10-29}$$

式中，α'为调整后的检验水准，并以它作为评价各试验组与对照组之间的差异是否有统计学意义的共同检验水准。α为研究者规定的一般检验水准，常为0.05或0.01。k为样本率的个数，即列联表资料的行数。如对于一个5×2的列联表资料，它有4个试验组和1个对照组，在统计分析后认为5个组间的频数分布不完全相同时，欲进一步研究哪些试验组与对照组的频数分布不同，需进行4次试验组与对照组的比较。所以，$k=5$，而需要比较的次数为$k-1=4$，调整后的检验水准就变为$\alpha/[2\times(5-1)]$，即$\alpha/8$。需要说明的是，由该方法估计的检验水准α'可以使研究者犯假阳性错误的概率大大降低，但另一方面，该检验水准也比较保守。

（2）各组间的两两比较：调整各组间两两比较的检验水准应用较为广泛的有两种方法，分别是Bonferroni和Sidak方法。

Bonferroni方法是通过将两两比较所获得的P值乘以一定的倍数（两两比较的次数）来实现对两两比较原始P值的校正。设校正后的P值为P'，某一分表假设检验获得的P值仍记为P，两者之间的关系可表示如下：

$$P' = \begin{cases} nP & \text{如果} nP < 11 \\ & \text{如果 } nP \geqslant 1 \end{cases} \quad (10\text{-}30)$$

其中n为两两比较的次数，其计算公式为：

$$n = \frac{k(k-1)}{2} \quad (10\text{-}31)$$

上面是修正两两比较假设检验所得的P值。当然，更为常用的做法是通过上述方法来修正临界水准。设α'为调整后的检验水准，并以它作为评价各组间两两比较的共同检验水准。α为研究者规定的一般检验水准，则α'与α的关系可表示如下：

$$\alpha' = \frac{\alpha}{\frac{k(k-1)}{2}} = \frac{2\alpha}{k(k-1)} \quad (10\text{-}32)$$

Sidak方法通过另一种方法对两两比较所获得的P值进行修正。设校正后的P值为P' ，某一分表假设检验获得的P值仍记为P，两者之间的关系可表示如下：

$$P' = 1-（1-P）^n \quad (10\text{-}33)$$

其中n为两两比较的次数，其计算公式同（10-31）。

与Bonferroni方法类似，这也是修正两两比较假设检验所得的P值，更常用的做法则是修正临界水准。设α'为调整后的检验水准，并以它作为评价各组间的两两比较的共同检验水准。α'为研究者规定的一般检验水准，则α'与α的关系可表示如下：

$$\alpha' = 1-（1-\alpha）^{1/n} \quad (10\text{-}34)$$

Sidak方法与Bonferroni方法类似，区别在于它们修正P值或检验水准α的计算方法略有差异。前者通过计算多次两两比较后犯假阳性错误概率的理论值$1-（1-\alpha'）^n$，并使$1-（1-\alpha'）^n$控制在原本设想的假阳性错误概率α之内来实现的，后者是通过控制多次两两比较的假阳性错误概率之和在原本设想的假阳性错误概率α之内来实现的。理论上来讲，前者更为精确，可从理论上进行推导获得，后者更大程度上是一种经验上的简便算法。两者的差异不是很大，读者可根据实际需要选用，若上述两种方法的假设检验结果存在矛盾，建议读者多采用一些两两比较的方法进行检验并结合临床专业情况来决定取何种结果。

2. *基于重复抽样的Bootstrap方法或Permutation方法*　SAS的Multtest过程（即多重检验过程）提供了两种方法来进行各试验组与对照组的比较或各组间的两两比较，即Bootstrap（自助法）和Permutation（置换法）方法，这两种方法均基于重复抽样。Bootstrap和Permutation分别用有放回和无放回的方法对数据进行重抽样，来逼近所有检验中最小P值的分布，然后用该分布对单个原始P值进行修正。

【例10-4】 某临床试验研究使用3种理疗仪对治疗膝关节疼痛的治疗效果，同时设立常规器械作为对照组，治疗结果见表10-2。现已经过统计分析得出各组间改善率不完全相同，需进一步研究哪些试验组与对照组之间改善率的差异存在统计学意义。

表10-2　3种试验器械与对照药器械疗效的比较

组　别	例数（人）		
疗效：	改善	无效	合计
对照组	16	14	30
试验器械1	19	11	30
试验器械2	13	17	30
试验器械3	27	3	30
合　计	75	45	120

SAS程序及说明：SAS程序见【CT10_4】。

```
%macro rc (dataset, a);                              /*①*/
proc sql;                                            /*②*/
create table pTest1 (compare char (16));
create table pTest2 (p num);
quit;
%do i = 2 %to &a;
proc sql;                                            /*③*/
create table a1&i as
select * from &dataset where a = 1 or a = &i;
quit;
ods listing close;                                   /*④*/
proc freq;
weight f;
tables a*b/exact; output out = p1&i (keep = XP2_FISH)
fisher;
run;
ods listing;
proc sql;                                            /*⑤*/
insert into pTest1 values ("ROW 1 VS ROW &i");
insert into pTest2 select * from p1&i;
quit;
%end;
data a;                                              /*⑥*/
merge pTest1 pTest2;
run;
data outcome;                                        /*⑦*/
set a;
pj = round (p*2* (&a-1), 0.001);
if pj > 1 then pj = 1;
run;
ods html;
proc print;                                          /*⑧*/
run;
ods html close;
%mend rc;
data CT10_4;                                         /*⑨*/
do a = 1 to 4;

do b = 1 to 2;
input f @@;
output;
end; end;
cards;
16      14
19      11
13      17
27       3
;
run;
%rc (CT10_4, 4);                                     /*⑩*/
```

程序中第①步为创建两两比较的宏，包含两个宏参数：数据集名称dataset和列联表行数a（即组数），在调用这个宏时需要给出这两个宏参数的值。第②步为创建两个表，分别包含对比组名称和对比结果P值（见第⑤步），用来帮助输出最后两两比较的结果。第③步为将原R×C表分割成由每一个试验组分别与对照组构成的2×2表。第④步为对每个分割表进行Fisher精确检验，并将相应的P值输出。因为此宏对每一个2×2列联表都执行相同的统计检验，所以建议读者仅当所有分割出来的2×2列联表都满足一般χ^2检验的应用条件时，才能用χ^2检验替代本步内的Fisher精确检验。否则，都采用Fisher精确检验即可。此步中的首行“ods listing close；”及尾行“ods listing；”调用了SAS输出传送系统（output delivery system），目的是在结果中不输出对每个分割表的统计分析结果。若读者认为需要每个分割表的统计分析结果，可将此两句同时删除。第⑤步为将对比组名称插入pTest1表中，将对比结果P值插入pTest2表中。此步骤与第②步相呼应。第⑥步为将pTest1和pTest2两个表合并，使最后输出的统计分析结果简单清晰。第⑦步为采用Brunden法对每一个分割表处理所获得的Fisher精确检验的P值进行修正。第⑧步为将两两比较的结果输出，同时调用SAS输出传送系统将结果输出为html格式。第⑨步为创建数据集。第⑩步为宏rc输入两个宏参数的值，数据集名称为CT10_4，列联表行数为4，即调用宏。

输出结果：

Obs	compare	P	P_j
1	ROW 1 VS ROW 2	0.601 0	1.000 0
2	ROW 1 VS ROW 3	0.605 8	1.000 0
3	ROW 1 VS ROW 4	0.003 4	0.021 0

输出结果的解释：以上是4×2列联表各试验组与对照组两两比较的结果，第二列“compare”给出了进行比较的组别，第三列“P”为对分割表进行Fisher精确检验的双侧尾端概率值，第四列“Pj”是采用Brunden法校正后的P值，读者在下统计结论时应以此列为准。从上面的结果中可以看出，若以0.05水平为基准，第四组（第三试验组）与第一组（对照组）之间改善率的差别具有统计学意义。

R×2列联表资料中，各试验组与对照组之间的两两比较也可以通过SAS的Multtest过程来实现，SAS程序及结果如下。

SAS程序及说明：SAS程序见【CT10_5】。

```
data CT10_5;                                        /*①*/
do j = 1 to 4;
do i = 0 to 1;
input f@@;
output; end; end;
cards;
16      14
19      11
13      17
27       3
;
run;
proc multtest data = CT10_5 order = data out = p
permutation nsample = 1 000 seed = 999 999;         /*②*/
test fisher (i);
class j;
freq f;
contrast '12' 1 -1 0 0;
contrast '13' 1 0 -1 0;
contrast '14' 1 0 0 -1;
run;

ods html;
proc print data = p;                                /*③*/
run;
ods html close;
```

第①步为创建数据集，需要注意的是结果变量的取值必须为0或1，这是接下来要调用的Multtest过程规定的，但其赋值顺序（既0，1或1，0）不影响最终的结果。第②步调用Multtest过程，采用permutation方法（或采用bootstrap方法，两者的区别在于重抽样是否为有放回抽样）来修正P值，需要设定样本量nsample和随机种子数seed，nsample表示采用permutation或bootstrap时所使用的重抽样次数，缺省值为100，seed为规定一个正整数作为重抽样的随机数发生器的初始种子，缺省值为计算机时钟值。Test语句后规定检验统计量，做R×2列联表的多重比较在这里只能选用Fisher精确检验，因为Multtest过程不提供χ^2检验。Fisher（*）中，"*"代表结果变量，class后接原因变量。contrast语句后规定需要进行比较的组，只能为-1、0、1三个取值，其中取值为1的组被合并，取值为-1的组被合并，两合并组进行比较，取值为0的组不参与比较。本例中，统计分析的目的是进行两两比较，所以每次只有一个取值为1的组和一个取值为-1的组之间的比较，不会合并组然后进行比较。第③步将两两比较的结果输出。

注意：对于这种一个对照组与多个试验试验组样本率进行两两比较的情况，采用Multtest过程，可不必写出contrast语句，SAS自动生成所有试验试验组与对照组的对比，但必须在SAS数据步中将对照组的数据首先录入，因为SAS默认class后的变量的第一水平为对照组。此外，对于所有组间的两两比较则不能缺省contrast语句，必须将需要对比的所有组一一列出。

输出结果：

Obs	_test_	_var_	_contrast_	_xval_	_mval_	_yval_	_nval_	raw_p	perm_p	sim_se
1	FISHER	i	12	14	30	11	30	0.601 0	0.865 0	0.010 8
2	FISHER	i	13	14	30	17	30	0.605 8	0.865 0	0.010 8
3	FISHER	i	14	14	30	3	30	0.003 4	0.005 0	0.002 2

输出结果的解释：以上是采用SAS的Multtest过程获得的4×2列联表各试验试验组与对照组样本率两两比较的结果。其中，第九列"raw_p"是对分割表进行Fisher精确检验的双侧尾端概率值，第十列"perm_p"是采用permutation方法对数据进行重抽样后估计的P值，读者在下统计结论时应以此列为准。从上面的结果中可以看出，若以0.05水平为基准，则第一组与第四组（即对照组与试验第三组）之间改善率的差异有统计学意义。

【例10-5】 使用【例10-4】的数据，现已经过统计分析得出各组间改善率不完全相同，对4组（3个试验组，1个对照）之间进行两两比较，分析每两组改善率的差异是否存在统计学意义。

SAS程序及说明：SAS程序见【CT10_6】。

```
%macro rc (dataset, a);                    /*①*/
proc sql;                                  /*②*/
create table pTest1 (compare
char (16));
create table pTest2 (p num);
quit;
%do i = 1 %to &a-1;
%do j = &i + 1 %to &a;
```

```
data outcome;                              /*⑦*/
set a;
pj = round (p*&a* (&a-1) /2, 0.001);
if pj > 1 then pj = 1;
run;
ods html;
proc print;                                /*⑧*/
run;
```

续表

```
proc sql;                                        /*③*/
create table a&i&j as
select * from &dataset where a = &i or
a = &j;
quit;
ods listing close;                               /*④*/
proc freq;
weight f;
tables a*b/exact; output
out = p&i&j (keep = XP2_FISH) fisher;
run;
ods listing;
proc sql;                                        /*⑤*/
insert into pTest1 values ("ROW &i VS ROW &j");
insert into pTest2 select * from
p&i&j;
quit;
%end;
%end;
data a;                                          /*⑥*/
merge pTest1 pTest2;
run;
ods html close;
%mend rc;
data CT10_6;                                     /*⑨*/
do a = 1 to 4;
do b = 1 to 2;
input f @@;
output;
end; end;
cards;
16    14
19    11
13    17
27     3
;
run;
%rc (CT10_6, 4);                                 /*⑩*/
```

此程序与例10-4中第一个SAS程序基本相同，区别只有两处。第一处为第②步与第③步之间的do循环语句，例10-2第一个SAS程序中此位置的do循环语句是为了将R×2列联表分割成由每一个试验组分别与对照组组合而成的多个2×2列联表，而本例的do循环语句是为了将R×2列联表分割成任意两个组都分别进行组合而成的多个2×2列联表。另外第⑦步中修正*P*值的方法也不相同，例10-4采用Brunden法修正*P*值，而本例采用Bonferroni法修正*P*值。其他步骤的SAS程序实现目的与例10-4中第一个SAS程序相同。

输出结果：

Obs	compare	P	P_j
1	ROW 1 vs ROW 2	0.601 0	1.000 0
2	ROW 1 vs ROW 3	0.605 8	1.000 0
3	ROW 1 vs ROW 4	0.003 4	0.021 0
4	ROW 2 vs ROW 3	0.195 4	1.000 0
5	ROW 2 vs ROW 4	0.030 3	0.182 0
6	ROW 3 vs ROW 4	0.000 3	0.002 0

输出结果的解释：以上是4×2列联表各组两两比较的结果，第二列“compare”给出了进行比较的组别，第三列“*P*”为对分割表进行Fisher精确检验的双侧尾端概率值，第四列“*Pj*”是

采用Bonferroni法校正后的P值，读者在下统计结论时应以此列为准。从上面的结果中可以看出，第一组与第四组（对照组与试验3组）、第三组与第四组（试验2组与试验3组）改善率差别具有统计学意义。

R×2列联表资料中，各组之间的两两比较也可以通过SAS的Multtest过程来实现，SAS程序及结果如下。

SAS程序及说明：SAS程序见【CT10_7】。

```
data CT10_7;                                    /*①*/
do j = 1 to 4;
do i = 0 to 1;
input F@@;
output;
end; end;
cards;
16          14
19          11
13          17
27           3
;
run;
proc multtest data = CT10_7
order = data out = p permutation nsample = 1000
seed = 764 511;                                 /*②*/
test fisher（i）;
class j;
freq F;
   contrast '12' 1 -1 0 0;
   contrast '13' 1 0 -1 0;
   contrast '14' 1 0 0 -1;
   contrast '23' 0 1 -1 0;
   contrast '24' 0 1 0 -1;
   contrast '34' 0 0 1 -1;
run;

ods html;
   proc print data = p;                          /*③*/
   run;
ods html close;
```

输出结果：

Obs	_test_	_var_	_contrast_	_xval_	_mval_	_yval_	_nval_	raw_p	perm_p	sim_se
1	FISHER	i	12	14	30	11	30	0.601 0	0.899 0	0.009 5
2	FISHER	i	13	14	30	17	30	0.605 8	0.899 0	0.009 5
3	FISHER	i	14	14	30	3	30	0.003 4	0.013 0	0.003 6
4	FISHER	i	23	11	30	17	30	0.195 4	0.460 0	0.015 8
5	FISHER	i	24	11	30	3	30	0.030 3	0.071 0	0.008 1
6	FISHER	i	34	17	30	3	30	0.000 3	0.001 0	0.001 0

输出结果的解释：以上是采用SAS的Multtest过程获得的9×2列联表各组两两比较的结果。其中，第八列“raw_p”是对分割表进行Fisher精确检验的双侧尾端概率值，第九列“perm_p”是采用Permutation方法对数据进行重抽样后估计的P值，下统计结论时应以此列为准。第一组与第四组（对照组与试验3组）、第三组与第四组（试验2组与试验3组）改善率差别具有统计学意义。

（二）R×C列联表资料的两两比较

与R×2列联表两两比较不同，R×C列联表两两比较目前研究并不多。我们以Bonferroni法为基础对R×C列联表两两比较所得的P值进行校正，仅供读者参考。

【例10-6】 某临床试验比较两种新器械与一种常规器械（A、B、C）对于关节痛的治疗效果。将162例关节痛患者分为3组，A组56例使用常规器械；B组43例使用试验器械B；C组63例使用试验器械C。治疗效果见表10-3。对三组优劣进行两两比较。

表10-3 三组器械治疗效果比较

分组	例数					
	治疗效果：	治愈	显著改善	改善	无效	合计
A组		15	19	19	3	56
B组		7	10	18	8	43
C组		24	21	11	7	63
合计		46	50	48	18	162

SAS程序及说明：SAS程序见【CT10_8】

```
%macro rc (dataset, a);                          /*①  */
proc sql;                                        /*②  */
create table pTest1 (comparechar (16));
create table pTest2 (p num);
quit;

%do i = 1 %to &a-1;
%do j = &i + 1 %to &a;
proc sql;                                        /*③  */
create table a&i&j as
select * from &dataset where a = &i or
a = &j;
quit;
ods listing close;                               /*④  */
proc npar1way wilcoxon;
class a;
var b;
output out = p&i&j (keep = P2_WIL);
run;
ods listing;

proc sql;                                        /*⑤  */
insert into pTest1 values ("ROW &i VS
ROW &j");
insert into pTest2 select * from
p&i&j;
quit;
%end;
%end;
data a;                                          /*⑥  */
merge pTest1 pTest2;
run;
data outcome;                                    /*⑦  */
set a;
pj = round (p*&a* (&a-1) /2, 0.001);
if pj > 1 then pj = 1;
run;
ods html;
proc print;                                      /*⑧  */
run;
ods html close;
%mend rc;
data CT10_8;                                     /*⑨  */
do a = 1 to 3;
do b = 1 to 4;
input f @@;
do k = 1 to f;
output;
end; end; end;
cards;
15 19 19 3
7 10 18 8
24 21 11   7
;
run;

%rc (CT10_8, 3);                                 /*⑩  */
```

本资料为结果变量为有序变量的单向有序的R×C表资料，分割而成的多个2×4列联表仍为结果变量为有序变量的二维列联表资料。研究三组疗效差异是否具有统计学意义，需采用Wilcoxon秩和检验。故在第④步中对程序略作调整，采用Wilcoxon秩和检验。

输出结果：

Obs	compare	P	P_j
1	ROW 1 VSROW 2	0.021 0	0.063 0
2	ROW 1 VSROW 3	0.243 5	0.731 0
3	ROW 2 VSROW 3	0.002 2	0.006 0

输出结果的解释：上面是对原3×4列联表资料进行疗效两两比较的结果。根据校正后的P值（即P_j）可知，若以0.05水平为基准，第二组与第三组疗效之间的差异均有统计学意义。

第 11 章　诊断试验设计及统计分析

诊断（diagnosis）是指医师通过观察和思维，对就诊者的症状、体征和其他表现进行分析从而识别、判断疾病的过程。为了给患者进行诊断所应用的各种实验室检查、影像学检查及其他辅助检查等，称为诊断试验（diagnostic test）。广义的诊断试验还包括病史采集和体格检查等。

评价任何一种诊断试验在临床上的价值，都是与金标准（标准诊断）相比较而言的。所谓金标准（gold standard），是指医学家们公认的、具有诊断某一疾病价值的最佳方法，如国际、国内公认的诊断标准、方法、病理检查、手术所见及特殊检查所获结论等。若不能得到金标准，则应该用目前公认较可靠的“经典方法”代替。

研究对象应是标准诊断（即金标准）确诊的患者或非患者，根据诊断试验与标准诊断结果列出四格表，计算出统计指标来评价诊断试验的临床应用价值。如研究者无明确标准诊断，将影响对此项诊断试验的评判。

目前随着新的诊断试验日益增多，研究和评价这些新的诊断试验，了解诊断试验的常用统计指标、定性指标及定量指标的评价方法，掌握现有诊断试验的特性和临床价值，有助于临床医师和研究者正确地加以选用，科学地解释其结果，提高诊断水平，为准确、合理地防治疾病提供依据，以避免单凭经验判断造成的错误。

一、诊断试验设计概述

开展诊断试验，应当按照试验用诊断产品的类别、风险、预期用途、适应证、适用人群、被测物特点、检测样本类型等特性，组织制订科学、合理的临床试验方案。通常包括一般信息、临床试验的背景资料、试验目的、试验设计、评价方法、统计方法、对临床试验方案修正的规定、涉及的伦理问题、数据处理与记录保存、其他需要说明的内容等。

（一）研究目的

首先需要明确所要进行的诊断试验研究既是评价一种全新的方法，也是目前已有的一种诊断方法；前者主要指尚未在临床应用的新技术或改良产品，后者包括已经在临床大量应用的成熟的方法和刚刚开始应用、可能具有新的竞争力的方法。在此基础上，需要确定是要通过临床试验获得一种新的诊断方法在临床上足够有效的证据，还是要比较几种不同的竞争方法的优劣和特点，或对以往的方法进行定量评价（包括准确度和稳定性）。

（二）常用设计

根据研究目的，诊断试验设计主要有单组设计、平行组设计（parallel group design）、配对设计（paired design）和交叉设计。

1. 单组设计　单组设计指诊断试验不专门设立对照组，即一种新的诊断方法与金标准进行比较，入组的受试者仅进行被试器械的诊断，使用这种设计通常需要假定试验组使用的方法是有效的，目的是对其准确度和稳定性进行评价。按新试验的阳性和阴性及标准诊断的某病和非某病，列出四格表进行统计学运算，构建试验准确度的置信区间与预设值进行比较（图11-1）。

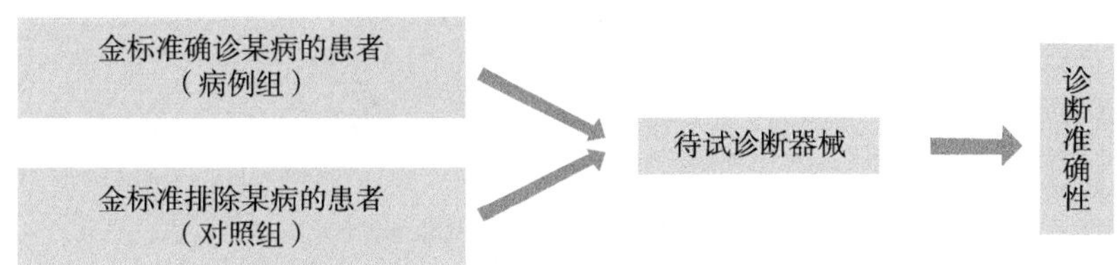

图11-1　诊断试验单组设计示意图

【例11-1】 某诊断试验评估新诊断技术诊断心肌梗死情况，纳入临床上已诊断的心肌梗死受试者和无心肌梗死受试者，进行血清中肌酸激酶检查，获得灵敏度、特异度等指标，来评估该检查是否能准确诊断心肌梗死情况。

对用于早期诊断、疗效监测、预后判断等用途的诊断产品，在进行与金标准的比较研究的同时，还需对受试者进行跟踪研究。应明确受试者的入选标准、随访标准和随访时间。

2.平行组设计　在诊断试验中，平行组设计是指将受试者随机分配到至少两种诊断器械中进行试验的方法。该类设计常用于如下两种临床试验：①体内/腔内诊断器械临床试验，以便减少临床试验给受试者带来的创伤或不必要的风险；②比较两种及以上诊断器械的灵敏度、特异度及准确度。

在平行组设计的诊断试验中，需要假定各比较组间影响诊断效果的其他特征因素（如年龄等）是均衡的，唯一不同的是各组所使用的诊断器械。因此需对受试者采用随机化分组（图11-2）。

通常，对照诊断器械应尽量选择当前公认的（最佳），或临床认可的诊断器械。

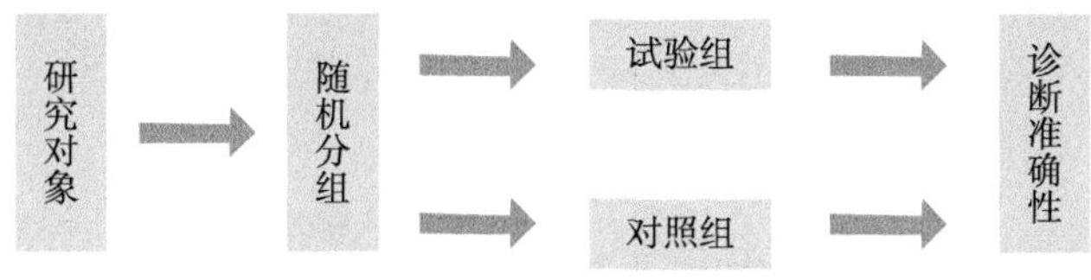

图11-2　诊断试验平行组设计示意图

注意此处试验组一般为新诊断技术；对照组一般为常规诊断技术

【例11-2】 某前瞻性、多中心、单盲、随机、平行对照临床试验，比较类型为非劣效性检验。在受试者签署知情同意书后，并符合入选标准且不符合排除标准时，受试者将被纳入本次临床试验。受试者随机分组后，试验组受试者使用由某公司研制的一次性使用心腔内超声导管进行心腔内超声检查，对照组使用已上市三维诊断超声导管进行心腔内超声检查。对两组受试者进行随访观察，通过对主要评价指标图像优良率、次要评价指标、安全性指标进行比较分析，来评价某公司研制的一次性使用心腔内超声导管用于心腔内超声检查的有效性和安全性。

3.配对设计　配对设计是指对于同一批受试者同时采用两种及以上诊断方法进行诊断，来评估新的诊断技术的诊断性能及准确性。该方法可消除不同受试者间的差异及影响。例如，想探讨某一指标或诊断技术是否能用于临床，区分患者的疾病状态，可考虑采用配对设计（图11-3）。

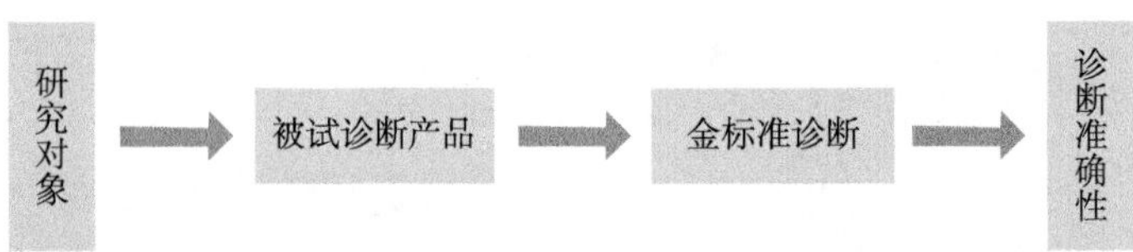

图11-3　诊断试验的配对设计示意图

【例11-3】某前瞻性、多中心、自身对照临床试验，以血流储备分数（fractional flow reserve，FFR）为金标准，评价QFR在线评估冠状动脉狭窄功能学意义的诊断准确性。FFR、定量血流分数（QFR）对于冠状动脉缺血的定义分别为：FFR≤0.8，QFR≤0.8。对于符合冠状动脉血管造影检查入选/排除标准的受试者，根据采集的冠状动脉血管造影图像，先进行QFR分析，再行金标准FFR检查，其后以FFR为金标准，对QFR在判断冠状动脉管腔狭窄功能学意义上的准确度进行统计学分析。QFR计算结果在FFR检查之前获得，以保证QFR计算的独立性。QFR计算的过程和结果对FFR检查的操作人员及术者设盲，FFR检查过程和结果对QFR计算人员设盲。

4.交叉设计　交叉设计是按事先设计好的试验次序，在各个时期对受试者逐一实施各种诊断方法，以比较各诊断方法间的诊断性能差异。交叉设计是将自身比较和组间比较设计思路综合应用的一种设计方法，可以很好地控制个体间的差异，同时减少受试者人数。然而，实施交叉设计比实施平行组设计更复杂，因此需要更密切地试验监查。交叉设计的统计分析同样比平行组设计更复杂。不同阶段所观察得到的数据已经不是独立样本，需要考虑配对数据对应的分析方法。如探讨某一诊断技术与常规诊断方法诊断性能的比较，且检查顺序对统计分析没有影响，可考虑采用交叉设计（一般为最简单的二阶段交叉设计）（图11-4）。

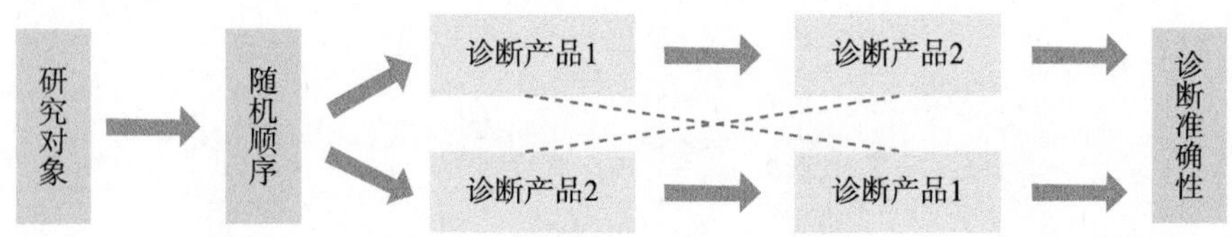

图11-4　诊断试验的交叉设计示意图

【例11-4】某前瞻性、多中心、交叉设计临床试验，以组织病理学为金标准，评估某乳腺能谱对比增强升级包在乳腺癌检测方面不比乳腺磁共振成像（MRI）差，以此来说明乳腺能谱对比增强升级包在乳腺癌检测方面的诊断性能。对于符合入选/排除标准的受试者，首先进行一项检查（乳腺能谱对比增强升级包/MRI），然后“交叉”进行另一项检查（MRI/乳腺能谱对比增强升级包）。为了避免评价者偏倚，本研究由不参与研究的放射科医师统一进行盲法阅片，单独对MRI或乳腺能谱对比增强升级包图像进行判读，分别获得乳腺能谱对比增强升级包、MRI检查结果。在获得组织病理检查结果基础上，进而获得乳腺能谱对比增强升级包及MRI的灵敏度和特异度，进行比较（表11-1）。

表11-1 乳腺能谱对比增强对比包试验结果

受试者编号	检测方式1	检测方式2	组织病理检查
001	乳腺能谱对比增强升级包（BI-RADS 2）	MRI（BI-RADS 1）	阴性
002	乳腺能谱对比增强升级包（BI-RADS 1）	MRI（BI-RADS 3）	阴性
003	MRI（BI-RADS 3）	乳腺能谱对比增强升级包（BI-RADS 4B）	阳性
004	MRI（-）	乳腺能谱对比增强升级包（-）	阴性
005	乳腺能谱对比增强升级包（-）	MRI（-）	阴性
006	MRI（BI-RADS 3）	乳腺能谱对比增强升级包（BI-RADS 4A）	阳性
……	……	……	……

（三）比较类型

确证性诊断试验设计的另一关键环节是在明确研究目的的基础上，必须在方案中提出明确的研究假设，临床试验中的研究假设与统计学假设检验相对应，最终与研究诊断技术诊断性能的结论判定相应。根据研究目的，诊断试验常见的比较类型有优效设计、非劣效/等效设计和单组目标值设计。

为了方便表达，我们将高优指标定义为数值越大越好的指标（如灵敏度、特异度、准确度等），低优指标定义为数值越小越好的指标（如误诊率、漏诊率等）。

1.优效性假设　在诊断试验中，优效性设计的主要研究目的是显示所研究诊断器械的诊断性能/诊断技术带来的临床获益优于对照诊断器械，可认为其与经典统计学中差异性检验（单侧）相对应。当研究结果提示有充分证据拒绝原假设时，可以得到试验组优于对照组的结论。如果想要验证新的诊断方法在已有方法的基础上是否能够增加诊断价值，通常使用优效性研究来证实。

优效性试验的原假设（H_0）可以理解为：试验方法不比对照方法好；备择假设（H_1）可以理解为试验组方法优于对照方法。

【例11-5】 以组织病理学为金标准，通过灵敏度，评估使用SPECT＋CT定位病变甲状旁腺腺体是否比单独使用SPECT诊断效果更好，以此来说明SPECT＋CT定位病变甲状旁腺腺体诊断性能。由于灵敏度为高优指标，则无效假设（H_0）是指试验组（T）灵敏度小于等于对照组（C）；备择假设（H_1）是指试验组（T）灵敏度大于对照组。具体检验假设如下：

$$H_0: T-C \leqslant 0$$

$$H_1: T-C > 0$$

统计分析时，通过T-C的双侧95%置信区间的单侧限（相当于单侧97.5%置信区间的单侧限）与0 比较来说明试验组诊断性能。在该案例中，若T-C的双侧95%置信区间的下限＞0，则可认为试验组优于对照组，即优效结论成立。

若实际研究中比较的指标为低优指标，如误诊率、漏诊率。则对应检验假设如下：

$$H_0: T-C \geqslant 0$$

$$H_1: T-C < 0$$

统计分析时，若$T-C$的双侧95%置信区间的上限<0，则可认为试验组优于对照组，即优效结论成立。

2.非劣效性/等效性假设　在诊断试验中，非劣效性设计的主要研究目的是显示所研究诊断技术的诊断性能/诊断技术带来的临床获益比对照诊断技术差别不大（该差异在临床上可接受、该差异没有临床意义，即非劣效性界值）。在一定程度上可以认为它们的疗效没有本质差异。但需要注意的是非劣效性界值的确定需要临床专家与统计学家共同参与，不同的治疗领域、对照组、观察指标与观察时间，都会影响非劣效性界值设定的合理性。

为了方便表达，以例11-4为例，以组织病理学为"金标准"，通过灵敏度，评估某乳腺能谱对比增强升级包（试验组）在乳腺癌检测方面不比乳腺磁共振成像（MRI）（对照组）差，以此来说明乳腺能谱对比增强升级包在乳腺癌检测方面的诊断性能。由于灵敏度为高优指标，则无效假设（H_0）是指试验组（T）与对照组（C）灵敏度之差小于等于非劣效性界值（Δ，Δ<0）；备择假设（H_1）是指试验组（T）与对照组（C）灵敏度之差>非劣效性界值（Δ，Δ<0）。具体检验假设如下：

$$H_0: T-C \leqslant \Delta;\ \Delta < 0$$

$$H_1: T-C > \Delta;\ \Delta < 0$$

统计分析时，通过$T-C$的双侧95%置信区间的单侧限（相当于单侧97.5%置信区间的单侧限）与非劣效性界值（Δ）比较来说明试验组的诊断准确性。在该案例中，若$T-C$的双侧95%置信区间的下限大于Δ，则可认为试验组非劣于对照组，即非劣效性结论成立。

若实际研究中比较的指标为低优指标，如诊断错误率。则对应检验假设如下：

$$H_0: T-C \geqslant \Delta;\ \Delta > 0$$

$$H_1: T-C < \Delta;\ \Delta > 0$$

统计分析时，若$T-C$的双侧95%置信区间的上限小于△，则可认为试验组非劣于对照组，即非劣效性结论成立。

在诊断试验中，等效性假设的主要研究目的也是显示研究诊断技术的诊断性能/诊断技术带来的临床获益比对照诊断技术差别不大（该差异在临床上可接受、该差异没有临床意义，即等效性界值），但与非劣效性假设略有不同，需要通过分析结果的双侧95%置信区间的下限和上限分别与等效性界值下限（-Δ）和上限（Δ）进行比较来说明研究诊断技术的诊断准确性。同样需要注意的是等效性界值的确定也需要临床专家与统计学家共同参与，不同的治疗领域、对照组、观察指标与观察时间，都会影响等效性界值设定的合理性。在确证性诊断医疗器械临床试验中，一般很少用等效性设计，因为在独立样本前提下，没有必要限制试验器械不优于对照产品。但是当诊断器械技术变更的临床试验，通常采用等效性设计，验证变更后产品与对比试验产品等效。

3.单组目标值　对于某些诊断试验，如果存在本研究领域临床认可的、国内/国外公认的疗效或安全性评价标准（如：FDA/NMPA指导原则、ISO标准、国标或部标等规范或指南），其中明确指出了该诊断产品/技术/方法的主要疗效/安全性评价指标及其评价标准，那么可以以此评价标准为目标值进行对照（即单组目标值方法），即仅入选试验组单组的患者，将观察到的结果与预设的目标值进行比较，如灵敏度达到或满足目标值要求（或诊断错误率低于目标值）时，认可研究产品的诊断性能。此类诊断试验为单组目标值对照试验。

为了方便表达，以例11-3为例，以FFR为金标准，通过诊断准确度来评价QFR（试验组）在线评估冠状动脉狭窄功能学意义的诊断准确性。由于准确度为高优指标，则无效假设（H_0）是指试验组准确度（θ_1）小于等于目标值（θ_0）；备择假设（H_1）是指试验组准确度（θ_1）大于目标值（θ_0）。具体检验假设如下：

$$H_0: \theta_1 \leqslant \theta_0$$

$$H_1: \theta_1 > \theta_0$$

统计分析时，通过试验组主要终点指标的双侧95%置信区间的下限（相当于单侧97.5%置信区间的下限）与目标值（θ_0）比较来说明试验组的诊断准确性。在该案例中，若试验组诊断准确度的双侧95%置信区间的下限大于目标值（θ_0），则可以认为试验组满足临床应用的要求。

若实际研究中比较的指标为低优指标，如诊断错误率。则对应检验假设如下：

$$H_0: \theta_1 \geqslant \theta_0$$

$$H_1: \theta_1 < \theta_0$$

统计分析时，若试验组诊断错误率的双侧95%置信区间的上限小于目标值（θ_0），则可认为试验组满足临床应用的要求。

（四）样本量估计

在明确了研究目的和研究假设后，确定试验所需要的规模（即样本量大小）也是确证性诊断试验非常重要的部分。在诊断临床试验中，根据研究设计、研究假设检验类型、研究主要结局指标等因素，分别有相应的样本量估算方法。影响样本量大小的因素主要有 4 个：Ⅰ类错误，Ⅱ类错误（或把握度），效应值和变异程度。以下用具体案例来介绍下不同样本量估算方法。

1.优效设计样本量估计　以例11-5为例，评估使用SPECT＋CT定位病变甲状旁腺腺体是否比单独使用SPECT诊断效果更好，以此来说明SPECT＋CT定位病变甲状旁腺腺体诊断性能。根据既往参考文献，假设对照组SPECT定位病变甲状旁腺腺体灵敏度为85%，预期假设试验组SPECT＋CT定位病变灵敏度为90%，当统计检验的显著性水平取单侧0.025（对应双侧0.05），把握度取80%，则需要多少样本量，能说明试验组优于对照组？

根据优效设计样本量计算公式计算样本量如下：

$$n_T = n_C = \frac{(Z_{1-\alpha/2}+Z_{1-\beta})^2[P_C(1-P_C)+P_T(1-P_T)]}{(D-\Delta)^2} \tag{11-1}$$

式中，P_C为对照组样本率；P_T为试验组样本率；n_T为试验组样本数量；n_C为对照组样本数量；Δ为优效性界值（一般取值为0）；D为希望检测的两组率之差，$D = P_T - P_C$；α为Ⅰ类错误；β为Ⅱ类错误。$Z_{1-\alpha/2}$、$Z_{1-\beta}$为标准正态分布的分位数。

基于上述描述可得：两组事件发生率之差为：$D = 0.90-0.85 = 0.05$，优效性界值 $\Delta = 0$。

用查表的方法，$\alpha = 0.05$（双侧），$\beta = 0.20$（对应把握度为80%）时，可查表中$\alpha = 0.05$，$\beta = 0.20$所对应的$f(\alpha, \beta) = (Z_{1-\alpha/2} + Z_{1-\beta})^2$值，得$f(0.05, 0.20) = 7.9$。则：

$$n_T = n_C = \frac{7.9\times[0.85(1-0.85)+0.90(1-0.90)]}{(0.05-0)^2} = 688$$

故每组至少需要688例受试者，两组共需要1376例受试者。若考虑10%的脱落率，则每组至少需要688/（1−0.1）＝765例受试者，两组共需要1530例受试者。

2.非劣效性设计样本量估计　以例11-4为例，以组织病理学为金标准，通过灵敏度，评估某乳腺能谱对比增强升级包（试验组）在乳腺癌检测方面不比乳腺磁共振成像（MRI）（对照组）差，以此来说明乳腺能谱对比增强升级包在乳腺癌检测方面的诊断性能。根据既往参考文献，假设对照组乳腺磁共振成像（MRI）相对于金标准的灵敏度为91%，预期假设乳腺能谱对比增强升级包相对于金标准的灵敏度能达到与对照组相同的水平，若试验组比对照组的灵敏度差异最多差10%可以接受，当统计检验的显著性水平取单侧0.025（对应双侧0.05），把握度取80%，则需要多少样本量，能说明试验组非劣于对照组？

根据非劣效性设计样本量计算公式计算样本量如下：

$$n_T = n_C = \frac{(Z_{1-\alpha/2}+Z_{1-\beta})^2[P_C(1-P_C)+P_T(1-P_T)]}{(D-\Delta)^2} \tag{11-2}$$

式中，P_C为对照组样本率；P_T为试验组样本率；n_T为试验组样本数量；n_C为对照组样本数量；Δ为非劣效性界值；D为希望检测的两组率之差，$D = P_T - P_C$；α为Ⅰ类错误；β为Ⅱ类错误。$Z_{1-\alpha/2}$、$Z_{1-\beta}$为标准正态分布的分位数。

基于上述描述可得：两组灵敏度之差为：$D = 0.91-0.91 = 0$，非劣效性界值 $\Delta = -0.1$。

用查表的方法，$\alpha = 0.05$（双侧），$\beta = 0.20$（对应把握度为80%）时，可查表中$\alpha = 0.05$，$\beta = 0.20$所对应的f（α，β）=（$Z_{1-\alpha/2} + Z_{1-\beta}$）^{2}值，得$f$（0.05，0.20）= 7.9（详见第3章）。则：

$$n_T = n_C = \frac{7.9\times[0.91(1-0.91)+0.91(1-0.91)]}{[(0-(0.1)]^2} = 130$$

故每组至少需要130例受试者，两组共需要260例受试者。若考虑10%的脱落率，则每组至少需要130/（1−0.1）= 145例受试者，两组共需要290例受试者。

3.单组目标值设计的样本量估计　以例11-3为例，以FFR为金标准，通过诊断准确度来评价QFR（试验组）在线评估冠状动脉狭窄功能学意义的诊断准确性。假设QFR在患者水平的诊断准确度能够达到83%，目标值设置为75%，在统计检验的显著性水平取单侧0.025（对应双侧0.05），把握度取80%时，按统计学原则计算得到至少需要入组多少样本，能说明试验组满足临床应用的要求？

根据单组目标值设计样本量计算公式计算样本量如下：

$$n = \frac{\left[Z_{1-\alpha/2}\sqrt{P_0(1-P_0)}+Z_{1-\beta}\sqrt{P_T(1-P_T)}\right]^2}{(P_T-P_0)^2} \tag{11-3}$$

式中，P_T为试验组样本率；n为样本数量；P_0为目标值；α为Ⅰ类错误；β为Ⅱ类错误。$Z_{1-\alpha/2}$、$Z_{1-\beta}$为标准正态分布的分位数。

基于上述描述可得：试验组准确度为：$P_T = 0.83$，目标值$P_0 = 0.75$。

用查表的方法，$\alpha = 0.05$（双侧），$\beta = 0.20$（对应把握度为80%）时，可查表得$Z_{1-\alpha/2} = 1.96$，$Z_{1-\beta} = 1.28$（详见第3章）。则：

$$n = \frac{\left[1.96\sqrt{0.75(1-0.75)} + 1.28\sqrt{0.83(1-0.83)}\right]^2}{(0.83-0.75)^2} = 277$$

故至少需要277例受试者。若考虑10%的脱落率，则至少需要277/(1−0.1）= 308例受试者。

4.抽样精度样本量估计　使用抽样精度法估计样本量时，仅仅对所关注的参数进行估计，并没有提出明确的统计假设，估计时未考虑把握度，因此只保证了参数估计的精度（置信区间宽度的50%），而未考虑是否能够达到最终的临床及法规认可的产品标准，在确证性器械临床试验中不推荐使用该方法，可用于探索性器械临床试验。

（五）诊断试验设计其他关注问题

1.金标准的确定　金标准是指在现有条件下，公认的、可靠的、权威的诊断方法。临床上常用的金标准有组织病理检查、影像学检查、病原体分离培养鉴定、长期随访所得的结论及临床常用的其他确认方法等。临床参考金标准可能是一种方法，也可能是多种方法相结合。

2.受试者的选择　受试者通常包括两组：一组是用金标准确定为有某病的病例组，另一组是经金标准确定或有临床证据证实无该病的患者或正常人群，作为对照组。这里所指的病例不是人群中随机选择的，也不是从门诊患者中随机选择的，而是经过临床判断（金标准或目前公认标准），高度怀疑为某病的患者。

3.同步盲法测试　经金标准确定的病例组与对照组中的受试者样本同步接受试验用诊断产品的检测，将检测结果与金标准判定结果进行比较，计算试验用诊断产品检测结果与金标准判断结果符合或差异程度的统计学指标，再根据这些指标对试验用诊断产品进行评价。在试验操作的全过程和判定试验结果时，应在盲法（尽可能用双盲法）情况下进行，由互不干扰的两组人独立、客观地对试验组诊断技术和对照组诊断技术的结果做出判断，是保证临床试验结果真实可靠的关键。

4.诊断性能指标的选择　根据实际数据收集情况，可以采用不同的诊断性能指标进行描述，如灵敏度、特异度、Youden指数、阴性预测值、阳性预测值、阴性似然比、阳性似然比、ROC曲线下面积等。根据研究阶段、目标及特定的临床应用来决定使用哪一个指标作为研究指标。例如探索性诊断试验中，通常采用ROC曲线下面积，因为该指标直接反映诊断试验能否区分患病的受试者和未患病的受试者。确证性诊断试验更接近临床应用，因此能够从临床上进行解释至关重要，一般不推荐ROC曲线下面积作为主要准确度指标，常采用灵敏度、特异度等与临床决策有直接关系的准确度指标作为目标值的主要终点指标，同时给出ROC曲线下面积，以及阳性预测值和阴性预测值。下一小节将详细介绍各评价指标计算方法。

5.关于技术变更或进口产品的临床试验方法　我国《体外诊断试剂临床试验技术指导原则》规定，如涉及诊断技术变更的临床试验，需要根据变更情况可能对产品性能带来的影响，采用变更后产品与变更前产品或者已上市同类产品进行对比试验，证明变更后产品与对比试验产品等效。等效性研究同样构建变更后产品组与变更前产品或者已上市同类产品组准确度差值的置信区间与预设等效界值进行比较，适合的无效假设和备择假设如下，

H_0: $\theta_{update} - \theta_0 \leqslant -\Delta$　　$\theta_{update} - \theta_0 \geqslant \Delta$

H_1: $\theta_{update} - \theta_0 > -\Delta$　　$\theta_{update} - \theta_0 < \Delta$

其中，θ_{update}为变更后产品组诊断准确度，θ_0为对照组变更前产品或者已上市同类产品诊断准确度，$\pm\Delta$为预设的等效界值，即可以接受的最小差异。需要在两个方向上同时进行两次单侧检验分别推断，若$P > \alpha$，不拒绝H_0则被认为变更后产品诊断方法与对照组变更前产品或者已上市同类产品诊断方法准确性未达到等效；只有两个原假设均被拒绝$P \leqslant \alpha$，才可得出两种诊断方法为"等效"的结论。或使用置信区间的方法，通过$\theta_{update} - \theta_0$的双侧95%置信区间与等效界值（$\pm\Delta$）比较来说明变更后产品的诊断准确性。在该案例中，若$\theta_{update} - \theta_0$的双侧95%置信区间的下限大于$-\Delta$，上限小于$\Delta$则可认为变更后产品与变更前产品诊断效果相近，即等效结论成立。

对于进口注册产品，由于目标人群种属和地域的改变，可能影响产品的某些主要技术指标和

有效性。申请人或临床研究者应考虑不同国家或地区的流行病学现状、不同病种的特性、不同种属人群所适用的阳性判断值或者参考区间等诸多因素，在中国境内进行具有针对性的临床试验。

6.提高诊断试验效率的策略　为了提高灵敏度与特异度，除了探索新的试验方法外，可以将现有的试验结合起来，称联合试验。联合试验有两种方式：平行试验和系列试验。

平行试验，又称并联试验，指同时进行多种诊断目的相同的试验，在这些试验中任何一个试验出现阳性结果，就可以判为平行试验阳性，只有各种试验全部为阴性，才能判为平行试验阴性，从而提高了试验的灵敏度，但降低了特异度。

系列试验，又称串联试验，指依次相继做一序列诊断试验，是否做下一个试验，要根据前一个试验的结果而定，若为阴性结果就终止试验，判为系列试验阴性，只有各种试验全部阳性，才判为系列试验阳性，从而提高了特异度，但降低了灵敏度。

二、诊断试验的常用统计指标

在诊断试验中，选择合适的评价指标、统计分析方法分析数据、科学合理地解释其研究结果，与回答研究假设同样重要。诊断试验的结果通常可整理成表11-2所示的形式。

表11-2　诊断试验结果的表达形式

诊断试验结果	人数		
	阳性（患者）	阴性（非患者）	合计
阳性	a（真阳性）	b（假阳性）	$a+b$
阴性	c（假阴性）	d（真阴性）	$c+d$
合计	$a+c$	$b+d$	$a+b+c+d$

诊断试验常用的统计指标比较多，下面分类进行介绍。

（一）评价诊断试验真实性的指标

真实性（validity）是指测量值与真实值相符合的程度，又称效度、准确性（accuracy）。评价诊断试验真实性的统计指标如下。

1.灵敏度（sensitivity，Se）　即真阳性率，指标准诊断确诊阳性组中，诊断试验结果为阳性的部分所占的比例，即：

$$Se=\frac{\text{真阳性人数}}{\text{患者组总人数}}=\frac{a}{a+c}\times 100\% \tag{11-4}$$

2.假阴性率（false negative rate，FNR）　即漏诊率，指标准诊断确诊阳性组中，诊断试验结果为阴性的部分所占的比例，即：

$$FNR=\frac{\text{假阴性人数}}{\text{患者组总人数}}=\frac{c}{a+c}\times 100\%=1-\text{灵敏度} \tag{11-5}$$

假阴性率反映了诊断试验将实际患者错误地判断为非患者的能力。

3.特异度（specificity，Sp）　即真阴性率，指标准诊断确诊阴性组中，诊断试验结果为阴性部分所占的比例，即：

$$Sp=\frac{\text{真阴性人数}}{\text{非患者组总人数}}=\frac{d}{b+d}\times 100\% \tag{11-6}$$

特异度反映了诊断试验将实际无病的人正确地判断为非患者的能力。

4.假阳性率（false positive rate，FPR） 即误诊率，指标准诊断确诊阴性组中，诊断试验阳性结果人数与非患者组总人数的比值，即：

$$FPR=\frac{\text{假阳性人数}}{\text{非患者组总人数}}=\frac{b}{b+d}\times 100\%=1-\text{特异度} \tag{11-7}$$

假阳性率反映了诊断试验将实际无病的人错误地判断为患者的能力。

灵敏度只与患者组有关，与非患者组无关。灵敏度越高，漏诊机会越小。当疾病漏诊可能造成严重后果时，如癌症的诊断，必须选用灵敏度高的试验，而灵敏度高常伴之高误诊率，故在普查粗筛患者时采用灵敏度高的试验以减少漏诊，对筛查结果阳性者再进一步检查确诊。一项灵敏度高的试验，结果为阴性时，对于排除此病是有意义的。如结核菌素试验结果为阴性，一般可认为没有感染结核。

特异度只与非患者组有关，与患者组无关。特异度越高，误诊机会越小。如在普查粗筛患者的基础上需进一步确诊某病或挑选科研病例时，则应选用特异度高的诊断方法。某一特异度高的诊断试验结果为阳性时，说明患该病的概率较高，是确诊的有力证据。但某一诊断试验的特异度越高，伴随而来的是漏诊率也越高。例如用检测血清SM抗体诊断系统性红斑狼疮（SLE），SM抗原的特异性很强，查出SM抗体者，确诊红斑狼疮无疑，但在确实患红斑狼疮的患者中，约70%将因无SM抗体而漏诊。

灵敏度和特异度是评价诊断试验的两个重要指标，它们是诊断性试验本身所固有的，比较稳定，受患病率影响较小。

5.约登指数（Yonden index） 又称正确指数，是评价真实性的综合指标，反映了诊断试验发现真正的患者与非患者的总能力。

$$\text{约登指数}=\text{灵敏度}+\text{特异度}-1 \tag{11-8}$$

6.似然比（likelihood ratio，LR） 指患者组中得出某一试验结果的概率与非患者组中得出这一试验结果的概率的比值。是同时反映灵敏度和特异度的复合指标，分为阳性似然比（$+LR$）和阴性似然比（$-LR$）。

$$+LR=\frac{\text{真阳性率}}{\text{假阳性率}}=\frac{\text{灵敏度}}{1-\text{特异度}} \tag{11-9}$$

$$-LR=\frac{\text{假阴性率}}{\text{真阴性率}}=\frac{1-\text{灵敏度}}{\text{特异度}} \tag{11-10}$$

阳性似然比表示诊断试验正确判断阳性可能性是错误判断阳性可能性的倍数，显然此数值越大越好，说明结果与客观相符的程度越高。

阴性似然比表示诊断试验错误判断阴性可能性是正确判断阴性可能性的倍数，当然此数值越小越好，说明诊断试验错判的可能性越小。

可根据受试者工作特性曲线（receiver operating characteristic curve，简称ROC曲线）确定试验阳性结果的截断值（cut-off point，与测得的观察值的分布有关）。ROC曲线是用真阳性率（即灵敏度，y轴）和假阳性率（即误诊率，x轴）作图得出的曲线，可以表示灵敏度和特异度之间的关系，其斜率是阳性似然比。

（二）评价诊断试验可靠性的指标

可靠性（reliability）又称信度、重复性（repeatability）、精确性（precision）。指诊断试验在相同条件下重复测量同一受试者时，所获结果的一致性。评价诊断试验可靠性的指标如下。

1.定性资料用诊断符合率（diagnose accordance rate，DAR）和Kappa值来评价。

$$\text{DAR}=\frac{\text{真阳性人数+真阴性人数}}{\text{受试总人数}}=\frac{a+d}{a+b+c+d}\times 100\% \tag{11-11}$$

诊断符合率反映了诊断试验结果与金标准诊断结果的符合程度，又称准确度。

$$Kappa=\frac{P_0-P_e}{1-P_e} \tag{11-12}$$

式中，P_0为两种诊断试验的观察一致率（即诊断符合率e），P_e为机遇一致率，P_0-P_e为实际一致率，$1-P_e$为非机遇一致率。Kappa＝0说明两种诊断试验结果的一致程度完全是由机遇导致的；Kappa＞0说明两种结果的一致程度比机遇导致的还好，Kappa＝1表明两种结果完全一致；Kappa＜0说明两种结果的一致程度比机遇导致的还差。

2.定量资料用组内相关系数或Bland-Altman方法来评价。

（三）评价诊断试验的其他指标

1.预测值　预测值（predictive value）分为阳性预测值和阴性预测值。阳性预测值反映的是诊断试验结果阳性者确为患者的可能性。阴性预测值反映的是诊断试验结果阴性者确为非患者的可能性。计算公式为：

$$\text{阳性预测值}=\frac{a}{a+b}\times 100\% \tag{11-13}$$

$$\text{阴性预测值}=\frac{d}{c+d}\times 100\% \tag{11-14}$$

患病率不变情况下，灵敏度越高，阴性预测值越高；特异度越高，阳性预测值越高。预测值与受检人群目标疾病患病率（prevalence）密切相关。

$$\text{阳性预测值}=\frac{\text{灵敏度}\times\text{患病率}}{\text{灵敏度}\times\text{患病率}+(1-\text{患病率})(1-\text{特异度})} \tag{11-15}$$

$$\text{阴性预测值}=\frac{\text{特异度}\times(1-\text{患病率})}{\text{特异度}\times(1-\text{患病率})+(1-\text{灵敏度})\times\text{患病率}} \tag{11-16}$$

2.信息量　信息量（information content，I）有专门的计算公式，但较为复杂。它是由阳性预测值、阴性预测值及就诊患病率三者所确定的一项综合指标。信息量表示就诊者经诊断后所减少的其患病与否的不肯定程度。因此，信息量越大，诊断试验的价值越高。由于医学诊断大多面向的是来医院就诊的人群，故可用就诊患病率替代人群患病率。

3.平均信息量　鉴于信息量与受试人群患病率有关，故提出了一种独立于患病率的信息指标——平均信息量（mean information content），作为诊断试验在所有可能患病率下所提供信息大小的一种平均量度，与患病率无关。平均信息量越大，表明试验用于诊断越有效，即试验的鉴别诊断价值越高。

三、基于定性指标的诊断试验

如有金标准，在与金标准比较时，应报告诊断试验的灵敏度和特异度、准确度、阳性似然比和阴性似然比、阳性预测值和阴性预测值及其双侧95%置信区间。与非金标准比较时，不能使用灵敏度和特异度描述新诊断策略与非金标准的比较结果，应报告阳性一致性率、阴性一致率、总体一致率及其双侧95%置信区间（计算方法同灵敏度、特异度及准确度）。需注意当总体一致率高时，阳性一致率或阴性一致率不一定满足临床应用需求。当计算诊断试验的准确性或一致性时，可使用Kappa检验的方法及加权Kappa检验的方法，计算Kappa值并给出假设检验结果。

（一）配对2×2表资料的一致性评价

配对研究设计2×2表数据是指接受了两种不同诊断方法得到的数据，每种处理方法的结果都可分为"阳性"和"阴性"两种。其中一种方法应为金标准，需评价新诊断方法的诊断性能或需检查新的诊断方法与金标准是否一致。格式如表11-3。

表11-3　配对研究设计2×2表

处理方法A所得结果	例数			
	方法B所得结果	+	-	合计
+		a	b	$n_1=a+b$
-		c	d	$n_2=c+d$
合计		$m_1=a+c$	$m_2=b+d$	$n=a+b+c+d$

1.评价新诊断方法的诊断性能　评价某新诊断方法的诊断性能，一般采用上述提到的灵敏度、特异度及其95%置信区间进行评价。

【例11-6】一项前瞻性、多中心、自身对照、目标值设计诊断试验，在具有冠状动脉狭窄相关临床症状患者中，与金标准冠状动脉血流储备分数（fractional flow reserve，FFR）检查结果相比，根据CTA图像测量的FFR（CT-FFR）评估心脏冠状动脉功能学意义的灵敏度和特异度，以评估产品的诊断性能。其中，试验设计阶段，根据文献报道并结合临床经验，将灵敏度和特异度评价标准（目标值）分别设定在80%和60%。该试验入组339例，其中金标准诊断为阳性（FFR≤0.8）患者130例，诊断为阴性（FFR＞0.8）患者209例。

评价某新诊断方法的诊断性能，应计算灵敏度、特异度及其95%置信区间，并与预先设定的目标值比较进行评价。通过SAS程序对分析表11-4中数据进行分析，获得相应结果。SAS程序如下（程序名CT11_1）：

表11-4　金标准及CTA图像测量冠状动脉血流储备分数结果比较

CT-FFR	例　数		
	FFR≤0.8	FFR＞0.8	合计
≤0.8	122	25	147
＞0.8	8	184	192
合计	130	209	339

程　序	说　明
Data CT11_1;	建立数据集
Do a = 1 TO 2;	
Do b = 1 TO 2;	
Input f @@; Output;	
End; End;	
Cards;	输入数据
122　　25	
8　　184	
;	
Run;	
Ods html;	
/* 灵敏度 */	计算灵敏度及其95%置信区间
Proc freq data = CT11_1;	Binomialc：采用连续校正的渐近正态方法和精确概率法估计95%置信区间
tables a/binomialc (level = 1 p = 0.8 var = sample);	p = 0.8 var = sample：与目标值80%比较P值
weight f;	
where b = 1;	
Run;	
/* 特异度 */	
Proc freq data = CT11_1;	计算特异度度及其95%置信区间
tables a/binomialc (level = 2 p = 0.6 var = sample);	Binomialc：采用连续校正的渐近正态方法和精确概率法估计95%置信区间
weight f;	p = 0.6 var = sample：与目标值60%比较P值
where b = 2;	
Run;	计算阳性预测值及其95%置信区间
/* 阳性预测值 */	Binomialc：采用连续校正的渐近正态方法和精确概率法估计95%置信区间
Proc freq data = CT11_1;	
tables b/binomialc (level = 1);	
weight f;	
where a = 1;	计算阴性性预测值及其95%置信区间
Run;	Binomialc：采用连续校正的渐近正态方法和精确概率法估计95%置信区间
/* 阴性预测值 */	
Proc freq data = CT11_1;	
tables b/binomialc (level = 2);	
weight f;	
where a = 2;	
Run;	
Ods html close;	

SAS输出结果及其解释如下。

（1）灵敏度及其95%置信区间

a	频数	百分比	累积 频数	累积 百分比
1	122	93.85	122	93.85
2	8	6.15	130	100.00

二项式比例 a＝1	
比例	0.938 5
ASE	0.021 1
95% 置信下限	0.893 3
95% 置信上限	0.983 6
精确置信限	
95% 置信下限	0.882 3
95% 置信上限	0.973 1

H_0 检验：比例 ＝ 0.8	
渐近标准误差（样本）	0.021 1
Z	6.386 8
单侧 $Pr > Z$	＜0.000 1
双侧 $Pr > \|Z\|$	＜0.000 1

注：渐近置信限和检验包括连续校正

以上是灵敏度分析结果，灵敏度为93.9%，连续校正的渐近正态方法估计的95%置信区间为（89.3%，98.4%），精确概率法估计的95%置信区间为（88.2%，97.3%）。可见，灵敏度95%置信区间下限均大于目标值80%，同时H_0检验为灵敏度与目标值80%比较的检验结果，$P < 0.000\ 1$，具有统计学意义。

（2）特异度及其95%置信区间

a	频数	百分比	累积 频数	累积 百分比
1	25	11.96	25	11.96
2	184	88.04	209	100.00

二项式比例 a＝2	
比例	0.880 4
ASE	0.022 4
95% 置信下限	0.834 0
95% 置信上限	0.926 8
精确置信限	
95% 置信下限	0.828 5
95% 置信上限	0.921 1

H_0 检验：比例＝0.6	
渐近标准误差（样本）	0.022 4
Z	12.384 3
单侧 $Pr > Z$	＜0.000 1
双侧 $Pr > \|Z\|$	＜0.000 1

注：渐近置信限和检验包括连续校正

以上是特异度分析结果，特异度为88.0%，连续校正的渐近正态方法估计的95%置信区间为（83.4%，92.7%），精确概率法估计的95%置信区间为（82.9%，92.1%）。可见，特异度95%置信区间下限均大于目标值60%，同时H_0检验为特异度与目标值60%比较的检验结果，$P < 0.000\,1$，具有统计学意义。

综合以上灵敏度和特异度结果可得，试验产品测得的CT-FFR评估心脏冠状动脉功能学意义的灵敏度和特异度，具有统计学意义，试验产品的诊断性能满足临床应用的要求。

（3）阳性预测值及其95%置信区间

b	频数	百分比	累积 频数	累积 百分比
1	122	82.99	122	82.99
2	25	17.01	147	100.00

二项式比例 b＝1	
比例	0.829 9
ASE	0.031 0
95% 置信下限	0.765 8
95% 置信上限	0.894 1
精确置信限	
95% 置信下限	0.759 3
95% 置信上限	0.886 8

H_0 检验：比例＝0.5	
H_0 下的 ASE	0.041 2
Z	7.917 9
单侧 $Pr>Z$	＜0.000 1
双侧 $Pr>\|Z\|$	＜0.000 1

注：渐近置信限和检验包括连续校正

以上是阳性预测值分析结果，阳性预测值为83.0%，连续校正的渐近正态方法估计的95%置信区间为（76.6%，89.4%），精确概率法估计的95%置信区间为（75.9%，88.7%）。H_0检验为阳性预测值与50%（方案设计时，未针对该指标设定目标值，SAS默认与50%进行比较）比较的检验结果，$P<0.000\,1$，具有统计学意义。可以认为试验产品测得的CT-FFR评估心脏冠状动脉功能学意义的阳性预测值高于50%。

（4）阴性预测值及其95%置信区间

b	频数	百分比	累积频数	累积百分比
1	8	4.17	8	4.17
2	184	95.83	192	100.00

二项式比例：b＝2	
比例	0.958 3
ASE	0.014 4
95% 置信下限	0.927 5
95% 置信上限	0.989 2
精确置信限	
95% 置信下限	0.919 6
95% 置信上限	0.981 8

H_0检验：比例＝0.5	
H_0下的ASE	0.036 1
Z	12.629 5
单侧 $Pr>Z$	＜0.000 1
双侧 $Pr>Z\|$	＜0.000 1

注：渐近置信限和检验包括连续校正

以上是阴性预测值分析结果，阳性预测值为95.8%，连续校正的渐近正态方法估计的95%置信区间为（92.8%，98.9%），精确概率法估计的95%置信区间为（92.0%，98.2%）。H_0检验为阴性预测值与50%（方案设计时，未针对该指标设定目标值，SAS默认与50%进行比较）比较的检验结果，$P<0.000\,1$，具有统计学意义。可以认为试验产品测得的CT-FFR评估心脏冠状动脉功能学意义的阴性预测值高于50%。

2.*评价新诊断方法与金标准或两种诊断方法是否一致*　这类资料分析方法有两种，其一，检验两种处理方法检测结果不一致部分的差别是否具有统计学意义，可以用McNemar χ^2检验；其二，检验两种处理方法检测结果是否具有一致性，可以用Kappa检验，即一致性检验法。

McNemar χ^2检验计算公式如下：

若$b+c\geqslant 40$时可应用未校正的公式：

$$\chi^2=\frac{(b-c)^2}{b+c},\quad v=1 \tag{11-17}$$

若$b+c<40$时应用连续性校正公式：

$$\chi^2=\frac{(|b-c|-1)^2}{b+c},\quad v=1 \tag{11-18}$$

McNemar χ^2检验统计量近似服从自由度为1的χ^2分布；Kappa检验在SAS统计软件中直接给出检验统计量Kappa值和P值，并对总体Kappa值与“0”之间的差别是否具有统计学意义进行假设检验，借助P值即可进行相关统计推断。

【例11-7】 对于甲状旁腺功能亢进的研究，一种诊断方法是正电子放射断层照相（PET）（A法），另一种方法为双阶段^{99m}Tc-sestamibi-SPEC（B法），试比较两种方法检测结果之间不一致部分的差别是否具有统计学意义；并检验其一致性是否具有统计学意义（表11-5）。

表11-5　两种方法对甲状旁腺功能亢进检测结果比较

A	例数			
	B方法检测结果	+	-	合计
+		37	33	70
-		19	121	140
合计		56	154	210

比较两种检测方法不一致部分的频数之间的差别是否具有统计学意义，应选用配对设计定性资料的χ^2检验，即McNemar χ^2检验；同时选择Kappa检验检测两种方法的一致性。

用McNemar χ^2检验分析表11-5资料，SAS程序如下（程序名CT11_2）：

程　　序	说　　明
Data CT11_2; Do a＝1 TO 2; Do b＝1 TO 2; Input f @@; Output; End; End;	建立数据集
Cards; 37　　33 19　　121 ; Run; Ods html; /* 计算Kappa系数 */	输入数据
Proc freq data＝CT11_2; weight F; tables a*b; test agree; Run; Ods html close;	“Test agree”进行McNemar χ^2检验和Kappa检验 如果只进行一致性检验，可使用“Test　Kappa”语句进行Kappa检验

SAS输出结果及其解释如下：

McNemar 检验	
统计量（S）	3.769 2
自由度	1
$Pr > \mathrm{S}$	0.052 2

以上是McNemar's Test结果，检验统计量为3.769 2，$P＝0.052\ 2＞0.05$，可认为两种方法在检测检测甲状旁腺功能亢进方面不一致部分的差别无统计学意义。

简单 Kappa 系数	
Kappa	0.413 5
渐近标准误差	0.067 3
95% 置信下限	0.281 7
95% 置信上限	0.545 4

H_0 检验：Kappa ＝ 0	
H_0 下的渐近标准误差	0.068 1
Z	6.068 8
单侧 $Pr > Z$	＜0.000 1
双侧 $Pr > \|Z\|$	＜0.000 1

以上是Kappa检验结果，Kappa值为0.413 5，此值比较小，假设检验结果显示$P<0.0001$，具有统计学意义。观察的一致率＝158/210＝75.23%，如果临床认可，可以认为两种方法具有较高的一致性。

（二）R×C表资料的一致性评价

与配对2×2表结构类似，R×C表同样为两种检测方法得到的数据，在表中表现为行变量与列变量，只是每个变量的水平数不是2，而是多个等级，例如“优、良、可、差”或“轻、中、重”等。两个变量的水平数应相等。我们需要分析两种方法的检测结果之间是否具有一致性，可采用Kappa检验。

一致性检验（Kappa检验）计算公式如下：

$$Pa=\frac{\text{实际观察的一致数}}{\text{总观察例数}} \tag{11-19}$$

$$Pe=\frac{\text{期望一致数}}{\text{总观察例数}} \tag{11-20}$$

$$K=Kappa=\frac{(P_a-P_e)}{(1-P_e)} \tag{11-21}$$

$$Sk=\frac{\sqrt{P_e+P_e^2-\frac{1}{n^3}\sum R_iC_j(R_i+C_j)}}{(1-P_e)\sqrt{n}} \tag{11-22}$$

$$U=\frac{K}{S_k}\sim N（0，1） \tag{11-23}$$

【例11-8】 某临床试验，检验某公司生产的X线机（A组）与市场使用的X线机对疾病诊断的一致性，数据如表11-6所示，检验其一致性是否具有统计学意义。

表11-6 两种方法对疾病检测结果比较

A器械		例数			合计
	B器械	严重	中度	无	
严重		37	29	3	69
中度		21	99	9	129
无		2	14	27	43
合计		60	142	39	241

建立检验假设：

H_0: $Kappa=0$（两诊断结果不一致）；

H_1: $Kappa\neq 0$（两诊断结果一致）；

$\alpha=0.05$。

SAS程序见【CT11_3】

程　序	说　明
DATA CT11_3; DO A = 1 TO 3; DO B = 1 TO 3; INPUT F@@; OUTPUT;	建立数据集
END; END; CARDS; 37　29　3 21　99　9 2　14　27 ; ods html; PROC FREQ data = CT11_3; WEIGHT F;	输入数据
TABLES A*B; Test Kappa wtkap; RUN; ods html close;	"Kappa"语句进行Kappa检验

程序运行的主要结果及其解释如下：

对称性检验	
统计量（S）	2.567 0
自由度	3
$Pr > S$	0.463 3

对称性检验的结果为：$S = 2.567\ 0$，$P = 0.463\ 3 > 0.05$，说明此表的频数满足对称性假设，即此表中的各频数是关于主对角线对称的。

简单Kappa系数	
Kappa	0.446 2
渐近标准误差	0.051 9
95%置信下限	0.344 6
95%置信上限	0.547 9

H_0检验：Kappa = 0	
H_0下的渐近标准误差	0.047 5
Z	9.398 4
单侧 $Pr > Z$	< 0.000 1
双侧 $Pr > \|Z\|$	< 0.000 1

Kappa系数部分给出了简单统计量的值、渐近标准误、总体Kappa值的95%置信区间。最后给出了一致性检验的结果：Kappa＝0.446 2，P＜0.000 1，表明两种X线机的诊断结果之间的一致性具有统计学意义。由于Kappa系数较小，是否有临床意义需结合临床实际进行判定。

加权的Kappa系数	
加权的 Kappa	0.489 9
渐近标准误差	0.050 4
95%置信下限	0.391 3
95%置信上限	0.588 6

H_0检验：加权的Kappa＝0	
H_0下的渐近标准误差	0.047 6
Z	10.295 5
单侧$Pr>Z$	＜0.000 1
双侧$Pr>\|Z\|$	＜0.000 1

如果表格不满足对称性假设，即此表中的各频数并不关于主对角线对称。此部分Kappa系数部分给出了加权Kappa统计量的值，此时采用加权Kappa检验更为合适（充分利用了非对角线上的信息），加权的Kappa＝0.489 9，P＜0.000 1，表明两种X线机测定结果之间的一致性具有统计学意义。

结论：经Kappa检验（即一致性检验），两个诊断结果是基本一致的，若临床上认为观察一致率P＝（37＋99＋27）/241＝67.6%符合要求，则两种X线机的检测结果是一致的。

（三）诊断试验ROC分析

1.ROC分析简介　ROC是受试者工作特征（receiver operating characteristic，ROC）或相对工作特征（relative operating characteristic）的缩写。ROC分析20世纪50年代起源于统计决策理论，后来被应用于雷达信号观察能力的评价，60年代中期ROC分析被大量成功用于实验心理学和心理物理学研究。1971年，Lusted描述了如何将心理物理学上常用的ROC曲线方法用于医学决策，该方法利用包含所有决策值的ROC曲线，克服了诊断试验中仅用灵敏度与特异度及其相关指标的缺陷，也是描述诊断试验固有准确度的一种方法。自此以后，该方法成为非常有价值的描述与比较诊断试验的工具。

2.诊断试验准确性评价指标的局限性　对于二分类总体，如对照与病例（或无病与有病、正常与异常等），诊断试验结果分别写成阴性与阳性，其资料可列成表11-1的四格表形式。这时可计算出诊断符合率、灵敏度、特异度等指标。这几个指标均可不同程度地反映诊断的准确性。诊断符合率是患者被正确诊断为阳性与非患者被正确诊断为阴性的例数之和占总例数的百分比，它很大程度上依赖于患病率，如患病率为5%时，完全无价值地诊断所有样本为阴性，也可有95%的诊断符合率。这是其一。其二，诊断符合率没有揭示假阴性和假阳性错误诊断的频率。相同的诊断符合率，假阴性和假阳性的情况可能很不相同。其三，诊断符合率受诊断阈值的限制。更好的方法是计算灵敏度和特异度，它们的值越高，诊断性能越好。灵敏度是患者被正确诊断为阳性的比例，特异度是非患者被正确诊断为阴性的比例，（1-特异度）为假阳性率。应用灵敏度和特异度这对指标时最明显的问题是：比较两种诊断方法时，可能出现一种诊断方法的灵敏度高，而另一种诊断方法的特异度高，从而难以判断哪一种诊断方法更好的情况。此时，可将灵敏度和特异度相结合，改变诊断阈值，获得多对灵敏度值和（1-特异度）值，即*TPP*值和*FPR*值，绘制ROC曲线，做ROC分析来解决。

3.ROC曲线的构建　ROC曲线的横轴（*x*轴）表示诊断试验的假阳性率（FPR，即误诊率），纵轴（*y*轴）表示诊断试验的灵敏度（*Se*），由不同决策界值产生图中的不同点。采用线段连接图中所有可能界值产生的点，得到经验ROC曲线（empirical ROC curve）。随着灵敏度的增加，FPR也增加，ROC曲线正好反映了这种增加的数量大小。

图11-5与图11-6分别表示心脏瓣膜影像数据与乳腺X线照相数据的经验ROC曲线，其中每个小圆圈表示不同决策界值相应的点（*FPR*，*Se*）。图中还对患者样本试验结果进行拟合，得到心脏瓣膜影像数据与乳腺X线照相数据的模型拟合ROC曲线（fitted ROC curves）（有时也称为

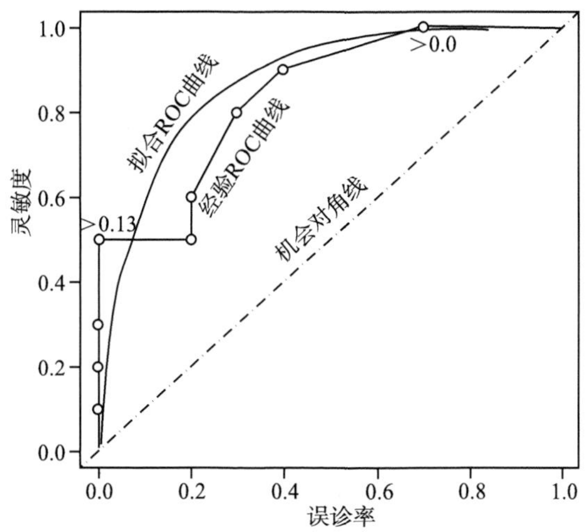

图11-5　心脏瓣膜影像数据的经验与拟合ROC曲线

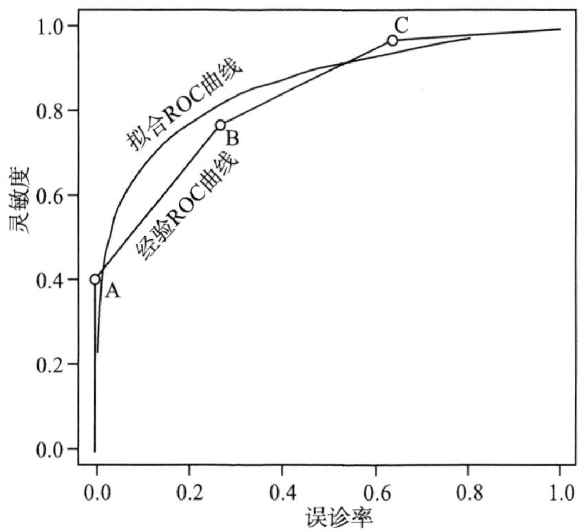

图11-6　乳腺X线照相数据的经验与拟合ROC曲线

光滑ROC曲线），采用的统计学模型是双正态（binormal distribution，即病例组与对照组的试验结果均服从正态分布）模型。诊断医学中通常采用这种模型拟合ROC曲线，这种曲线可以用两个参数来表示，一个参数记为a，是病例与对照试验结果的标准化差值；另一个参数记为b，是对照与病例试验结果的标准差之比。

ROC曲线可以全面反映诊断试验的固有准确度。ROC曲线对诊断的准确性提供了一个直观的视觉印象，曲线上的每一点代表了随着病例诊断阈值（或置信阈）变化的灵敏度与特异度的折衷。

4.ROC分析的准确性评价指标　一般用ROC曲线下面积反映诊断系统的准确性。理论上，这一指标取值范围为0.5～1.0，完全无价值的诊断ROC曲线下面积为0.5，完善地诊断ROC曲线下面积为1.0。该指标及其标准误的计算目前有非参数、半参数和参数方法。其中得到广泛应用的方法有Wilcoxon非参数法和最大似然估计“双正态”参数法。参数法与非参数法估计ROC曲线下面积均适用于诊断结果为连续性定量资料或等级资料的诊断试验的评价。

非参数法是根据实验结果直接计算绘制ROC曲线所需的工作点，由此绘制的ROC曲线为经验ROC曲线，曲线下面积与患者和非患者实验结果秩和检验的Mann-Whitney统计量相等，但其结果常小于真实的面积值。

参数法是根据试验结果拟合双正态模型，利用最大似然法估计其2个参数a和b，由2个参数可得到光滑的ROC曲线及曲线下面积的估计值。参数法的应用条件为：患者与非患者的试验结果服从双正态分布，但这是指ROC曲线的函数形式，而不是指试验结果的基本分布，因为变量变换几乎可以使任何试验结果转换为正态分布，而且在样本量较大、相同值较少时参数法与非参数法估计的ROC曲线下面积常常近似相等。双正态模型参数法估计ROC曲线下面积的公式为：

$$A=\Phi\left(\frac{a}{\sqrt{1+b^2}}\right) \tag{11-24}$$

$$a=\frac{\bar{x}-\bar{y}}{S_x} \tag{11-25}$$

$$b=\frac{S_y}{S_x} \tag{11-26}$$

式中，A为ROC曲线下面积，a和b分别为双正态模型的2个参数，Φ表示标准正态分布函数，$\bar{x}$、$\bar{y}$分别为患者组和非患者组检测结果的均数（假定患者组高于非患者组，$\mu_x>\mu_y$），S_x和S_y分别为患者组和非患者组检测结果的标准差。当2条ROC曲线无交叉时相关ROC曲线下面积的比较可根据曲线下面积、面积的方差及面积间协方差由以下公式计算检验统计量从而得出结论：

$$Z=\frac{A_1-A_2}{\sqrt{Var(A_1)+Var(A_2)-2Cov(A_1,A_2)}} \tag{11-27}$$

式中的Z值服从或近似服从标准正态分布，查正态分布表可得相应的P值，A_1、A_2分别为两诊断试验ROC曲线下面积，$Var(A_1)$、$Var(A_2)$分别为两曲线下面积的方差，$Cov(A_1, A_2)$为两曲线下面积的协方差，当两诊断试验独立时，此协方差项为0。两面积的等效性检验根据上述公式，以对照试验ROC曲线下面积的5%为参照，面积的差值与之相比进行统计学检验。当两条ROC曲线交叉时，两诊断试验的比较应比较部分ROC曲线下的面积或固定假阳性率时的灵敏度。

5.其他与ROC分析有关的问题

（1）ROC工作点的置信区间：对于每个ROC工作点，可根据二项分布标准误计算公式计算*FPR*和*TPR*的标准误。

$$S_p=\sqrt{\frac{P(1-P)}{n}} \tag{11-28}$$

对于*FPR*，$P=FPR$，$n=$非患者组总例数；对于*TPR*，$P=TPR$，$n=$患者组总例数。

对于资料中的工作点（*FPR*，*TPR*）=（0.239，0.578），*FPR*和*TPR*的标准误分别为$S_{FPR}=\sqrt{\frac{0.239(1-0.239)}{234}}$和$S_{TPR}=\sqrt{\frac{0.578(1-0.578)}{166}}$，即0.028和0.038；*FPR*和*TPR*的95%的置信区间分别为$0.239\pm1.96\times0.028$和$0.578\pm1.96\times0.038$，即0.184-0.294和0.504-0.652。

（2）金标准：对于诊断方法的准确性评价，首先应知道受试者（人、动物或影像等）的真实情况，即哪些是对照组，哪些是病例组，划分它们的标准就是金标准。虽然金标准不需要十全十美，但是它们应比待评价的诊断方法更可靠，且与待评价的诊断方法无关。

（3）最佳工作点的选择：一般选择阳性似然比或约登指数最大者为最佳工作点。

也有学者采用（*C*/*B*）[（1-*P*）/*P*]计算最佳工作点的斜率，表达式中*C*、*B*和*P*分别表示花费、收益和患病率。在假定对患者组实施治疗，而对非患者组不治疗的前提下，这一表达式表示治疗疾病的花费（Cost）和收益（Benefit）之比与（1-患病率）和患病率之比的乘积。在ROC曲线上，从（*FPR*，*TPR*）=（0，0）到（1，1），工作点斜率从大到小单调改变。从表达式可以看出，如果治疗花费多，收益少，或患病率低，则斜率大，最佳工作点接近（0，0），确保了假阳性率的减少。如果疾病治疗花费少，收益多，或患病率高，则斜率小，最佳工作点接近（1，1），确保了假阴性率的减少。

四、基于定量指标的诊断试验

（一）Pearson相关系数

Pearson相关系数是用于表示两定量资料线性相关关系的密切程度，而非一致性。仅当斜率=1、截距=0时才为一致。样本量少会导致低估相关系数。另外，当相关系数的假设检验$P<0.05$时，相关系数具有统计学意义。需注意*P*仅代表统计学关联有无，*P*值的大小与相关性强弱无关。

计算公式：

$$r=\frac{\sum(X-\overline{X})(Y-\overline{Y})}{\sqrt{\sum(X-\overline{X})^2\sum(Y-\overline{Y})^2}} \tag{11-29}$$

对*r*进行假设检验：
$$t_r=\frac{|r-0|}{S_r}=\frac{|r|}{\sqrt{(1-r^2)/(n-2)}},\ df=n-2 \tag{11-30}$$

（二）组内相关系数（intra-class correlation coefficients，ICC）

检测测量方法间变异占总变异的比例，对系统误差和随机误差均敏感。ICC值较高表明作为两诊断器械测量差别的系统误差与随机误差均较小，但目前无明确的公认判断标准来评定两种测量方法的一致程度，同时也缺乏其与临床实际意义的对应性。

（三）Bland-Altman法

该法可较好地评价定量数据两种测量结果的一致性，同时控制系统误差和随机误差。

首先应绘制两诊断器械测量值差值对应于均值的散点图（Bland-Altman图），设$D=X_M-X_N$，$A=(X_M+X_N)/2$，即绘制D与A的散点图，观察D与A的关系。

1. D与A独立，D、A相关关系无统计学意义　计算一致性限度（limits of agreement）作为评价一致性的指标。即差值D的95%参考值范围$D\pm1.96S$。此时，一致性限度既可衡量系统误差又能估计随机误差的大小。

"$D\pm1.96S$"必须被包含在临床认可的界值之内。

界值的确定：有临床意义的一致性界限（由临床医师决定）。

2.D与A不独立，D、A相关关系有统计学意义　进行回归分析$D=\alpha+\beta A+\varepsilon$，检查$\alpha$、$\beta$与0之间差别是否有统计学意义。当$\alpha=\beta=0$，说明两种诊断器械的诊断结果具有一致性。

附Bland-Altman点图（图11-7）：

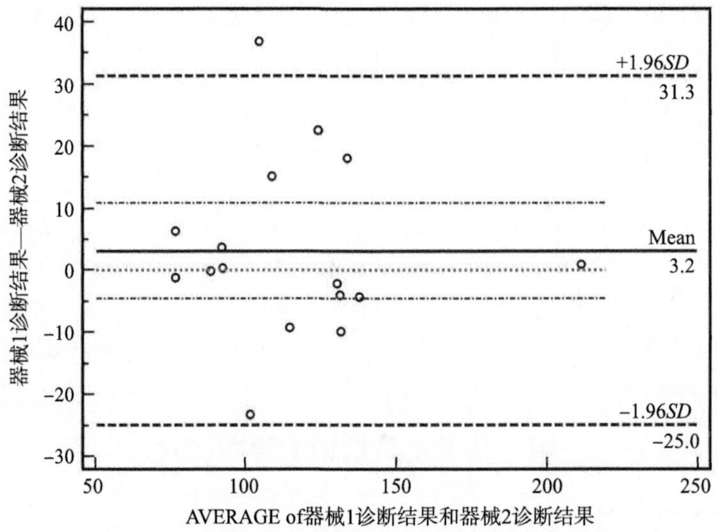

图11-7　两诊断器械诊断结果Bland-Altman点图

【例11-9】某临床试验，检验其生产的血流储备分数（FFR_{PMC}）测量系统（A组）与市场使用的血流储备分数（FFR_{PW}）测量系统（B组）对冠状动脉FFR进行一致性分析，检验其一致性是否具有统计学意义（表11-7）。

表11-7　受试者两种方法FFR检查结果（血管水平）

ID	FFR_{PMC}	FFR_{PW}
1	0.85	0.87
2	0.81	0.82
3	0.87	0.83
4	0.84	0.86
5	0.83	0.83
6	0.84	0.85
…	…	…

SAS程序见【CT11_4】

程　　序	说　　明
DATA CT11_4;	建立数据集
Input PMC PW;	
CARDS;	
0.85　0.87	
0.81　0.82	
0.87　0.83	输入数据
0.84　0.86	
0.83　0.83	
0.84　0.85	
;	
DATA diffs;	
Set CT11_4;	计算Bland Altman一致性分析散点图横纵坐标值
Diff＝PMC-PW;	
Mean＝（PMC＋PW）/2;	
Run;	
Proc print data＝diffs;	
Run;	
ods html;	
proc sql noprint;	
select mean（diff）-1.96*std（diff），mean（diff）＋ 1.96*std（diff）into：lower，：upper from diffs;	计算两组差值95%一致性界限
quit;	
proc sgplot data＝diffs;	
scatter x＝mean y＝diff;	制作Bland Altman一致性分析散点图
refline 0 &upper &lower / LABEL ＝（"zero bias line" "95% upper limit" "95% lower limit"）;	
TITLE "Bland-Altman Plot" ;	
Run;	
Quit;	
ods html close;	

程序运行的主要结果及其解释如下：

观测	PMC	PW	Diff	Mean
1	0.85	0.87	−0.02	0.860
2	0.81	0.82	−0.01	0.815
3	0.87	0.83	0.04	0.850
4	0.84	0.86	−0.02	0.850
5	0.83	0.83	0.00	0.830
6	0.84	0.85	−0.01	0.845
…	…	…	…	…

将检测结果差值与差值一致性限度进行比较。

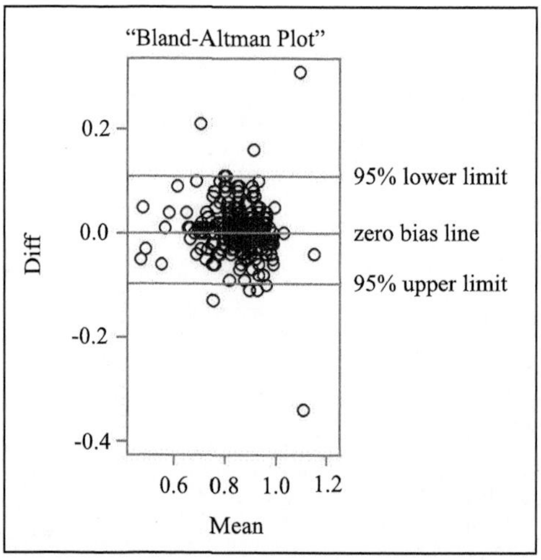

结论：经Bland Altman一致性可视化展示方法，绝大多散点介于差值的95%区间内，说明两个诊断结果是基本一致的，若临床上认为观察一致率符合要求，则两种血流储备分数测量系统检测结果是一致的。

（四）ATE / LER区域（美国FDA可豁免诊断器械一致性评价方法：http：//www.fda.gov/cdrh/oivd/guidance）

首先建议两个区域：LER（限制误差区域）和ATE（容许误差区域）（图11-8）。

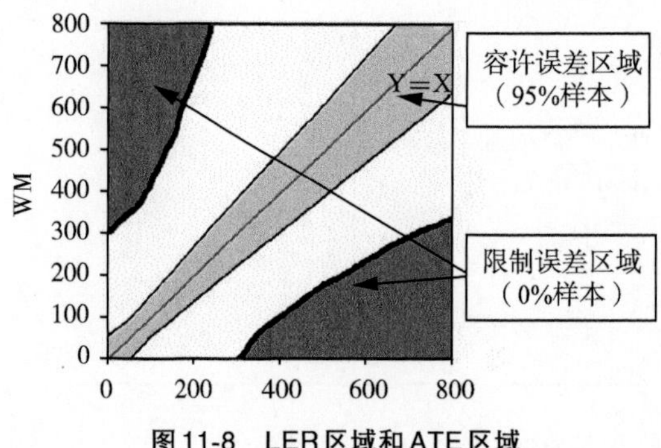

图11-8　LER区域和ATE区域

对于ATE区域，观察值所落在ATE区域（包括低、中、高不同程度）的数量应在接近95%，对于整个测量范围，在单侧95%置信区间下落在较低区域中的数量应超过95%。

对于LER区域，需要报告落下LER区域下不同程度的值。对于整个测量范围，在单侧95%可信区间下落在较高区域中的数量应少于1%。

同时满足上述条件，即可认为一致性较好。

（五）最小二乘回归估计

依据最小二乘法，即残差平方和最小原理，以诊断器械2诊断结果y对诊断器械1（金标准）诊断结果x拟和直线回归方程，通过对斜率与截距的检测，考察诊断器械的系统误差。最小二乘估计是假定诊断结果x（金标准）没有系统误差和随机误差，另一诊断结果y在给定水平上服从正态分布，且标准差在整个测定范围上是固定的。

经假设检验，斜率b接近1，截距a接近0，说明两种诊断器械的一致性比较好。最小二乘回归分析需要绘制散点分布图。

计算公式：

回归线估计：
$$\hat{y}=a+bx \tag{11-31}$$

$$b=\frac{\sum(x_i-\bar{x})(y_i-\bar{y})}{\sum(x_i-\bar{x})^2}=\frac{l_{xy}}{l_{xy}} \tag{11-32}$$

$$a=\bar{y}-b\bar{x} \tag{11-33}$$

对b进行假设检验：
$$t_b=\frac{|b-0|}{S_b}=\frac{|b|}{S_{y.x}/\sqrt{l_{xy}}} \tag{11-34}$$

对a进行假设检验：
$$t_a=\frac{|a-0|}{S_a}=\frac{|a|}{S_{y.x}/\sqrt{\frac{1}{n}+\frac{\bar{x}^2}{l_{xy}}}} \tag{11-35}$$

其中，
$$S_{yx}=\sqrt{\frac{\sum(y_i-\hat{y})^2}{n-2}} \tag{11-36}$$

$$l_{xx}=\sum(x_i-\bar{x})^2 \tag{11-37}$$

附散点分布图（图11-9）。

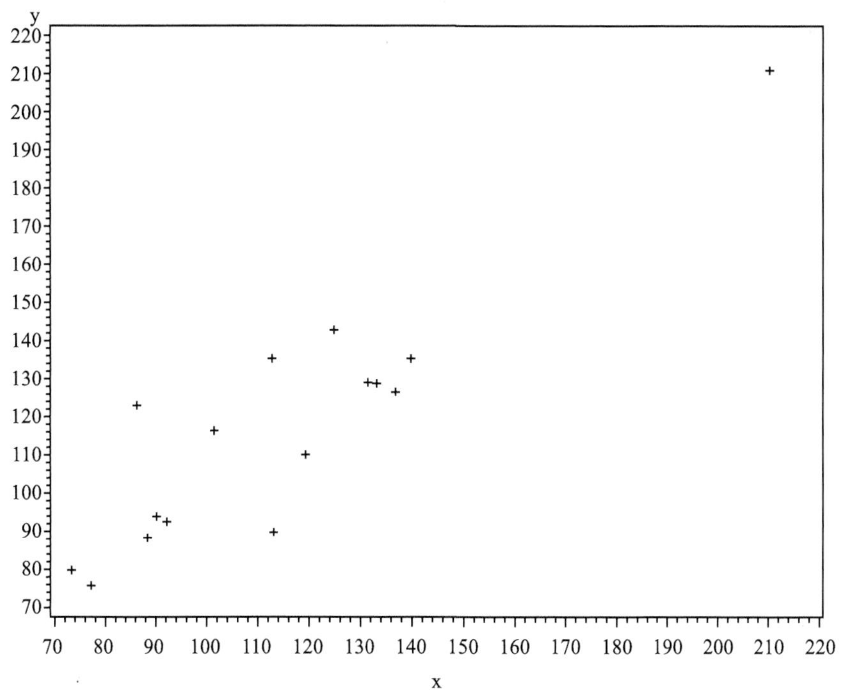

图11-9 两诊断器械诊断结果散点分布图

【例11-10】某临床试验，检验其生产的血流储备分数（FFR_{PMC}）测量系统（A组）与市场使用的血流储备分数（FFR_{PW}）测量系统（B组）对冠状动脉FFR进行一致性分析，检验其一致性是否具有统计学意义。

SAS程序见【CT11_5】

程　序	说　明
DATA CT11_5; Input PMC PW; CARDS;	建立数据集
0.85　0.87 0.81　0.82 0.87　0.83 0.84　0.86 0.83　0.83 0.84　0.85 ;	输入数据

proc reg data = CT11_5;
model PW = PMC/p clb;
run;
	估计最小二乘法回归斜率和截距及置信区间

程序运行的主要结果及其解释如下：

参数估计								
变量	标签	自由度	参数估计	标准误差	t值	$Pr>\|t\|$	95%置信限	
Intercept	Intercept	1	0.070 3	0.029 0	2.42	0.016 1	0.013 2	0.127 4
PMC	PMC	1	0.910 2	0.033 8	26.89	<0.000 1	0.843 5	0.976 9

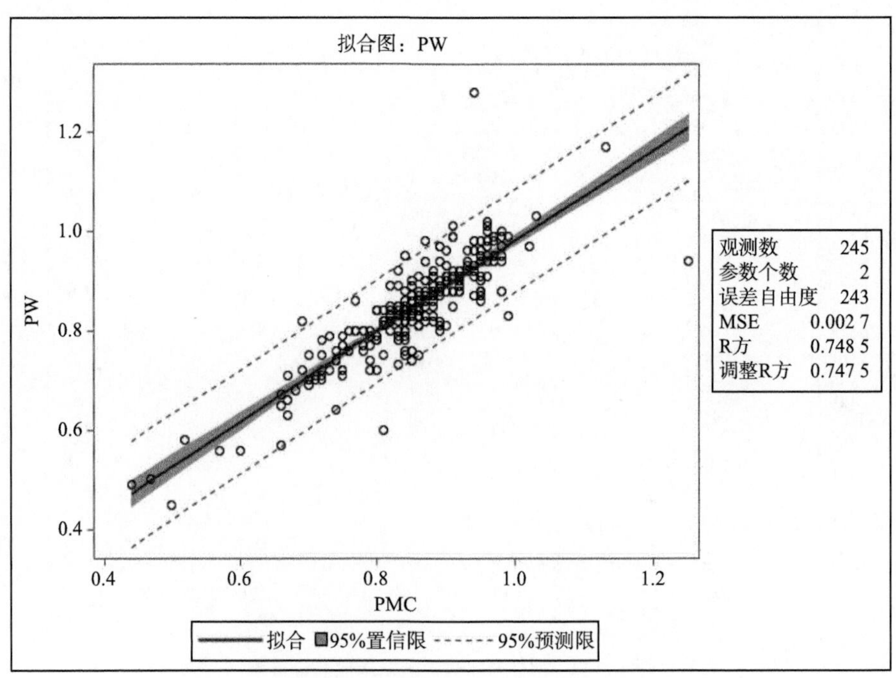

如上程序可获得斜率$b = 0.91$，95%CI:（0.843 5，0.976 9）接近1，截距$a = 0.07$，95%CI:（0.013 2，0.127 4）接近0，回归方程为$Y = 0.91X + 0.07$，说明两种诊断器械的一致性比较好。

（六）Deming回归估计

在医疗器械临床检验中，对两种诊断器械的一致性进行比较，传统的统计方法是最小二乘法，即线性回归分析。这种模型要求一种诊断器械的测量是金标准，即方程中自变量无明显的系统误差和随机误差，为固定变量；而响应变量为随机变量。然而，在有些情况下，两种诊断方法都存在着误差，即新方法和标准方法均为随机变量，这种情况是不满足最小二乘估计的假定条件的。我们在分析时，考虑使用Deming回归方法。

Deming回归估计考虑到了两种诊断器械测量的随机测量误差，但是它假定分析标准差的比值是固定的。Deming回归分析需要对每种诊断器械对于每个个体进行双份测定。经假设检验，斜率b接近1，截距a接近0，说明两种诊断器械的一致性比较好。

Deming回归估计的计算公式为：

$$\hat{y} = a + bx \qquad (11\text{-}38)$$

$$b = [(\hat{\lambda}q - u) + \sqrt{(u - \hat{\lambda}q)^2 + 4\hat{\lambda}p^2}]/2\hat{\lambda}p \qquad (11\text{-}39\text{-}1)$$

$$a = \bar{y} - b\bar{x} \qquad (11\text{-}39\text{-}2)$$

其中，
$$\hat{\lambda} = \frac{(1/k)\sum(x_{1i} - x_{2i})^2}{(1/k)\sum(y_{1i} - y_{2i})^2}\text{（}k\text{代表}k\text{对观测）} \qquad (11\text{-}40)$$

$$u = \sum(x_i - \bar{x})^2 \qquad (11\text{-}41)$$

$$q = \sum(y_i - \bar{y})^2 \qquad (11\text{-}42)$$

$$p = \sum(x_i - \bar{x})(y_i - \bar{y}) \qquad (11\text{-}43\text{-}1)$$

其中，u、q为x、y变量的离均差平方和；由于每个个体使用x器械诊断了两次，因此将两次测量值取均值作为该个体的测量值，y器械计算同理，并由此计算两个离均差平方和u、q。p为离均差交叉乘积和。

Deming回归与最小二乘估计最大的区别，在于它们对回归系数b的估计方法不同。Deming回归考虑到了x、y的残差波动，使得二者残差和达到最小，这点是和最小二乘回归不同的，因此Deming回归进行定量指标一致性检验更为合理。

由于Deming回归拟合存在偏倚估计，所以不能直接通过方程计算置信区间，斜率和截距置信区间的估计常使用Jackknife迭代方法，由于篇幅有限，本书不做详细介绍，相应SAS代码请见附录H。

附Deming回归图（图11-10）。

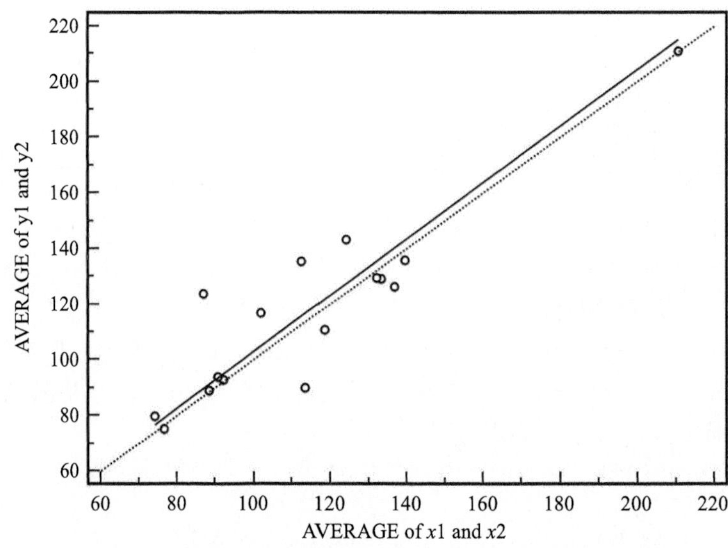

图11-10　两诊断器械双份测定结果Deming回归散布图及拟合直线

【例11-11】 某临床试验，检验其生产的血流储备分数（FFR_{PMC}）测量系统（A组）与市场使用的血流储备分数（FFR_{PW}）测量系统（B组）对冠状动脉FFR进行一致性分析，检验其一致性是否具有统计学意义。

SAS程序见【CT11_6】

程　　序	说　　明
DATA CT11_6; Input PMC PW; CARDS; 0.85　0.87 0.81　0.82 0.87　0.83 0.84　0.86 0.83　0.83 0.84　0.85	录入数据集
; Proc means data = deming mean; Var PMC PW; Output out = means; Run; Data null1; Set means; Where _stat_ in（"MEAN"）; Call symputx（"PMC_mean", round（PMC, 0.001））; Call symputx（"PW_mean", round（PW, 0.001））; Run; Data deming1; Set deming; U =（PMC -&PMC_mean）;	计算两组均值
U2 = u**2;	计算离均差平方

续表

<table>
<tr><th>程　　序</th><th>说　　明</th></tr>
<tr><td>Q＝（PW -&PW_mean）;
Q2＝q**2;
P＝u*q;
Run;</td><td>计算离均差平方和</td></tr>
<tr><td>Proc means data＝deming1 sum;
Var u2 q2 p;
Output out＝means sum＝u q p;
Run;
Data null2;
Set means;
Call symputx（“u”，round（u，0.001））;
Call symputx（“q”，round（q，0.001））;
Call symputx（“p”，round（p，0.001））;
Run;
Data deming2;
b＝((&q-&u）+（(&u-&q）**2＋4*（&p）**2）**0.5）/（2*&p）;
a＝&PW_mean-b*&PMC_mean;
Run;</td><td>估计Deming回归斜率和截距</td></tr>
<tr><td>data report;
set deming2;
keep term estimate;
term＝ ‘intercept’；estimate＝a; output;
term＝ ‘slope　　’；estimate＝b; output;
run;
proc report data＝report nowd;
define term/ ‘ ’；
define estimate/ ‘Estimate’；
run;
data _null_;
set deming2;
Call symputx（“b”，round（b，0.001））;
Call symputx（“a”，round（a，0.001））;
run;</td><td>输出结果</td></tr>
<tr><td>proc sgplot data＝CT11_6 noautolegend;
scatter x＝pmc y＝pw;
lineparm x＝0 y＝&a　slope＝&b / clip curvelabel＝ ‘Deming regression’ lineattrs＝（color＝red）curvelabelattrs＝（color＝red）;
xaxis grid label＝ “New Device（FFR_PMC）”；
yaxis grid label＝ “Control Device（FFR_PW）”；
run; xaxis grid label＝ “New Device（FFR_PMC）”；
yaxis grid label＝ “Control Device（FFR_PW）”；
run;</td><td>绘制回归曲线</td></tr>
</table>

程序运行的主要结果及其解释如下：

	Estimate
intercept	−0.054 9
slope	1.058 7

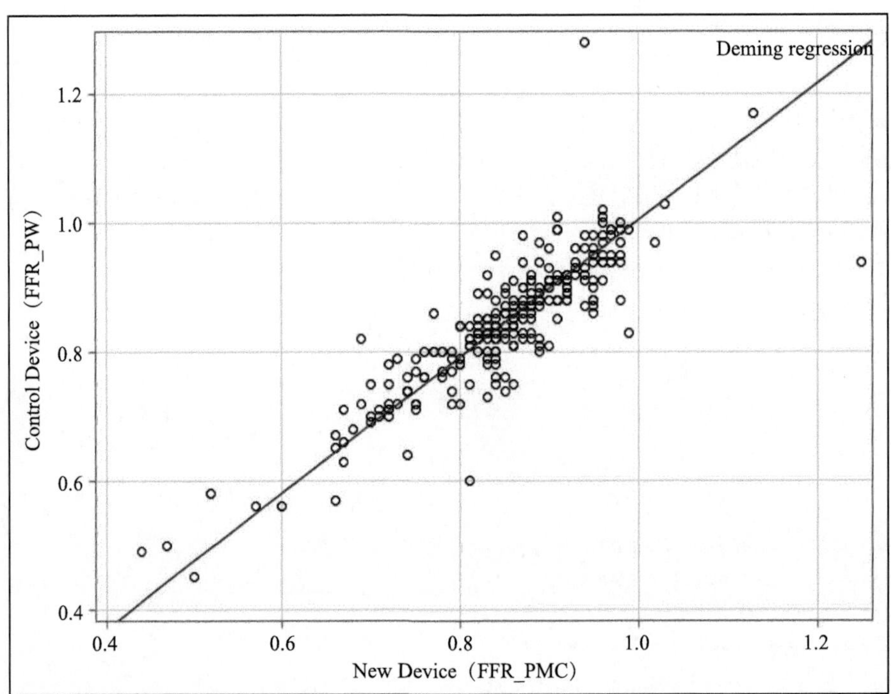

如上程序可获得斜率$b=1.059$接近1，截距$a=-0.055$接近0，回归方程为$Y=1.059X-0.055$，说明两种诊断器械的一致性比较好。进一步使用JACKKNIFE方法估计95%CI可获得如下结果，SAS代码请见附录H。

	Estimate	Lower 95% CI	Upper 95% CI	output
intercept	−0.054 9	−0.169 3	0.059 5	−0.05（−0.169，0.059）
slope	1.058 7	0.923 3	1.194 2	1.06（0.923，1.194）

（七）Passing-Bablok 回归估计

如异常值较多，可选用非参数方法Passing-Bablok 回归，即任取的两点确定直线，屡次反复，得到多条直线并计算斜率值，而后对多个斜率值取中位数并对其调整。该方法假定两诊断器械测定结果随机测定误差服从同一种分布，标准差比值恒定，样本分布任意。Passing-Bablok法线性回归分析截距a和斜率b的估计值的计算过程如下：

$S_{ij}=(y_i-y_j)/(x_i-x_j)$，$1\leqslant j<i\leqslant n$. 共计$n^2$组数据

当$x_i=x_j$且$y_i\neq y_j$时，$S_{ij}=\pm\infty$

当$x_i\neq x_j$且$y_i=y_j$时，$S_{ij}=0$

对S_{ij}排序：$S_{(1)}\leqslant S_{(2)}\leqslant S_{(3)}\leqslant\cdots\cdots\leqslant S_{(N)}$

其中$N\leqslant 2^n$

N为奇数时，$b=S_{\left(\frac{N+1}{2}+K\right)}$　　(11-43-2)

N为偶数时，$b=\dfrac{S_{\left(\frac{N}{2}+K\right)}+S_{\left(\frac{N}{2}+1+K\right)}}{2}$　　(11-43-3)

K为$S_{ij}<-1$的个数

$$C=Z\times\sqrt{\frac{n(n-1)(2n+5)}{18}} \tag{11-44}$$

Z为置信水平为$1-\alpha/2$时，对应的标准正态分布上侧临界值

$M_1=(N-C)/2$，$M_2=N-M_1+1$　　(11-45)

M_1四舍五入为整数

b的置信区间为：$S_{(M_1+K)}\leqslant b\leqslant S_{(M_2+K)}$　　(11-46)

$a=\text{med}\{y_i-bx_i\}$，med表示中位数。

a的置信区间为：$\text{med}\{y_i-b_Lx_i\}\leqslant a\leqslant\text{med}\{y_i-b_Ux_i\}$　　(11-47)

附Passing-Bablok回归图11-11：

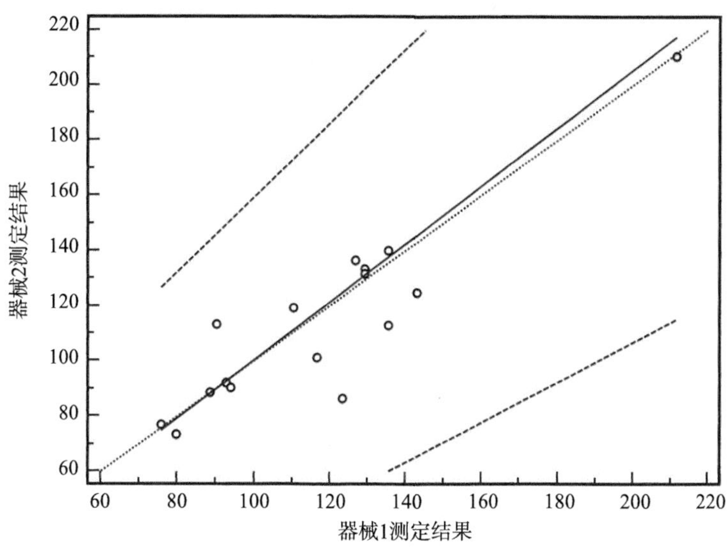

图11-11　两诊断器械测定结果Passing-Bablok回归散点分布图及拟合直线

【例11-12】 某临床试验，检验其生产的血流储备分数（FFR_{PMC}）测量系统（A组）与市场使用的血流储备分数（FFR_{PW}）测量系统（B组）对冠状动脉FFR进行一致性分析，检验其一致性是否具有统计学意义。

SAS程序见【CT11_7】

程　　序	说明
DATA CT11_7;	录入数据
Input PMC PW;	
CARDS;	
0.85　0.87	
0.81　0.82	
0.87　0.83	
0.84　0.86	
0.83　0.83	
0.84　0.85	
;	
data pb1;	
set CT11_7;	
_id＋1;	创建一个ID变量，计算样本
call symputx（'n1'，_id）;	个数
run;	
proc sql;	
create table pb2 as	
select a.PMC as PMC1，a.PW as PW1，b.PMC as PMC2，b.PW as PW2，	
case	
when PMC1 eq PMC2 and PW1 gt PW2 then　999999	
when PMC1 eq PMC2 and PW1 le PW2 then -999999	计算 n2 组数据的Sij
when PMC1 ne PMC2 and PW1 eq PW2 then 0	
else（PW1-PW2）/（PMC1-PMC2）	
end as Sij	
from pb as a，pb as b	
where a._id＜b._id;	
quit;	
data pb3;	
set pb2;	
if（PMC1＝PMC2 and PW1＝PW2）or Sij＝-1 then delete;	
run;	
proc sort data＝pb3 out＝pb4;	
by Sij;	
run;	Sij 排除两种情况
proc sql noprint;	
select count（*）into：n	
from pb4;	Sij 排序
select count（*）into：k	
from pb4	
where Sij＜-1;	
quit;	
%put &＝n &＝k;	
data slope;	
set pb4;	

续表

<table>
<tr><th>程　　序</th><th>说明</th></tr>
<tr><td>if mod (&n., 2) =1 and _n_ = %eval ((&n. + 1) /2 + &k.) then output;</td><td></td></tr>
<tr><td>if mod (&n., 2) =0 and _n_ in (%eval (&n./2 + &k.) %eval (&n./2 + 1 +</td><td>求有效个数N</td></tr>
<tr><td>&k.)) then output;</td><td></td></tr>
<tr><td>run;</td><td></td></tr>
<tr><td>proc sql noprint;</td><td></td></tr>
<tr><td>select mean (Sij) into: slope</td><td></td></tr>
<tr><td>from slope;</td><td>求偏移量K值</td></tr>
<tr><td>quit;</td><td></td></tr>
<tr><td>%let alpha = 0.05;</td><td>求斜率的点估计值b (&slope.)</td></tr>
<tr><td>data _null_;</td><td></td></tr>
<tr><td>set pb4;</td><td></td></tr>
<tr><td>if _n_ =1 then do;</td><td></td></tr>
<tr><td>retain Cr M1 M2;</td><td></td></tr>
<tr><td>Cr = quantile(‘normal’ ,%sysevalf(1-&alpha./2))* sqrt(&n1.*(&n1.-1)*(2*&n1.</td><td></td></tr>
<tr><td>+ 5) /18);</td><td></td></tr>
<tr><td>M1 = round ((&n.-Cr) /2);</td><td></td></tr>
<tr><td>M2 = &n.-M1 + 1;</td><td></td></tr>
<tr><td>put Cr = M1 = M2 =;</td><td></td></tr>
<tr><td>end;</td><td></td></tr>
<tr><td>if _n_ = (M1 + &k.) then call symputx (‘slope_lower’, Sij);</td><td></td></tr>
<tr><td>if _n_ = (M2 + &k.) then call symputx (‘slope_upper’, Sij);</td><td></td></tr>
<tr><td>run;</td><td></td></tr>
<tr><td>proc sql noprint;</td><td></td></tr>
<tr><td>select median (PW-&slope.*PMC), median (PW-&slope_upper.*PMC), median</td><td></td></tr>
<tr><td>(PW-&slope_lower.*PMC)</td><td>求斜率的95%置信区间</td></tr>
<tr><td>into: int, : int_lower, : int_upper</td><td></td></tr>
<tr><td>from pb1;</td><td></td></tr>
<tr><td>quit;</td><td></td></tr>
<tr><td>data result;</td><td></td></tr>
<tr><td>term = ‘intercept’ ; estimate = &int.; lower = &int_lower.; upper = &int_</td><td></td></tr>
<tr><td>supper.; out = STRIP (ROUND (&int., 0.01)) || “(” ||STRIP (ROUND (&int_</td><td></td></tr>
<tr><td>lower., 0.001))</td><td></td></tr>
<tr><td>|| “,” || STRIP (ROUND (&int_upper., 0.001)) || “)” ; output;</td><td></td></tr>
<tr><td>term =’ slope ’ ; estimate = &slope.; lower = &slope_lower.; upper =</td><td></td></tr>
<tr><td>&slope_upper.;</td><td></td></tr>
<tr><td>out = STRIP (ROUND (&slope., 0.01)) || “(“ ||STRIP (ROUND (&slope_</td><td></td></tr>
<tr><td>lower., 0.001)) || “,” || STRIP (ROUND (&slope_upper., 0.001)) || “)” ;</td><td></td></tr>
<tr><td>output;</td><td></td></tr>
<tr><td>run;</td><td></td></tr>
<tr><td>proc report data = result nowd;</td><td></td></tr>
<tr><td>define term/’ ‘ ;</td><td></td></tr>
<tr><td>define estimate/ ‘Estimate’ ;</td><td>截距估计</td></tr>
<tr><td>define lower/ “Lower %sysevalf (100* (1-&alpha.)) % CI” ;</td><td></td></tr>
</table>

续表

程　　序	说明

define upper/ “Upper %sysevalf（100*（1-&alpha.））% CI”；
define out/ “Output”；
run;
proc sgplot data = example noautolegend;
scatter x = test y = ref;
lineparm x = 0 y = &int. slope = &slope. / clip curvelabel = ‘Passing-Bablok’ lineattrs =（color = red）curvelabelattrs =（color = red）; /* Passing-Bablok regression estimates */
lineparm x = 0 y = &int_lower. slope = &slope_lower. / clip lineattrs =（color = blue pattern = 4）; /* Passing-Bablok 95%CI loewr regression estimates */
lineparm x = 0 y = &int_upper. slope = &slope_upper. / clip lineattrs =（color = blue pattern = 4）; /* Passing-Bablok 95%CI upper regression estimates */
xaxis grid label = “Control Device（Ref）”；
yaxis grid label = “New Device（Test）”；
run;
	输出结果
	
	绘制回归曲线

程序运行的主要结果及其解释如下：

	Estimate	Lower 95% CI	Upper 95% CI	Output
intercept	-0.063 6	-0.125 7	0	-0.06（-0.126，0）
slope	1.071 4	1	1.142 9	1.07（1，1.143）

回归分析方程：$Y = 1.071X - 0.063\ 6$

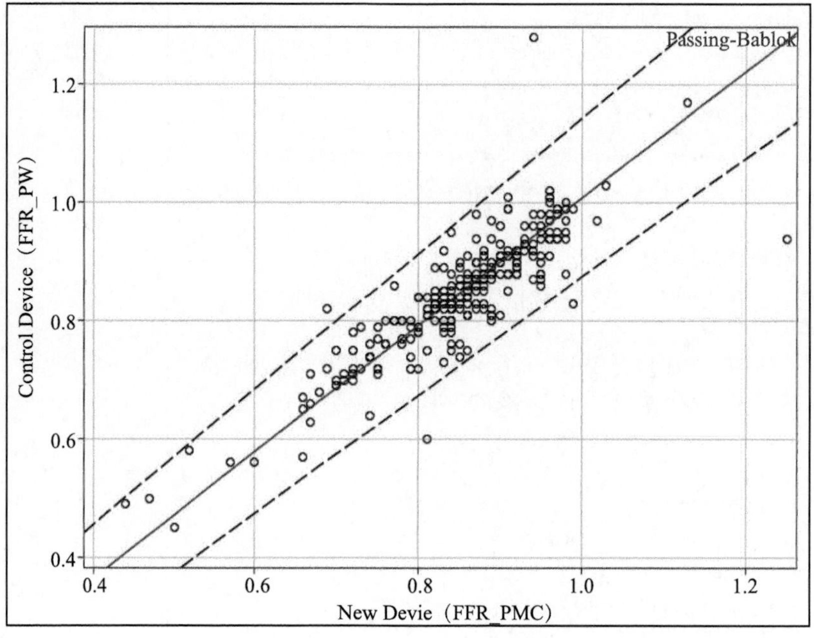

如上程序可获得斜率b＝1.07，95%CI：(1，1.143）接近1，截距a＝-0.06，95%CI：(-0.126，0）接近0，回归方程为Y＝1.07X-0.06，说明两种诊断器械的一致性比较好。

（八）配对*t*检验

配对*t*检验主要检验的是两诊断器械的系统误差是否有差别，即对两测量结果的系统误差敏感，但不能兼顾随机误差。因此，当配对*t*检验分析结果不显著时，不一定表示两种检验方法结果一致。

第 12 章 临床试验中缺失数据的处理方法

数据缺失在医疗器械临床研究中普遍存在，且任何试验几乎不可避免地会有缺失值。由于受试者病情恶化、死亡、失访、数据录入错误等原因，临床试验容易出现数据收集不完整的问题，从而导致数据缺失。临床研究中的数据缺失，往往会给数据分析和研究推论带来困难，使分析结果出现偏差，可能导致医疗器械评价过程中的偏倚，最终影响研究结论的准确性，甚至可能会完全改变研究结论。因此，关注并考虑处理临床研究中的缺失数据是非常必要的。同时，缺失数据处理方法应在试验方案或统计分析计划书中预先定义和明确。相关指导性文件可参考 ICH E9、我国《药物临床试验的生物统计学指导原则》、美国食品药品监督管理局（Food and Drug Administration，FDA）委托美国国家研究委员会（National Research Council，NRC）成立临床试验缺失数据处理工作组针对临床试验缺失数据问题提出的相关建议、欧洲药品管理局（European Medicines Agency，EMA）专门就如何处理由于患者退出临床试验或失访造成的数据缺失制订的相关指导原则。

目前，医疗器械临床试验中缺失值处理常用的方法有完整观测法（complete case，CC）、填补法（imputation）和临界点法（tipping point，TP）。缺失数据处理不当可能会破坏数据之间的关联性，影响信息的充分利用，同样也会导致结果发生偏倚。本章节通过对当前国内外医疗器械临床试验中数据缺失常用的处理方法进行一一介绍并结合实例，为缺失数据处理方法的选择提供相应参考。

一、缺失数据简介

（一）缺失数据定义、产生原因及其影响

1. 定义　缺失数据是指在临床研究中采集数据时由于某些原因只能观测到一部分数据而非全部数据（即数据缺失）。它指的是现有数据集中某个或某些指标（属性）的值是不完全的。

2. 产生原因及影响　缺失值的产生原因多种多样。以下为数据缺失常见的原因。

（1）由于某些原因，观察对象未参加访视。如疾病加重导致无法观察、由于副作用（或疗效明显）而早期退出、更换联系方式，联系不上观察对象等。

（2）机械原因，检查设备故障。

（3）调查问卷设计存在差异。

（4）调查问卷中问题复杂，难以理解，可读性差。

（5）数据录入过程中，人为疏忽造成数据录入失败等。

3. 影响　缺失值是临床试验中的一个潜在的偏倚来源。数据的缺失可能会导致低估结果的变异性，影响数据间的关联性，使得分析结果无法反映真实数据的情况而发生偏倚，影响最终的研

究结论。因此，在临床研究中，需要注意采用合适的方法处理缺失数据并进行敏感性分析，评估缺失数据对研究结果的影响，从而来评估研究结果的稳健性和可靠性。

（二）缺失数据的缺失机制

在对缺失数据进行处理前，了解数据缺失的机制是十分必要的。数据集中不含缺失值的变量（属性）称为完全变量，数据集中含有缺失值的变量称为不完全变量，Little和Rubin提出了缺失数据的分类方法，其理论定义了以下3种不同的数据缺失机制，包括完全随机缺失、随机缺失和非随机缺失。

1.完全随机缺失（missing completely at random，MCAR）　完全随机缺失是指观察对象的数据缺失完全是由随机因素造成的，独立于已完成收集的和将来要进行评价的数据，与已观察到的数据（如基线指标）和未被观察到的数据（关心的主要终点指标）均无关。例如受试者因搬迁而脱落，研究者未能评估研究结果而出现数据缺失，这种缺失即为完全随机缺失。

只有当数据缺失属于完全随机缺失机制时，才可以将具有完整数据的个体所组成的样本认为是从研究总体中得到的随机样本，采用完整观测法（即删除法）处理缺失数据进行分析，才不会使结果产生偏倚。

我们可以通过一定的统计方法来判断数据缺失是否与已观察到的数据无关，但无法判断其与未被观察到的数据间的关联，因此数据缺失满足MCAR的假设往往难以被证实，缺失数据按照MCAR假设处理时可能会存在一定问题。理论上，如果认为数据缺失机制为MCAR，可以考虑删掉这些缺失值（即完整观测法）进行处理。该方法不会导致偏倚的发生，但由于样本量减小，其检验效能会有所降低。当缺失数据比例较高时，可能会由于实际分析样本量过小，导致检验效能不足而得到阴性结论。针对此问题，可以考虑用简单的单值填补方法处理缺失的数据，如临床试验中常用的末次访视结转（last observation carried forward，LOCF）、基线访视结转（baseline observation carried forward，BOCF）、最差值结转（worst case carried forward，WCCF）等。

2.随机缺失（missing at random，MAR）　随机缺失是指观察对象的数据缺失概率与已观察到的数据（如基线指标）有关，与未观察到的数据（关心的主要终点指标）无关。例如，某左心耳封堵器临床试验中，合并其他多种疾病的受试者，发现治疗效果不理想时决定退出研究，导致12个月随访失访，无法获得随访结果而出现的数据缺失，称为随机缺失。

当数据缺失满足MAR机制时，仍采用完整观测法处理缺失数据进行分析，将会导致分析结果产生偏倚。因为在MAR情况下，具有完整数据的个体所组成的样本不再是从研究总体中得到的随机样本。MAR可以通过已有的观察结果构建统计模型，对缺失数据进行估算或填补，然后基于填补后的数据集分析得到最终的分析结果，评估缺失值对研究结论的影响。常用的方法有多重填补法（multiple imputation，MI）等。

3.非随机缺失（missing not at random，MNAR）　非随机缺失是指观察对象的数据缺失概率与当前尚未观察到的数据（关心的主要终点指标）有关，也可能与已观察到的数据（如基线指标）有关。MNAR情况下的数据缺失往往不是偶然因素造成的，是不可忽略的。因而，在极大似然法（maximum likelihood estimation，MLE）和贝叶斯（Bayesian）理论框架内，MNAR又称为“不可忽略性（non-ignorable）”。如乳房假体置入术，当患者满意疗效时便不再回访引起的数据缺失称为非随机缺失。

临床研究中，我们可以通过采集到的信息及相应的统计方法，判断数据缺失是否与已观察到的数据有关，但无法确定数据缺失与未被观察到的数据间的关联。所以实际操作中无法完全区分MCAR、MAR和MNAR。因此，对于临床研究中的缺失数据资料，通常采用上述常用方法处理缺失数据，进行敏感性分析，比较不同策略下所得研究结论是否一致，以评估缺失值对研究结论的影响及研究结论的稳健性。

（三）缺失数据的缺失模式

在处理缺失数据时，除了需要考虑缺失数据的缺失机制外，还应关注其缺失模式。一般缺失数据的缺失模式有两种（图12-1）：单调缺失模式（monotone missingness pattern）和任意缺失模式（arbitrary missingness pattern）。单调缺失模式呈现一种层级缺失模式。对于单调缺失模式来讲，可采用一些简单的填补的方法进行处理。不满足单调缺失模式的，被称为任意缺失模式。对于该缺失模式数据进行填补，方法较为复杂。可考虑对非单调缺失的数据进行填补，使得数据满足单调缺失模式，进而采用针对单调缺失模式数据的填补方法。

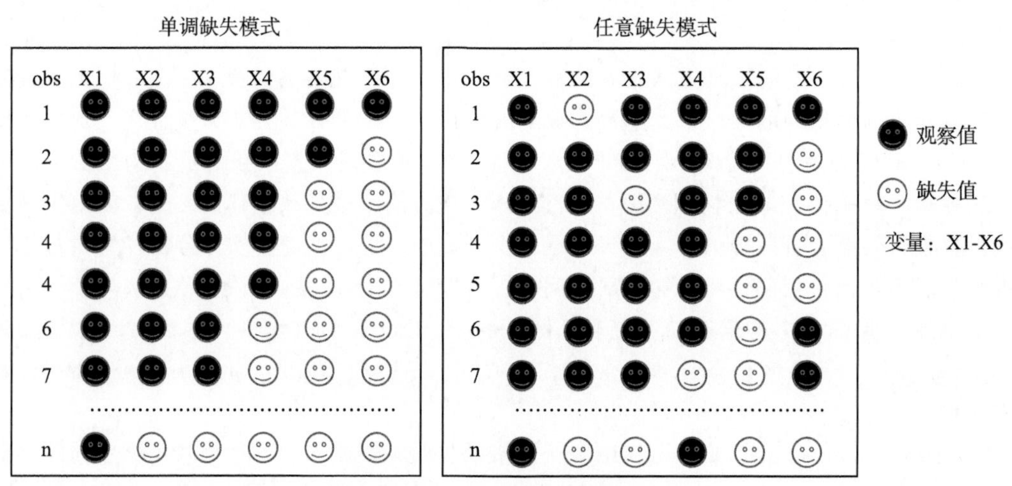

图12-1　数据缺失模式图

二、缺失数据常用处理方法

在临床试验设计、实施及统计分析过程中，首先应采取相应措施尽量避免缺失数据的出现，降低缺失数据的比例。然而，任何临床试验出现数据缺失往往是无法避免的。当存在缺失值时，一般常用的处理方法有3种：①删除主要终点缺失的数据，如完整观测法；②对缺失数据进行填补，如单值填补法、多重填补法等；③与上述传统方法不同的处理方法，如临界点法。

（一）完整观测法（complete case，CC）

完整观测法是指将临床研究中出现缺失值的观测或对象删除，基于完整数据进行分析。该方法简单易行。在缺失数据比例较小时，是一种有效的方法。然而该方法缺点也很大，直接删除存在缺失值的观测，会导致损失大量有用的信息，使有效样本量减少，检验效能降低；当缺失数据比例较大时，采用该方法处理缺失数据，可能会导致结果发生偏倚，甚至得到与实际相反的结论。另外，只有当缺失数据满足MCAR时，才可以考虑将缺失值删除，否则也会得到偏性结论。

因为数据缺失机制为MAR或MNAR而非MCAR时，缺失数据的产生与已观察到的数据或未观察到的数据是相关的。如在肺移植生存质量研究中，术后生存质量差的受试者更容易脱落，无法获得完整数据。因而，拥有完整数据的受试者不能代表研究人群，仅用该部分受试者进行分析会产生选择性偏倚。

在医疗器械临床试验中，直接删除缺失值仅采用完整数据受试者进行分析，违背了意向性治疗（intention to treat，ITT）原则而产生偏性结论。因而，不太推荐将其作为确证性临床试验主要终点指标缺失数据的主要处理方法，可考虑将其作为主要终点指标的次要处理方法，进行敏感性分析，作为支持性分析来说明研究结论的稳健性；也可以作为次要终点指标或其他指标缺失数据的处理方法。另外，在探索性研究中，可考虑采用该方法处理缺失数据。尤其是在初步探索新器械安全性和有效性的探索性临床试验中。

（二）数据填补法（data imputation）

数据填补法指的是采用一定的方法，给数据资料中的缺失值确定一个合理的估计值，替代缺失值以使得数据完整。从某种程度上，该方法弥补了完整观测法的缺点，保证了信息的完整性，也符合了ITT原则。根据对每个缺失值构造的估计值个数的不同，常用的填补方法分为单值填补法和多重填补法。

1.单值填补法（single imputation） 单值填补法是指对数据资料中的缺失值按照某个填补方法结转一次，即每个缺失值构造一个合理的估计值。该方法操作简单，但可能会低估数据的变异性。目前，医疗器械临床试验中常用的单值填补法有末次访视结转（LOCF）、基线访视结转（BOCF）、最差值结转（WCCF）。其中，LOCF和BOCF适用于MCAR假设，倾向于得到保守的结论。

（1）末次访视结转（LOCF）：指在临床研究中，对于缺失数据，将受试者末次访视的观察值视作其研究终点时的观察值。该方法常适用于以定量指标/定性指标为主要终点指标的、存在多次访视的临床试验。例如，评价某左心耳封堵器系统对不适合长期使用华法林抗凝治疗的非瓣膜性房颤患者的安全性和有效性的前瞻性、多中心、单组目标值临床研究，主要终点指标为术后12个月左心耳封堵成功率，其定义为置入左心耳封堵器后，经食管超声心动图（transesophageal echocardiography，TEE）检查封堵器残余分流≤3mm。试验过程中受试者分别在术后即刻、术后6个月、12个月进行TEE检查。若受试者术后12个月TEE检查结果缺失，则按照上述最后一次访视到的TEE检查结果进行填补。

（2）基线访视结转（BOCF）：指在临床研究中，对于缺失数据，将受试者基线观察值视作其研究终点时的观察值。该方法常适用于以定量指标为主要终点指标的、存在多次访视的临床试验。例如，评价某肾动脉射频消融导管系统用于治疗原发性高血压安全性和有效性的前瞻性、多中心、随机盲法、对照试验，主要终点指标为术后6个月24小时动态收缩压相对于基线变化值。试验过程中受试者分别在基线、出院前、术后6个月进行24小时动态血压测量。若受试者术后6个月收缩压缺失，则采用基线收缩压值进行填补。

（3）最差值结转（WCCF）：指在临床研究中，对于缺失数据，将受试者的缺失数据直接按照“最差情况”处理，将缺失值结转为“否”（高优指标）/“是”（低优指标）。该方法常适用于以定性指标为主要终点指标的临床试验。例如，评价某经导管主动脉瓣膜及可回收输送系统治疗重度主动脉瓣狭窄病变安全性和有效性的前瞻性、多中心、单组目标值对照临床研究，主要终点指标为12个月累积全因死亡率。若受试者术后12个月失访，则按照“死亡”进行处理。

除了上述3种常用的单值填补方法外，还有最好填补法、均值/中位数填补、随机填补、回归填补、随机回归等方法。单值填补法考虑了处理缺失值，但因为每个缺失值仅给了一个固定的估计值，也可能引入偏倚、影响数据的变异性及数据之间的关联，无法表现原有数据集的不确定性。因而，对于临床研究中的缺失数据，应结合研究设计和实际数据特点，选择合适的方法对其进行处理。缺失数据的处理策略应在统计分析计划书中预先明确。

【例12-1】 评价某经导管置入人工心脏瓣膜治疗不适于常规外科手术实施主动脉瓣置换术患者的有效性和安全性的前瞻性、多中心、单组目标值的临床试验。主要终点指标为术后12个月全因死亡或严重卒中，目标值为25%。受试者入组总例数为150例，结果详见表12-1。其中，全因死亡包括心源性死亡、非心源性死亡和不明原因死亡。严重卒中定义为30天和90天的修正Rankin分数≥2。（注：以上参数设置及样本量大小仅用于示例）

表12-1 术后12个月全因死亡或卒中统计分析结果

指标	分析结果
全因死亡/严重卒中	
例数（缺失）	146（4）
是	16（11.0%）
否	130（89.0%）
全因死亡/严重卒中（最差值填补法）	
例数（缺失）	150（0）
是	20（13.3%）
否	130（86.7%）
发生率95%置信区间（渐近正态法）	（7.6%，19.1%）
发生率95%置信区间（精确概率法）	（8.3%，19.8%）

由结果可看出，在最差值填补的情况下，主要终点指标术后12个月全因死亡/严重卒中发生率的95%置信区间上限均小于预先设定的目标值25%，试验得到了阳性结果，可认为试验产品符合临床应用的需求。

分析与计算：表12-1是关于经导管置入人工心脏瓣膜治疗效果的评价，有4例患者全因死亡/严重卒中缺失。采用最差值填补法处理缺失值，即填补为“发生事件”。采用渐近正态法（连续校正）和精确概率法估计全因死亡/严重卒中发生率的95%置信区间。此处计算可用SAS统计软件实现统计分析。

SAS程序如下（程序名CT12_1）：

```
/* 未填补数据 */
Data CT12_1;
Input event n@@;
Cards;
1   16
2   130
;
Run;
/* 最差值填补数据 */
Data CT12_2;
Input event n@@;
Cards;
1   20
2   130
;
Run;
```

```
Ods html;
/* 未填补数据 */
Proc freq data = CT12_1;
Weight n;
Tables event;
Run;
/* 最差值填补法 */
Proc freq data = CT12_2;
Weight n;
Tables event/alpha = 0.05 binomialc ( level = 1 );
Run;
Ods html close;
```

SAS程序说明：数据步，建立数据集名为CT12_1、CT12_2，建立数值型变量event、n，分别读入事件取值、每格实际频数；过程步，调用freq过程，指定频数变量为n，用tables event语句表示对一维资料进行频数描述，加参数binomialc进行渐近正态法和精确概率法估计发生率95%置信区间。

SAS主要输出结果如下：

第一部分：未填补数据分析结果

event	频数	百分比	累积频数	累积百分比
1	16	10.96	16	10.96
2	130	89.04	146	100.00

第二部分：最差值填补数据分析结果

event	频数	百分比	累积频数	累积百分比
1	20	13.33	20	13.33
2	130	86.67	150	100.00

二项式比例
event = 1

比例	0.133 3
ASE	0.027 8
95% 置信下限	0.075 6

续表

二项式比例 event＝1	
95% 置信上限	0.191 1
精确置信限	
95% 置信下限	0.083 4
95% 置信上限	0.198 4

H_0 检验：比例＝0.5	
H_0 下的 ASE	0.040 8
Z	−8.899 8
单侧 $Pr < Z$	$< 0.000\ 1$
双侧 $Pr > \|Z\|$	$< 0.000\ 1$

注：渐近置信限和检验包括连续校正

2. 多重填补法（multiple imputation，MI）

（1）基本原理：多重填补法是指通过构建模型，为每个缺失值构造一套可能的估计值，将缺失值填补后，构建了若干个完整的数据集，然后对每个完整数据集分别采用相同的方法进行分析，最终将所有完整数据集的分析结果进行合并分析，进行最终的统计推断（图12-2）。因此，该方法模拟了不同条件下估计值的分布，为每个缺失值构造的一系列的估计值不唯一，反映了缺失模型的不确定性，考虑了数据填补后而产生的确定性，弥补了单值填补法的缺点，以此来提高估计的有效性和可靠性。

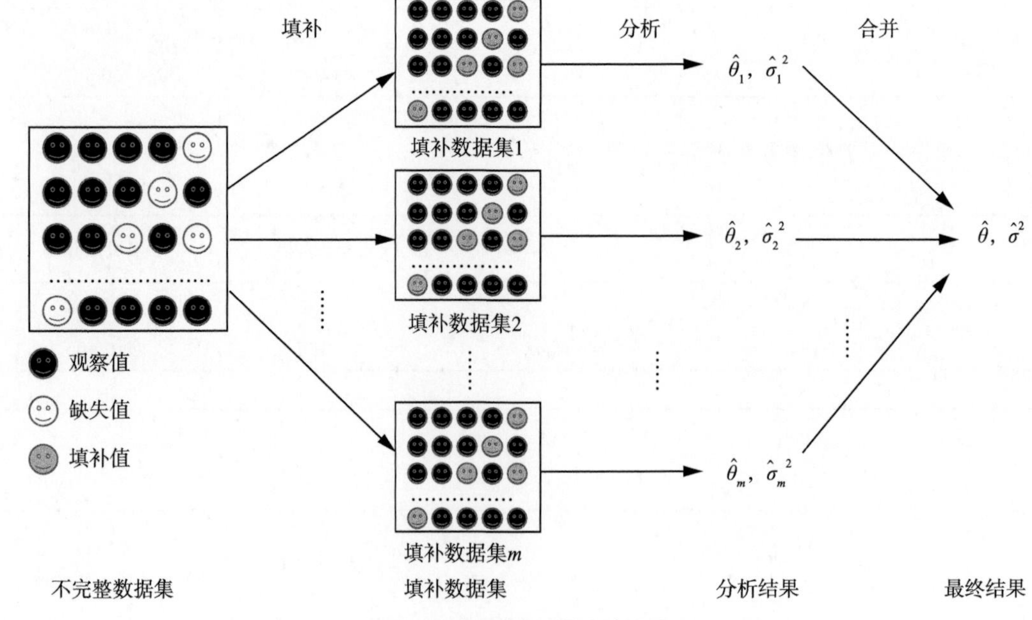

图12-2　多重填补法基本统计原理

（2）实现方法：多重填补法假设的基础在于数据的缺失机制主要为随机缺失（MAR），且数据应满足多元正态分布。按照随机缺失假设，在数据集中不含缺失值的变量（X_{obs}）为条件的基础上，数据集中含有缺失值的变量（X_{mis}）的缺失是随机的，则可以基于条件分布f（$X_{mis}|X_{obs}$）中产生填补值$X^{(1)}$，$X^{(2)}$，……，$X^{(m)}$。需要特别注意的是，数据填补是多重填补法应用中非常关键的一步。对缺失数据进行填补时，除了考虑填补数据的不确定性外，还需考虑已观察到的完全变量和不完全变量之间的关系。

对于单调缺失模式，有多种填补方法可以采用，如预测均数匹配（predictive mean matching，PMM）、倾向性得分（propensity score，PS）等。对于任意缺失模式，可以采用马尔科夫链蒙特卡罗（Markov Chain Monte Carlo，MCMC）、全条件定义法（fully conditional specification，FCS）等（表12-2）。

表12-2 常用的多重填补方法

数据缺失模式	填补指标类型	推荐方法
单调缺失	连续型指标	● 回归法（regression） ● 预测均数匹配法（predicted mean matching，PMM） ● 倾向性得分法（propensity score，PS）
单调缺失	分类指标（有序）	● Logistic回归法（Logistic regression）
单调缺失	分类指标（名义）	● 判别函数法（discriminant function method）
任意缺失	连续型指标	● MCMC全数据填补法（MCMC full-data imputation） ● MCMC单调数据填补法（MCMC monotone-data imputation）

下面介绍常用的几种多重填补方法的基本原理。

1）回归法：回归方法适用于单调缺失模式的连续性指标，应用的基础在于不完全变量与完全变量间存在线性回归关系。例如，变量X_i是一个存在缺失值的不完全变量，通过不存在缺失值的完全变量X_1、X_2、X_3、…、X_{i-1}拟合线性回归模型：

$$E[X_i|\beta]=\beta_0+\beta_1X_1+\beta_2X_2+\beta_3X_3+\cdots+\beta_{i-1}X_{i-1} \tag{12-1}$$

得到模型回归系数的参数估计值$\hat{\beta}=(\hat{\beta}_0, \hat{\beta}_1, \hat{\beta}_2, \hat{\beta}_3, \cdots, \hat{\beta}_{i-1})$。每次填补时，从$\beta$的后验分布中随机抽取新的参数$\beta^*$，计算：

$$X_i^*=\beta_1^*X_1+\beta_2^*X_2+\beta_3^*X_3+\cdots+\beta_{i-1}^*X_{i-1}+\sigma^*\varepsilon \tag{12-2}$$

式（12-2）中的σ^*为来自模型的方差估计，ε为模拟的正态随机误差。按照上述公式计算出来的X_i^*值作为X_i的填补值。

2）预测均数匹配法：预测均数匹配法与回归方法类似，其适用条件及假设相同。按照式（12-1）、式（12-2）计算出X_i^*值，缺失的X_i不是直接采用X_i^*值进行填补，而是从数据集中找到与X_i^*值最接近的值对X_i进行填补。与回归方法相比，该方法可以保证在正态性假设不成立情况下，也可以对缺失值填补进较为合适的值。

3）倾向性得分法：Rosenbaum和Rubin把倾向性得分定义为在观察到的协变量（x_i）条件下，研究对象i（$i=1, 2, \cdots, N$）被分配到特定处理组（$Z_i=1$）而非对照组（$Z_i=0$）的条件概率。

在多重填补方法中，倾向性得分法中的“倾向性得分”指的是在完全变量（X_{obs}）的条件下，研究对象i（$i=1$，2，…，N）不完全变量（X_{mis}）中数据缺失的条件概率。采用该方法对单调缺失数据集进行填补的步骤如下。

①先通过式（12-3）拟合多因素Logistic回归模型，得到每个研究对象不完全变量（X_{mis}）中数据缺失的条件概率（即PS得分）。其中，模型中因变量为不完全变量X_{mis}数据缺失（是 vs 否），自变量为完全变量X_{obs}（X_1、X_2、X_3、$\cdots X_{i-1}$）。

$$logit\ (p_i)\ =\beta_0+\beta_1X_1+\beta_2X_2+\beta_3X_3+\cdots+\beta_{i-1}X_{i-1} \tag{12-3}$$

式（12-3）中$p_i=\Pr(R_i=0|X_1,\ X_2,\ X_3,\ \ldots,\ X_{i-1})$，$logit\,(p)=log\,[p/(1-p)]$。

②将得到的PS得分对所有观测进行分组。如根据百分位数分为4组或5组，若观测数量较多，可考虑分为更多组。

③用近似贝叶斯Bootstrap（approximate Bayesian bootstrap，ABB）方法对各组中的缺失值进行填补。用$X_i^{(n_0)}$表示按照PS得分分组后的某一组中n_0个X_i的观察值，$X_i^{(n_1)}$ >表示该组中n_1个X_i的缺失值，采用有放回抽样的方法从$X_i^{(n_0)}$中随机抽取n_1个数值对$X_i^{(n_1)}$的缺失值进行填补。

④重复③过程，直至X_{mis}中每个变量都完成了数据填补。

【例12-2】 一项评价某药物洗脱球囊对比药物洗脱支架治疗冠心病患者小血管病变有效性和安全性的前瞻性、多中心、随机对照、非劣效性临床试验。符合入选排除标准的受试者，在使用药物洗脱球囊治疗后第1、6、12个月及后续2~5年定期进行临床随访。主要终点指标为术后9个月随访时节段内管腔直径狭窄程度（%），非劣效性界值为15%。主要终点指标分析结果详见表12-3。

表12-3 试验组与对照组术后9个月靶病变节段内直径狭窄程度结果

指标	试验组（$n=116$）	对照组（$n=114$）
缺失数据	16	21
缺失比例（%）	13.8	18.4
靶病变节段内直径狭窄程度（%）	29.33 ± 20.24	23.86 ± 15.94

因为造影随访为有创检查，通常支架或球囊试验中造影失访比例较大（20%～30%），以实际有效数据分析结果为主要分析，数据填补分析作为敏感性分析。结果详见表12-4。

表12-4 试验组与对照组术后9个月靶病变节段内直径狭窄程度结果

分析方法	分析例数（试验组 vs 对照组）	填补次数	DS（%）组间差值及95%置信区间
完整观测法（CC）	100 vs 93	NA	5.61（0.26，10.96）
多重填补法（PMM）	116 vs 114	20	5.51（0.01，11.02）
多重填补法（PS）	116 vs 114	20	5.16（-0.28，10.60）

注：DS.直径狭窄程度；多重填补建模变量.病变长度、术前直径狭窄程度、年龄、性别、糖尿病、MI病史、冠心病诊断、组别；组间比较方法.采用协方差分析方法

由结果可看出，在完整观测法和多重填补法两种处理策略下，主要终点指标术后9个月靶病变节段内直径狭窄程组间均值差值的95%置信区间上限均小于预先设定的非劣效值15%，试验得到了阳性结果，该试验非劣效结论成立，试验结果稳定可靠。

以上分析与计算：可用SAS统计软件实现统计分析。

SAS程序如下（程序名CT12_2）：

```
/*所用的数据集名称及变量名名称*/
CT12_3：数据集名
siteid：中心
group：组别（1＝试验组，2＝对照组）
sqxz：术前直径狭窄程度（%）
sfjdxz：术后9个月节段内直径狭窄程度（%）
lt：病变长度
age：年龄
sex：性别
tnb：糖尿病
xjgss：MI病史
bgxbzd：冠心病诊断

/*完整观测法*/
/*采用协方差分析
  调整变量：中心，术前直径狭窄程度（%）*/
proc glm data＝CT12_3;
  class siteid group;
  model sfjdxz＝siteid sqxz group;
  lsmeans group / pdiff  cl  stderr;
/* lsmeans：输出组间均值差值及95%置信区间*/
quit;
run;
```

SAS主要输出结果如下。

第一部分：完整观测法分析结果

（1）两组均值及标准误

group	sfjdxz LSMEAN	标准误差	H_0: LSMEAN＝0	H_0: LSMean1＝LSMean2
			$Pr>\|t\|$	$Pr>\|t\|$
1	29.668 707 8	1.998 574 7	＜0.000 1	0.040 0
2	24.060 113 4	2.013 628 8	＜0.000 1	

（2）两组均值的95%置信区间

group	sfjdxz LSMEAN	95% 置信限	
1	29.668 708	25.725 352	33.612 064
2	24.060 113	20.087 054	28.033 172

（3）组间均值差值及95%置信区间

效应的最小二乘均值 group				
i	j	均值间差值	95% 置信限：LSMean（i）-LSMean（j）	
1	2	5.608 594	0.259 276	10.957 913

SAS程序（续）如下（程序名CT12_2）：

```
/*预测均数匹配法：PMM*/
ods select none;
proc mi data = CT12_3
         seed = 123 456 nimpute = 20 out = outex3;              /*seed：设定种子数；nimpute：设定填补次数*/
         class sex tnb xjgss bgxbzd group;                      /* regpmm：指定MI模型方法*/
         monotone regpmm（sfjdxz = lt sqxz age sex tnb
xjgss bgxbzd group/ details）;
              var lt sqxz age sex tnb xjgss bgxbzd group
sfjdxz;
run;
ods select all;
ods select none;
ods output LSMeans = LSMeans LSMeanDiffCL =
glmparms;
ods trace on;                                                   /*对20次填补后的数据库进行协方差分析*/
proc glm data = outex3;                                         /* lsmeans：输出20个组间均值差值及95%置信区间*/
   class siteid group;
   model sfjdxz = siteid sqxz group;
   lsmeans group / pdiff cl stderr;
   by _Imputation_;
quit;
ods trace off;
ods output close;
ods select all;
/*计算组间差值的标准误*/
data test;
         set glmparms;
         stderr =（UpperCL-LowerCL）/2/1.96;
run;
/*两组差值及标准误*/                                             /* proc mianalyze：将20次协方差分析结果的差值及标
proc mianalyze data = test edf = 19 theta0 = 15;                  准误合并分析
   modeleffects Difference;                                     edf = 19：自由度，总观测数-1
   stderr stderr;                                               theta0：设定零假设界值*/
   ods output ParameterEstimates = out1;                        /* 结果输出到out1数据集中*/
run;
```

SAS主要输出结果如下。

第二部分：预测均数匹配法分析结果

（1）填补次数信息

Model Information

Data Set	WORK.TEST
Number of Imputations	20

（2）方差信息

Variance Information（20 Imputations）

Parameter	Variance			DF	Relative Increase in Variance	Fraction Missing Information	Relative Efficiency
	Between	Within	Total				
Difference	0.533 403	6.175 603	6.735 676	15.746	0.090 691	0.083 817	0.995 827

（3）合并分析结果

Parameter Estimates（20 Imputations）

Parameter	Estimate	Std Error	95% Confidence Limits		DF	Minimum	Maximum	Theta0	t for H_0: Parameter = Theta0	$Pr > \|t\|$
Difference	5.514 289	2.595 318	0.005 232	11.023 35	15.746	4.379 157	6.982 147	15.000 000	−3.65	0.002 2

SAS程序（续）如下（程序名CT12_2）：

```
/*倾向性得分法：PS*/
ods select none;
proc mi data = CT12_3
        seed = 123 456 nimpute = 20 out = outex3;          /*seed：设定种子数；nimpute：设定填补次数*/
        class sex tnb xjgss bgxbzd group;                 /* monotone propensity：指定MI模型方法*/
        monotone propensity;
        var lt sqxz age sex tnb xjgss bgxbzd group sfjdxz;
run;
ods select all;
ods select none;
ods output LSMeans = LSMeans LSMeanDiffCL =
glmparms;
ods trace on;
proc glm data = outex3;                                   /*对20次填补后的数据库进行协方差分析*/
  class siteid group;
  model sfjdxz = siteid sqxz group;
  lsmeans group / pdiff cl stderr;                        /* lsmeans：输出20个组间均值差值及95%置信区
  by _Imputation_;                                        间*/
quit;
ods trace off;
ods output close;
ods select all;
```

续表

/*计算组间差值的标准误*/ data test; set glmparms; stderr = （UpperCL-LowerCL）/2/1.96; run;	
/*两组差值及标准误*/ proc mianalyze data = test edf = 19 theta0 = 15; modeleffects Difference; stderr stderr;	/* proc mianalyze：将20次协方差分析结果的差值及标准误合并分析 edf = 19：自由度，总观测数-1 theta0：设定零假设界值*/
ods output ParameterEstimates = out1; run;	/* 结果输出到out1数据集中*/

第三部分：倾向性得分法分析结果

（1）填补次数信息

Model Information

Data Set	WORK.TEST
Number of Imputations	20

（2）方差信息

Variance Information（20 Imputations）

Parameter	Variance			*DF*	Relative Increase in Variance	Fraction Missing Information	Relative Efficiency
	Between	Within	Total				
Difference	0.484 785	6.072 901	6.581 925	15.857	0.083 819	0.077 917	0.996 119

（3）合并分析结果

Parameter Estimates（20 Imputations）

Parameter	Estimate	Std Error	95% Confidence Limits		*DF*	Minimum	Maximum	Theta0	t for H_0: Parameter = Theta0	$Pr > \|t\|$
Difference	5.161 360	2.565 526	−0.281 29	10.604 01	15.857	3.805 161	6.664 336	15.000 000	−3.83	0.001 5

（三）临界点法（tipping point，TP）

针对缺失数据的处理，与传统的单值填补法、多重填补法不同，临界点分析方法是将因缺失值导致的“所有”可能结果通过枚举的方式列出，并逐一进行假设检验，找到使结论发生转变的组合，从而得到缺失数据存在情况下最全面的结果。例如，在两组临床试验中，临界点指的导致研究结果发生转变（由阳性结果转变为阴性结果）时，试验组和对照组成功例数的差值（二分类结局）或均数的差值（连续型结局）。在因缺失值导致的“所有”可能结果中，当得到阳性结果比例越大，说明试验成功的可靠性越大。其中，阳性结果比例（proportion of positive scenarios，POPS）指的是否定零假设（即$P<0.05$）的组合数占所有组合数的比例（二分类结局），或否定零假设（即$P<0.05$）的区域面积占总面积的比值（连续型结局）。

2014年Liublinska和Rubin在美国食品药品监督管理局提出的临界点展示法（tipping point display）的基础上，改变了结果可视化和连续型结局的处理方法，绘制临界点分析热图，并提出连续型结局缺失值均值取值范围的假设。

1. *连续型结局* 已知在某试验中，试验组观测值的均数为$\bar{y}_{bs}^{T}=\sum_{i:d_it_i=1}y_i/N_{obs}^{T}$，对照组观测值的均数为$\bar{y}_{obs}^{C}=\sum_{i:d_it_i=1}y_i/N_{obs}^{C}$；假设试验组缺失值均数为$g(y_{mis}^{T})=\bar{y}_{mis}^{T}=\sum_{i:d_it_i=1}y_i/N_{mis}^{T}$，对照组缺失值均数为$g(y_{mis}^{C})=\bar{y}_{mis}^{C}=\sum_{i:d_i(1-t_i)=1}y_i/N_{mis}^{C}$。由此可以求出试验组和对照组缺失值均数的不同组合下估计效应值$\hat{\tau}$（组间差异）。

$$\hat{\tau}=\bar{y}^{T}-\bar{y}^{C}=\frac{\bar{y}_{obs}^{T}\bar{y}_{obs}^{N}+g(y_{mis}^{T})N_{mis}^{T}}{N^{T}}-\frac{\bar{y}_{obs}^{C}\bar{y}_{obs}^{C}+g(y_{mis}^{C})N_{mis}^{C}}{N^{C}} \tag{12.4}$$

由于不清楚试验组和对照组缺失值的变异程度，需要给出缺失数据的标准差假设。Liublinska和Rubin等提出标准差假设。

$$S_{T}^{2}=\frac{(K_{obs}^{T}-1)S_{obs}^{T2}+\frac{K_{obs}^{T}K_{mis}^{T}}{K^{T}}(\bar{y}_{obs}^{T}-\bar{y}_{mis}^{T})^{2}}{K_{obs}^{T}} \tag{12-5}$$

$$S_{C}^{2}=\frac{(K_{obs}^{C}-1)S_{obs}^{C2}+\frac{K_{obs}^{C}K_{mis}^{C}}{K^{C}}(\bar{y}_{obs}^{C}-\bar{y}_{mis}^{C})^{2}}{K_{obs}^{C}} \tag{12-6}$$

式中K_{obs}^{T}、K_{mis}^{T}、K^{T}、K_{obs}^{C}、K_{mis}^{C}、K^{C}分别表示试验组观测到的结局数量、缺失数量、观测和缺失的总数；对照组观测到的结局数量、缺失数量、观测和缺失的总数；S_{obs}^{T2}、S_{obs}^{C2}分别是试验组和对照组观测值（非缺失数据）的方差。

由此可进一步假设缺失值均数的取值范围，如参考值设为$\bar{y}_{mis}^{T}\pm1.5s^{2}$。在不同填补值组合下，基于填补后的数据集，采用相应的统计分析方法分析，求得每个组合检验统计量及组间比较P值，从而得到不同组合对应的估计效应值$\hat{\tau}$和P值。

2. *二分类结局* 与连续型结局类似，已知在某试验中，试验组观测值的成功数为$\bar{y}_{obs}^{T}$，对照组观值的成功数为$\bar{y}_{obs}^{C}$；假设试验组缺失值的成功数为$g(Y_{mis}^{T})=\bar{y}_{mis}^{T}N_{mis}^{T}$，对照组缺失值的成功数为$g(Y_{mis}^{C})=\bar{y}_{mis}^{C}N_{mis}^{C}$。由此可求出试验组和对照组缺失值成功数不同组合下的估计效应值$\hat{\tau}$（组间成功率差值）。

$$\hat{\tau}=\bar{y}^{T}-\bar{y}^{C}=\frac{\bar{y}_{obs}^{T}N_{obs}^{N}+g(y_{mis}^{T})}{N^{T}}-\frac{\bar{y}_{obs}^{C}N_{obs}^{C}+g(y_{mis}^{C})}{N^{C}} \tag{12-7}$$

在不同填补值组合下，基于填补后的数据集，采用相应的统计分析方法分析，求得每个组合检验统计量及组间比较P值，从而得到不同组合对应的估计效应值$\hat{\tau}$和P值。

临界点法在处理临床研究缺失数据中与传统方法相比，具有一定的优势。适用于各种类型的临床研究，包括随机对照临床试验、队列研究、横断面研究、病例对照研究等；可处理有缺失数据的连续型或二分类结局的数据，通过找到临界点并计算试验成功的情况占所有可能情况的比例，反映试验成功的可能性，从而对含有缺失数据的临床研究结论做出全面分析和准确判断。同时，该方法也存在一定的局限性。该方法仅适用于处理结局指标含有缺失数据的情况，不可用于处理基线指标、研究因素为自变量的缺失数据。

临界点分析法也存在一些影响POPS的因素，如连续型结局均值取值范围的确定、不同组合事件发生的概率的差别，均可能导致临界点分析结果产生一定的不确定性。此外，POPS的界值也尚无明确划分依据，后续研究需继续完善。

【例12-3】 一项评价某心脏刺激仪在中国人群中使用的临床有效性和安全性的前瞻性、多中心、单组临床试验。主要终点指标为心脏刺激仪对心脏进行诊断性电刺激的成功率。分析结果详见表12-5。

表12-5 心脏刺激仪对心脏进行诊断性电刺激的成功率结果

指标	试验组（$n=100$）
缺失数据	5
缺失比例（%）	5
治疗成功例数	97.9%（93/95）

采用临界点法处理缺失数据，对结果进行全面分析。结果详见表12-6。

表12-6 心脏刺激仪对心脏进行诊断性电刺激的成功率结果（Tipping Point法）

序号	缺失数据填补		成功率	成功率95%置信区间	
	成功例数（N）	失败例数（N）		渐近正态法（连续校正）	精确概率法
1	0	5	93.0%（93/100）	（87.5%，98.5%）	（86.1%，97.1%）
2	1	4	94.0%（94/100）	（88.9%，99.2%）	（87.4%，97.8%）
3	2	3	95.0%（95/100）	（90.2%，99.8%）	（88.7%，98.4%）
4	3	2	96.0%（96/100）	（91.7%，100.0%）	（90.1%，98.9%）
5	4	1	97.0%（97/100）	（93.1%，100.0%）	（91.5%，99.4%）
6	5	0	98.0%（98/100）	（94.7%，100.0%）	（93.0%，99.7%）

分析与计算：表12-6是关于心脏刺激仪对心脏进行诊断性电刺激的成功率的评价，有5例患者主要终点指标缺失。采用临界点法处理缺失值，即穷尽缺失值填补的可能。采用渐近正态法（连续校正）和精确概率法估计治疗成功率的95%置信区间。此处计算可用SAS统计软件实现统计分析。SAS程序如下（程序名CT12_3）：

```
/* 未填补数据 */
Data CT12_4;
Input event n@@;
Cards;
1  93
2  2
;
Run;
/* 临界点法 */
Data CT12_5a;
Input event n@@;
Cards;
1  93
2  7
;
Run;
Data CT12_5b;
Input event n@@;
Cards;
1  94
2  6
;
Run;
Data CT12_5c;
Input event n@@;
Cards;
1  95
2  5
;
Run;
Data CT12_5d;
Input event n@@;
Cards;
1  96
2  4
;
Run;
Data CT12_5e;
Input event n@@;
Cards;
1  97
2  3
;
Run;
Data CT12_5f;
Input event n@@;
Cards;
1  98
2  2
;
Run;
```

```
Ods html;
/* 未填补数据 */
Proc freq data = CT12_4;
Weight n;
Tables event;
Run;
/* 临界点法 */
Proc freq data = CT12_5a;
Weight n;
Tables event/alpha = 0.05 binomialc ( level = 1 );
Run;
Proc freq data = CT12_5b;
Weight n;
Tables event/alpha = 0.05 binomialc ( level = 1 );
Run;
Proc freq data = CT12_5c;
Weight n;
Tables event/alpha = 0.05 binomialc ( level = 1 );
Run;
Proc freq data = CT12_5d;
Weight n;
Tables event/alpha = 0.05 binomialc ( level = 1 );
Run;
Proc freq data = CT12_5e;
Weight n;
Tables event/alpha = 0.05 binomialc ( level = 1 );
Run;
Proc freq data = CT12_5f;
Weight n;
Tables event/alpha = 0.05 binomialc ( level = 1 );
Run;
Ods html close;
```

对于缺失数据的处理方法，除了上述介绍的完整观测法、单值填补法、多重填补法及临界点法之外，还有采用不填补缺失值的方法供参考，如基于极大似然法、加权法等。一般常用的基于极大似然估计方法为重复测量的混合效应模型（mixed-effects model for repeated measures，MMRM）、广义混合模型。该方法一般用于纵向数据缺失值处理且缺失同时满足MAR假设的情况，通常情况下，需要有足够大的样本才能保证得到无偏的似然估计值。同时，临床研究中，由于无法完全区分MCAR、MAR和MNAR，基于实际试验设计及数据特点，也可考虑缺失数据为MNAR假设时的敏感性分析，以全面评估缺失数据对结果的影响，评价结论的稳定性和可靠性。其中，基于MNAR机制的方法有混合模型（pattern mixed model，PMM）、选择模型（selection model，SEM）和共享参数模型（shared parameter model，SPM）。值得注意的是针对临床试验中的缺失数据，无论采用何种填补方法进行处理，所有缺失数据的处理方法都应在试验方案或统计分析计划书中预先指明。

第 13 章 线性相关与回归分析

事物之间是互相联系且有内在规律的。对于变量之间的关系，有的可以用函数关系表达，即自变量取某一值时，有一因变量与之完全对应。相关分析（correlation analysis）的任务就是要说明客观事物或现象间数量关系的密切程度并用适当的统计指标表示出来。而回归分析（regression analysis）的任务则是把客观事物或现象间的数量关系用一定的函数形式表示出来。本章仅对简单相关与直线回归分析进行简要的介绍。

一、线性相关分析的计算

（一）Pearson线性相关分析

对于两个均近似服从正态分布的连续性变量，可通过计算Pearson相关系数来判断其相关性。

1. 线性相关系数r的计算　通常用Pearson乘积矩相关系数（correlation coefficient）来定量地描述线性相关的程度。总体相关系数，习惯上记为ρ，若$\rho \neq 0$，则称x和y呈线性相关关系，简称相关；若$\rho = 0$，则称x与y不呈线性相关关系。进行线性相关分析的两个变量之间无自变量和因变量之分，分析目的是研究在专业上有一定联系的两个定量变量呈线性关系的密切程度和方向，所用的统计量称为样本相关系数r，其计算公式见式为：

$$r = \frac{\sum(X-\bar{X})(Y-\bar{Y})}{\sqrt{\sum(X-\bar{X})^2\sum(Y-\bar{Y})^2}} = \frac{l_{XY}}{\sqrt{l_{XX}l_{YY}}} \tag{13-1}$$

其中，$l_{XX} = \sum(X-\bar{X})^2 = \sum X^2 - \frac{(\sum X)^2}{n}$表示$X$的离均差平方和

$l_{YY} = \sum(Y-\bar{Y})^2 = \sum Y^2 - \frac{(\sum Y)^2}{n}$表示$Y$的离均差平方和

$l_{XY} = \sum(X-\bar{X})(Y-\bar{Y}) = \sum XY - \frac{(\sum X)(\sum Y)}{n}$表示$X$与$Y$的离均差积和

相关系数是一个无量纲的统计指标，其取值范围为$-1 \leqslant r \leqslant 1$，同样，$-1 \leqslant \rho \leqslant 1$。$|r|$越接近于0，表明$X$与$Y$呈直线关系的密切程度越低，$|r|$越接近于1，表明$X$与$Y$呈直线关系的密切程度越高。

2. 线性相关系数r的假设检验　相关系数的大小受样本对子数和随机误差的影响，当总体相关系数$\rho = 0$时，$|r|$可能明显>0，为了尽可能排除抽样误差的影响，较客观地反映出两个变量之间呈直线关系的密切程度，须进行假设检验。

其假设为：H_0：$\rho = 0$；H_1：$\rho \neq 0$，$\alpha = 0.05$

$$t_r=\frac{|r-0|}{S_r}=\frac{|r|}{\sqrt{(1-r^2)/(n-2)}},\ df=n-2,\ v=n-2 \tag{13-2}$$

求出统计量t_r的值后，查t界值表，下结论的方法与均数比较时所用的t检验相同。

若$r>0$，且检验结果为$P<0.05$，则认为两个定量变量之间呈正相关关系；若$r<0$，且检验结果为$P<0.05$，则可认为两个定量变量之间呈负相关关系。当r值接近于零，且H_0（$\rho=0$）被接受时，认为两变量之间不呈线性相关关系，但此时不能排除两变量之间可能存在某种曲线关系。

3. 总体相关系数ρ的置信区间　样本相关系数r值的分布并非正态，尤其当总体相关系数ρ的绝对值较大时，其随机样本r值分布的偏态特征更为明显。计算总体相关系数的置信区间时需先对r按下式作z变换：

$$z=\tanh^{-1}r \quad 或 z=\frac{1}{2}\ln(\frac{1+r}{1-r}) \tag{13-3}$$

$$r=\tanh z \quad 或 \quad r=\frac{e^{2z}-1}{e^{2z}+1} \tag{13-4}$$

式中，tanh为双曲正切函数；$\tanh^{-1}$为反正切双曲函数。

按正态近似原理，z的$1-\alpha$置信区间按式（13-5）计算。

$$(z-u_\alpha/\sqrt{n-3},\ z+u_\alpha/\sqrt{n-3})，缩写为 z\pm u_\alpha/\sqrt{n-3} \tag{13-5}$$

最后通过对z的$1-\alpha$置信区间按式（13-4）变换为r值的置信区间。

（二）Spearman秩相关分析

1. 秩相关系数r_s的计算　秩相关系数（rank correlation coefficient）又称等级相关系数。其基本思想是，对于不符合正态分布或分布不明的资料及有序变量等，不用原始数据计算相关系数，而是将原始观察值由小到大编秩，然后根据秩次来计算秩相关系数。

设有n例观察对象，对每一例观察对象同时取得两个测定值（X_i，Y_i），分别按X_i、Y_i（$i=1$，2，…，n）的值由小到大编秩为1，2，3，…，n。用R_{Xi}表示X_i的秩次，R_{Yi}表示Y_i的秩次。因为n是固定的，所以总秩相等，即$\sum R_{X_\text{i}}=\sum R_{Y_\text{i}}=n(n+1)/2$，$\sum(R_{X_\text{i}}-\bar{R}_X)^2=\sum(R_{Y_\text{i}}-\bar{R}_Y)^2=(n^3-n)/12$，以及平均秩次$\bar{R}_X=\bar{R}_Y=(n+1)/2$。但$X_\text{i}$的秩顺序不一定与$Y_\text{i}$的秩顺序相同，故所对应的$R_{X_i}$与$R_{Y_i}$不一定相等。

计算秩相关系数r_S的公式为：

$$r_S=\frac{\sum(R_{X_i}-\bar{R}_X)(R_{Y_i}-\bar{R}_Y)}{\sqrt{\sum(R_{X_i}-\bar{R}_X)^2(R_{Y_i}-\bar{R}_Y)^2}} \tag{13-6}$$

令同一观察对象的两个秩次差为：

$$d_i=R_{X_\text{i}}-R_{Y_\text{i}}\ (i=1,\ 2,\ 3,\ \cdots,\ n) \tag{13-7}$$

由式（13-6）及式（13-7）得到计算秩相关系数的简化公式为：

$$r_S=1-\frac{6\sum d^2}{n^3-n} \tag{13-8}$$

式中n为观察例数，r_s的取值为$|r_s|\leqslant 1$，它的解释与线性相关系数r一致。

2. 秩相关系数的假设检验　r_s是样本相关系数，对总体秩相关系数ρ_s是否为0做假设检验，根据样本含量n的大小，假设检验的方法有两种。

（1）查表法：当$n \leqslant 50$时，查秩相关系数界值表进行假设检验。

（2）计算法：当$n > 50$时，按式13-9计算统计量t值：

$$t=\frac{|r_S|}{\sqrt{(1-r_S^2)/(n-2)}},\ v=n-2 \tag{13-9}$$

根据t分布做出推断。Spearman等级相关系数的t检验与线性相关系数的t检验是类似的。

二、简单线性回归分析的计算

（一）截距a和斜率b的计算

进行直线回归分析的两个变量有自变量和因变量之分，若在专业上无法区分，常把容易测量的变量看作自变量，另一个较难测量的变量看作因变量，分析的目的是建立两定量变量之间的回归方程，检验该方程是否成立，并结合专业知识说明该方程是否值得应用以及如何应用。经典的回归分析模型，要求资料符合下列条件：①线性（linear），即X和Y之间的关系为线性关系；②独立（independent），即n个个体的观察资料间必须是独立的；③正态（normal），即给定X后，Y为正态分布，且均数就是回归线上相应X值对应的点；④等方差（equal variance），即不同X值对应的Y值的分布具有相同的方差，即Y的方差与X无关。设总体的线性模型为：$Y=\alpha+\beta X+\varepsilon$，$\varepsilon$为随机误差。

样本直线回归方程的一般表达式：

$$\hat{Y}=a+bX \tag{13-10}$$

由于变量X与变量Y的关系具有非确定性，故以$\hat{y}$表示回归方程所求得的估计值，它是当X固定时，Y的总体均数$\mu_{Y,X}$的估计值。式中的a、b是决定回归直线的两个参数，分别为α、β的估计值。a为回归直线在Y轴上的截距（intercept），b为回归系数（regression coefficient），即回归直线的斜率（slope）。根据最小平方法（或最小二乘法）原理，可导出计算a、b的公式，见式（13-11）和式（13-12）。

$$b=\frac{\sum(X-\overline{X})(Y-\overline{Y})}{\sum(X-\overline{X})^2}=\frac{l_{XY}}{l_{XX}} \tag{13-11}$$

$$a=\overline{Y}-b\overline{X} \tag{13-12}$$

如果根据专业知识需求过定点（x_0，y_0）的直线回归方程，式中$\overline{X}$取x_0、$\overline{Y}$取y_0；其特殊情况就是求过原点（0，0）的直线回归方程，式中$\overline{X}$取0、$\overline{Y}$取0。

（二）总体截距α和总体斜率β的假设检验

与需要对相关系数r进行假设检验的理由相同，对斜率和截距也需做检验。

对β（总体斜率）做检验的假设和方法如下。

H_0: $\beta=0$; H_1: $\beta\neq 0$; $\alpha=0.05$。

$$t_b=\frac{|b-0|}{S_b}=\frac{|b|}{S_{y,x}/\sqrt{l_{XX}}} \tag{13-13}$$

$$S_{y.x}=\sqrt{\frac{\sum(y_i-\hat{y})^2}{n-2}} \tag{13-14}$$

$$l_{xx}=\sum(x_i-\bar{x})^2 \tag{13-15}$$

式（13-13）所对应的自由度$d_f=n-2$，S_b为b的标准误。

上述式（13-14）中$S_{y.x}$称为剩余标准差，是排除了x的影响后，y的变异大小，常用它作为预报精确度的标志。因为它的单位与y一致，最容易在实际中进行比较和检验，所以，一个回归能否对解决实际问题有所帮助，只要比较$S_{y.x}$与允许的偏差就行，故它是检验一个回归是否有效的极其重要的标志。

与对斜率进行检验等价的还有一种常用的方法：即对回归方程是否具有统计学意义做方差分析。其基本思想是：计算出y的总离均差平方和SS_T、由回归所能解释的离均差平方和SS_R，它们的差值就是回归所无法解释的量，称为误差，记为SS_E，然后，用回归的均方除以误差的均方，构造出F统计量，进而根据F分布推断出所求的直线回归方程是否有统计学意义。关于SS_T、SS_R、SS_E的计算公式见式（13-16）～式（13-18）。

$$SS_T=\sum(y_i-\bar{y})^2 \tag{13-16}$$

$$SS_R=\sum(\hat{y}_i-\bar{y})^2 \tag{13-17}$$

$$SS_E=SS_T-SS_R \tag{13-18}$$

$df_T=n-1$，$df_R=1$，$df_E=n-2$。

有了上述统计量，就可引入一个与相关系数r有关的统计量——决定系数r^2。可以证明：$SS_R=r^2SS_T$，于是得：

$$r^2=\frac{SS_R}{SS_T} \tag{13-19}$$

这说明决定系数r^2就是回归的离均差平方和占y的总离均差平方和的百分比，它建立了相关与回归之间的联系，又通过具体的数量大小反映了回归的贡献大小，这是回归分析中一个十分有用的统计量。有时，由于样本含量n很大，即使算得的相关系数r的绝对值较小，也能得出检验结果具有统计学意义，此时，计算一下决定系数r^2，若发现r^2的值远远小于0.5，说明由x的变化所引起y的变化部分不足50%，此时求y依x变化的直线回归方程就没有多大的实用价值了。

对α（总体截距）做检验的假设和方法如下。

H_0: $\alpha=0$; H_1: $\alpha\neq0$; α（显著性水平）＝0.05。

$$t_a=\frac{|a-0|}{S_a}=\frac{|a|}{S_{y.x}\sqrt{\dfrac{1}{n}+\dfrac{\bar{x}^2}{l_{xx}}}} \tag{13-20}$$

式（13-20）中的S_a为a的标准误，$S_{y.x}$、l_{xx}与式（13-14）、式（13-15）中相应符号的含义相同。

（三）总体截距a和总体斜率β的置信区间

总体中的截距a、斜率β的100（1-a）%置信区间为：

$$a-t_{\alpha(n-2)}S_a \leqslant \alpha \leqslant a+t_{\alpha(n-2)}S_a \tag{13-21}$$

$$b-t_{\alpha(n-2)}S_b \leqslant \beta \leqslant b+t_{\alpha(n-2)}S_b \tag{13-22}$$

（四）简单直线回归分析中其他有关的区间估计问题

若记$\mu_{y|x=x_0}$为给定$x=x_0$条件下y的总体均数，则它的100（1-α）%置信区间可按式（13-23）和式（13-24）计算。

$$\hat{y}-t_{\alpha(n-2)}S_{\hat{y}} \leqslant \mu_{y|x=x_0} \leqslant \hat{y}+t_{\alpha(n-2)}S_{\hat{y}} \tag{13-23}$$

$$S_{\hat{y}}=S_{yx}\sqrt{\frac{1}{n}+\frac{(x_0-\bar{x})^2}{l_{xx}}} \tag{13-24}$$

在给定$x=x_0$条件下,y的个体值的近似100（1-α）%容许区间可按式（13-25）和式（13-26）计算，这就解决了对因变量y进行预报的问题。

$$(\hat{y}-t_{\alpha(n-2)}S_y,\ \hat{y}+t_{\alpha(n-2)}S_y) \tag{13-25}$$

$$S_y=S_{yx}\sqrt{1+\frac{1}{n}+\frac{(x_0-\bar{x})^2}{l_{xx}}} \tag{13-26}$$

三、相关SAS语句与程序

CORR过程（相关过程）存在于SAS软件base模块，用于计算变量间的相关系数，它可以计算Pearson积矩相关系数、Spearman秩相关系数、Kendall的tau-b（τ_b）统计量、Hoeffding的相关性度量D以及Pearson、Spearman和Kendall偏相关系数。另外，它还可以计算用于估计可靠性的Cronbach系数α。

CORR过程语句格式如下：

```
PROC CORR < options >;
BY variables;
FREQ variable;
PARTIAL variables;
VAR variables;
WEIGHT variable;
WITH variables;
RUN;
```

（1）PROC CORR 语句：PROC CORR语句调用CORR过程（相关分析过程），只有PROC CORR语句为CORR过程所必需，其他语句均为可选语句（表13-1）。

表13-1 PROC CORR语句选项

功　能	选　项
指定数据集类型	
指定即将要分析的数据集	DATA＝
输出含有Hoeffding's D统计量的数据集	OUTH＝
输出含有Kendall相关统计量的数据集	OUTK＝
输出含有Pearson相关统计量的数据集	OUTP＝
输出含有Spearman相关统计量的数据集	OUTS＝
调节统计分析类型	
将分析中weight变量取值为非正数的观测排除	EXCLNPWGT
将分析中含有缺失值的观测排除	NOMISS
计算并输出Hoeffding's D 统计量	HOEFFDING
计算并输出Kendall's tau-b 系数	KENDALL
计算并输出Pearson积矩相关系数	PEARSON
计算并输出Spearman秩相关系数	SPEARMAN
使用Fisher z变换计算Pearson相关系数	FISHER PEARSON
使用Fisher z变换计算Spearman秩相关系数	FISHER SPEARMAN
控制Pearson相关系数统计量	
计算并输出Cronbach系数α	ALPHA
计算并输出协方差矩阵	COV
计算并输出校正的离均差平方和及离均差积和矩阵	CSSCP
依据Fisher z变换计算校正统计量	FISHER
设置变量奇异性标准	SINGULAR＝
计算并输出离均差平方和及离均差积和矩阵	SSCP
指定方差计算的分母	VARDEF＝
控制打印输出	
将相关系数以绝对值大小降序排列输出	BEST＝
不输出Pearson相关系数	NOCORR
所有结果均不输出	NOPRINT
不输出相关系数对应的P值	NOPROB
不输出描述性统计量	NOSIMPLE
将所有相关系数排序输出	RANK

（2）BY语句：指定分组变量。同PROC CORR一起使用能够获得用BY变量定义的分组观测的独立分析结果。

（3）FREQ语句：指定作为观测频数的变量。

（4）PARTIAL语句：对指定的变量计算偏相关系数或偏统计量，可计算Pearson偏相关、Spearman偏秩序相关、Kendall偏tau-b，使用该语句可指定一个或多个变量名称。当语句中设置了HOEFFDING选项时，partial语句不起作用。

（5）VAR语句：指定待分析变量，即指定要计算相关系数的变量。

（6）WEIGHT语句：计算加权的乘积矩相关系数，用该语句指定权数变量名称。该语句仅用于Pearson相关，对于选项SPEARMAN、KENDALL、HOEFFDING均无效。

（7）WITH语句：得到变量间特殊组合的相关，该语句与VAR语句共同使用。当有WITH语句存在时，VAR变量之间不进行相关分析，而是在每个var变量和每一个with变量之间进行相关分析。用VAR语句列出的变量放在输出相关阵的上方，而用WITH语句列出的变量竖在相关阵的左边。

（8）相关SAS程序：

程　　序	说　　明
DATA CT13_1;	建立临时数据集CT14_1,
input x y @@;	以下输入两个变量,
cards;	
/* 输入x、y变量值 */	
;	
PROC GPLOT data = CT14_1;	绘制散点图
plot y* x = ‘s’ ;	
run;	
PROC CORR data = CT14_1;	进行相关分析
var x y;	
run;	
PROC REG data = 14_1;	直线回归分析
model y = x;	
run;	

第14章 多重线性回归分析

在医疗器械临床试验中，器械置入或用于受试对象，其疗效除了与器械本身性能相关外，可能还会受到受试者年龄、性别、遗传因素、饮食、吸烟、饮酒、肥胖等多个因素的影响，同时，某些临床研究由于伦理或临床可操作性等原因，无法开展随机对照临床试验（RCT），因此干预组与对照组的某些基线指标可能在很大程度上存在基线组间不均衡。从流行病学的角度来说，这类因素称为混杂因素，我们应控制它们的干扰，准确判断对照器械与被试器械在受试人群中的疗效是否存在差异。此时我们需要一种回归分析的方法建立起一个因变量与多个自变量之间的关系，它既区别于单因素的差异性分析，又和简单线性回归分析（研究一个自变量与一个因变量的关系）不同。如果因变量为连续性变量，可运用多重线性回归分析；如果因变量为离散型变量（定性变量），可利用Logistic回归分析。本章将介绍多重线性回归分析的概念，假设检验和SAS运用等相关内容。

一、多重线性回归模型的概念

设因变量为y，自变量为x_1，x_2，……，x_p，建立起一个因变量与多个自变量的关系，即多重线性回归模型：

$$\hat{y}=\alpha+\beta_1x_1+\beta_2x_2+\cdots+\beta_px_p$$

称为p重线性回归。$\hat{y}$为y的预测值（predicted value），表示各个自变量赋值后y的估计值，α为截距，β_j为y的偏回归系数（partial regression coefficient），它表示在其他自变量固定不变的情况下，x_j每改变一个测量单位所引起的因变量y的平均改变量。

线性回归方程也可以表示为：

$$\hat{y}=\beta_0+\beta_1x_{i1}+\beta_2x_{i2}+\cdots+\beta_px_{ip}+\varepsilon$$

方程中ε之前的部分为自变量决定的部分，即预测值，ε称为残差，是不能由现有自变量决定的部分。

线性回归方程可以通过矩阵表示：

$$Y=\begin{pmatrix}y_1\\y_2\\\vdots\\y_n\end{pmatrix}_{n\times1}\quad X=\begin{pmatrix}1&x_{11}&\cdots&x_{1p}\\1&x_{21}&\cdots&x_{2p}\\\vdots&\vdots&\ddots&\vdots\\1&x_{n1}&\cdots&x_{np}\end{pmatrix}\quad B=\begin{pmatrix}\beta_0\\\beta_2\\\vdots\\\beta_p\end{pmatrix}\quad E=\begin{pmatrix}\varepsilon_1\\\varepsilon_2\\\vdots\\\varepsilon_n\end{pmatrix}$$

回归方程的矩阵形式为：

$$Y=XB+E=\hat{Y}+E$$

$$\hat{Y}=XB$$

数据进行多重线性回归分析，需要满足独立性、正态性和方差齐性，此外自变量与因变量关系需呈线性关系。

二、回归系数的估计与假设检验

1. 回归系数的计算 拟求解回归系数β_1，β_2，…，β_p的估计值b_0，b_1，…，b_p。在多重线性回归分析中，对回归系数的估计仍然使用最小二乘法（least square，LS），即求得残差平方和（sum of squares for residual）：

$$Q=\sum_{i=1}^{n}(y_i-\hat{y}_i)^2=\sum_{y=1}^{n}(y_i-b_0-b_1x_{i1}-b_2x_{i2}-\cdots-b_px_{ip})^2$$

使其达到最小。回归系数需满足：

$$\frac{\partial Q}{\partial b_0}=0,\frac{\partial Q}{\partial b_1}=0,\ \cdots,\frac{\partial Q}{\partial b_p}=0,$$

该方程组也称为正规方程组，可化为：

$$\begin{cases} nb_0+\sum x_{i1}b_1+\sum x_{i2}b_2+\cdots+\sum x_{ip}b_p=\sum y_i \\ \sum x_{i1}b_0+\sum x_{i1}^2b_1+\sum x_{i1}x_{i2}b_2+\cdots+\sum x_{i1}x_{ip}b_p=\sum x_{i1}y_i \\ \sum x_{i2}b_0+\sum x_{i1}x_{i2}b_1+\sum x_{i2}^2b_2+\cdots+\sum x_{i2}x_{ip}b_p=\sum x_{i2}y_i \\ \cdots\cdots \\ \sum x_{ip}b_0+\sum x_{i1}x_{ip}b_1+\sum x_{i2}x_{ip}b_2+\cdots+\sum x_{ip}^2b_p=\sum x_{ip}y_i \end{cases}$$

正规方程左端的系数用矩阵表示为：

$$\begin{pmatrix} 1 & x_{11} & \cdots & x_{1p} \\ 1 & x_{21} & \cdots & x_{2p} \\ \vdots & \vdots & \ddots & \vdots \\ 1 & x_{n1} & \cdots & x_{np} \end{pmatrix}\begin{pmatrix} 1 & 1 & \cdots & 1 \\ x_{11} & x_{21} & \cdots & x_{n1} \\ \vdots & \vdots & \ddots & \vdots \\ x_{1p} & x_{2p} & \cdots & x_{np} \end{pmatrix}=XX'$$

右端的参数项可以写为：

$$\begin{pmatrix} 1 & 1 & \cdots & 1 \\ x_{11} & x_{21} & \cdots & x_{n1} \\ \vdots & \vdots & \ddots & \vdots \\ x_{1p} & x_{2p} & \cdots & x_{np} \end{pmatrix}\begin{pmatrix} y_1 \\ y_2 \\ \vdots \\ y_n \end{pmatrix}=YX'$$

故可表示为：

$$XX'B=X'Y$$

其解可以表示为：

$$B=(X'X)^{-1}X'Y$$

其中$(X'X)^{-1}$表示系数矩阵$X'X$的逆矩阵。回归系数的求解非常复杂，可利用软件计算。

2. 回归方程的假设检验 可利用方差分析来检验因变量y与p个自变量之间是否存在线性回归关系。因变量总的离均差平方和$SS_{总}$可分解为回归平方和$SS_{回}$与残差平方和$SS_{残}$两部分，它们的计算方法与自由度分别为：

$SS_{总}=\sum_{i=1}^{n}(y_i-\bar{y})^2$，自由度$v_{总}=n-1$

$SS_{回}=\sum_{i=1}^{n}(\hat{y}-\bar{y})^2$，自由度 $v_{回}=p$

$SS_{残}=\sum_{i=1}^{n}(y-\hat{y})^2$，$SS_{总}$-$SS_{回}$，自由度 $v_{残}=n-p-1$

检验假设为：

H_0：总体中各偏回归系数均为0；

H_1：总体中偏回归系数不为0或不全为0。

统计量F的计算为：

$$F=\frac{SS_{回}/p}{SS_{回}/(n-p-1)}=\frac{MS_{回}}{MS_{残}},\ v_{回}=p,\ v_{残}=n-p-1$$

$MS_{回}$与$MS_{残}$分别为回归均方与残差均方。

3.回归系数的假设检验　在对方程进行假设检验之后，仍有必要对每个自变量进行检验，检验每个偏回归系数是否为0。

检验假设为：

H_0: $\beta_j=0$；

H_1: $\beta_j\neq 0$。

运用t检验，统计量为：

$$t_i=\frac{b_i}{S_{b_i}},\ (j=1,\ 2,\ \cdots,\ p),\ v=n-p-1$$

其中，S_{b_j}为回归系数b_j的标准误

$$S_{b_j}=S_{y\cdot 12\cdots p}\sqrt{c_{ii}}$$

c_{ii}是矩阵$(X'X)^{-1}$对角线上对应于x_i的元素。

三、回归变量的选择

1.回归变量的选择标准

（1）复相关系数R：复相关系数R（multiple correlation coefficient）反映模型的拟合优度，其值越大越好。R^2为决定系数（determination coefficient），表示回归SS占总的SS的比重。

$$R^2=\frac{SS_{回}}{SS_{总}}=1-\frac{SS_{残}}{SS_{总}}$$

复相关系数R的特点是随着方程中纳入的自变量个数的增加，复相关系数总是增加的，即使增加的变量无统计学意义，这显然不是足够准确的。

（2）修正复相关系数：修正复相关系数R_{adj}（adjusted multiple correlation coefficient）的定义如下：

$$R^2_{adj}=R^2-\frac{p(1-R^2)}{n-p-1}$$

R^2为决定系数，n为样本含量，p为自变量个数，由上式可知，R_{adj}不一定随着决定系数R^2值的增大而增大。

（3）C_p准则

C_P统计量的定义是：$C_p=(n-p-1)(\frac{MS_{残,p}}{MS_{残,全部}}-1)+(p+1)$

式中，$MS_{残,p}$为p个自变量残差平方和，$MS_{残,全部}$为全部自变量作回归的残差均方，p为包括常数项在内的自变量个数。在实际计算中，可以选择C_P值小的模型作为最佳回归模型。

（4）AIC准则：AIC准则（Akaike's Information Criterion，AIC）是日本学者赤池于1973年提出的，广泛应用于多重回归、广义线性回归中自变量的筛选，以及非线性模型的比较。它的定义为：

①当用最小二乘法估计模型时：

$$AIC=n\ln[(n-p)/n\times S^2_{yx_1x_2\cdots xp}]+2p$$

②当用极大似然法估计模型时：

$$AIC=-2\ln(L)+2p$$

式中，p为模型中参数的个数，L是模型的极大似然函数，n为样本量。AIC由两部分组成，前一部分反映了回归方程的拟合精度，值越小越好；后一部分反映了回归中变量的个数的多少，即参数越少越好。因此，AIC值小的模型可作为最佳模型。

2.自变量的筛选　线性独立的若干个自变量对因变量的贡献不尽相同，有些对因变量的影响可能很小，因此，需要对自变量进行筛选。在SAS中共有9种筛选方法，分别为全模型法（NONE）、向前选择法（FORWARD）、向后选择法（BACKWARD）、逐步筛选法（STEPWISE）、最大R^2增量法（MAXR）、基于最小R^2增量法（MINR）、基于R^2数值大小的选择变量法（RSQUARE）、基于校正R^2数值大小的选择变量法（ADJRSQ）、基于Mallow's C_P统计量数值大小的选择变量法（CP）。这些方法的基本思想如下。

（1）向前选择法（FORWARD）：事先给定一个入选标准，即Ⅰ类错误的概率α。若P小于SLENTRY（REG过程中规定的选变量进入方程的检验水平α）则该变量入选，如此逐一添加变量，直到没有变量可入选为止。对某一变量，可能在回归方程变量较少时不符合入选标准，但随着回归方程变量的增多而符合入选标准。SLENTRY缺省值定为0.5，亦可定为0.2～0.4，如果自变量很多，此值还应取得更小一些，如让SLENTRY＝0.05。

向前选择法的局限性：SLENTRY取值小时，可能没有一个变量能入选；SLENTRY取值大时，开始选入的变量后来在新条件下不再进行检验，因而不能剔除后来变得无统计学意义的变量。

（2）向后选择法（BACKWARD）：从包含全部自变量的模型开始，计算留在回归方程中的各个自变量所产生的F统计量和P值，若P小于SLSTAY（程序中规定的从方程中剔除变量的检验水准）则将此变量保留在方程中，否则，从最大P值所对应的自变量开始逐一剔除，直到回归方程中没有变量可以再被剔除为止。SLSTAY缺省值为0.10，欲使保留在方程中的变量都在$\alpha=0.05$水平上有统计学意义时，应让SLSTAY＝0.05。

向后选择法的局限性：SLSTAY大时，任何一个自变量都不能被剔除；SLSTAY小时，开始被剔除的自变量后来在新条件下即使变得对因变量有较大的贡献了，也不能再次被入选回归方程并参与检验。

（3）逐步筛选法（STEPWISE）：此法是向前选择法和向后选择法的结合。同向前选择法一样，根据F统计量按SLENTRY水平决定自变量是否入选回归方程；当回归方程纳入新的自变量后，又像向后选择法那样，根据F统计量按SLSTAY水平剔除无统计学意义的各自变量，依次类推。这样直到没有自变量可入选，也没有自变量可被剔除或入选的自变量就是刚被剔除的自变量为止。

逐步筛选法比向前选择法和向后选择法都能更好地选出变量构造模型，但也有它的局限性：其一，当有m个变量入选后，选第$m+1$个变量时，对它来说，前m个变量不一定是最佳组合；其二，选入或剔除自变量仅以F值作标准，完全没考虑其他标准。

（4）最大R^2增量法（MAXR）：首先找到具有最大决定系数R^2的单变量回归模型，其次引入产生最大R^2增量的另一变量。然后对于该两变量的回归方程，用其他变量逐次替换，每一次替换都计算其R^2，如果换后的回归方程能产生最大R^2增量，即为两变量最优回归方程，如此再找下去，直到入选自变量数太多，使设计矩阵不再满秩时为止。

其实它也是一种逐步筛选法，只是筛选变量所用的准则不同，不是用F值，而是用决定系数R^2判定自变量是否入选。因它不受SLENTRY和SLSTAY的限制，总能从变量中找到相对最大者，这就克服了用本节筛选法1～3法时的一种局限性：即找不到任何自变量可进入回归方程的情况。

本法与本节第三种方法类似，每一步选进或剔除自变量都只限于一个，因而二者局限性也相似：第一，当有m个变量入选后，选第$m+1$个变量时，对它来说，前m个变量不一定是最佳组合；第二，选入或剔除自变量仅以R^2值作标准，完全没考虑其他标准。

（5）最小R^2增量法（MINR）：首先找到具有最小决定系数R^2的单变量回归方程，然后从其余自变量中选出一个自变量，使它构成的回归方程比其他自变量所产生的R^2增量最小，不断用新变量来替换老变量，依次类推，这样就会顺次列出全部单变量回归方程，依次为：R^2最小者、R^2增量最小者、R^2增量次小者、…、R^2增量最大者，所对应的含一个自变量的回归方程，最后一个为单变量最佳回归方程；两变量最小R^2增量的筛选类似本节第四种方法，但引入的是产生最小R^2增量的另一变量。对该两变量的回归方程，再用其他变量替换，换成产生最小R^2增量者，直至R^2不能再增加，即为两变量最优回归方程。依次类推，继续找含3个或更多自变量的最优回归方程等，变量有进有出。

它与本节第四种方法选的结果不一定相同，但它在寻找最优回归方程过程中所考虑的中间回归方程要比本节第四种方法多。

本法的局限性与本节第三、四种方法相似：第一，当有m个变量入选后，选第$m+1$个变量时，每次只有1个自变量进或出，各自变量间有复杂关系时，就有可能找不到最佳组合；第二，选入自变量或替换自变量仅以R^2值作标准，完全没有考虑其他标准。

在SAS编程法中，通过在模型语句中增加适当的选择项，可以有8种筛选变量的方法，其关键词分别为：STEPWISE（逐步筛选法）、BACKWARD（向后选择法）、FORWARD（向前选择法）、MAXR（最大R^2增量法）、MINR（最小R^2增量法）、RSQUARE（基于R^2数值大小的选择变量法）、ADJRSQ（基于校正R^2数值大小的选择变量法）、C_P（基于Mallow's C_P统计量数值大小的选择变量法）；而在非编程模块SAS/ASSIST和SAS/AA中，也提供了这8种筛选变量的方法。用前5种方法筛选变量后，一般都会给出回归方程中参数的估计值，但用后3种方法筛选变量后，一般只给出仅含1个自变量、仅含2个自变量、…、仅含m个自变量的“最优”变量组合，故后3种筛选变量的方法可统称为求“最优回归子集”的方法。此时，欲得到回归参数的估计值，需给定变量的组合，按不筛选变量法直接拟合多重线性回归方程。

四、回归诊断

当自变量存在多重共线性，即当一个（或几个）自变量可以由另外的自变量线性表达时，由数理统计知识可以知道，运用最小二乘法估计的回归系数将变得不确定。即使变量间不是完全共线性，当有近似的共线性（如相关系数接近1）时，最小二乘法原理也会失效，从而对回归系数的估计、预测值的精度产生很大的影响。当变量间有共线性关系时，需要对自变量之间是否存在较强的共线性关系进行研究，称为共线性诊断（the diagnosis of collinearity）。在使用SAS软件的REG过程时，通过在模型语句中增加选择项“COLLIN”和“COLLINOINT”来实现共线性诊断。当截距项的假设检验结果无统计学意义时，可用“COLLIN（未对截距项进行校正）”输出的诊断结果为判断有无共线性的依据；当截距项的假设检验结果有统计学意义时，应看由“COLLINOINT（对截距项进行了校正）”输出的诊断结果。在非编程模块SAS/ASSIST和SAS/INSIGHT中，也有相应的选择项来实现这一目的。

若个别观测点与多数观测点偏离很远或存在过失误差（如抄写或输入错误），会对回归方程的质量产生极坏的影响。对这两方面的问题进行监测和分析的方法，称为异常点诊断（the diagnosis of outlier）。

下面就SAS系统的REG过程运行后不同输出结果，仅从回归诊断方面理解和分析说明如下。

1.用条件数和方差分量来进行共线性诊断　各入选变量的共线性诊断借助SAS的模型语句的选择项COLLIN或COLLINOINT来完成。二者都给出信息矩阵的特征根和条件数（condition number），还给出各变量的方差在各主成分上的分解（decomposition）所得的分量，以百分数的形式给出，每个入选变量上的方差分量之和为1。COLLIN和COLLINOINT的区别在于后者对模型中截距项做了校正。当截距项无统计学意义时，看由COLLIN输出的结果；反之，应看由COLLINOINT输出的结果。

条件数：先求出信息矩阵X′X的各特征根，条件指数（condition index）定义为：最大特征根与每个特征根比值的平方根，其中最大条件指数k称为矩阵X′X的条件数。最大的条件数大，说明设计矩阵有较强的共线性，使结果不稳定，甚至使离开实验点的各估计值或预测值毫无意义。直观上，条件数度量了信息矩阵X′X的特征根散布程度，可用来判断多重共线性是否存在以及多重共线性严重程度。在应用经验中，若$0 \leqslant k < 10$，则认为没有多重共线性；$10 \leqslant k \leqslant 30$，则认为存在中等程度或较强的多重共线性；$k > 30$，则认为存在严重的多重共线性。

方差分量：强的多重共线性同时还会表现在变量的方差分量上：对最大的条件数同时有2个以上自变量的方差分量超过50%，就意味这些自变量间有一定程度的相关性。

2.用方差膨胀因子来进行共线性诊断

（1）容许度（tolerance，在Model语句中的选择项为TOL）：对一个入选变量而言，该统计量等于$1-R^2$，这里R^2是把该自变量当作因变量对回归方程中所有其余自变量的决定系数，R^2大（趋于1），则$1-R^2 =$ TOL小（趋于0），容许度小，表明该自变量与其他自变量之间的关系密切。

（2）方差膨胀因子（variance inflation factor，VIF）：VIF = 1/TOL，对于不好的试验设计，VIF的取值可能趋于无限大。VIF达到什么数值就可认为自变量间存在共线性？尚无明确的临界值。有学者根据经验得出：VIF > 5或10时，就有严重的多重共线性存在。

3.用学生化残差对观测点中的强影响点进行诊断　对因变量的预测值影响特别大，甚至容易导致相反结论的观测点，被称为强影响点（influence case）或称为异常点（outlier）。有若干个统计量（如Cook's D距离统计量、h_i统计量、STUDENT统计量、RSTUDENT统计量等，这些统计量（其定义较复杂，此处从略）可用于诊断哪些点对因变量的预测值影响大，其中最便于判断的是学生化残差STUDENT统计量。当该统计量的绝对值大于2时，所对应的观测点可能是异常点，此时，需认真核对原始数据。若属抄写或输入数据时人为造成的错误，应当予以纠正；若属非过失误差所致，可将异常点剔除前后各做出一个最好的回归方程，并对所得到的结果进行分析和讨论。如果有可能，最好在此点上补做试验，以便进一步确认可疑的“异常点”是否确属异常点。

4.用残差分解法对观测的独立性进行诊断　如果各观测不独立，将会对参数的估计有很大的影响，因此，如果对试验设计没能很好地把握，有可能会对同一个样品进行重复的观测，此时应对其进行假设检验。其原理是将残差进行分解。假设有n_i个重复观测Y_{i1}，…，Y_{ini}，那么对于因变量就有一个平均值$\overline{Y}_i$和一个预测值$\hat{Y}_i$，对它们的残差进行分解：

$$\sum_i\sum_{j=1}^{ni}(Y_{ij}-\hat{Y}_i)^2=\sum_i\sum_{j=1}^{ni}(Y_{ij}-\hat{Y}_i)^2+\sum_i n_i(Y_{ij}-\hat{Y}_i)^2$$

等式的左边为总的方差，右边的第一项为由因变量的平均值造成的误差，第二项为偏差造成的误差，如果这些观测对此回归方程是适当的，那么这两个方差的差别是很小的。否则，第二项误差会比第一项大很多，这时所进行的假设检验就会有统计学意义。在SAS 9.2当中进行此项假设检验时应在模型语句中加入lackfit选项。而在SAS 9.2以前的版本中则没有此选项。

【例14-1】 本临床试验采用多中心、单盲、随机对照的方法，验证西罗莫司可降解涂层钴铬合金冠状动脉药物洗脱支架系统（试验组）的有效性和安全性，评价该支架的输送系统。与药物洗脱支架（对照组）进行对照，每组30例。主要指标为术后病变阶段内直径狭窄程度（%），假定两组人群的基线信息、疾病史可能不相同，并且可能对直径狭窄程度产生影响，试建立回归方程，比较两组人群的直径狭窄程度的影响因素。x_1：受试组别（0：对照组；1：试验组），x_2：年龄，x_3：BMI，x_4：糖尿病史（0：无；1：有），x_5：高血压史（0：无；1：有）。数据如表14-1所示。

表14-1　60例受试对象基线信息、疾病史及术后病变阶段内直径狭窄程度（%）

id	x_1	x_2	x_3	x_4	x_5	y	id	x_1	x_2	x_3	x_4	x_5	y
1	0	61	20.6	0	1	24.24	9	0	67	23.7	0	0	22.29
2	0	49	19.8	0	0	30.41	10	0	51	28.7	0	1	31.67
3	0	48	27.0	0	1	23.89	11	0	42	19.9	0	1	26.40
4	0	47	29.1	0	0	22.64	12	0	57	27.7	0	0	27.00
5	0	53	23.6	1	1	25.44	13	0	66	28.4	0	1	25.11
6	0	39	25.7	1	0	26.30	14	0	64	21.0	1	1	20.25
7	0	52	30.0	0	0	24.62	15	0	44	24.7	0	0	17.94
8	0	61	23.2	0	1	19.51	16	0	51	28.1	1	0	18.60

续表

id	x_1	x_2	x_3	x_4	x_5	y	id	x_1	x_2	x_3	x_4	x_5	y
17	0	67	19.1	0	1	18.12	39	1	57	20.7	0	1	6.61
18	0	61	24.9	0	0	16.48	40	1	66	20.6	0	1	20.13
19	0	38	22.7	1	1	24.97	41	1	57	23.0	1	0	14.54
20	0	69	29.2	0	1	32.49	42	1	64	20.2	0	0	15.15
21	0	63	26.1	0	0	26.81	43	1	59	20.7	0	1	15.40
22	0	71	23.9	0	0	29.53	44	1	39	17.6	0	1	17.88
23	0	59	22.2	1	1	24.49	45	1	40	21.5	0	0	9.06
24	0	48	26.8	0	0	20.87	46	1	63	22.5	1	0	6.61
25	0	53	33.1	0	1	21.82	47	1	77	24.2	1	1	20.24
26	0	77	27.8	1	1	17.71	48	1	62	19.7	0	0	5.00
27	0	59	29.7	0	0	36.21	49	1	58	24.2	0	0	19.32
28	0	70	24.1	1	1	23.93	50	1	70	28.9	0	1	21.48
29	0	67	25.8	0	0	28.11	51	1	50	23.2	0	1	18.02
30	0	67	26.2	1	0	28.80	52	1	56	24.6	0	1	11.16
31	1	47	26.6	1	0	11.53	53	1	70	26.7	1	0	19.62
32	1	46	24.4	0	0	16.69	54	1	37	22.0	0	0	18.77
33	1	78	28.5	0	1	16.10	55	1	49	25.4	0	0	23.30
34	1	47	25.7	0	1	12.81	56	1	51	25.1	1	1	18.96
35	1	67	27.8	0	1	14.48	57	1	60	29.9	0	0	9.15
36	1	56	21.2	1	0	20.44	58	1	66	26.5	1	0	14.06
37	1	75	27.3	0	0	34.67	59	1	55	26.1	0	0	11.85
38	1	47	23.9	0	1	17.33	60	1	56	25.2	1	1	17.14

SAS程序如【CT14_1】：

```
DATA CT14_1;
input id x1-x5 @@ y;
cards;
1    0    61    20.6  0    1    24.24   31   1    47    26.6   1    0    11.53
2    0    49    19.8  0    0    30.41   32   1    46    24.4   0    0    16.69
3    0    48    27.0  0    1    23.89   33   1    78    28.5   0    1    16.10
4    0    47    29.1  0    0    22.64   34   1    47    25.7   0    1    12.81
5    0    53    23.6  1    1    25.44   35   1    67    27.8   0    1    14.48
6    0    39    25.7  1    0    26.30   36   1    56    21.2   1    0    20.44
7    0    52    30.0  0    0    24.62   37   1    75    27.3   0    0    34.67
```

续表

```
8     0    61    23.2  0    1    19.51   38   1    47    23.9  0    1    17.33
9     0    67    23.7  0    0    22.29   39   1    57    20.7  0    1    6.61
10    0    51    28.7  0    1    31.67   40   1    66    20.6  0    1    20.13
11    0    42    19.9  0    1    26.40   41   1    57    23.0  1    0    14.54
12    0    57    27.7  0    0    27.00   42   1    64    20.2  0    0    15.15
13    0    66    28.4  0    1    25.11   43   1    59    20.7  0    1    15.40
14    0    64    21.0  1    1    20.25   44   1    39    17.6  0    1    17.88
15    0    44    24.7  0    0    17.94   45   1    40    21.5  0    0    9.06
16    0    51    28.1  1    0    18.60   46   1    63    22.5  1    0    6.61
17    0    67    19.1  0    1    18.12   47   1    77    24.2  1    1    20.24
18    0    61    24.9  0    0    16.48   48   1    62    19.7  0    0    5.00
19    0    38    22.7  1    1    24.97   49   1    58    24.2  0    0    19.32
20    0    69    29.2  0    1    32.49   50   1    70    28.9  0    1    21.48
21    0    63    26.1  0    0    26.81   51   1    50    23.2  0    1    18.02
22    0    71    23.9  0    0    29.53   52   1    56    24.6  0    1    11.16
23    0    59    22.2  1    1    24.49   53   1    70    26.7  1    0    19.62
24    0    48    26.8  0    0    20.87   54   1    37    22.0  0    0    18.77
25    0    53    33.1  0    1    21.82   55   1    49    25.4  0    0    23.30
26    0    77    27.8  1    1    17.71   56   1    51    25.1  1    1    18.96
27    0    59    29.7  0    0    36.21   57   1    60    29.9  0    0    9.15
28    0    70    24.1  1    1    23.93   58   1    66    26.5  1    0    14.06
29    0    67    25.8  0    0    28.11   59   1    55    26.1  0    0    11.85
30    0    67    26.2  1    0    28.80   60   1    56    25.2  1    1    17.14
;
run;
ods html;
ods graphics on;
PROC REG data = CT14_1 outest = aa   lineprinter;
m1: model y = x1-x5/COLLIN   COLLINOINT r aic bic;
m2: model y = x1-x5/SELECTION = STEPWISE SLE = 0.1 SLS = 0.05;
m3: model y = x1-x5/SELECTION = CP best = 5;
m4: model y = x1-x5/SELECTION = ADJRSQ best = 5;
m5: model y = x1-x5/SELECTION = RSQUARE best = 5;
run;
ods graphics off;
proc print data = aa; run;
ods html close;
```

程序过程步的第一行说明对数据集CT14_1进行分析，并且将model语句中的有关模型统计量写入到数据集“aa”中。随后有五个model语句，并分别取名为m1 ～ m5。m1首先对数据进行共线性诊断。SELECTION＝选项是指明自变量筛选的方法，m2运用了“逐步选择法”，并设置了相关的参数，“SLE＝0.1”表示自变量进入模型的水准为0.1，“SLS＝0.05”表示模型中剔除自变量的水准为0.05；m3运用了“基于Mallow's CP统计量数值大小的选择变量法”筛选变量；m4运用了“基于校正R^2数值大小的选择变量法”筛选变量；m5运用了“基于R^2数值大小的选择变量法”筛选变量。“best = 5”是指明在所有的模型组合中选取5个最优的模型。当model语句中有选项“B”时，则除了显示最优的变量组合外，还将其参数的估计值列出。

主要结果如下：

The REG Procedure

Model：m1

Dependent Variable：*y*

Parameter Estimates

Variable	DF	Parameter Estimate	Standard Error	*t* Value	*Pr*>|*t*|
Intercept	1	14.987 43	6.444 10	2.33	0.023 8
x1	1	-8.296 66	1.435 45	-5.78	＜0.000 1
x2	1	0.051 90	0.069 37	0.75	0.457 6
x3	1	0.271 62	0.225 92	1.20	0.234 5
x4	1	-0.874 11	1.539 95	-0.57	0.572 6
x5	1	-0.108 05	1.427 82	-0.08	0.940 0

Collinearity Diagnostics

Number	Eigenvalue	Condition Index	Proportion of Variation					
			Intercept	x1	x2	x3	x4	x5
1	4.426 85	1.000 00	0.000 575 72	0.014 46	0.001 45	0.000 735 49	0.014 46	0.015 01
2	0.659 83	2.590 18	0.000 162 42	0.044 20	0.000 307 91	0.000 204 40	0.919 82	0.027 43
3	0.525 33	2.902 90	0.000 004 08	0.423 30	9.635 945E-7	5.590 938E-7	0.001 45	0.506 16
4	0.359 24	3.510 41	0.003 21	0.448 77	0.008 04	0.006 17	0.053 82	0.412 28
5	0.021 33	14.404 98	0.046 36	0.003 26	0.944 12	0.176 29	0.007 16	0.014 46
6	0.007 41	24.434 49	0.949 69	0.066 01	0.046 09	0.816 60	0.003 30	0.024 66

Collinearity Diagnostics（intercept adjusted）

Number	Eigenvalue	Condition Index	Proportion of Variation				
			x1	x2	x3	x4	x5
1	1.266 53	1.000 00	0.199 51	0.162 76	0.364 14	0.002 33	0.002 05
2	1.142 39	1.052 93	0.027 41	0.235 04	0.036 69	0.225 46	0.316 14
3	0.997 75	1.126 67	0.220 26	0.037 60	0.014 59	0.241 77	0.454 44
4	0.944 24	1.158 15	0.311 80	0.202 77	0.024 52	0.479 09	0.003 94
5	0.649 08	1.396 87	0.241 02	0.361 83	0.560 06	0.051 35	0.223 43

以上是对截距项未校正和校正之后的共线性回归诊断结果：指因本例的截距项有统计学意义，故用校正之后的共线性回归诊断结果。由以上可以看出最大条件数为1.396 87（condition index）小于10，说明此3个自变量的共线性对参数估计的影响很小。可以进行参数估计。

<table>
<tr><th colspan="9">Output Statistics</th></tr>
<tr><th>Obs</th><th>Dependent Variable</th><th>Predicted Value</th><th>Std Error Mean Predict</th><th>Residual</th><th>Std Error Residual</th><th>Student Residual</th><th>-2-1 0 1 2</th><th>Cook's D</th></tr>
<tr><td>1</td><td>24.240 0</td><td>23.640 8</td><td>1.697 3</td><td>0.599 2</td><td>5.160</td><td>0.116</td><td>| | |</td><td>0.000</td></tr>
<tr><td>2</td><td>11.530 0</td><td>15.481 1</td><td>1.896 7</td><td>−3.951 1</td><td>5.090</td><td>−0.776</td><td>| *| |</td><td>0.014</td></tr>
<tr><td>3</td><td>30.410 0</td><td>22.908 7</td><td>1.877 5</td><td>7.501 3</td><td>5.097</td><td>1.472</td><td>| |** |</td><td>0.049</td></tr>
<tr><td>4</td><td>16.690 0</td><td>15.705 8</td><td>1.437 8</td><td>0.984 2</td><td>5.238</td><td>0.188</td><td>| | |</td><td>0.000</td></tr>
<tr><td>5</td><td>23.890 0</td><td>24.704 4</td><td>1.571 2</td><td>−0.814 4</td><td>5.200</td><td>−0.157</td><td>| | |</td><td>0.000</td></tr>
<tr><td>6</td><td>16.100 0</td><td>18.372 3</td><td>2.053 0</td><td>−2.272 3</td><td>5.029</td><td>−0.452</td><td>| | |</td><td>0.006</td></tr>
<tr><td>7</td><td>22.640 0</td><td>25.330 9</td><td>1.652 9</td><td>−2.690 9</td><td>5.174</td><td>−0.520</td><td>| *| |</td><td>0.005</td></tr>
<tr><td>8</td><td>12.810 0</td><td>16.002 7</td><td>1.636 9</td><td>−3.192 7</td><td>5.179</td><td>−0.616</td><td>| *| |</td><td>0.006</td></tr>
<tr><td>9</td><td>25.440 0</td><td>23.166 3</td><td>1.687 2</td><td>2.273 7</td><td>5.163</td><td>0.440</td><td>| | |</td><td>0.003</td></tr>
<tr><td>10</td><td>14.480 0</td><td>17.611 2</td><td>1.657 3</td><td>−3.131 2</td><td>5.173</td><td>−0.605</td><td>| *| |</td><td>0.006</td></tr>
<tr><td>11</td><td>26.300 0</td><td>23.118 1</td><td>2.087 1</td><td>3.181 9</td><td>5.015</td><td>0.634</td><td>| |* |</td><td>0.012</td></tr>
<tr><td>12</td><td>20.440 0</td><td>14.481 5</td><td>1.750 7</td><td>5.958 5</td><td>5.142</td><td>1.159</td><td>| |** |</td><td>0.026</td></tr>
<tr><td>13</td><td>24.620 0</td><td>25.834 9</td><td>1.640 1</td><td>−1.214 9</td><td>5.178</td><td>−0.235</td><td>| | |</td><td>0.001</td></tr>
<tr><td>14</td><td>34.670 0</td><td>17.998 7</td><td>1.849 0</td><td>16.671 3</td><td>5.107</td><td>3.264</td><td>| |******|</td><td>0.233</td></tr>
<tr><td>15</td><td>19.510 0</td><td>24.347 0</td><td>1.405 5</td><td>−4.837 0</td><td>5.247</td><td>−0.922</td><td>| *| |</td><td>0.010</td></tr>
<tr><td>16</td><td>17.330 0</td><td>15.513 8</td><td>1.538 0</td><td>1.816 2</td><td>5.210</td><td>0.349</td><td>| | |</td><td>0.002</td></tr>
<tr><td>17</td><td>22.290 0</td><td>24.902 3</td><td>1.644 3</td><td>−2.612 3</td><td>5.177</td><td>−0.505</td><td>| *| |</td><td>0.004</td></tr>
<tr><td>18</td><td>6.610 0</td><td>15.163 7</td><td>1.497 2</td><td>−8.553 7</td><td>5.221</td><td>−1.638</td><td>| ***| |</td><td>0.037</td></tr>
<tr><td>19</td><td>31.670 0</td><td>25.321 8</td><td>1.655 8</td><td>6.348 2</td><td>5.173</td><td>1.227</td><td>| |** |</td><td>0.026</td></tr>
<tr><td>20</td><td>20.130 0</td><td>15.603 6</td><td>1.660 7</td><td>4.526 4</td><td>5.172</td><td>0.875</td><td>| |* |</td><td>0.013</td></tr>
<tr><td>21</td><td>26.400 0</td><td>22.464 5</td><td>1.939 7</td><td>3.935 5</td><td>5.074</td><td>0.776</td><td>| |* |</td><td>0.015</td></tr>
<tr><td>22</td><td>14.540 0</td><td>15.022 3</td><td>1.635 8</td><td>−0.482 3</td><td>5.180</td><td>−0.093 1</td><td>| | |</td><td>0.000</td></tr>
<tr><td>23</td><td>27.000 0</td><td>25.469 7</td><td>1.353 3</td><td>1.530 3</td><td>5.261</td><td>0.291</td><td>| | |</td><td>0.001</td></tr>
<tr><td>24</td><td>15.150 0</td><td>15.499 2</td><td>1.772 1</td><td>−0.349 2</td><td>5.135</td><td>−0.068 0</td><td>| | |</td><td>0.000</td></tr>
<tr><td>25</td><td>25.110 0</td><td>26.018 9</td><td>1.549 6</td><td>−0.908 9</td><td>5.206</td><td>−0.175</td><td>| | |</td><td>0.000</td></tr>
<tr><td>26</td><td>15.400 0</td><td>15.267 5</td><td>1.510 2</td><td>0.132 5</td><td>5.218</td><td>0.025 4</td><td>| | |</td><td>0.000</td></tr>
<tr><td>27</td><td>20.250 0</td><td>23.031 0</td><td>1.877 7</td><td>−2.781 0</td><td>5.097</td><td>−0.546</td><td>| *| |</td><td>0.007</td></tr>
<tr><td>28</td><td>17.880 0</td><td>13.387 4</td><td>2.170 3</td><td>4.492 6</td><td>4.979</td><td>0.902</td><td>| |* |</td><td>0.026</td></tr>
<tr><td>29</td><td>17.940 0</td><td>23.980 1</td><td>1.519 4</td><td>−6.040 1</td><td>5.215</td><td>−1.158</td><td>| **| |</td><td>0.019</td></tr>
</table>

续表

Output Statistics								
Obs	Dependent Variable	Predicted Value	Std Error Mean Predict	Residual	Std Error Residual	Student Residual	-2-1 0 1 2	Cook's D
30	9.060 0	14.606 7	1.728 7	−5.546 7	5.149	−1.077	| **| |	0.022
31	18.600 0	24.392 8	1.814 8	−5.792 8	5.120	−1.131	| **| |	0.027
32	6.610 0	15.197 9	1.714 9	−8.587 9	5.154	−1.666	| ***| |	0.051
33	18.120 0	23.544 8	2.075 0	−5.424 8	5.020	−1.081	| **| |	0.033
34	20.240 0	16.278 3	1.993 6	3.961 7	5.053	0.784	| |* |	0.016
35	16.480 0	24.916 8	1.377 6	−8.436 8	5.254	−1.606	| ***| |	0.030
36	5.000 0	15.259 6	1.789 4	−10.259 6	5.129	−2.000	| ****| |	0.081
37	24.970 0	22.143 3	2.199 9	2.826 7	4.966	0.569	| |* |	0.011
38	19.320 0	16.274 3	1.282 9	3.045 7	5.278	0.577	| |* |	0.003
39	32.490 0	26.391 9	1.691 3	6.098 1	5.162	1.181	| |** |	0.025
40	21.480 0	18.065 7	1.843 5	3.414 3	5.109	0.668	| |* |	0.010
41	26.810 0	25.346 5	1.388 1	1.463 5	5.251	0.279	| | |	0.001
42	18.020 0	15.479 4	1.438 3	2.540 6	5.238	0.485	| | |	0.003
43	29.530 0	25.164 2	1.792 3	4.365 8	5.128	0.851	| |* |	0.015
44	11.160 0	16.171 1	1.354 5	−5.011 1	5.260	−0.953	| *| |	0.010
45	24.490 0	23.097 5	1.713 7	1.392 5	5.154	0.270	| | |	0.001
46	19.620 0	16.702 1	1.842 9	2.917 9	5.110	0.571	| |* |	0.007
47	20.870 0	24.758 1	1.428 0	−3.888 1	5.241	−0.742	| *| |	0.007
48	18.770 0	14.586 8	1.829 2	4.183 2	5.115	0.818	| |* |	0.014
49	21.820 0	26.620 8	2.306 5	−4.800 8	4.918	−0.976	| *| |	0.035
50	23.300 0	16.133 1	1.380 8	7.166 9	5.253	1.364	| |** |	0.021
51	17.710 0	25.552 8	2.028 2	−7.842 8	5.039	−1.556	| ***| |	0.065
52	18.960 0	15.173 3	1.811 2	3.786 7	5.121	0.739	| |* |	0.011
53	36.210 0	26.116 7	1.543 2	10.093 3	5.208	1.938	| |*** |	0.055
54	9.150 0	17.926 3	1.731 0	−8.776 3	5.149	−1.705	| ***| |	0.055
55	23.930 0	24.184 5	1.776 3	−0.254 5	5.133	−0.049 6	| | |	0.000
56	14.060 0	16.440 1	1.742 0	−2.380 1	5.145	−0.463	| | |	0.004
57	28.110 0	25.472 7	1.517 5	2.637 3	5.216	0.506	| |* |	0.004
58	11.850 0	16.634 7	1.319 3	−4.784 7	5.269	−0.908	| *| |	0.009
59	28.800 0	24.707 2	1.747 1	4.092 8	5.143	0.796	| |* |	0.012
60	17.140 0	15.459 9	1.711 4	1.680 1	5.155	0.326	| | |	0.002

以上是对60名受试对象的原始数据进行的残差分析，可以看出第14名受试对象的残差较大为16.67，可以认为该例的数据为异常点，这个点的存在将会使得模型参数的估计值发生较大的偏差，应将其从数据集中剔除，重新进行模型拟合。剔除观测不必在数据集中将其删除，而是运用reweight和refit语句即可。

Model：m2

Dependent Variable：*y*

Stepwise Selection：Step 1

Variable x1 Entered：R-Square ＝ 0.400 4 and C（*p*）＝0.805 2

Analysis of Variance

Source	*DF*	Sum of Squares	Mean Square	*F* Value	*Pr*＞*F*
Model	1	1 119.312 04	1 119.312 04	38.73	＜.000 1
Error	58	1 676.046 62	28.897 36		
Corrected Total	59	2 795.358 66			

Variable	Parameter Estimate	Standard Error	Type II SS	*F* Value	*Pr*＞*F*
Intercept	24.555 00	0.981 45	18 088	625.95	＜0.000 1
x1	-8.638 33	1.387 98	1 119.312 04	38.73	＜0.000 1

Bounds on condition number：1，1

模型m2进行了逐步回归分析，只进行了一步，只有1个自变量x_1保留在模型内。经检验，其$F=38.73$，$P<0.000\ 1$，按$\alpha=0.05$水准，说明x_1对因变量的影响具有统计学意义。

Model：m3

Dependent Variable：*y*

C（*p*）Selection Method

Number in Model	C（*p*）	R-Square	Variables in Model
2	0.803 3	0.421 5	x1 x3
1	0.805 2	0.400 4	x1
2	1.923 3	0.409 7	x1 x2
3	2.328 2	0.426 6	x1 x2 x3
2	2.502 2	0.403 6	x1 x4

以上是模型m3的运行结果，它采用的是CP法进行自变量的筛选。CP值越小，说明模型拟合越好，从以上结果可以看出最优的模型中自变量组合为x_1、x_3；其次为x_1。

Model: m4

Dependent Variable: *y*

Adjusted R-Square Selection Method

Number in Model	Adjusted R-Square	R-Square	Variables in Model
2	0.401 3	0.421 5	x1 x3
3	0.395 8	0.426 6	x1 x2 x3
3	0.393 3	0.424 1	x1 x3 x4
3	0.390 6	0.421 6	x1 x3 x5
1	0.390 1	0.400 4	x1

以上是模型m4的运行结果，它采用的是校正R^2选择变量法进行自变量的筛选。可以看出最优的模型中自变量组合为x_1、x_3；其次为x_1、x_2、x_3。

Model: m5

Dependent Variable: *y*

R-Square Selection Method

Number in Model	R-Square	Variables in Model
1	0.400 4	x1
1	0.071 9	x3
1	0.008 5	x2
1	0.003 2	x4
1	0.000 0	x5
2	0.421 5	x1 x3
2	0.409 7	x1 x2
2	0.403 6	x1 x4
2	0.400 7	x1 x5
2	0.074 0	x3 x4
3	0.426 6	x1 x2 x3
3	0.424 1	x1 x3 x4
3	0.421 6	x1 x3 x5
3	0.414 1	x1 x2 x4
3	0.410 5	x1 x2 x5
4	0.430 0	x1 x2 x3 x4
4	0.426 6	x1 x2 x3 x5
4	0.424 1	x1 x3 x4 x5
4	0.414 8	x1 x2 x4 x5
4	0.077 4	x2 x3 x4 x5
5	0.430 0	x1 x2 x3 x4 x5

以上是模型m5的运行结果，它采用的是基于R^2数值大小的选择变量法进行自变量的筛选。R^2越大说明模型越好，但是全模型时的R^2最大，不符合实际情况。从上述结果中可以看出，随自变量个数的增加，R^2是不断增大的，但是在自变量个数为2时R^2值为0.421 5，已接近了最大的R^2值0.927，因此，最佳模型的自变量组合为x_1、x_3。

根据上述的分析，重新拟合方程，程序如下：

```
proc reg data = CT14_1 outest = aa;
model y = x1 x3 /stb R AIC BIC;
reweight obs. = 14;
refit;
plot r.*p. = " *" ;
Run;
proc print data = aa; run;
```

结果如下：

Analysis of Variance

Source	*DF*	Sum of Squares	Mean Square	*F* Value	*Pr* > *F*
Model	2	1 298.795 26	649.397 63	28.31	< 0.000 1
Error	56	1 284.686 95	22.940 84		
Corrected Total	58	2 583.482 22			

Root MSE	4.789 66	R-Square	0.502 7
Dependent Mean	19.991 19	Adj R-Sq	0.485 0
Coeff Var	23.958 86		

Parameter Estimates

Variable	*DF*	Parameter Estimate	Standard Error	*t* Value	*Pr* > |*t*|	Standardized Estimate
Intercept	1	19.123 23	5.033 60	3.80	0.000 4	0
x1	1	-8.984 65	1.277 06	-7.04	< 0.000 1	-0.678 78
x3	1	0.213 62	0.194 96	1.10	0.277 9	0.105 72

以上是回归分析的最后结果，给出对整个回归模型的方差分析结果、参数估计值及其假设检验结果、标准化回归系数。由标准化回归系数可以看出，仅有X_1对因变量Y的影响最大，AIC = 188，BIC = 190（AIC、BIC是通过“proc print data = aa; run;”来实现的），较之前的模型拟合AIC、BIC值低很多。可以看出重新拟合的模型优于先前的模型。最后的多重线性回归方程为：

$\hat{Y} = -0.679X_1+0.106X_3$。其中$R^2 = 0.502\ 7$，说明自变量仅能解释方程的50.2%的信息，因此此方程的实际意义并不大。

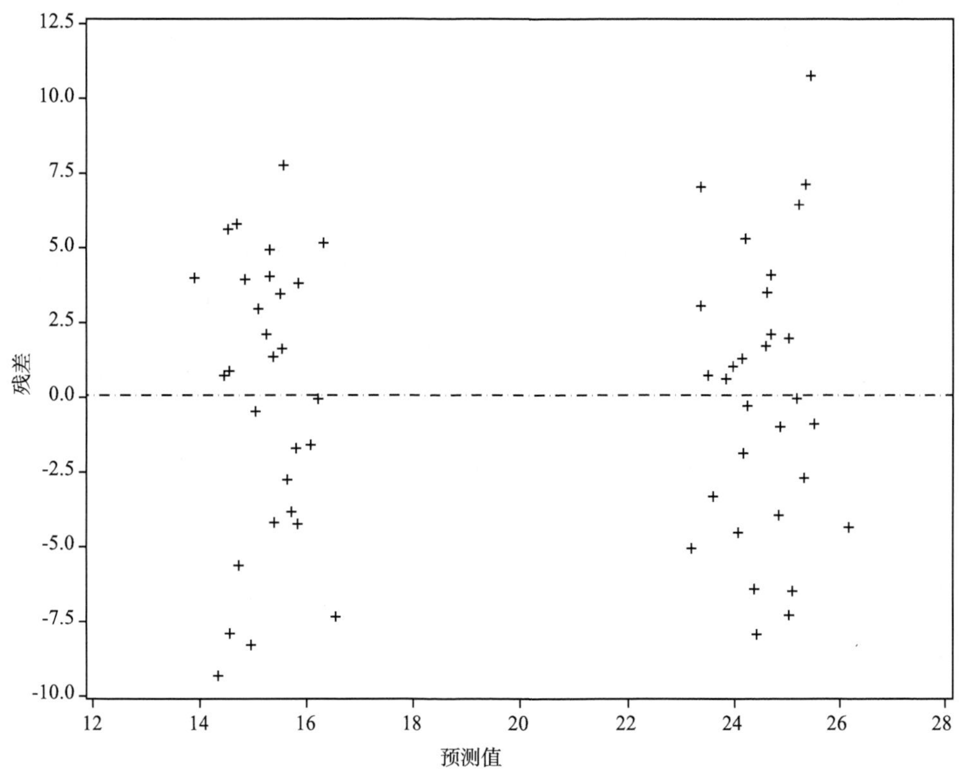

这是残差分析图，由于14例观测为异常值，因此在拟合方程中删除，此处残差图并未显示。

结论：根据现有资料，建模的意义并不大，但是可知x_1变量（使用器械分组不同）对结果是有意义的，说明两组（对照组、试验组）人群术后病变阶段内直径狭窄程度是不同的。

第 15 章 Logistic 回归分析

在医疗器械临床试验中，除了分组因素（试验组，对照组）会导致受试对象的疗效差异外，受试者年龄、性别、遗传因素、饮食、吸烟、饮酒、肥胖等多个因素也可能对疗效产生影响，同时，对医疗器械产品的性能评价也产生影响。尽管RCT研究在很大程度上使得这类因素在两组受试对象之间均衡，然而某些基线特征仍可能存在差异。此时我们需要建立回归模型对其进行分析，排除混杂因素的干扰，得到主要试验因素（使用器械的不同）对疗效的影响。与第14章相比，Logistic回归分析适用于因变量（临床终点）是分类变量的情况。例如，采用某器械产品治疗疾病后，其结果为有效与无效，生存与死亡等二分类变量；或者其结果为治愈，显效，有效，无效的多分类变量。

Logistic回归按照因变量的类型可分为：二分类Logistic回归、多值有序变量Logistic回归、多值无序变量Logistic回归；Logistic回归按研究设计类型可分为非条件Logistic回归（平行组设计）和条件Logistic回归（匹配设计）。在临床试验中，常会使用到二分类Logistic回归和多值有序变量Logistic回归，本章将重点介绍这两类Logistic回归模型的理论及应用，SAS编程方法以及结果解释。

一、二分类变量的Logistic回归分析

第14章介绍的多重线性回归模型，$\hat{y}=\alpha+\beta_1x_1+\beta_2x_2+\cdots+\beta_px_p$，考察多个自变量对结果的影响。对于因变量为二分类变量的数据，设因变量$Y=1$的概率为P，则有$Y=0$的概率为$1-P$，P的取值应在0～1，而线性模型的因变量取值是任意的，因此利用线性模型去估计因变量为二分类变量的数据显然是不合适的。

（一）模型结构

1970年，Cox提出Logit变换（Logit transformation），称发病的概率P与未发病的概率$1-P$之比为“优势（odds）”。对P做Logit变换，Logit（P）定义为优势之对数（log odds），即：

$$\text{Log}it(P)=\ln\left(\frac{P}{1-P}\right)$$

因此，多重Logistic回归方程的线性表达式定义为：

$$\text{Log}it(P)=\alpha+\beta_1x_1+\beta_2x_2+\cdots+\beta_jx_j$$

方程等号左边是$P/(1-P)$的对数，取值范围在$-\infty$-$+\infty$之间，它限定了P的取值在0～1。Logit(P)与各因素成线性关系，βj为Logistic回归偏回归系数，表示在其他变量都固定的情况下，X_j对Y即Logit（P）影响的大小。取βj的反对数可得优势比$OR=\exp(\beta_j)$，表示其他变量不变的情况下，X_j每变化一个单位时所引起的优势比的自然对数改变量。当某种疾病的发病率或死亡率很低时，$OR\approx RR$（即相对危险度）。

如果将Logit（P）视为因变量，Logistic回归与多重线性回归形式上是一样的，但是Logistic回归适用的误差分布是二项分布，回归系数的估计是利用极大似然估计，模型的检验运用的是Wald检验或似然比检验，这些都是与多重线性回归分析不一致的。

对于Logistic回归方程的拟合一般利用SAS中Logistic过程完成，一些较复杂的Logistic回归分析则需要通过调用SAS中的CATMOD过程或PHREG过程完成。本章仅介绍调用SAS中的Logistic过程完成一般的Logistic回归分析。

（二）Logistic回归方程的参数估计及假设检验

1. Logistic回归参数的估计　Logistic回归系数的估计通常采用极大似然法（maximum likelihood，ML）。

当各事件为独立发生时，则n个观察对象所构成的似然函数L是每一观察对象的似然函数贡献量的乘积，即

$$L=\prod_{i=1}^{n}p_i^{Y_i}(1-p_i)^{1-Y_i},\ i=1,\ 2,\ \cdots,\ n$$

式中，i为观察对象编号，$\prod_{i=1}^{n}$为个体1到个体n的连乘积。Y_i为因变量，其取值为0或1。

p为预报概率。将以上似然函数L两边取自然对数有：

$$\ln L=\sum_{i=1}^{n}[Y_i\ln p_i+(1-Y_i)\ln(1-p_i)]$$

称为对数似然函数。

与L比较，$\ln L$的表达式相对简单。用$\ln L$取一阶导数求解参数，相对于参数β_j，令$\ln L$的一阶导数为0，即$\frac{\partial \ln L}{\partial \beta_j}=0$，采用迭代方法解此方程，可得到$\beta_j$的估计值$b_j$，其中$j$是每个参数的编号，$j=1,\ 2,\ \cdots,\ p$。

2. 回归系数的假设检验　由于Logistic回归是一种概率模型，回归系数估计常用的方法是最大似然法。最大似然估计是总体参数的渐近无偏和有效的点估计。Logistic回归系数的最大似然估计近似服从正态分布，所以可以直接对回归系数进行假设检验。常用的回归系数的假设检验方法如下。

（1）Wald 检验：对于规模很大的样本，检验其总体系数是否为0可以采用Z统计量：

$$Z=\frac{\hat{\beta}_k}{SK_{\hat{\beta}_k}}$$

其中，$SE_{\hat{\beta}_k}$为$\hat{\beta}_k$的标准误。当不拒绝H_0时（即H_0：$\beta_k=0$），Z为标准正态分布。

（2）似然比检验（likelihood ratio，L.R.）：统计学已经证明，在大样本时，如果两个模型之间有嵌套关系，那么两个模型之间的对数似然值乘以-2的结果（简称为$-2LL$）之差近似服从χ^2分布。这一检验统计量称为似然比统计量。

回归系数的置信区间：对于选定的α，参数β_k的（1-α）100%的置信区间为：

$$\hat{\beta}\pm Z_{\alpha/2}\times SE_{\hat{\beta}_k}$$

其中$\pm Z_{\alpha/2}$为与正态曲线下中心部分为（1-α）100%概率所围成的左、右两个边界的横坐标；

$SE_{\hat{\beta}_k}$为回归系数估计值$\hat{\beta}$的标准误；（$\hat{\beta}-Z_{\alpha/2}\times SE_{\hat{\beta}_k}$）和（$\hat{\beta}+Z_{\alpha/2}\times SE_{\hat{\beta}_k}$）两值便分别是置信区间的下限和上限。

优势比（OR）的置信区间为：

$$\left(e^{\hat{\beta}-Z_{\alpha/2}\times SE_{\hat{\beta}_k}},\ e^{\hat{\beta}+Z_{\alpha/2}\times SE_{\hat{\beta}_k}}\right)$$

（三）变量筛选方法

拟合多重Logistic回归方程与拟合多重线性回归方程一样，也须对自变量进行筛选，只保留对回归方程具有统计学意义的自变量。在SAS中，筛选变量的方法主要有前进（FORWARD）法、后退（BACKWARD）法、逐步（STEPWISE）法、最优回归子集（SCORE）法。最优回归子集法基于似然得分统计量，这种方法分别对包含1个、2个、3个变量，直至包含所有自变量的模型，输出指定个数的最佳模型。其中SCORE法常与BEST＝n选项一同使用，BEST用于显示具有最优回归子集的自变量的个数。

1.*模型χ^2统计*　模型χ^2检验的是零假设模型与所设模型之间在-2LL上的差距。模型χ^2的自由度为零假设模型自由度与所设模型自由度之间的差，等于回归系数个数。模型检验是关于自变量是否与所研究事件的对数发生比呈线性相关的检验。

2.*拟合优度检验*　如果模型的预测值与对应的观测值有较高的一致性，就认为这一模型对数据的拟合是合适的。从这一点上说，模型的适当性指的是拟合优度。实际上我们在评价模型时需要测量的是模型预测值与实际值之间的偏差。换句话说，检验的是模型预测的“劣度”，而不是优度，即拟合不佳检验。

（1）Pearson χ^2：用来比较模型预测的和观测的所关心的某事件发生和不发生的频数，检验关于模型的假设是否成立。事件发生的预测值为这一模式中所有案例的预测概率$\hat{p}_j$之和；事件不发生的预测值为（1-$\hat{p}_j$）的和。将观测频数和预测频数代入标准χ^2统计量计算公式，有：

$$\chi^2=\sum_{j=1}^{J}\frac{(O_j-E_j)^2}{E_j}$$

其中j＝1，2，…，J，且J是变量组合类型的种类数目。O_j和E_j分别为第j类协变类型中的观测频数和预测频数。

（2）偏差：观测值与预测值的比较还可以采用对数似然函数表示。所谓“似然”即在一定参数估计条件下得到该观测结果的概率。以$\hat{L}_s$作为设定模型所估计的最大似然值，它概括了样本数据由这一模型所拟合的程度。但是，由于这一统计量不能独立于样本规模，因此不能仅根据它的值来估计模型的拟合优度。对于同一组数据必须有一个基准模型作为所设模型拟合优度的比较标准。基准模型是一个饱和模型，标注为$\hat{L}_f$。通过比较$\hat{L}_s$与$\hat{L}_f$，可以估计所拟合模型代表数据的充分程度。

在似然函数的基础上，比较$\hat{L}_s$与$\hat{L}_f$实际上就是比较预测值和观测值。通常采用−2乘以设定模型与饱和模型之间最大似然值之比的对数表示，计算公式为：

$$D=-2\ln\left(\frac{\hat{L}_s}{\hat{L}_f}\right)=-2\left(\ln\hat{L}_s-\ln\hat{L}_f\right)$$

当样本足够大时，它服从χ^2分布，其自由度等于所拟合模型中变量组合方式的个数减去系数个数所得之差。当$\hat{L}_s$与$\hat{L}_f$值近似时，D值就会很小，表示模型拟合很好。D统计量和Pearson χ^2有着同样的渐进χ^2分布，然而，这两个统计量的值一般有所不同。模型的最大似然估计以所设立的模型取得的似然函数作为拟合优度指标，并使偏差取得最小值。就这点而言，当用最大似然值来拟合Logistic回归模型时，偏差比χ^2更适用于测量拟合优度。

当模型中有连续自变量时或变量组合方式的数目太多时，它们不适用于同一目的。但是，不管组合方式的数量如何，偏差指标在比较嵌套模型（即一个模型在原有模型变量的基础上再加入或减少某些变量）时仍是重要的指标。两个有嵌套关系的模型之间的差别可以用来判断特定变量的重要性，这是Pearson χ^2无法实现的。

（3）Hosmer-Lemeshow 拟合优度指标：当自变量数量增加时，尤其连续自变量纳入模型之后，变量组合方式的数量便会很大，于是许多组合方式下只有很少的观测案例。结果指标D和Pearson χ^2不再适用于评价拟合优度。此时可采用Hosmer-Lemeshow指标来度量模型的拟合优度。

Hosmer-Lemeshow指标（记为HL）是一种类似于Pearson χ^2统计量的指标。它可以从观测频数和预测频数构成$2\times G$交互表中求得，公式如下：

$$HL=\sum_{g=1}^{G}\frac{(y_g-n_g\hat{p}_g)}{n_g\hat{p}_g(1-\hat{p}_g)}$$

其中G代表分组数，且$G\leqslant 10$，n_g为第g组中的发生数，y_g为第g组事件的观测数量，$\hat{p}_g$为第g组的预测事件概率，$n_g\hat{p}_g$为事件的预测数，实际上它等于第g组的预测概率之和。HL是广为接受的拟合优度指标。

（4）信息测量指标

1）AIC准则（Akaike information criterion，AIC），它的定义为：

$$AIC=\left(\frac{-2L\hat{L}_S+2(K+S)}{n}\right)$$

其中K为模型中自变量的数目，S为反应变量类别总数减1，n为观测例数，$L\hat{L}_s$为所拟合模型的最大似然估计值的自然对数，其值越大表示拟合效果越好。$-2L\hat{L}_s$的值域为$0\sim+\infty$，其值越小说明拟合越好。AIC值越小表示模型拟合效果越好。

2）贝叶斯信息标准（Bayesian information criterion，BIC），它有两种不同的类型。第一种指标定义为：

$$BIC=-2L\hat{L}_s-d\cdot f'\cdot s\times\ln(n)$$

其中$-2L\hat{L}_s$是-2乘以所拟合模型的对数似然值；$d\cdot f'\cdot s$为模型的自由度，它等于样本例数与模型中待估计参数的数目之差（即$d\cdot f'\cdot s=n-K-1$）；ln（n）为样本例数的自然对数。

另一种BIC指标用来对所拟合模型与零假设对应的模型（即只包含常数项的模型）进行比较。其统计公式为：

$$BIC'=-G_S+d\cdot f'\cdot s\times\ln(n)$$

其中$d\cdot f'\cdot s$为自变量数目（即K），而G_S为-2乘以所拟合模型与零假设对应的模型之间的最大似然比之差的对数，即：$G_S=-2L\hat{L}_0-(-2L\hat{L}_s)=2L\hat{L}_s-2L\hat{L}_0$

对于零假设对应的模型而言，G_0和$d \cdot f' \cdot s$的值都是0，所以BIC'_0的值也是0。因此，BIC'_S表示所拟合模型比零假设对应的模型差，而$BIC'_S < 0$表示所拟合模型比零假设对应的模型要好。具有最小的BIC或BIC'值的模型最好。

另外，SAS系统提供了各种方法用来修正过度分散，其中包括适用于二项分布数据的Williams方法。拟合模型的充分性可以用各种拟合优度检验来评估，其中包括用于二值响应数据的Hosmer Lemeshow检验。

【例15-1】 纳米银祛痘凝胶为某公司研制开发的治疗粉刺、寻常性痤疮、脂溢性皮炎等表浅炎症性皮肤病的治疗的医疗器械，为考察其疗效和安全性，某院于2005年7～9月采用该产品对寻常性痤疮（包括粉刺）40例，脂溢性皮炎20名受试者进行治疗，观察治疗前后症状和体征的改善情况。所有病例60例均来自皮肤科门诊，符合入选标准，年龄15～45岁。将患者随机分为两组，对照组采用普通祛痘凝胶，试验组采用纳米银祛痘凝胶，考虑到多个因素对于疗效的影响，研究同时收集了患者的性别等其他相关数据，试建立Logistic回归模型评价两种凝胶类型对炎症性皮肤病的治疗效果。

数据见表15-1，表中变量含义如下。x_1：受试组别（0：对照组；1：试验组），x_2：性别（1：男性；2：女性）。x_3：年龄，x_4：皮肤病种类（1：寻常性痤疮；2：脂溢性皮炎），x_5：皮炎症状程度（0：轻度，1：中度），y：术后疗效（0：无效；1：有效）。

表15-1　60例患者基线信息、皮肤病种类、炎症程度及术后疗效

id	x_1	x_2	x_3	x_4	x_5	y	id	x_1	x_2	x_3	x_4	x_5	y
1	0	1	30	1	1	0	19	0	1	18	2	1	1
2	0	2	19	1	0	1	20	0	1	39	1	1	0
3	0	1	18	2	1	1	21	0	2	33	1	0	1
4	0	2	17	2	0	0	22	0	1	41	1	0	1
5	0	1	23	1	1	0	23	0	1	29	1	1	0
6	0	1	19	1	0	1	24	0	1	18	2	0	0
7	0	1	22	1	0	0	25	0	1	23	1	1	1
8	0	2	31	2	1	1	26	0	2	45	2	1	0
9	0	2	37	1	0	1	27	0	1	29	2	0	1
10	0	1	21	1	1	0	28	0	1	40	1	1	0
11	0	1	19	1	1	0	29	0	2	37	1	0	1
12	0	1	27	2	0	1	30	0	2	37	1	0	1
13	0	1	36	1	1	1	31	1	1	17	1	0	1
14	0	2	34	1	1	0	32	1	1	16	1	0	1
15	0	2	15	2	0	1	33	1	1	44	1	1	0
16	0	1	21	2	0	1	34	1	1	17	2	1	1
17	0	1	37	1	1	0	35	1	1	37	1	1	1
18	0	1	31	1	0	0	36	1	1	26	1	0	1

续表

id	x_1	x_2	x_3	x_4	x_5	y	id	x_1	x_2	x_3	x_4	x_5	y
37	1	2	45	2	0	1	49	1	1	28	2	0	1
38	1	2	17	1	1	1	50	1	2	40	1	1	1
39	1	1	27	1	1	1	51	1	1	20	1	1	1
40	1	1	36	1	1	0	52	1	1	26	1	1	1
41	1	1	27	2	0	1	53	1	1	40	1	0	0
42	1	2	34	1	0	1	54	1	2	17	1	0	1
43	1	1	29	1	1	0	55	1	1	19	1	0	1
44	1	1	19	1	1	1	56	1	1	21	2	1	1
45	1	1	15	2	0	1	57	1	2	30	2	0	1
46	1	1	33	2	0	0	58	1	2	36	2	0	0
47	1	2	45	2	1	1	59	1	1	25	1	0	1
48	1	1	32	1	0	1	60	1	1	26	1	1	1

SAS程序如【CT15_1】:

程　序	说　明
Data CT15_1; Input id x1-x5 @@ y; cards;	建立数据集
/* 录入表15-1数据 */ ; run;	输入数据
ods html; proc logistic data = CT15_1 descending;	“descending”选择项是要求SAS程序按照降序输出结果，即输出Y取值较大时（Y=1）的参数估计值
model Y = x1-x5/ selection = stepwise sle = 0.10 sls = 0.05	“stepwise”选择逐步回归
rsq cl scale = none aggregate; run; ods html close;	“rsq cl”选择项是要求输出R-square值和回归系数的95%置信区间；“scale = none aggregate”选择项是要求对模型进行拟合优度检验

当数据中的自变量有多分类变量（本例中自变量均为二分类变量或连续性变量）时，需要对变量赋哑变量，较为简便的做法是在“model”语句之前加“class x_1(param = ref ref = ‘1’); ”，“x_1”即为多分类变量，“ref = ‘1’”意为变量的各水平均与赋值为“1”的水平相比求得OR值。

主要结果与结果解释：

Model Fit Statistics		
Criterion	Intercept Only	Intercept and Covariates
AIC	78.382	75.480
SC	80.476	79.668
−2 Log L	76.382	71.480

Testing Global Null Hypothesis：BETA＝0			
Test	Chi-Square	*DF*	*Pr*＞ChiSq
Likelihood Ratio	4.902 2	1	0.026 8
Score	4.800 0	1	0.028 5
Wald	4.585 4	1	0.032 2

此处对回归系数是否来自"回归系数均为0总体"进行检验，在"Model Fit Statistics"部分输出了三种不同的回归系数总体是否为0的检验统计量，"AIC（Akaike Information Criterion）"检验法，"SC（Schwarte Coriterion）"检验法和"-2Log L（Likelihood Ratio）"检验法，前二者均用于比较同一数据下自变量个数不同的模型，值越小提示回归模型越合适。经过似然比检验（Likelihood Ratio）、得分检验（Score）和Wald χ^2卡方检验，P均＜0.05，说明模型整体有意义。

Deviance and Pearson Goodness-of-Fit Statistics				
Criterion	Value	*DF*	Value/*DF*	*Pr*＞ChiSq
Deviance	68.707 0	53	1.296 4	0.072 2
Pearson	57.991 0	53	1.094 2	0.296 4

此处对模型拟合数据的效果进行检验，SAS提供了两种方法的拟合优度检验（Deviance and Pearson Goodness-of-Fit Statistics）P值分别为0.072 2和0.296 4，均＞0.05，提示模型对资料总体上拟合效果较好。

Parameter	DF	Estimate	Standard Error	Wald Chi-Square	*Pr*＞ChiSq
Intercept	1	0.133 5	0.366 0	0.133 1	0.715 2
x_1	1	1.252 8	0.585 0	4.585 4	0.032 2

此处显示，截距项无统计学意义，$P=0.715\ 2$，需要在程序中"model $Y=x_1$-x_5/"加"noint"一项，意为去掉截距项，重新拟合模型。结果如下：

Testing Global Null Hypothesis: BETA＝0			
Test	Chi-Square	*DF*	*Pr*＞ChiSq
Likelihood Ratio	11.564 7	1	0.000 7
Score	10.800 0	1	0.001 0
Wald	9.224 5	1	0.002 4

R-Square	0.175 3	Max-rescaled R-Square	0.233 7

R-Square与线性回归中的决定系数R^2类似，说明尽管模型有统计学意义，但是自变量仅能解释因变量的23.37%。

Parameter	*DF*	Estimate	Standard Error	Wald Chi-Square	*Pr*＞ChiSq
x_1	1	1.386 3	0.456 4	9.224 5	0.002 4

去掉截距项重新拟合模型的结果显示，仅有变量x_1对y的影响有统计学意义，$P=0.002\ 4$，说明两组（试验组，对照组）疗效是有差别的。

Odds Ratio Estimates			
Effect	Point Estimate	95% Wald Confidence Limits	
x_1	4.000	1.635	9.785

Wald Confidence Interval for Parameters			
Parameter	Estimate	95% Confidence Limits	
x_1	1.386 3	0.491 7	2.280 9

这是x_1对应的OR值和OR值的95%置信区间，以及回归系数和回归系数的95%置信区间的估计结果。

拟合Logistic回归模型为：

$$\ln\left(\frac{P}{1-P}\right)=1.386\ 3x_1$$

可以转换为：

$$P(y=1)=\frac{e^{1.3863x_1}}{1+e^{1.3863x_1}}$$

将x_1的参数估计值代入公式，计算OR值：

$$OR=e^{1.386\ 3}=4.000$$

由以上结果可看出，试验组纳米银祛痘凝胶治疗有效是对照组疗效的4.000倍，且OR值95%置信区间为（1.635，9.785）不包含1，具有统计学意义。

结论：试验组纳米银祛痘凝胶与对照组产品的疗效是不同的，且试验组疗效更好。

二、有序多分类变量的多重Logistic回归分析

当因变量为多值有序变量时，需要运用有序多分类的Logistic回归分析。

设因变量y为K个等级的有序变量，K个等级分别用1，2，…，K表示。$x^T=(x_1, x_2, \cdots, x_p)$为自变量。记等级为$j$（$j=1, 2, \cdots, K$）的概率为：$P(y=j|x)$，则等级小于或等于$j$（$j=1, 2, \cdots, K$）的概率为：

$$P(y \leqslant j|x)=P(y=1|x)+\cdots+P(y=j|x)$$

称为等级小于或等于j的累计概率（cumulative probability），$P(y>j|x)=1-P(y \leqslant j|x)$。做Logit变换：

$$\text{Logit}P_j=\text{Logit}[P(y>j|x)]=\text{Ln}\frac{P(y>j|x)}{1-P(y>j|x)}$$

有序分类结果的Logistic回归定义为：

$$\text{Logit}P_j=\text{Logit}[P(y>j|x)]=-\alpha_j+\sum_{i=1}^{p}\beta_i x_i$$

$$j=1, 2, \cdots, K-1$$

等价于：

$$P(y \leqslant j|x)=\frac{1}{1+\exp(-\alpha_j+\sum\limits_{i=1}^{p}\beta_i x_i)}$$

实际上是将K个等级人为地分为两类：{1，…，j}和{j+1，…，K}，在这两类的基础上定义Logit表示属于后K-j个等级的累积概率与前j个等级的累积概率的优势之对数，故该模型称为累积优势模型（cumulative odds model）。

有序结果的累积优势模型有（K-1）+P个参数，α_j和β_i为待估参数（$j=1, 2, \cdots, K-1$，$i=1, 2, \cdots, P$），对任一j，Logit P是自变量的线性函数。α_j是解释变量均为0时，在某一固定j下的两类不同概率之比的对数值，由于回归系数β_j与j无关，故有：

$$\alpha_1<\alpha_2<\cdots<\alpha_k$$

根据有序结果的Logistic回归，可得每类结果的概率：

$$P(y=j|x)=P(y \leqslant j|x)-P(y \leqslant j-1|x)$$

$$=P(\alpha_{j-1}<\sum_i \beta_i x_i+u \leqslant \alpha_j)$$

$$=\frac{1}{1+e^{-\alpha_j+\sum\limits_i \beta_i x_i}}-\frac{1}{1+e^{-\alpha_{j-1}+\sum\limits_i \beta_i x_i}}$$

$$j = 1，2，\cdots，K$$

这里，α_0定义为$-\infty$，α_K定义为$+\infty$。

当其他变量不变时，x_i的两个不同取值水平为a，b，其优势比（odds ratio）为：

$$OR = \exp\left[\beta_i (b-a)\right]$$

可见OR值与α_j无关，回归系数β_j表示x_i每改变一个单位，y值提高一个及一个以上等级之优势比的对数值。若x_i为0～1变量，则e^{β_i}即为该变量的OR值。

累积优势模型中，假设自变量的回归系数β_j与j无关。如在两种治疗方案（分别记为$x=0$，1）的评价中，结果变量依次为无效、有效、显效、治愈4个等级（分别记为$y=0$，1，2，3）。按有序分类将其分为两类，有3种分法：

第一种：{无效}，{有效，显效，治愈}

第二种：{无效，有效}，{显效，治愈}

第三种：{无效，有效，显效}，{治愈}

按照累积优势模型的假定，3种模型建立Logistic回归的回归系数应相等，即无论哪种方法，治疗方案的效应是相同的。

有序多分类Logistic回归模型的参数估计及假设检验、变量筛选方法与前面介绍的二分类Logistic回归分析相同，此处不再赘述。

【例15-2】 沿用【例15-1】数据，将疗效分为4个等级，分别为无效、有效、显效、治愈。试建立有序结果变量的Logistic回归模型，评价各因素对术后疗效的影响。x_1：受试组别（0：对照组；1：试验组），x_2：性别（1：男性；2：女性）。x_3：年龄，x_4：皮肤病种类（1：寻常性痤疮；2：脂溢性皮炎），x_5：皮炎症状程度（0：轻度，1：中度），y：术后疗效（0：无效；1：有效；2：显效；3：治愈）。具体数据见表15-2所示。

表15-2　60例患者基线信息、皮肤病种类、炎症程度及术后疗效

id	x_1	x_2	x_3	x_4	x_5	y	id	x_1	x_2	x_3	x_4	x_5	y
1	0	1	30	1	1	0	14	0	2	34	1	1	0
2	0	2	19	1	0	2	15	0	2	15	2	0	1
3	0	1	18	2	1	2	16	0	1	21	2	0	2
4	0	2	17	2	0	0	17	0	1	37	1	1	0
5	0	1	23	1	1	0	18	0	1	31	1	0	0
6	0	1	19	1	0	1	19	0	1	18	2	1	1
7	0	1	22	1	0	0	20	0	1	39	1	1	0
8	0	2	31	2	1	1	21	0	2	33	1	0	1
9	0	2	37	1	0	1	22	0	1	41	1	0	3
10	0	1	21	1	1	0	23	0	1	29	1	1	0
11	0	1	19	1	1	0	24	0	1	18	2	0	2
12	0	1	27	2	0	1	25	0	1	23	1	1	0
13	0	1	36	1	1	1	26	0	2	45	2	1	1

续表

id	x_1	x_2	x_3	x_4	x_5	y	id	x_1	x_2	x_3	x_4	x_5	y
27	0	1	29	2	0	0	44	1	1	19	1	1	1
28	0	1	40	1	1	1	45	1	1	15	2	0	2
29	0	2	37	1	0	1	46	1	1	33	2	0	0
30	0	2	37	1	0	2	47	1	2	45	2	1	1
31	1	1	17	1	0	1	48	1	1	32	1	0	3
32	1	1	16	1	0	3	49	1	1	28	2	0	3
33	1	1	44	1	1	0	50	1	2	40	1	1	1
34	1	1	17	2	1	1	51	1	1	20	1	1	2
35	1	1	37	1	1	1	52	1	1	26	1	1	1
36	1	1	26	1	0	3	53	1	1	40	1	0	0
37	1	2	45	2	0	1	54	1	2	17	1	0	3
38	1	2	17	1	1	1	55	1	1	19	1	0	3
39	1	1	27	1	1	2	56	1	1	21	2	1	2
40	1	1	36	1	1	0	57	1	2	30	2	0	1
41	1	1	27	2	0	1	58	1	2	36	2	0	2
42	1	2	34	1	0	2	59	1	1	25	1	0	2
43	1	1	29	1	1	0	60	1	1	26	1	1	1

SAS程序如【CT15_2】:

程　序	说　明
Data CT15_2; Input id x1-x5 @@ y; cards;	建立数据集
/* 录入表15-2数据 */ ; run; ods html;	输入数据
proc logistic data = CT15_2 descending; model Y = x1-x5/	"descending" 选择项是要求SAS程序按照降序输出结果，即输出Y取值较大时（$Y=1$）的参数估计值
selection = stepwise sle = 0.10 sls = 0.05 rsq cl;	"stepwise" 选择逐步回归
run; ods html close;	"rsq cl" 选择项是要求输出R-square值和回归系数的95%置信区间

主要输出结果及结果解释:

Model Fit Statistics		
Criterion	Intercept Only	Intercept and Covariates
AIC	162.155	148.140
SC	168.438	158.612
-2 Log L	156.155	138.140

R-Square	0.259 4	Max-rescaled R-Square	0.280 1

Testing Global Null Hypothesis: BETA＝0			
Test	Chi-Square	*DF*	*Pr*＞ChiSq
Likelihood Ratio	18.014 6	2	0.000 1
Score	15.229 6	2	0.000 5
Wald	16.409 4	2	0.000 3

经过似然比检验（likelihood ratio）、得分检验（score）和Wald χ^2检验，P均＜0.05，说明模型整体有意义。但是R-Square值只有28.01%，说明自变量仅能解释因变量的28.01%。

Parameter		*DF*	Estimate	Standard Error	Wald Chi-Square	*Pr*＞ChiSq
Intercept	3	1	−2.333 2	0.550 9	17.938 8	＜0.000 1
Intercept	2	1	−0.812 8	0.453 8	3.208 3	0.073 3
Intercept	1	1	1.183 0	0.471 6	6.291 7	0.012 1
x_1		1	1.467 4	0.512 5	8.198 4	0.004 2
x_5		1	−1.664 3	0.522 9	10.129 9	0.001 5

变量x_1、x_5对y的影响有统计学意义，$P＝0.004\ 2$、$P＝0.004\ 2$，说明两组（试验组，对照组）疗效是有差别的，且炎症的程度对疗效也是有影响的。

Odds Ratio Estimates			
Effect	Point Estimate	95% Wald Confidence Limits	
x1	4.338	1.589	11.844
x5	0.189	0.068	0.528

Wald Confidence Interval for Parameters				
Parameter		Estimate	95% Confidence Limits	
Intercept	3	−2.333 2	−3.412 9	−1.253 5
Intercept	2	−0.812 8	−1.702 1	0.076 6
Intercept	1	1.183 0	0.258 6	2.107 4
x1		1.467 4	0.462 9	2.471 8
x5		−1.664 3	−2.689 3	−0.639 4

这是x_1、x_5的OR值和OR值的95%置信区间，以及回归系数和回归系数的95%置信区间的估计结果。

结果中输出了3个截距项（Intercept1~ 3），说明拟合了3个模型，分别对应“无效”与“有效，显效，治愈”（“P_1”与“1-P_1”）、“无效，有效”与“显效和治愈”（“P_2”与“1-P_2”）、“有效，有效，显效”与“治愈”（“P_3”与“1-P_3”）的概率。其中截距项2（Intercept2）经检验P值大于0.05，可以认为“无效和有效”与“显效和治愈”之间的差异无统计学意义。该模型的2个有意义的Logistic模型为：

$$P_1=\frac{e^{1.183+1.467x_1-1.6643x_5}}{1+e^{1.183+1.467x_1-1.6643x_5}} \qquad P_3=\frac{e^{-2.3332+1.467x_1-1.6643x_5}}{1+e^{-2.3332+1.467x_1-1.6643x_5}}$$

可以将x_1、x_5不同水平的值代入模型，计算得到不同疗效的概率。

将x_1的参数估计值代入公式，计算OR值：

$$\mathrm{OR}=e^{1.467}=4.338$$

与对照组治疗疗效相比，试验组纳米银祛痘凝胶治疗后疗效提高一个或一个以上等级的可能性增加4.338倍，且OR值95%置信区间为（1.589，11.844）不包含1，具有统计学意义。

结论：试验组和对照组的疗效是有差别的，且不同的炎症分级对疗效也有影响。

第16章 生存分析

在医疗器械临床研究中，某些医疗器械疗效的好坏，是否安全及器械的性能，有时需要长期随访观察。例如对体内置入的支架系统的疗效评估，评价治疗效果的好坏不仅要看临床终点事件，即器械治疗是否有效，还需要考察出现临床终点事件的时间。这种情况下，原有的疗效指标如有效率、治愈率等难以适用。生存分析（survival analysis）是将终点事件的出现与否和达到终点所经历的时间结合起来的一种统计分析方法。生存分析主要包括生存率的估计、生存率的比较、影响生存率危险因素分析及预测分析。

本章主要介绍生存率估计的Kaplan-Meier法和寿命表法、生存曲线比较的log-rank检验、Cox比例风险回归模型、竞争风险回归模型和参数回归模型以及SAS软件中的LIFETEST、PHREG和LIFEREG过程及其应用。

一、基本概念与统计描述

（一）基本概念

1.生存时间（survival time） 定义为从规定的观察起点到某一给定终点事件出现的时间。终点事件可以是某种疾病的发生、某种处理（治疗）的反应、病情的复发或死亡等。由于涉及此类的随访资料起源于对寿命研究所得的资料，因此该类型资料又称为生存资料（survival data），有关的统计分析也统称为生存分析。

2.完全数据（complete data） 指提供了生存时间完整信息的数据，即该数据准确度量了从观察起点到临床终点事件发生所经历的时间。以观察终点事件为死亡为例，获得某些观察对象从疾病确诊到死亡所经历的时间，称为完全数据。

3.删失数据（censored data） 随访研究中，观察期内由于某种原因对某些观察对象未能观察到临床终点事件，因为无法得知确切的生存时间数据，称为该类型数据为删失数据，又称为截尾数据。

产生删失数据的原因大致有：①失访。如失去联系，随访无回信，搬迁，电话无应答等。②退出。退出研究，如患者死于非此研究的其他疾病，交通意外死亡，或临时改变想法，退出研究。③终止。研究期限已到，患者仍未发生终点事件而终止观察。删失数据常在其右上角标记“+”，表示真实的生存时间未知，只知道比观察到的截尾时间要长。即常见的右删失（right censored），此外还有区间删失（interval censored）等。

含有删失数据是生存资料的主要特点。另外，生存时间的分布也与常见资料的统计分布（常假定符合正态分布）有明显不同，如呈指数分布、Weibull分布、对数正态分布、对数Logistic分布或Gamma分布，生存时间的不同分布统计学上都有相应的分析方法。

（二）统计描述

1.死亡概率与死亡率

（1）死亡概率（mortality probability）：记为q，是指此后一个时段内死亡的可能性。年死亡概率的计算公式为：

$$q=\frac{\text{某年内死亡数}}{\text{某年初观察例数}}$$

若年内有删失，则分母用校正的人口数，如：

校正人口数＝年初人口数－（删失例数/2）

（2）死亡率（mortality rate）：记为m，表示单位时间里的平均死亡强度，描述过去已经发生的情况。年死亡率的计算公式为：

$$m=\frac{\text{某年内死亡数}}{\text{某年平均人口数}}\times 1000‰$$

某年平均人口数通常使用年中人口数代替，为：某年平均人口数＝（某年初人口数 ＋ 某年底人口数）/2。

2.生存概率与生存率

（1）生存概率（survival probability）：记为P，是死亡概率的对立，表示某单位时段开始时存活的个体，到该时段结束时仍存活的可能性。如一年生存概率P表示该年年初尚存人口存活满一年的可能性。年生存概率的计算公式为：

$$P=1-q=\frac{\text{某年活满一年人数}}{\text{某年年初人口数}}$$

（2）生存率（survival rate）：记为$S(t)$，指观察对象经历t个单位时段后仍存活的可能性。生存率常随时间逐渐下降，又称生存函数（survival function）。资料中无截尾数据时计算生存率的公式如下：

$$S(t)=P(T>t)=\frac{t\text{时刻末仍存活的例数}}{\text{观察总例数}}$$

若含有删失数据，须分时段计算。假定观察对象在各个时段的生存事件独立，应用概率乘法定理，则宜采用如下的公式计算：

$$S(t_k)=P(T\geqslant t_k)=p_1\times p_2\times\cdots\times p_k=S(t_{k-1})\cdot p_k$$

式中p_i（$i=1, 2, \cdots, k$）为各分时段的生存概率。

生存率的标准误，常用Greenwood计算。公式为：

$$SE[S(t_k)]=S(t_k)\sqrt{\sum_{j=1}^{k}\frac{q_j}{p_j n_j}}$$

3.风险函数（hazard function） 又称为危险率函数、条件死亡率、死亡力、瞬时死亡率等，表示个体在生存过程中，每单位时间死亡的危险度，用$h(t)$表示。

$$h(t)=\frac{\text{死于区间}(t, t+\Delta t)\text{的患者数}}{\text{在}t\text{时刻尚存的患者数}\times\Delta t}$$

4.生存曲线（survival curve） 生存曲线是以观察（随访）时间为横轴，以生存率为纵轴，将各个时间点所对应的生存率连接在一起的曲线。生存曲线是一条下降的曲线，分析时应注意曲线的高度和下降的坡度。平缓的生存曲线表示高生存率或较长生存期；陡峭的生存曲线表示低生存率或较短生存期。

5.半数生存期与四分位间距

（1）半数生存期（median survival time）：又称中位生存期，表示恰有50%的个体尚存活的时间。中位生存期越长，表示疾病的预后越好；反之，中位生存期越短，预后越差。估计中位生存期常用图解法或线性内插法。

（2）四分位间距（inter-quartile range）：记为IQ R，表示半数患者生存期的分布范围。

二、生存率的估计及生存曲线

常用的生存率估计方法有Kaplan-Meier法和寿命表法（life table method，actuarial method），前者适用于小样本或大样本未分组资料，后者适用于观察例数较多的分组资料。

（一）Kaplan-Meier法

Kaplan-Meier法（以下简称KM法）由Kaplan和Meier于1958年首先提出，又称乘积极限法（product-limit method）。该法的原理是利用概率乘法定理计算生存率。

【例16-1】 观察10例急性心肌梗死患者置入支架治疗发生MACE事件的时间（月），试估计MACE事件发生率。

发生MACE事件时间：14　18　20^+　22　24　24^+　25　27^+　28　38

$^+$：表示删失数据，患者尚未发生MACE事件。

该研究未对观察对象施加干预，属于调查研究或观察性研究。设计阶段应明确规定观察起点、终点事件、随访终止时间、截尾。本例中，终点是发生MACE事件，对于“生存率”的估计实际是对未发生MACE事件的率的估计（表16-1）。

表16-1 生存率计算表

序号（j）	发生MACE时间（月）	t时刻MACE事件数（d）	t时刻截尾数（c）	t时刻期初例数（n_0）	MACE事件概率 $q=d/n_0$	生存概率 $q=1-p$	生存率$S(t)$	标准误
1	14	1	0	10	1/10	9/10	9/10＝0.9	0.094 9
2	18	1	0	9	1/9	8/9	（9/10）（8/9）＝0.8	0.126 5
3	20	0	1	8	0/8	8/8	（9/10）（8/9）＝0.8	0
4	22	1	0	7	1/7	6/7	（9/10）（8/9）（6/7）＝0.685 7	0.151 5
5	24	1	0	6	1/6	5/6	0.685 7（5/6）＝0.571 4	0.163 8
6	24	0	1	5	0/5	5/5	0.571 4	0
7	25	1	0	4	1/4	3/4	0.428 6	0.174 3
8	27	0	1	3	0/3	3/3	0.428 6	0
9	28	1	0	2	1/2	1/2	0.214 3	0.174 8
10	38	1	0	1	1/1	0/1	0	0

Greenwood生存率标准误近似计算公式：

$$SE[S(t_k)] = S(t_k)\sqrt{\sum_{j=1}^{k}\frac{q_j}{p_j n_j}}$$

式中j要求为完全数据的顺序号。假定生存率近似服从正态分布，则总体生存率的（1-α）置信区间为

$$S(t_k) \pm u_{\alpha/2} \cdot SE[S(t_k)]$$

程序名为【CT16_1】：

```
DATA CT16_1;
input t status @@;
cards;
14  1  18  1  20  0  22  1
24  1  24  0  25  1  27  0
28     1  38  1
;
run;
```

```
ods html;
PROC LIFETEST data = CT16_1
method = pl plots = (s);
time t*status (0);
run;
ods html close;
```

SAS程序的数据DATA步中变量t、status分别表示生存时间和生存结局，其中status = 1表示某终点事件发生，如死亡；status = 0表示删失。

SAS程序的LIFETEST过程可对生存资料进行KM法或寿命表法估计，并对两组或多组生存率作组间比较，包括log-rank检验、Wilcoxon检验和似然比检验，其中似然比检验基于指数分布。

PROC LIFETEST语句中的选项：

（1）METHOD = PL|KM|LT|LIFE|ACT，指定生存率估计方法。PL和KM表示乘积限法或KM法（缺省值）；LT、LIFE和ACT表示寿命表法。当使用寿命表法时，SAS可自动生成生存时间的分组区间，也可用WIDTH =人为指定区间宽度，或用INTERVALS = （a TO b BY c), a、b、c分别表示区间的初值、终值和区间的宽度。

（2）PLOTS = ( )，要求绘图。括号内可填写的内容有S、LS、LLS、H，若同时填多项，各项之间用逗号隔开，H选项仅在使用寿命表法时有效。各选项的具体含义如下：SURVIVAL（或S）表示生存率$S(t)$对生存时间t的图形，即生存曲线；LOGSURV（或LS）表示-log$S(t)$对t的图形，用于判断生存时间是否服从指数分布，若呈指数分布，则图形应呈过原点的直线；LOGLOGS（或LLS）表示log[-log$S(t)$]对log$t$的图形，用于判断生存时间是否服从Weibull分布，若呈Weibull分布，则图形应呈直线；HAZARD（或H）表示累积风险$h(t)$对t的图形，只有当使用寿命表法时，才出现HAZARD图形。

TIME语句为LIFETEST过程的必须语句，设置生存时间变量和生存结局变量，括号内为截尾变量的标示值。

输出结果如下：

The LIFETEST Procedure

Product-Limit Survival Estimates

t		Survival	Failure	Survival Standard Error	Number Failed	Number Left
0.000 0		1.000 0	0	0	0	10
14.000 0		0.900 0	0.100 0	0.094 9	1	9
18.000 0		0.800 0	0.200 0	0.126 5	2	8
20.000 0	*	.	.	.	2	7
22.000 0		0.685 7	0.314 3	0.151 5	3	6
24.000 0		0.571 4	0.428 6	0.163 8	4	5
24.000 0	*	.	.	.	4	4
25.000 0		0.428 6	0.571 4	0.174 3	5	3
27.000 0	*	.	.	.	5	2
28.000 0		0.214 3	0.785 7	0.174 8	6	1
38.000 0		0	1.000 0	0	7	0

以上输出是生存率的KM法估计结果。统计量包括各生存时间点对应的生存率（survival）（即不发生MACE事件率）、死亡率（failure）（即MACE事件发生率）、生存率标准误（survival standard error）、累积死亡数（number failed）和期初例数（number left）。

Summary Statistics for Time Variable t

Quartile Estimates

Percent	Point Estimate	95% Confidence Interval	
		Lower	Upper
75	28.000 0	25.000 0	38.000 0
50	25.000 0	22.000 0	38.000 0
25	22.000 0	14.000 0	28.000 0

Mean	Standard Error
26.171 4	2.890 7

Summary of the Number of Censored and Uncensored Values

Total	Failed	Censored	Percent Censored
10	7	3	30.00

结果表明，14个月不发生MACE事件率为90%（即MACE事件发生率10%），18个月不发生MACE事件率为80%（即MACE事件发生率20%），其他依此类推。注意：①生存时间一栏标有“*”者为删失生存时间，其生存率和生存率标准误用“.”表示，实际上该截尾生存时间的生存率和生存率标准误与前一个完全生存时间对应数值相同。如20个月对应不发生MACE事件率为80%。②两个完全生存时间之间任意时间的生存率均等于前一个完全生存时间的生存率。如16个月不发生MACE事件率为90%。

第二部分输出生存时间的分位数，包括75%、50%和25%分位数的点估计及95%置信区间。50%分位数即中位生存期，为25个月，95%置信区间（22，28）（月）。

最后一部分概括截尾和非截尾例数。本例总例数10，其中发生MACE事件7例，截尾3例，截尾百分比30%。

Kaplan-Meier生存曲线为阶梯形曲线，见图16-1。

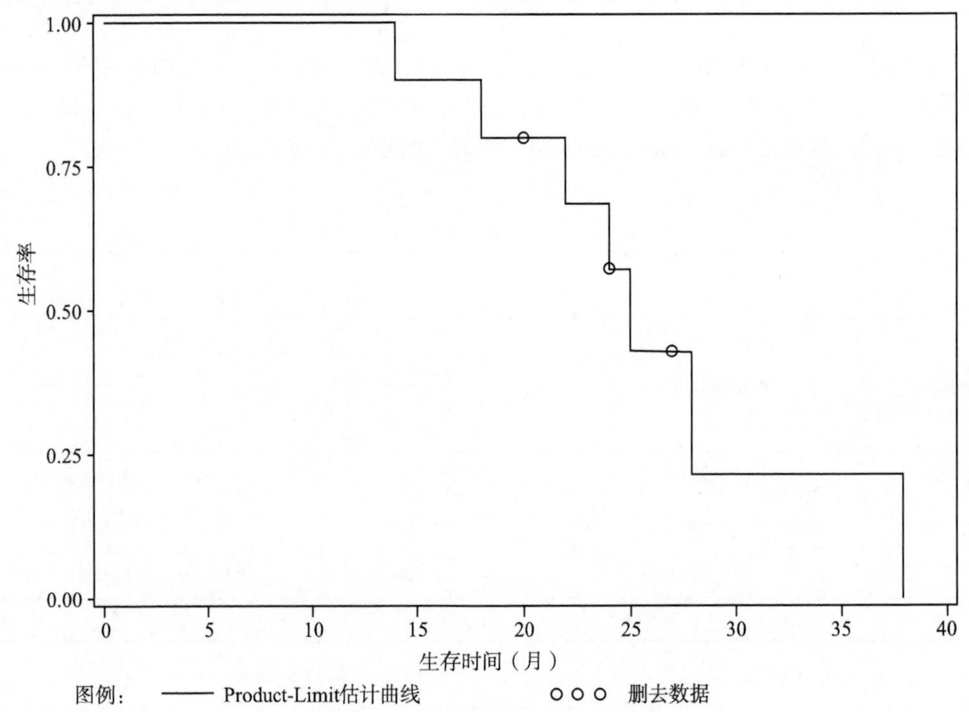

图16-1　Kaplan-Meier法绘制生存曲线

（二）寿命表法

寿命表法除需计算期初有效例数n_i外，其余同KM法。假定截尾可发生在各区间内任一时间，按截尾者平均每人观察了该区间宽度的50%，则期初有效例数应为期初观察例数n'_i减去

$c_i/2$，即 $n_i = n'_i - c_i/2$，其中 c_i 为第 i 个区间的宽度。

【例16-2】 观察94例急性心肌梗死患者置入支架治疗发生MACE事件的时间（月），试估计MACE事件发生率（表16-2）。

表16-2 MACE事件发生情况

时间	发生MACE事件人数	删失人数
0～1年	2	0
1～2年	8	2
2～3年	24	3
3～4年	25	4
4年	3	23

程序名为【CT16_2】：

```
DATA CT16_2;
input t status number @@;
cards;
0 1 2   0 0 0
1 1 8   1 0 2
2 1 24   2 0 3
3 1 25   3 0 4
4 1 3   4 0 23
;
run;
```

```
ods html;
PROC LIFETEST data = CT16_2
method = lt plots = (s) width = 1;
time t*status (0);
freq number;
run;
ods html close;
```

数据步中变量 t、status和number分别表示每个时间区间的时间、生存结局（发生MACE事件=1；删失=0）及其频数。过程步中指定生存率的估计方法为寿命表法，时间区间宽度为1。同时加FREQ语句指定频数变量。时间的选择为生存时间的上限，即“0，1，2，3，4”。

SAS输出结果如下：

The LIFETEST Procedure

Life Table Survival Estimates

Interval		Number Failed	Number Censored	Effective Sample Size	Conditional Probability of Failure	Conditional Probability Standard Error	Survival	Failure	Survival Standard Error	Median Residual Lifetime	Median Standard Error	Evaluated at the Midpoint of the Interval			
(Lower,	Upper)											PDF	PDF Standard Error	Hazard	Hazard Standard Error
0	1	2	0	94.0	0.021 3	0.014 9	1.000 0	0	0	3.428 2	0.174 5	0.021 3	0.014 9	0.021 5	0.015 2
1	2	8	2	91.0	0.087 9	0.029 7	0.978 7	0.021 3	0.014 9	2.464 2	0.173 6	0.086 0	0.029 1	0.092 0	0.032 5
2	3	24	3	80.5	0.298 1	0.051 0	0.892 7	0.107 3	0.032 1	1.609 7	0.168 3	0.266 1	0.046 5	0.350 4	0.070 4
3	4	25	4	53.0	0.471 7	0.068 6	0.626 5	0.373 5	0.050 8	.	.	0.295 5	0.049 2	0.617 3	0.117 4
4	.	3	23	14.5	0.206 9	0.106 4	0.331 0	0.669 0	0.050 6	.	.	.	.	.	.

Summary of the Number of Censored and Uncensored Values

Total	Failed	Censored	Percent Censored
94	62	32	34.04

SAS输出统计量包括各生存时间区间（interval）的死亡数（number failed）、删失数（number censored）、期初有效例数（effective sample size）、条件死亡概率（conditional probability of failure）、条件死亡概率标准误（conditional probability standard error）、区间左端点处生存率（survival）（即不发生MACE事件率）、死亡率（failure）（即MACE事件发生率）、生存率标准误（survival standard error）、中位剩余寿命（median residual lifetime）、中位剩余寿命标准误（median standard error）及各时间区间中点处的概率密度函数（probability dersity function，PDF）、概率密度函数标准误（PDF standard error）、风险函数（hazard）和风险函数标准误（hazard standard error）。

结果表明，置入支架患者1年不发生MACE事件率为97.87%（即MACE事件发生率2.13%），其他依此类推。

三、生存曲线比较

生存曲线见图16-2。

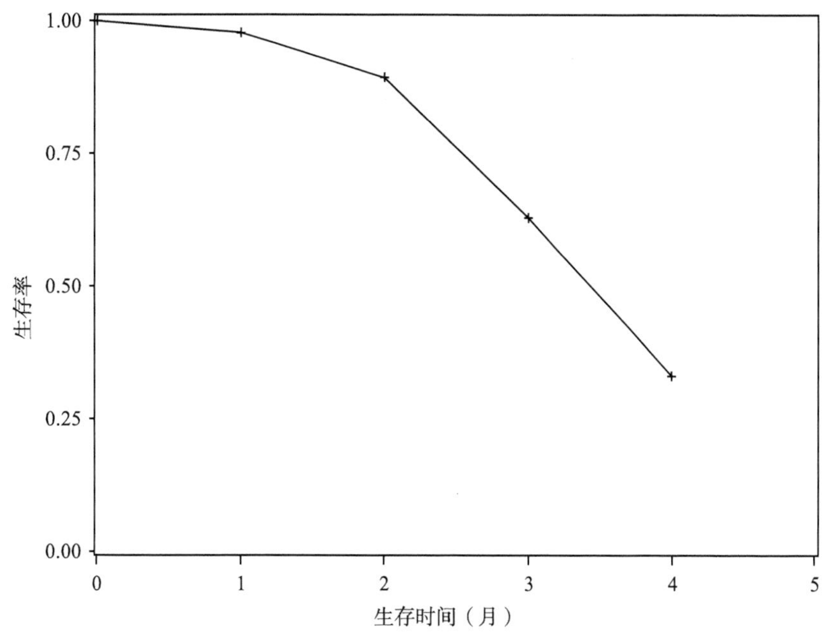

图16-2　寿命表法绘制生存曲线

Log-rank 检验基本思想是当H_0（各组各时点生存率均相等）成立时，根据t_i时点的死亡率，可计算出各组的理论死亡数，则χ^2统计量计算公式为：

$$\chi^2=\frac{[\sum w_i(d_{gi}-T_{gi})]^2}{V_g} \qquad v=g-1$$

式中d_{gi}和T_{gi}分别表示各组在时间点t_i上的实际死亡数和理论死亡数，V_g为第g组理论死亡数T_g的方差估计值，$V_g=\sum w_i^2\frac{n_{gi}}{n_i}(1-\frac{n_{gi}}{n_i})(\frac{n_{gi}-d_i}{n_i-1})d_i$，$w_i$为权重。对Log-rank检验，$w_i=1$，当比较的两总体生存曲线呈比例时，检验效能最大；$w_i=n_i$则对应Gehan检验（1965）或Wilcoxon检验，该检验给实际死亡数与理论死亡数的早期差别更大的权重。

【例16-3】 观察20例急性心肌梗死患者置入支架治疗发生MACE事件的时间（月），将20例患者随机分为两组，应用两种不同的支架A、B，比较MACE事件发生率是否存在差别。

应用A支架发生MACE事件时间：14　18　20^+　22　24　24^+　25　27^+　28　38

应用B支架发生MACE事件时间：18^+　20　22　27　28　28^+　30　32^+　34　40

$^+$：表示删失数据，患者尚未发生MACE事件。

Log-rank检验和Wilcoxon检验是生存率比较的非参数方法，由于能对各组的生存曲线做整体比较，实际工作中应用较多。其中Log-rank检验给组间死亡的远期差别更大的权重，即对远期差异敏感；Wilcoxon检验给组间死亡的近期差别更大的权重，即对近期差异敏感。本例选用Log-rank检验。

程序名为【CT16_3】：

```
DATA CT16_3;
input group $ n;
do i = 1 to n;
input t status @@;
output;
end;
cards;
A 10
14 1 18 1 20 0 22 1 24 1 24 0 25 1 27 0
28 1 38 1
B 10
18 0 20 1 22 1 27 1 28 1 28 0 30 1 32 0
34 1 40 1
;
run;
PROC LIFETEST data = CT16_3 method = pl
plots = (s);
time t*status (0);
strata group;
run;
```

输出结果及结果解释：

The LIFETEST Procedure

Testing Homogeneity of Survival Curves for t over Strata

Rank Statistics

group	Log-Rank	Wilcoxon
A	1.963 9	27.000
B	−1.963 9	−27.000

Covariance Matrix for the Log-Rank Statistics

group	A	B
A	2.854 2	−2.854 2
B	−2.854 2	2.854 2

Covariance Matrix for the Wilcoxon Statistics		
group	A	B
A	484.571	-484.571
B	-484.571	484.571

Test of Equality over Strata			
Test	Chi-Square	DF	Pr > Chi-Square
Log-Rank	1.351 3	1	0.245 1
Wilcoxon	1.504 4	1	0.220 0
-2Log（LR）	0.079 3	1	0.778 3

生存曲线组间比较结果（图16-3），包括Log-rank检验和Wilcoxon检验的秩统计量（Rank Statistics）、协方差矩阵（Covariance Matrix）、χ^2统计量和P值。

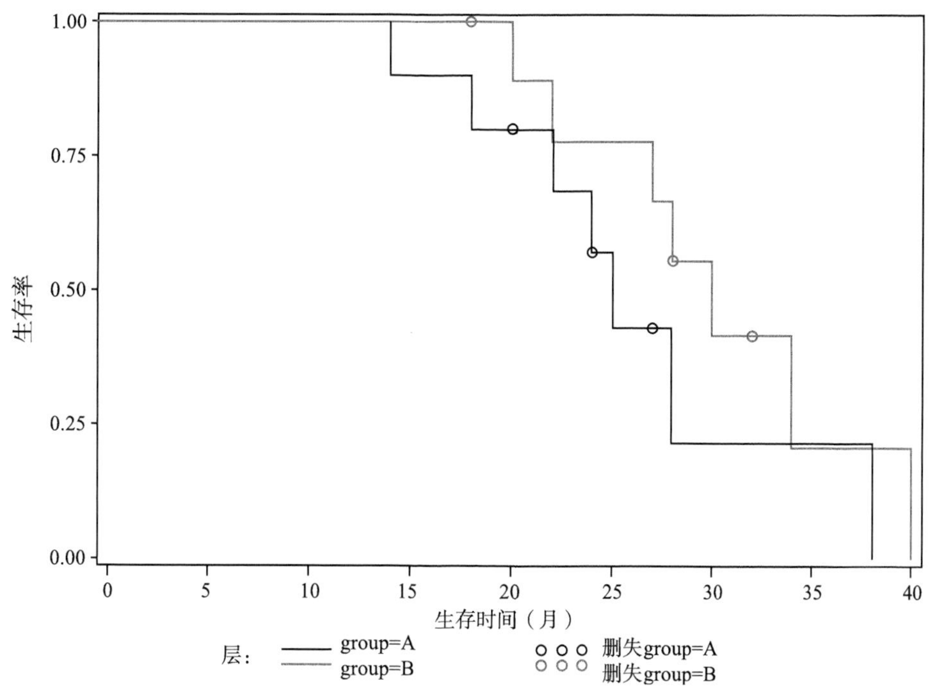

图16-3 两种支架MACE事件发生情况绘制生存曲线

Log-rank检验结果Chi-Square为1.35，自由度为1，P值为0.245 1。采用两种不同的支架A、B后其MACE事件发生率差别无统计学意义。

四、Cox比例风险回归模型

目前对生存资料的多因素分析最常用的方法是Cox比例风险回归模型（proportional hazards regression model），简称Cox模型。该模型是一种多因素的生存分析方法，它可同时分析众多因素对生存期的影响，分析带截尾生存时间的资料，且不要求估计资料的生存分布类型。由于上述优良性质，该模型自英国统计学家D.R.Cox于1972年提出以来，在医学随访研究中得到非常广泛的应用。

假定X_1、X_2、…、X_p为协变量或影响因素；$h(t)$为具有协变量X_1、X_2、…、X_p的个体在t时刻的风险函数或瞬时死亡率，表示生存时间已达t的人在t时刻的瞬时死亡率；$h_0(t)$为t的未知函数，即$X_1=X_2=\cdots=X_p=0$时t时刻的风险函数，称为基准风险函数（baseline hazard function）。变量X_1的作用是使个体的风险函数由$h_0(t)$增至$h_0(t)\exp(\beta_1)$；变量X_2的作用是使个体的风险函数由$h_0(t)$增至$h_0(t)\exp(\beta_2)$；X_1、X_2、…、X_1 p个变量共同影响下的风险函数为$h(t)=h_0(t)\cdot\exp(\beta_1X_1)\cdot\exp(\beta_2X_2)\cdots\exp(\beta_pX_p)$，使风险函数由$h_0(t)$变为$h_0(t)$的$\exp(\beta_1X_1)\cdot\exp(\beta_2X_2)\cdots\exp(\beta_pX_p)$倍，故Cox模型是一种乘法模型。

基本Cox模型表达式为：

$$h(t)=h_0(t)\exp(\beta_1X_1+\beta_2X_2+\cdots+\beta_pX_p)$$

β_1、β_2、…、β_p为各协变量所对应的回归系数，需由样本资料做出估计。

任意两个个体风险函数之比，即风险比（hazard ratio，HR）

$$HR=\frac{h_i(t)}{h_j(t)}=\frac{h_0(t)\exp(\beta_1X_{i1}+\beta_2X_{i2}+\cdots+\beta_pX_{ip})}{h_0(t)\exp(\beta_1X_{j1}+\beta_2X_{j2}+\cdots+\beta_pX_{jp})}$$
$$=\exp[\beta_1(X_{i1}-X_{j1})+\beta_2(X_{i2}-X_{j2})+\cdots+\beta_p(X_{ip}-X_{jp})]$$
$$i\neq j,\ i,\ j=1,\ 2,\ \cdots,\ n$$

该比值保持一个恒定的比例，与时间t无关，称为比例风险（proportional hazards）假定，简称PH假定，即模型中协变量的效应不随时间改变而改变。

对上式两边取对数：

$$\text{In}(HR)=\text{In}\left[\frac{h_i(t)}{h_j(t)}\right]=[\beta_1(X_{i1}-X_{j1})+\beta_2(X_{i2}-X_{j2})+\cdots+\beta_p(X_{ip}-X_{jp})]$$

式中，左边为风险比的自然对数，右边为协变量变化量与相应回归系数的线性组合。故β_j（$j=1, 2, \cdots, p$）的统计学意义是，在其他变量相同条件下，变量X_j每变化一个单位所引起的风险比的自然对数，或使风险函数成为原来数值的$\exp(\beta_j)$倍。

当$\beta_j>0$时，$\exp(\beta_j)$或$HR>1$，说明X_j增加时，风险函数增加，即X_j为危险因素；当$\beta_j<0$时，$\exp(\beta_j)$或$HR<1$，说明X_j增加时，风险函数下降，即X_j为保护因素；当$\beta_j=0$时，$\exp(\beta_j)$或$HR=1$，说明X_j增加时，风险函数不变，即X_j是与风险无关的因素。

参数估计：

$$L(\beta)=\prod_{i=1}^{D}\frac{\exp\left[\sum_{k=1}^{p}\beta^TZ_{(i)k}\right]}{\sum_{j\in R_i}\exp\left[\sum_{k=1}^{p}\beta^TZ_{(j)k}\right]}$$

其中，D为死亡（终点事件）发生的个体，Z为个体各个变量实际取值，R_i为观测时间不小于t_i的个体的集合。

似然方程组为：

$$\frac{\partial \ln L(\beta)}{\partial \beta_k}=0,\ k=1,\ \cdots,\ p$$

所得之解即为极大似然估计。

在建立Cox回归方程时，风险比例可能会随时间变化而变化，即有些危险因素作用的强度随时间而变化，这样的资料是不适合前面所讲的一般的Cox回归模型的。对Cox模型的简单形式的直接扩展是引入时间相依协变量（time-dependent covariates）。此时的模型变为：

$$h\ [t|\ (t)]=h_0\ (t)\ \exp\left[\sum_{k=1}^{p}\beta_k Z_k(t)\right]$$

参数估计：

$$L\ (\beta)=\prod_{i=1}^{D}\frac{\exp\left[\sum_{k=1}^{p}\beta^T Z_{(i)k}(t)\right]}{\sum_{j\in R_i}\exp\left[\sum_{k=1}^{p}\beta^T Z_{(j)k}(t)\right]}$$

回归系数的检验方法有3种。①Score检验：常用于模型中新变量的引入；② Wald检验：常用于模型中不重要变量的剔除；③似然比检验：常用于模型中不重要变量的剔除和新变量的引入。以上三种检验方法均为χ^2检验，自由度为模型中待检验的参数个数。

【例16-4】 某研究欲考察某类型心脏病患者置入起搏器的预后生存时间和结局情况，以及两种起搏器是否存在差别，统计接受治疗的60例患者预后生存情况，x_1：起搏器种类（0：A类；1：B类），x_2：年龄，x_3：BMI，x_4：糖尿病史（0：无，1：有），x_5：高血压病史（0：无，1：有）。t：生存时间（月）；status：生存结局，死亡=1，截尾=0。数据如表16-3所示。

表16-3 60例受试对象基线信息、疾病史及术后生存时间及结局

id	x_1	x_2	x_3	x_4	x_5	t	status	id	x_1	x_2	x_3	x_4	x_5	t	status
1	0	81	20.6	0	1	61	1	13	0	86	28.4	0	1	39	1
2	0	69	19.8	0	0	87	0	14	0	64	21.0	1	1	34	1
3	0	68	27.0	0	1	72	0	15	0	84	24.7	0	0	67	1
4	0	80	29.1	0	0	60	1	16	0	71	28.1	1	0	43	1
5	0	63	23.6	1	1	27	1	17	0	67	19.1	0	1	57	1
6	0	79	25.7	1	0	67	1	18	0	81	24.9	0	0	61	1
7	0	82	30.0	0	0	71	1	19	0	78	22.7	1	1	32	1
8	0	67	23.2	0	1	90	1	20	0	69	29.2	0	1	67	1
9	0	64	23.7	0	0	40	0	21	0	63	26.1	0	0	90	0
10	0	81	28.7	0	1	45	1	22	0	71	23.9	0	0	87	1
11	0	62	19.9	0	1	80	0	23	0	79	22.2	1	1	22	1
12	0	77	27.7	0	0	50	1	24	0	68	26.8	0	0	87	0

续表

id	x_1	x_2	x_3	x_4	x_5	t	status	id	x_1	x_2	x_3	x_4	x_5	t	status
25	0	63	33.1	0	1	78	1	43	1	84	20.7	0	1	36	1
26	0	77	27.8	1	1	27	1	44	1	65	17.6	0	1	82	1
27	0	69	29.7	0	0	72	0	45	1	60	21.5	0	0	97	0
28	0	80	24.1	1	1	26	1	46	1	63	22.5	1	0	48	1
29	0	87	25.8	0	0	16	0	47	1	77	24.2	1	1	21	1
30	0	67	26.2	1	0	91	1	48	1	82	19.7	0	0	37	0
31	1	67	26.6	1	0	74	1	49	1	68	24.2	0	0	69	0
32	1	86	24.4	0	0	24	0	50	1	70	28.9	0	1	71	1
33	1	78	28.5	0	1	44	1	51	1	75	23.2	0	1	42	1
34	1	67	25.7	0	1	72	1	52	1	66	24.6	0	1	92	1
35	1	77	27.8	0	1	83	1	53	1	80	26.7	1	0	68	1
36	1	86	21.2	1	0	13	0	54	1	87	22.0	0	0	38	0
37	1	75	27.3	0	0	41	0	55	1	79	25.4	0	0	90	1
38	1	87	23.9	0	1	52	1	56	1	71	25.1	1	1	40	1
39	1	73	20.7	0	1	49	1	57	1	80	29.9	0	1	32	1
40	1	66	20.6	0	1	81	1	58	1	66	26.5	1	0	72	1
41	1	69	23.0	1	0	72	1	59	1	81	26.1	1	1	19	1
42	1	64	20.2	0	0	91	0	60	1	66	25.2	1	1	51	1

研究者欲分析影响心脏病患者生存时间长短的因素，包括置入起搏器的种类、年龄、BMI指数、糖尿病史、高血压病史，并根据影响因素进行不同时间点上生存率的预测。

Cox模型属比例风险模型簇，其基本假定之一是比例风险假定（PH假定）。只有满足该假定前提下，基于此模型的分析预测才是可靠有效的。检查某协变量是否满足PH假定，最简单的方法是观察按该变量分组的Kaplan-Meier生存曲线，若生存曲线交叉，提示不满足PH假定。第二种方法是绘制按该变量分组的ln［$-\ln\hat{S}(t)$］对生存时间t的图，曲线应大致平行或等距。如各协变量均满足或近似满足PH假定，可直接应用基本Cox模型。

表16-3数据中，年龄和BMI为连续性变量，将其转化为两分类变量，年龄＜80岁（即低龄组）和≥80岁（高龄组）、BMI≤25和＞25、使用起搏器种类、糖尿病史、高血压病史的生存曲线见图16-4。图中X1、X3_1两个变量绘制生存曲线是交叉的，其余3个变量满足PH假定，本例中仍假定数据满足 PH假定，使用COX回归分析模型。

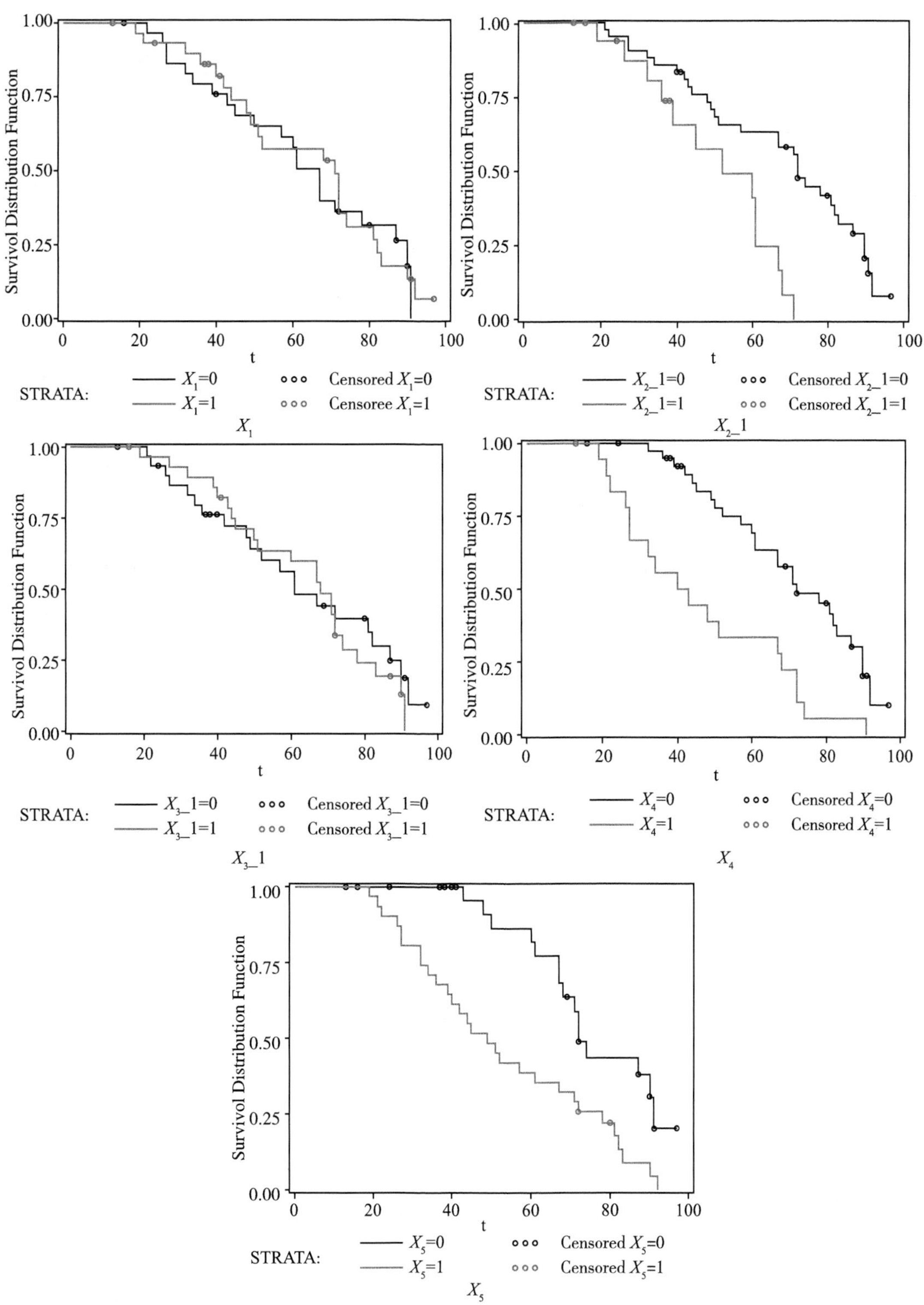

图16-4　5个变量的生存曲线

X_1起搏器种类；X_2_1年龄；X_3_1 BMI；X_4糖尿病史；X_5高血压病史

程序名为【CT16_4】

程　　序	说　　明
DATA CT16_4;	以下是建立数据集
input id x1-x5 t status @@;	t为生存时间，status为生存结局
x2_1 =' '; if x2 < 80 then x2_1 = 0; else x2_1 = 1;	将连续变量离散化
x3_1 =' '; if x3 <= 25 then x3_1 = 0; else x3_1 = 1;	
cards;	
/* 输入表16-3的数据 */	输入数据
;	
run;	
ods html;	
PROC LIFETEST data = CT16_4 method = km	
plot = (s, ls, lls) graphics;	
time t*status (0); strata x1; run;	
PROC LIFETEST data = CT16_4 method = km plot = (s,	
ls, lls) graphics;	验证等比例条件是否成立，由于x_2、x_3为连续型变
time t*status (0); strata x2_1; run;	量，因此将其离散化后再绘制Kaplan-Meier曲线图
PROC LIFETEST data = CT16_4 method = km	
plot = (s, ls, lls) graphics;	
time t*status (0); strata x3_1; run;	
PROC LIFETEST data = CT16_4 method = km	
plot = (s, ls, lls) graphics;	
time t*status (0); strata x4; run;	
PROC LIFETEST data = CT16_4 method = km	
plot = (s, ls, lls) graphics;	
time t*status (0); strata x5; run;	
PROC PHREG data = CT16_4;	调用phreg过程进行Cox回归分析
model t*status (0) = x1 x2 x3 x4 x5	
/selection = stepwise sle = 0.05 sls = 0.05 rl;	SELECTION = STEPWISE，指定变量筛选方法为逐
output out = report survival = s xbeta = pi /order = data	步法，缺省则为全回归模型。"SLE ="和"SLS ="
method = pl;	分别指定引入和剔除变量的显著性水平α。缺省值
run;	为$\alpha = 0.05$。RL要求输出风险比HR的95%置信
PROC PRINT data = report;	区间
run;	
ods html close;	

PHREG过程是实现Cox模型的标准过程，其中MODEL语句是必需语句。MODEL语句左边为生存时间和生存结局变量（括号内为截尾值），右边为协变量。该语句比较重要的选项有：

（1）TIES = DISCRETE|EXACT|BRESLOW|EFRON，指定重合生存时间或称结点（ties）的处理方法。DISCRETE和EXACT为精确法，DISCRETE法假定事件确实发生在相同的时间，而EXACT法假定结点来自无连续结点资料。BRESLOW法（1974，缺省值）和EFRON法（1977）是精确法的近似。关于四种方法的选择，没有结点时，四种方法结果相同；结点比例不是很大时，四种方法结果相近；结点比例很大时，两种近似结果有偏性，考虑计算耗时，可选EFRON

近似法。

（2）SELECTION＝FORWARD|BACKWARD|STEPWISE|NONE|SCORE，指定变量筛选方法，分别表示前进法、后退法、逐步法、全回归模型（缺省值）和最优子集法。

（3）SLE＝和SLS＝分别指定引入和剔除变量的显著性水平α。缺省值为$\alpha = 0.05$。

（4）RL要求输出风险比HR的95%置信区间。

OUTPUT语句创建一个新的SAS数据集，含有为每一个观测计算的一些统计量，SAS为每一个统计量定义一个关键字，如生存率和预后指数分别用SURVIVAL和XBETA表示。选项ORDER＝DATA规定输出的数据集中的观测顺序与输入数据集中的顺序一致；METHOD＝PL|CH|EMP规定用于计算生存率的方法，PL表示生存率的乘积极限法（缺省值），CH和EMP表示生存率的经验累积风险函数估计法。

PHREG过程的其他语句有：①STRATA语句用于建立分层Cox模型。格式为，STRATA 分层变量。注意分层变量不宜太多，否则每层观察单位数太少，会影响分析结果。②BASELINE语句用于输出对原有数据集以外某新数据集中观测的生存预测。格式为，BASELINE OUT＝输出数据集名 COVARIATES＝新数据集名 关键字＝变量名/选项。新数据集中的变量必须与最后Cox模型中的变量相对应。常用关键字有SURVIVAL（生存率）和XBETA（预后指数）等。该语句中“/”后的选项有METHOD＝PL|CH|EMP，意义同OUTPUT语句。

主要分析结果及解释：

Model Fit Statistics

Criterion	Without Covariates	With Covariates
-2 LOG L	286.553	223.367
AIC	286.553	229.367
SBC	286.553	234.719

Testing Global Null Hypothesis：BETA＝0

Test	Chi-Square	*DF*	*Pr*＞ChiSq
Likelihood Ratio	63.186 6	3	＜0.000 1
Score	56.927 3	3	＜0.000 1
Wald	46.807 4	3	＜0.000 1

Analysis of Maximum Likelihood Estimates

Variable	*DF*	Parameter Estimate	Standard Error	Chi-Square	*Pr*＞ChiSq	Hazard Ratio	95% Hazard Ratio Confidence Limits	
x2	1	0.137 3	0.025 8	28.334 3	＜.000 1	1.147	1.091	1.207
x4	1	2.423 9	0.435 8	30.936 7	＜.000 1	11.290	4.806	26.524
x5	1	2.180 8	0.439 0	24.679 7	＜.000 1	8.853	3.745	20.929

Summary of Stepwise Selection						
Step	Variable		Number In	Score Chi-Square	Wald Chi-Square	$Pr >$ ChiSq
	Entered	Removed				
1	x2		1	18.934 4	.	<.000 1
2	x4		2	18.464 1	.	<.000 1
3	x5		3	30.355 2	.	<.000 1

Obs	t	status	x_1	x_2	x_3	x_4	x_5	pi	s
1	61	1	0	81	20.6	0	1	13.299 3	0.146 7
2	74	1	1	67	26.6	1	0	11.620 7	0.357 9
3	87	0	0	69	19.8	0	0	9.471 3	0.798 5
4	24	0	1	86	24.4	0	0	11.804 8	0.988 6
5	72	0	0	68	27.0	0	1	11.514 8	0.437 8
6	44	1	1	78	28.5	0	1	12.887 5	0.638 9
7	60	1	0	80	29.1	0	0	10.981 3	0.855 9
8	72	1	1	67	25.7	0	1	11.377 6	0.486 7
9	27	1	0	63	23.6	1	1	13.252 4	0.878 7
10	83	1	1	77	27.8	0	1	12.750 2	0.006 4

逐步法第一步、第二步和第三步分别引入变量x_2、x_4和x_5，SAS输出每一步的模型拟合统计量（-2 LOG L、AIC和SBC）及模型检验结果（似然比检验、Score检验和Wald检验），之后是模型的最大似然估计，包括参数估计（parameter Estimate）、估计值标准误（standard Error）、Wald χ^2（Chi-Square）、P值（$Pr >$ ChiSq）、风险比HR及HR95%置信区间（Hazard Ratio Confidence Limits）。

Cox模型结果显示年龄、糖尿病史、高血压病史均为置入起搏器的心脏病患者发生死亡的危险因素。三个变量的回归系数均为正值，提示年龄越大、有糖尿病史和高血压病史的患者死亡的概率增高。糖尿病史、高血压病史不变的情形下，年龄每增加1岁，死亡风险增加0.147倍；年龄与高血压病史不改变情形下，有糖尿病史的患者死亡风险是无糖尿病史患者死亡风险的4.806倍；年龄与年龄病史不改变情形下，有高血压病史的患者死亡风险是无高血压病史患者死亡风险的8.85倍。由Cox回归分析结果，得出风险函数的表达式为

$$h(t)=h_0(t)\exp(0.137\,3\times x_2+2.423\,9\times x_4+2.180\,8\times x_5)$$

此表达式右边指数部分取值越大，则风险函数$h(t)$越大，预后越差，故称为预后指数（prognostic index，PI）。

生存率可由下式估计：

$$S(t)=[S_0(t)]^{\exp(\sum\hat{\beta}_i X_i)}$$

式中，$\hat{S}_0(t)$ 为基准生存率，可采用Breslow估计：

$$S_0(t)=\prod_{t_{(j)}\leqslant t}\left[\exp\frac{-d_j}{\sum\limits_{j\in R_i}\exp(\sum\hat{\beta}_i X_i)}\right]$$

式中，$\prod$ 为连乘积符号，$t_{(j)}$ 为排序后的完全生存时间，d_j 为 t_j 时点死亡数，R_j 为 t_j 时点风险集。

输出结果显示了前10例患者的预后指数PI及其所对应生存时间的生存率。如第一例患者PI＝13.29，61个月生存率14.67%。

五、竞争风险回归模型

（一）竞争风险

在临床试验中，受试者在随访期间可能发生其他结局事件而“阻碍”了感兴趣的结局事件的发生，或者改变了感兴趣结局事件发生的概率，这种情况下，其他结局事件就是感兴趣的结局事件的竞争风险（competing risks）。例如，在心血管器械临床试验中，关注的目标结局事件为心血管死亡，但在随访过程中受试者发生了肿瘤相关死亡而“阻碍”了心血管死亡的发生，这种情况下，肿瘤相关死亡即为心血管死亡的竞争风险。一般情况下谈论的竞争风险是指互为竞争风险的事件是互斥的，即同一名受试者只可能发生其中一种结局事件。

（二）竞争风险回归模型

当存在竞争风险时，“独立删失”的条件不再满足，需使用竞争风险模型分析。根据研究目的不同，主要有两种模型用于统计分析：病因别风险模型（cause-specific hazard model）和部分分布风险模型（subdistribution hazard model）。

1.病因别风险模型　该模型直接将竞争风险事件定义为删失事件，基于病因别风险函数对关注的结局事件 k 拟合Cox比例风险模型，表达式如下：

$$h_k^{CS}(t)=h_{k0}^{CS}(t)\,e^{\beta X}$$

其中风险函数公式为：

$$h_k^{CS}(t)=\lim_{\Delta t\to 0}\frac{P(t\leqslant T<t+\Delta t,D=k|T\geqslant t)}{\Delta t}$$

表示 t 时刻未发生任何事件的个体发生事件 k 的瞬时风险，其中 D 表示发生结局事件的类型。

相应 t 时刻的生存函数为：

$$S(t)=\mathrm{e}^{-H_k(\mathrm{t})-H_j(t)}$$

其中 j 表示竞争风险事件，$H_k(t)$ 和 $H_j(t)$ 分别表示事件 k 和 j 的累计风险函数。从该公式可以看出，由于竞争风险的存在，病因别风险函数与生存函数之间一一对应的关系不成立，因此该模型估计的 β 表示自变量对事件 k 瞬时风险的影响，不能用于评价其对事件 k 累计发生率的影响。

2.部分分布风险模型　该模型由学者Fine和Gray提出，因此也被称为Fine-Gray模型。该模型基于部分分布风险函数构建自变量与事件累计发生率CIF（cumulative incidence function）之间的关联：

$$1\text{-CIF}(t)=[1\text{-CIF}_0(t)]^{\exp(X\beta)}$$

其中部分分布风险函数公式如下：

$$h_k^{sd}(t)=\lim_{\Delta t\to 0}\frac{P[t\leqslant T<t+\Delta t,D=k|T>t\cup(T<t\cap K\neq k)]}{\Delta t}$$

表示t时刻未发生事件k的个体发生事件k的瞬时风险。

部分分布风险函数与CIF的关系如下：

$$h_k^{sd}(t)=-\frac{d\log[1-CIF_k(t)]}{dt}$$

该模型可以用来评价自变量对事件k累计发生率（即绝对风险）的影响。

在实际研究中，病因别风险模型往往用于病因学研究，但当关注协变量对事件绝对发生风险的影响或疾病预后时，更推荐使用部分分布风险模型。

【例16-5】 某研究欲考察骨髓移植（BMT）治疗不同风险类型急性白血病患者的效果（是否复发及复发时间）。统计接受治疗的137例患者的BMT数据（表16-4），根据其在移植时的状态将其分为3组：急性淋巴细胞白血病（ALL），急性粒细胞白血病（AML）低风险和AML高风险。在随访期间，一些患者可能会复发，或者某些患者可能会在缓解期间死亡。其中复发为感兴趣的事件，死亡是复发的竞争风险，因为死亡会阻止白血病复发。为了更好地比较上述两种竞争风险模型，本例中分别采用两种方法进行分析。

X_1：患者的风险类别（1：ALL；2：AML低风险；3：AML高风险），t：生存时间（d），即表示复发时间，死亡时间或删失时间；status：生存结局，复发＝1，死亡＝2，截尾＝0。数据如表16-4所示。［资料来源：Klein，J. P.，and Moeschberger，M. L.（1997）. Survival Analysis：Techniques for Censored and Truncated Data. New York：Springer-Verlag.］

表16-4　137例患者风险类别及移植后生存时间及结局

id	x_1	t	status	id	x_1	t	status	id	x_1	t	status	id	x_1	t	status
1	1	2081	0	14	1	1167	0	27	1	129	1	40	2	2506	0
2	1	1602	0	15	1	418	2	28	1	74	1	41	2	2409	0
3	1	1496	0	16	1	383	1	29	1	122	1	42	2	2218	0
4	1	1462	0	17	1	276	2	30	1	86	2	43	2	1857	0
5	1	1433	0	18	1	104	1	31	1	466	2	44	2	1829	0
6	1	1377	0	19	1	609	1	32	1	192	1	45	2	1562	0
7	1	1330	0	20	1	172	2	33	1	109	1	46	2	1470	0
8	1	996	0	21	1	487	2	34	1	55	1	47	2	1363	0
9	1	226	0	22	1	662	1	35	1	1	2	48	2	1030	0
10	1	1199	0	23	1	194	2	36	1	107	2	49	2	860	0
11	1	1111	0	24	1	230	1	37	1	110	1	50	2	1258	0
12	1	530	0	25	1	526	2	38	1	332	2	51	2	2246	0
13	1	1182	0	26	1	122	2	39	2	2569	0	52	2	1870	0

续表

id	x_1	t	status	id	x_1	t	status	id	x_1	t	status	id	x_1	t	status
53	2	1799	0	75	2	288	2	97	3	2133	0	119	3	105	2
54	2	1709	0	76	2	421	1	98	3	1238	0	120	3	115	1
55	2	1674	0	77	2	79	2	99	3	1631	0	121	3	164	2
56	2	1568	0	78	2	748	1	100	3	2024	0	122	3	93	1
57	2	1527	0	79	2	486	1	101	3	1345	0	123	3	120	1
58	2	1324	0	80	2	48	2	102	3	1136	0	124	3	80	2
59	2	957	0	81	2	272	1	103	3	845	0	125	3	677	2
60	2	932	0	82	2	1074	2	104	3	422	1	126	3	64	1
61	2	847	0	83	2	381	1	105	3	162	2	127	3	168	2
62	2	848	0	84	2	10	2	106	3	84	1	128	3	74	2
63	2	1850	0	85	2	53	2	107	3	100	1	129	3	16	2
64	2	1843	0	86	2	80	2	108	3	2	2	130	3	157	1
65	2	1535	0	87	2	35	2	109	3	47	1	131	3	625	1
66	2	1447	0	88	2	248	1	110	3	242	1	132	3	48	1
67	2	1384	0	89	2	704	2	111	3	456	1	133	3	273	1
68	2	414	2	90	2	211	1	112	3	268	1	134	3	63	2
69	2	2204	2	91	2	219	1	113	3	318	2	135	3	76	1
70	2	1063	2	92	2	606	1	114	3	32	1	136	3	113	1
71	2	481	2	93	3	2640	0	115	3	467	1	137	3	363	2
72	2	105	2	94	3	2430	0	116	3	47	1				
73	2	641	2	95	3	2252	0	117	3	390	1				
74	2	390	2	96	3	2140	0	118	3	183	2				

程序名为【CT16_5】

程　序	说　明
DATA CT16_5;	以下是建立数据集
input x1 t status @@;	t为生存时间，status为生存结局
datalines;	
/* 输入表16-4的数据 */	输入数据
;	
run;	
ods html;	# 模型1：Fine-Gray模型
proc phreg data = CT16_5;	调用phreg过程进行竞争风险分析

续表

程　　序	说　　明
class x1 （order = internal ref = first）;	
model t*status （0） = x1 / eventcode = 1;	EVENTCODE = 1，指定结局变量status取值为1表示复发，2表示竞争风险事件，即死亡。拟合fine-Gray模型
Hazardratio 'Pairwise' x1 / diff = pairwise;	
run;	
ods html close;	HAZARDRATIO要求输出各风险组间复发风险比HR及其95%置信区间
ods html;	#模型2：病因别风险模型
proc phreg data = CT16_5;	
class x1 （order = internal ref = first）;	指定结局变量status取值0和2表示删失，即未发生关注的结局事件（复发）。拟合病因别风险模型
model t*status （0，2） = x1;	
Hazardratio 'Pairwise' x1 / diff = pairwise;	
run;	
ods html close;	

PHREG过程可以拟合Fine-Gray竞争风险模型，其中MODEL语句是必需语句。MODEL语句左边为生存时间和生存结局变量（括号内为截尾值），右边为协变量，且需通过EVENTCODE选项指定关注的生存结局状态取值。以例16-5为例，复发（status = 1）是感兴趣的生存结局，死亡（status = 2）为竞争风险事件，则需通过EVENTCODE = 1指定。

主要分析结果及解释：

Summary of Failure Outcomes

Total	Event of Interest	Competing Event	Censored
137	42	41	54

Model Fit Statistics

Criterion	Without Covariates	With Covariates
-2 LOG L	398.600	386.457
AIC	398.600	390.457
SBC	398.600	393.932

Testing Global Null Hypothesis：BETA = 0

Test	Chi-Square	*DF*	*Pr* > ChiSq
Wald	11.640 6	2	0.003 0

Analysis of Maximum Likelihood Estimates								
Parameter		DF	Parameter Estimate	Standard Error	Chi-Square	Pr > ChiSq	Hazard Ratio	Label
x1	2	1	-0.803 4	0.428 5	3.516 0	0.060 8	0.448	x1 2
x1	3	1	0.508 5	0.366 2	1.928 3	0.164 9	1.663	x1 3

Pairwise: Hazard Ratios for x_1			
Description	Point Estimate	95% Wald Confidence Limits	
x1 1 vs 2	2.233	0.964	5.171
x1 2 vs 1	0.448	0.193	1.037
x1 1 vs 3	0.601	0.293	1.233
x1 3 vs 1	1.663	0.811	3.408
x1 2 vs 3	0.269	0.127	0.573
x1 3 vs 2	3.713	1.745	7.900

拟合Fine-Gray模型时，SAS会输出关注结局事件及竞争风险事件的例数，之后输出模型拟合统计量（-2 LOG L、AIC和SBC）、模型检验结果（Wald检验）及模型的最大似然估计，包括参数估计（parameter estimate）、估计值标准误（standard error）、Wald χ^2（Chi-Square）、P值（Pr > ChiSq）及风险比HR（hazard ratio）。使用HAZARDRATIO会进一步输出各组间结局事件发生风险比HR。

竞争风险模型结果显示：在考虑了死亡竞争风险后，急性粒细胞白血病低风险和高风险的患者与急性淋巴细胞白血病（ALL）患者发生复发的风险相当，急性粒细胞白血病高风险患者发生复发的风险是低风险组的3.713倍，风险差异具有统计学意义。

PHREG过程拟可拟合病因别风险模型，其中MODEL语句是必需语句。MODEL语句左边为生存时间和生存结局变量（括号内为截尾值），右边为协变量，在该模型中，关注的生存结局状态以外的所有其他取值均需在括号内列出，并用“,”分开。以例16-5为例，复发（status = 1）是感兴趣的生存结局，0和2均作为截尾值列出。

主要分析结果及解释：

Summary of the Number of Event and Censored Values			
Total	Event	Censored	Percent Censored
137	42	95	69.34

Model Fit Statistics		
Criterion	Without Covariates	With Covariates
-2 LOG L	380.487	364.610
AIC	380.487	368.610
SBC	380.487	372.086

Testing Global Null Hypothesis：BETA = 0

Test	Chi-Square	*DF*	*Pr* > ChiSq
Wald	14.312 3	2	0.000 8

Analysis of Maximum Likelihood Estimates

Parameter		*DF*	Parameter Estimate	Standard Error	Chi-Square	*Pr* > ChiSq	Hazard Ratio	Label
*x*1	2	1	−0.894 11	0.442 22	4.088 0	0.043 2	0.409	*x*1 2
*x*1	3	1	0.610 01	0.362 12	2.837 7	0.092 1	1.840	*x*1 3

Pairwise：Hazard Ratios for *x*1

Description	Point Estimate	95% Wald Confidence Limits	
*x*1 1 vs 2	2.445	1.028	5.817
*x*1 2 vs 1	0.409	0.172	0.973
*x*1 1 vs 3	0.543	0.267	1.105
*x*1 3 vs 1	1.840	0.905	3.742
*x*1 2 vs 3	0.222	0.101	0.487
*x*1 3 vs 2	4.500	2.052	9.869

不难发现，拟合病因别风险模型时，SAS输出的内容与Fine-Gray模型类似，如拟合统计量、模型检验结果及参数估计等。值得注意的是，删失（Censored）的数量与Fine-Gray模型不同（95 vs 54），这是因为病因别风险模型把除复发以外的均按“截尾”处理。

病因别风险模型结果显示：与急性淋巴细胞白血病或高风险急性粒细胞白血病相比，低风险急性粒细胞白血病发生是复发事件的保护因素，即复发事件的瞬时风险更低，HR = 0.409（Low vs ALL），HR = 0.222（Low vs High）。

六、参数回归模型

生存时间数据分析的一个重要内容是模型拟合或分布拟合，描述生存时间分布的模型通常有指数分布、Weibull 分布、对数正态分布、Gamma分布等，常见生存时间分布的概率密度函数 $f(t)$、生存函数 $S(t)$ 和风险函数 $h(t)$ 见表16-5。实际对生存数据作分布拟合时，可用上述模型分别进行拟合，根据拟合优度检验的结果选择适当的模型。

表16-5　常见生存时间分布的概率密度函数 $f(t)$、生存函数 $S(t)$ 和风险函数 $h(t)$

分布	$f(t)$	$S(t)$	$h(t)$
指数分布	$\lambda\exp(-\lambda t)$	$\exp(-\lambda t)$	λ
Weibull分布	$\lambda\gamma(t)^{\gamma-1}\exp[-\lambda(t)^{\gamma}]$	$\exp[-\lambda(t)^{\gamma}]$	$\lambda\gamma(t)^{\gamma-1}$

续表

分布	$f(t)$	$S(t)$	$h(t)$
Gamma分布	$\frac{\lambda^{\gamma}t^{\gamma-1}\exp(-\lambda t)}{\Gamma(\gamma)}$	$1-I(\lambda t,\ \gamma)$	$\frac{f(t)}{S(t)}$
对数正态分布	$\frac{\exp[-\frac{1}{2}(\frac{\ln t-\mu}{\sigma})^2]}{t(2\pi)^{1/2}\sigma}$	$1-\Phi[\frac{\ln t-\mu}{\sigma}]$	$\frac{f(t)}{S(t)}$
对数logistic分布	$\frac{\gamma t^{\gamma-1}\lambda}{[1+\lambda t^{\gamma}]^2}$	$\frac{1}{1+\lambda t^{\gamma}}$	$\frac{\gamma t^{\gamma-1}\lambda}{1+\lambda t^{\gamma}}$
广义Gamma分布	$\frac{\gamma\lambda^{k}t^{\gamma k-1}\exp(-\lambda t^{\gamma})}{\Gamma(\gamma)}$	$1-I(\lambda t^{\gamma},\ k)$	$\frac{f(t)}{S(t)}$

对于一批生存数据，事先不知道生存时间分布的总体趋势，也不好判断应该用什么样的模型最合适，这时许多研究者一般直接采用非参数方法或半参数法。但是，如果一批数据确实符合某特定的参数模型，由于非参数方法的精度一般低于参数方法，因此，按照非参数方法进行的分析就不能有效地利用和阐述样本数据所包含的信息，同时非参数方法对样本量的要求常常高于参数法。

（一）指数模型

指数分布是一种纯随机死亡模型，在任何时间上的风险函数为一常数，即风险函数的大小不受生存时间长短的影响，以独特的“无记忆性”而闻名。λ为指数分布的风险率，称为刻度参数或尺度参数，其大小决定了生存时间的长短。风险率越大，生存率下降越快，生存时间越短；风险率越小，生存时间越长。

指数回归是在指数分布的基础上引入预后因素后的模型。设X_1，X_2，…，X_p为影响因素，如果生存时间服从指数分布，则参数λ与各因素间的关系可用如下回归方程表示：

$$\ln\lambda=\beta_0+\beta_1X_1+\beta_2X_2+\cdots+\beta_pX_p$$

风险函数为：$h(t)=\lambda=\exp(\beta_0+\beta_1X_1+\beta_2X_2+\cdots+\beta_pX_p)$

相应t时刻的生存率为：$S(t)=\exp[-t\times\exp(\beta_0+\beta_1X_1+\beta_2X_2+\cdots+\beta_pX_p)]$

（二）Weibull模型

Weibull分布也是生存分析的理论基础，由瑞典科学家Waloddi Weibull提出。Weibull分布是指数分布的一种推广形式，它不像指数分布假定危险率是常数，因而有更广的应用性。

λ和γ为两个参数。λ称为尺度参数，它决定分布的分散度；γ为形状参数，它决定该分布的形态。$\gamma>1$时风险函数随时间单调递增；$\gamma<1$时风险函数随时间单调递减；显然，当$\gamma=1$时，风险不随时间变化，Weibull分布退化为指数分布，所以指数分布是Weibull分布在$\gamma=1$时的特例。

（三）Gamma模型

生存分析讨论两类不同的Gamma模型：标准Gamma模型（2参数）和广义Gamma模型（3参数）。标准Gamma分布的特性取决于两个参数γ和λ，γ为形状参数，λ为尺度参数。当$0<\lambda<1$时，若时间从0增加到无穷时，风险函数从无穷单调地减小到λ，表现为负老化；当$\gamma>1$时，若时间从0增加到无穷时，风险函数从0增加到λ，表现为正老化；当$\gamma=1$时，风险等于常数λ，即指数分布情形。

广义Gamma模型比我们之前考虑的其他模型多一个参数，它的风险函数可呈现更多的形状。特别地，它可以是U形或浴盆形的风险函数，在这样的函数中风险先下降，下降到最小值后又升高。众所周知，人类在整个生命周期中的死亡危险性就属于这种形状。

一般地，似然比统计量用于比较嵌套模型。如果限制模型B中的参数可得到模型A，那么模型A嵌套于模型B。例如，指数模型同时嵌套于Weibull模型和标准Gamma模型。当Weibull模型的$\gamma=1$时，或当标准Gamma模型的形状参数和尺度参数都等于1时，便得到指数模型。如果模型A嵌套于模型B，可以通过取两模型对数似然值的正差值的2倍来评价A模型的拟合优度。

广义Gamma分布是一个相当灵活的三参数分布族，指数模型（$\lambda=\gamma=1$）、Weibull 模型（$\gamma=1$）和标准Gamma模型（$\lambda=\gamma$）都是广义Gamma模型的特例。可据此进行参数回归模型的拟合优度检验。

【例16-6】 在17年里追踪调查了149例糖尿病患者，数据见表16-6。变量及其赋值如下，试进行患者生存时间的影响因素分析并进行生存预测。

结局（status，1表示死亡，0表示截尾）；生存时间（t，年）；随访开始时年龄（Age1，岁）；体重指数（BMI）；诊断出糖尿病时的年龄（Age0，岁）；吸烟状况（smk，0表示不吸烟；1表示曾吸烟；2表示吸烟）；收缩压（SBP，mmHg）；舒张压（DBP，mmHg）；心电图读数（ECG，0表示正常；1表示可疑；2表示异常）；患者是否有冠心病（CHD，0表示无；1表示有）。

表16-6 149例糖尿病患者生存资料

Id	status	t	Agel	BMI	Age0	smk	SBP	DBP	ECG	CHD
1	0	12.4	44	34.2	41	0	132	96	0	0
2	0	12.4	49	32.6	48	2	130	72	0	0
3	0	9.6	49	22.0	35	2	108	58	0	1
4	0	7.2	47	37.9	45	0	128	76	1	1
5	0	14.1	43	42.2	42	2	142	80	0	0
6	0	14.1	47	48.1	44	0	156	94	0	0
7	0	12.4	50	36.5	48	0	140	86	1	1
8	0	14.2	36	38.5	33	2	144	88	0	0
9	0	12.4	50	41.5	47	1	134	78	0	1
10	0	14.5	49	34.1	45	0	102	68	0	0
11	0	12.4	50	39.5	48	2	142	84	0	0
12	0	10.8	54	42.9	43	0	128	74	0	0
13	1	10.9	42	29.8	36	2	156	86	0	0
14	0	10.3	44	48.2	43	2	102	58	0	0
15	1	13.6	40	27.5	26	2	146	98	0	0
16	0	11.9	48	25.3	48	0	120	68	1	1

续表

Id	status	t	Agel	BMI	Age0	smk	SBP	DBP	ECG	CHD
17	0	12.5	50	31.6	44	1	142	76	0	0
18	0	5.9	47	26.3	38	1	144	82	0	0
19	0	12.4	38	32.4	36	2	150	98	1	1
20	0	14.1	35	47.0	33	1	134	78	0	0
21	1	9.8	51	26.5	47	2	130	76	0	0
22	0	7.2	40	43.9	34	0	122	92	0	0
23	0	3.5	54	32.3	52	1	132	80	0	0
24	0	0.0	53	34.5	47	2	150	88	2	1
25	1	12.1	45	18.9	40	1	134	98	0	0
26	0	1.9	41	32.0	31	1	142	90	1	1
27	0	8.6	34	48.9	30	2	124	66	0	0
28	0	14.0	38	23.7	28	0	102	60	0	0
29	0	14.3	43	24.8	43	0	134	80	0	0
30	0	12.4	45	26.6	41	2	118	66	1	1
31	0	12.4	40	39.2	35	2	192	108	0	0
32	0	14.4	44	32.7	36	2	122	78	0	0
33	0	14.2	48	48.5	43	1	122	92	0	0
34	0	14.5	51	31.2	49	2	112	74	0	0
35	0	12.4	36	24.2	30	2	142	90	0	0
36	0	14.3	52	31.6	48	1	152	96	0	0
37	1	13.7	41	30.7	39	2	112	74	0	0
38	0	13.4	49	28.0	35	2	118	84	0	0
39	0	12.5	44	32.0	29	0	152	88	0	0
40	0	14.4	37	32.7	36	2	136	88	0	0
41	0	12.6	51	24.2	42	2	134	90	0	0
42	0	13.8	47	18.7	42	0	130	78	1	1
43	0	14.0	45	25.6	36	0	108	72	0	0
44	0	6.8	38	22.8	27	2	126	66	1	1
45	0	12.4	35	30.1	33	0	132	78	0	0
46	0	12.9	50	27.7	49	1	144	88	0	0
47	0	8.9	53	27.6	49	2	126	68	0	0
48	0	12.4	48	28.1	47	1	128	70	0	0
49	0	14.5	40	31.7	37	2	132	82	0	0
50	0	13.0	43	26.1	42	2	128	80	0	0

续表

Id	status	t	Agel	BMI	Age0	smk	SBP	DBP	ECG	CHD
51	0	13.4	54	30.8	54	1	142	80	1	1
52	0	10.6	52	36.9	50	1	132	80	1	1
53	0	13.9	69	24.2	63	1	148	78	0	0
54	0	16.9	38	27.5	26	2	170	100	0	0
55	0	3.6	50	27.3	44	1	140	90	0	0
56	0	10.2	64	30.1	58	0	138	76	1	1
57	0	15.7	44	36.1	41	0	112	78	0	0
58	0	12.0	38	43.1	39	2	140	78	0	0
59	1	6.7	62	34.6	58	0	138	78	2	1
60	0	11.6	47	39.0	45	0	130	82	0	0
61	1	2.0	78	28.7	77	0	178	86	1	1
62	0	10.2	49	28.2	43	2	158	80	0	0
63	0	3.6	63	25.1	46	1	168	88	2	1
64	0	15.4	71	26.0	59	0	146	88	0	0
65	0	11.3	51	32.0	49	2	128	76	0	0
66	0	10.3	59	28.1	57	1	132	76	0	1
67	0	5.8	50	26.1	49	1	154	80	0	0
68	1	8.0	66	45.3	49	0	154	92	0	0
69	0	14.6	42	30.0	41	1	122	80	0	0
70	0	11.4	40	35.7	36	2	144	76	1	1
71	0	7.2	67	28.1	61	0	178	96	0	0
72	0	5.5	86	32.9	61	0	162	60	0	0
73	0	11.1	52	37.6	46	1	142	80	0	0
74	0	16.5	42	43.4	37	0	120	76	0	0
75	0	10.9	60	25.4	60	0	124	64	0	0
76	0	2.5	75	49.7	57	1	174	82	1	1
77	1	10.8	81	35.2	81	0	142	88	0	0
78	0	4.7	60	37.3	39	0	160	78	0	0
79	1	5.5	60	26.0	42	0	122	68	2	1
80	0	4.5	63	21.8	60	2	162	98	0	1
81	0	9.0	62	18.2	43	0	132	72	1	1
82	0	6.8	57	34.1	41	2	116	60	2	1
83	1	3.6	71	25.6	54	1	152	84	2	1
84	0	12.1	58	35.1	45	0	144	68	1	1

续表

Id	status	t	Agel	BMI	Age0	smk	SBP	DBP	ECG	CHD
85	0	8.1	42	32.5	28	1	98	68	2	1
86	0	11.1	45	44.1	40	0	138	76	0	1
87	1	7.0	66	29.7	59	1	138	78	0	0
88	0	1.5	61	29.2	54	0	184	80	1	1
89	0	11.7	48	25.2	30	2	158	98	0	0
90	0	0.3	82	25.3	50	0	176	96	0	1
91	0	13.6	35	25.8	34	1	118	72	0	0
92	0	15.0	57	48.7	57	2	172	98	0	0
93	0	11.2	56	39.5	55	1	182	100	0	1
94	0	3.0	49	32.9	48	0	144	90	1	1
95	0	13.7	50	37.1	50	0	142	80	0	0
96	0	10.2	53	35.3	53	2	154	76	0	0
97	0	12.4	71	29.3	70	0	122	60	0	0
98	0	1.1	55	22.1	33	2	222	102	1	1
99	0	16.3	69	23.6	43	0	150	80	0	1
100	0	6.7	59	26.1	55	2	142	66	0	0
101	0	15.4	47	32.5	45	2	128	82	0	0
102	1	7.6	75	29.8	67	0	122	76	2	1
103	1	3.6	80	24.4	80	1	162	88	1	1
104	0	11.5	57	26.3	54	0	172	82	1	1
105	0	13.5	52	30.8	46	2	132	70	0	1
106	0	10.6	48	29.4	46	0	112	68	0	0
107	1	6.5	57	29.1	47	1	138	92	1	1
108	1	14.3	58	30.1	56	0	128	74	0	0
109	0	11.6	51	31.0	37	2	132	78	0	0
110	0	15.4	33	34.0	33	2	120	78	0	0
111	0	11.0	36	38.1	33	1	122	70	0	0
112	1	11.0	52	37.0	46	0	140	98	0	0
113	1	4.8	64	31.2	57	2	172	88	2	1
114	0	14.8	31	38.8	29	1	136	76	0	0
115	0	1.8	69	22.3	56	0	152	74	2	1
116	0	15.8	59	25.0	58	0	126	80	0	0
117	0	14.1	38	31.3	38	2	104	58	0	0
118	0	4.6	49	59.7	49	1	142	82	0	0

续表

Id	status	t	Agel	BMI	Age0	smk	SBP	DBP	ECG	CHD
119	0	15.5	49	34.0	41	0	128	76	0	0
120	0	7.2	68	29.4	66	1	122	58	2	1
121	0	14.5	40	43.2	41	1	122	70	0	0
122	0	10.5	36	35.1	32	2	122	68	0	0
123	0	14.3	60	37.0	54	0	122	70	0	0
124	1	2.2	74	27.1	54	1	168	84	1	1
125	0	5.0	61	27.6	51	0	162	82	0	0
126	0	12.4	54	25.2	51	0	116	76	0	0
127	0	1.1	35	25.8	34	2	126	82	0	0
128	0	15.4	46	32.2	42	2	180	98	0	0
129	0	14.3	40	41.6	41	2	132	98	0	0
130	0	15.6	53	39.8	52	0	150	88	0	0
131	1	12.5	66	26.6	54	1	106	70	0	1
132	0	12.3	61	48.3	55	0	154	88	0	0
133	0	14.8	41	27.7	38	1	122	76	0	0
134	0	10.2	64	26.6	51	2	130	68	0	0
135	0	12.3	41	25.0	38	2	120	58	0	0
136	0	10.3	46	54.3	45	1	144	86	0	0
137	0	8.5	80	29.4	79	1	134	60	0	1
138	0	10.2	63	48.1	60	1	148	80	1	1
139	1	10.0	72	27.3	68	1	170	78	2	1
140	0	7.3	41	36.9	33	0	160	92	1	1
141	1	15.3	52	40.2	36	0	154	96	0	0
142	0	14.0	53	32.7	48	2	124	76	1	1
143	0	15.8	61	48.2	57	1	130	70	0	0
144	0	11.4	53	41.4	47	1	156	78	0	0
145	1	5.5	75	35.8	66	0	162	78	0	0
146	0	11.0	40	34.0	38	2	132	76	0	0
147	0	7.3	61	19.9	37	0	120	60	1	1
148	1	10.6	62	30.6	49	0	160	86	1	1
149	0	10.5	49	30.8	47	1	146	86	0	0

资料来源：ET Lee（陈家鼎，戴中维译）生存数据分析的统计方法，中国统计出版社，1998：72-76。

考虑到例16-6中收缩压和舒张压两个变量有一定的相关性，数据分析时取平均血压（MBP），即令MBP＝SBP×（1/3）＋DBP×（2/3）。程序名为【CT16_6】。

程　序	说　明
DATA CT16_6;	建立数据集
input id status t agel bmi age0 smk sbp dbp ecg chd;	
mbp＝sbp*（1/3）＋dbp*（2/3）;	取平均血压
cards;	
/* 输入表16-6的数据 */	输入数据
;	
run;	
ods html;	
PROC LIFEREG data＝CT16_6;	拟合指数模型
class chd smk ecg;	
model t*status（0）＝agel bmi age0 mbp chd smk ecg /	
dist＝exponential;	
run;	
PROC LIFEREG data＝CT16_6;	拟合Weibull模型
class chd smk ecg;	
model t*status（0）＝agel bmi age0 mbp chd smk ecg /	
dist＝weibull;	
run;	
PROC LIFEREG data＝CT16_6;	拟合广义Gamma模型
class chd smk ecg;	
model t*status（0）＝agel bmi age0 mbp chd smk ecg /	
dist＝gamma;	
run;	
PROC LIFEREG data＝CT16_6;	保留有统计学意义的变量，重新进行分析
class ecg;	
model t*status（0）＝agel mbp ecg /dist＝gamma;	
output out＝a p＝median std＝s;	
run;	
PROC PRINT data＝a;	
var t status _prob_ median s;	
run;	
ods html close;	

PROC LIFEREG 过程对生存数据拟合参数模型，其最大特点在于可以处理右截尾、左截尾或区间截尾数据，同时含有丰富的生存分布形式，特别是其中的广义Gamma分布可以进行许多其他概率分布的似然比拟合优度检验。

CLASS语句用于说明分类变量。

MODEL语句指出哪些变量用于该模型的回归部分及模型的误差项或随机项的分布是什么。MODEL语句可用的选项如下所述。

①DISTRIBUTION|DIST|D＝distribution-type（分布的类型），说明生存时间的分布类型。exponential、weibull、gamma、normal、lnormal、Logistic、指定指数分布、Weibull分布、Gamma分布、正态分布、对数正态分布、Logistic分布和对数Logistic分布。

②NOLOG要求不对反应变量进行对数变换，缺省时LIFEREG过程对反应变量进行对数变换。

③SCALE＝value（值），要求尺度参数以这个值作为初始值。

④NOSCALE要求尺度参数固定。

⑤SHAPE1＝value（值），要求形状参数用规定的value值为初始值。

⑥NOSHAPE1要求第一个形状参数SHAPE1保持固定。

OUTPUT语句创建一个新SAS数据集，它包含模型拟合之后计算的统计量。

OUTPUT＜OUT＝SAS-data-set＞keyword＝name

OUT＝SAS-data-set（SAS数据集），命名输出数据集。keyword＝name（关键词＝名字），规定在OUTPUT数据集中包含的统计量（如下），并给出包含这些统计量的新名字。

①CONTROL在输入数据集中命名用于控制分位数估计的变量。

②PREDICTED|P，命名存放分位数估计结果的变量。缺省时计算第50百分位数即中位生存时间。

③QUANTILES|Q，给出所要求计算的分位数列表。

④STD_ERR|STD，命名存放分位数标准差估计结果的变量。

⑤XBETA命名存放$x'b$计算结果的变量。

LIFEREG过程也可以得到原始数据集外其他协变量值所对应的预测值。模型拟合前，将这些协变量值附加在原数据集后，生存时间设置为缺失值。这样这些观测不用于模型拟合，但可生成它们的预测值。如果只需要几个观察值（真实值或假想值）的预测，则生成一个变量如USE，若需要预测，则该变量等于1；否则，该变量等于0。OUTPUT语句中包括CONTROL＝USE。

主要分析结果及解释：

指数模型输出结果：

Model Information

Data Set	WORK.SASTJFX27_1
Dependent Variable	Log（t）
Censoring Variable	status
Censoring Value（s）	0
Number of Observations	148
Noncensored Values	24
Right Censored Values	124
Left Censored Values	0
Interval Censored Values	0
Zero or Negative Response	1
Name of Distribution	Exponential
Log Likelihood	−56.822 6

Analysis of Parameter Estimates								
Parameter		*DF*	Estimate	Standard Error	95% Confidence Limits		Chi-Square	*Pr* > ChiSq
Intercept		1	10.191 8	2.385 7	5.516 0	14.867 7	18.25	<0.000 1
agel		1	−0.092 6	0.034 9	−0.161 0	−0.024 1	7.02	0.008 0
bmi		1	0.031 5	0.033 1	−0.033 4	0.096 4	0.91	0.341 0
age0		1	0.023 2	0.030 9	−0.037 3	0.083 7	0.57	0.451 9
mbp		1	−0.039 5	0.018 1	−0.074 9	−0.004 0	4.77	0.029 0
chd	0	1	−0.983 8	1.080 3	−3.101 1	1.133 5	0.83	0.362 4
chd	1	0	0.000 0	.	.	.	.	.
smk	0	1	0.066 9	0.639 2	−1.186 0	1.319 8	0.01	0.916 7
smk	1	1	0.041 7	0.655 3	−1.242 6	1.325 9	0.00	0.949 3
smk	2	0	0.000 0	.	.	.	.	.
ecg	0	1	2.106 7	1.097 0	−0.043 3	4.256 7	3.69	0.054 8
ecg	1	1	0.813 4	0.641 0	−0.442 9	2.069 7	1.61	0.204 4
ecg	2	0	0.000 0	.	.	.	.	.
Scale		0	1.000 0	0.000 0	1.000 0	1.000 0		
Weibull Shape		0	1.000 0	0.000 0	1.000 0	1.000 0		

Weibull模型输出结果：

Data Set	WORK.SASTJFX27_1
Dependent Variable	Log（*t*）
Censoring Variable	status
Censoring Value（s）	0
Number of Observations	148
Noncensored Values	24
Right Censored Values	124
Left Censored Values	0
Interval Censored Values	0
Zero or Negative Response	1
Name of Distribution	Weibull
Log Likelihood	−42.646 8

Analysis of Parameter Estimates

Parameter		DF	Estimate	Standard Error	95% Confidence Limits		Chi-Square	Pr > ChiSq
Intercept		1	5.803 3	1.067 9	3.710 3	7.896 4	29.53	<0.000 1
agel		1	−0.055 4	0.015 1	−0.085 0	−0.025 8	13.45	0.000 2
bmi		1	0.007 5	0.011 9	−0.015 8	0.030 8	0.40	0.528 9
age0		1	0.022 5	0.012 8	−0.002 7	0.047 6	3.07	0.079 6
mbp		1	−0.015 9	0.007 5	−0.030 6	−0.001 3	4.54	0.033 0
chd	0	1	−0.580 4	0.401 6	−1.367 4	0.206 7	2.09	0.148 4
chd	1	0	0.000 0	.	.	.	.	.
smk	0	1	0.166 1	0.239 6	−0.303 5	0.635 7	0.48	0.488 1
smk	1	1	0.049 9	0.248 1	−0.436 3	0.536 1	0.04	0.840 5
smk	2	0	0.000 0	.	.	.	.	.
ecg	0	1	1.224 0	0.426 9	0.387 4	2.060 7	8.22	0.004 1
ecg	1	1	0.290 8	0.254 3	−0.207 6	0.789 2	1.31	0.252 8
ecg	2	0	0.000 0	.	.	.	.	.
Scale		1	0.349 0	0.055 5	0.255 5	0.476 7		
Weibull Shape		1	2.865 3	0.455 9	2.097 7	3.913 9		

广义Gamma模型输出结果：

Data Set	WORK.SASTJFX27_1
Dependent Variable	Log（*t*）
Censoring Variable	status
Censoring Value（*s*）	0
Number of Observations	148
Noncensored Values	24
Right Censored Values	124
Left Censored Values	0
Interval Censored Values	0
Zero or Negative Response	1
Name of Distribution	Gamma
Log Likelihood	−36.856 6

Analysis of Parameter Estimates

Parameter		DF	Estimate	Standard Error	95% Confidence Limits		Chi-Square	Pr > ChiSq
Intercept		1	4.707 8	0.825 3	3.090 3	6.325 4	32.54	<0.000 1
agel		1	−0.049 5	0.011 4	−0.071 9	−0.027 1	18.73	<0.000 1
bmi		1	0.026 5	0.011 4	0.004 0	0.048 9	5.35	0.020 7
age0		1	0.008 7	0.009 5	−0.009 9	0.027 3	0.84	0.360 3
mbp		1	−0.013 5	0.006 6	−0.026 4	−0.000 6	4.21	0.040 3
chd	0	1	−0.473 4	0.270 7	−1.004 0	0.057 1	3.06	0.080 3
chd	1	0	0.000 0	.	.	.	.	.
smk	0	1	0.302 0	0.172 2	−0.035 4	0.639 4	3.08	0.079 4
smk	1	1	0.318 4	0.209 6	−0.092 5	0.729 3	2.31	0.128 8
smk	2	0	0.000 0	.	.	.	.	.
ecg	0	1	0.855 4	0.299 1	0.269 1	1.441 7	8.18	0.004 2
ecg	1	1	0.021 1	0.323 9	−0.613 7	0.656 0	0.00	0.947 9
ecg	2	0	0.000 0	.	.	.	.	.
Scale		1	0.416 5	0.151 4	0.204 3	0.849 4		
Shape		1	−2.752 8	1.661 1	−6.008 5	0.502 9		

在PROC LIFEREG中没有直接拟合标准Gamma模型的方法，但PROC LIFEREG可以将尺度参数和形状参数设定为特定值。若拟合标准Gamma模型，可试用许多不同的值（如用直线搜索法），直到找到一个能使对数似然值达到最大的共同的尺度参数和形状参数。本例不再尝试。

现比对三个模型的拟合效果，可采用似然比检验，似然比统计量的公式为：

$$\chi_v^2 = -2\log L_q - (-2\log L_{q+v})$$

式中，χ_v^2服从自由度为v的χ^2分布，$-2\log L_q$和$-2\log L_{q+v}$分别为含q和$q+v$个参数的模型的对数似然函数值。因Weibull分布包含两个参数，指数分布包含1个参数，广义Gamma分布包含3个参数，标准Gamma分布包含2个参数。所以，各种分布拟合效果有无差异的假设检验结果可汇总如下，见表16-7。

表16-7　糖尿病资料似然比拟合优度检验

比较模型	自由度	χ^2统计量	P值
指数模型　vs　Weibull模型	1	28.351	$P<0.05$
指数模型　vs　广义Gamma模型	2	40.390	$P<0.05$
Weibull模型　vs　广义Gamma模型	1	12.039	$P<0.05$

可见，各分布的拟合效果之间均有统计学差异。故这里应选用-2logL值最小的分布，即广义Gamma分布（SAS输出的结果 logL -36.856 6，-2logL值为73.255）。查看广义Gamma模型的输出结果，只有Agel、BMI 和ECG 3个变量有统计学差异。故仅保留这3个变量，重新采用广义

Gamma模型来进行分析。所得结果如下：

Analysis of Parameter Estimates								
Parameter		*DF*	Estimate	Standard Error	95% Confidence Limits		Chi-Square	*Pr*＞ChiSq
Intercept		1	5.893 7	0.806 0	4.314 0	7.473 4	53.47	＜0.000 1
agel		1	−0.034 1	0.006 5	−0.046 8	−0.021 4	27.73	＜0.000 1
mbp		1	−0.017 7	0.006 3	−0.030 1	−0.005 3	7.88	0.005 0
ecg	0	1	0.757 1	0.251 8	0.263 5	1.250 6	9.04	0.002 6
ecg	1	1	0.376 0	0.282 1	−0.176 9	0.929 0	1.78	0.182 6
ecg	2	0	0.000 0	.	.	.	.	.
Scale		1	0.586 5	0.109 4	0.406 9	0.845 3		
Shape		1	−0.588 0	0.909 3	−2.370 1	1.194 1		

广义Gamma回归模型结果表明，随访开始时年龄和平均血压的回归系数均为负值（-0.034 1和-0.017 7），说明这二个变量取值越大，生存时间越短，死亡风险越大；心电图读数以2水平为对照，心电图读数的0水平与2水平比较时，ECG0对应的*P*值为0.002 6，且其回归系数为正值（0.757 1），说明心电图异常者生存时间短于正常者。

以下是基于广义Gamma模型预测各观测中位生存时间的结果。

Obs	*t*	status	_PROB_	median	*s*
1	12.4	0	0.5	28.722 7	6.442 5
2	12.4	0	0.5	32.542 2	7.191 4
3	9.6	0	0.5	43.717 8	11.853 0
4	7.2	0	0.5	22.971 3	6.184 8
5	14.1	0	0.5	33.840 5	7.548 9
⋮	⋮	⋮	⋮	⋮	⋮
148	10.6	1	0.5	10.136 3	2.305 8
149	10.5	0	0.5	25.097 0	5.348 0

前5位患者的输出结果表明，第1号患者随访开始时年龄（Age1）44岁，收缩压（SBP）132mmHg，舒张压（DBP）96 mmHg，心电图读数正常，预测此类患者的中位生存时间为28.7年，标准差6.4年。第2号患者随访开始时年龄（Age1）49岁，收缩压（SBP）130mmHg，舒张压（DBP）72 mmHg，心电图读数正常，预测此类患者的中位生存时间为32.5年，标准差7.2年。其他依此类推。

第 17 章 倾向性得分

随机对照试验（randomized controlled trial，RCT）被认为是临床试验的金标准。然而在医疗器械临床研究中，由于受到一些研究条件或伦理的限制，往往很难实施完全的随机化。另外由于RCT研究中的研究对象需要经过严格的入选和排除，其结论的外推也受到限制。此时观察性研究或非随机对照试验就是RCT研究的有益补充，但是观察性研究及非随机对照试验处理组间不均衡，治疗组间没有直接的可比性，进而使得我们无法确切验证出干预措施的真实作用。

为了解决这一问题，常规统计分析方法可以考虑多因素分析方法（多重线性回归、多因素Logistic回归等，见第14章及第15章），目前国际临床研究领域十分推崇一种通过调整非随机研究中组间基线变量的不均衡性，从而减少研究可评价偏倚的方法——倾向性得分法（propensity score，PS）。该方法最初于1983年提出，近几年由于它的实用性而越来越广泛的应用于医学研究领域。

一、基本概念

倾向性得分是指在一定协变量条件下，一个观察对象可能接受某种处理（或暴露）因素的可能性。在非随机对照研究中，处理组与对照组的某些背景特征分布不同，每个个体是否具有“处理”这一特征的概率受这些背景特征（混杂变量）的影响。Rosenbaum和Rubin把倾向性得分定义为：在观察到的协变量（x_i）条件下，研究对象i（ii = 1，…，N）被分配到特定处理组（Z_i = 1）而非对照组（Z_i = 0）的条件概率，可以表达为：

$$e(x_i) = P(Z_i = 1|X_i = x_i)$$

假定在给定的一组特征变量X_1下，分组变量Z_i是独立的，则：

$$P(Z_1 = z_1, \cdots\cdots, Z = z_N|X_1 = x_1, \cdots\cdots, X_N = x_N) = \prod_{i=1}^{N} e(x_I)^{Z_i}\{1-e(x_i)\}^{1-Z_i}$$

P就是所定义的倾向性得分。

这里倾向性得分P是多个协变量的一个函数，其变化可以表示多个协变量共同作用的结果，可用来均衡处理组和对照组间的协变量分布。在完全随机化情况下，研究对象的分组与自身特征变量无关，因此当患者被随机分为两组时，其每名患者的倾向性得分应均为0.5。但是对于非随机对照研究，一些受试者可能更倾向于进入某一组，如病情重、年龄大的患者更可能被分到保守治疗组而非手术组。倾向性得分的思维方式是：假如某个患者进入处理组的倾向性得分为0.1，此时恰好有另外一名患者，虽然拥有不同的特征变量，但如果其进入处理组的倾向性得分也是0.1，那么就认为该倾向性得分代表的多个协变量在它们之间是相同的。由此可见，倾向性得分P_i最大限度地概括了特征变量x_i的作用，因而可以有效地保持处理组和对照组间的均衡性，使两组间各个特征变量均衡一致，也就是说，不同处理组之间混杂因素的不均衡性对研究结果的干扰被抵消了。

二、倾向性得分的步骤

（一）变量的选择

倾向性得分法的应用中，首要步骤就是构建倾向性得分模型，而模型的构建涉及变量的选择，但这点一直存在争议。Rubin和Thomas 建议模型应该纳入所有与结局有关的变量，而不考虑变量与暴露因素的关系；也有学者提出只纳入混杂因素，即与结局和暴露因素都有关的变量。另外也有研究者认为，倾向性得分是通过降维的方式将多维的数据概括为一个数值，所以尽可能纳入变量，但这种方法如果采用Logistic逐步回归进行筛选，可能会剔除掉与暴露因素相关性弱的变量，剩下与结果相关性强的变量，而这类被剔除的变量属于研究中的混杂因素，理应被纳入模型中。根据编者的意见，不管采用何种方式我们最终的目地是如何能更好地控制混杂因素，减少其对处理效应估计的干扰。所以，建议在描述变量选择时不仅描述入选的变量还需描述入选变量的标准，及按照何种方式筛选的变量（全模型，逐步回归，向前或向后筛选法等）。

（二）模型的确认

当模型变量确认好后，我们尚需对整体模型进行拟合优度检验如 Hosmer-Lemeshow 检验。与一般拟合优度检验不同，Hosmer-Lemeshow 的拟合优度检验通常把样本数据根据预测概率分为10组，然后根据观测频数和期望频数构造卡方统计量，最后根据自由度为8的卡方分布计算其P值并对倾向性得分模型进行检验。如果该P 值小于给定的显著性水平α（如$\alpha=0.05$），则拒绝因变量的观测值与模型预测值不存在差异的零假设，表明模型的预测值与观测值存在显著差异。如果$P>\alpha$，我们没有充分的理由拒绝零假设，表明在可接受的水平上模型的估计拟合了数据。另外我们也可以通过受试者工作特征曲线（ROC）下面积的值进行判断，其值的大小反映模型的综合判别能力好坏。

（三）倾向性得分的计算

倾向性得分的大小可以通过将处理因素作为因变量，其他混杂因素作为自变量建立模型来估计，如Logistic回归、判别分析等。Logistic回归对于自变量没有正态分布的要求，因此在新药临床试验中及流行病学研究中，运用Logistic回归就可以计算出每个个体的倾向性得分，数学模型如下：

$$\hat{P}_i=e^{(\alpha+\beta_i x_i)}/(1+e^{(\alpha+\beta_i x_i)})$$

这里$\hat{P}_i$就是根据分组特征变量x_i估计出的倾向性得分，α和β_i是运用Logistic回归估计出的模型参数。据此就可以根据每个观察对象的x_i和估计的模型参数计算出各自的倾向性得分$\hat{P}_i$。

当因变量的取值有3组及以上时（如血压分正常血压、高血压前期、高血压3组），可以用多分类Logistic回归分析计算倾向性得分值。当得出每个观察对象的倾向得分后，应该首先对两组的倾向性得分值的范围进行分析和比较（常用箱式图或直方图等）。处理组和对照组的倾向性得分值必须有足够的重叠范围，否则无法做出有效的平衡。如处理组的倾向评分值范围为0.1 ~ 0.90，对照组的倾向评分值范围为0.2 ~ 0.95，则合理的评价范围在0.2 ~ 0.9。对于对照组中远离倾向评分重叠范围的极端个体，识别和剔除将能够保证边缘层研究对象的可比性。

（四）倾向性得分的调整

倾向性得分的调整主要包括回归、匹配、分层和加权。

1.*回归法*（adjustment）　是将倾向性得分作为协变量引入最后的模型中，分析处理因素与结局变量之间的因果联系及联系强度。由于倾向性得分综合了各协变量在两组中的分布信息，特别是分布差异较大的协变量的信息，因此将倾向性得分纳入到最终的模型中就可以调整各协变量的效应。通常有以下几种调整策略：最简单的方法是把代表多个协变量的倾向性得分作为回归分析的唯一协变量，分析结果变量与分组处理变量的关系。这里的倾向性得分变量可以是倾向性得分值，也可以是分层赋值，如果将评分等分为5层，则赋值为1、2、3、4、5。另外，研究者在实际中还可以把一些重要的变量与倾向性得分一同加入最终的模型进行调整，这样可以更好地排除重点变量的影响。还有一种方法是研究者在倾向性得分分层见四（3）的基础上进行倾向性得分回归调整，进一步消除层内的残余混杂，即直接将倾向性得分作为协变量引入模型。

2.*匹配法*（matching）　这是最能均衡组间样本分布和构成的方法，在医学研究中应用最为广泛。常用的匹配法是卡钳匹配（caliper matching）。其基本步骤是：首先将包含有倾向性得分的全部观察对象按照处理措施有无划分为两个数据文件，并分别按照倾向性得分的数值大小排序；然后依次从处理组选出一个个体，并从对照组寻找出和该个体的倾向性得分最为接近的全部个体（小于设定的卡钳值），再随机从这些选定的对象中抽取一个或R个作为对照（1∶1，一个试验组对象配一个对照；或1∶R，一个试验组对象配R个对照）；依次抽取，直至符合选择标准的试验组观察对象全部抽取。这里卡钳值的设定和观察资料的利用是一个值得关注的问题。卡钳值定得越小，精度越高，能够完成匹配的对子数就越少，就可能浪费掉许多已得到的信息；反之，则观察组间样本的匹配效果就差一些。Austin 通过研究发现最合适的卡钳值是取倾向性得分标准差的20%或简单定为0.02或0.03。

3.*分层法*（stratification）　它不同于传统方法只能以分类变量作为分层的变量的方法，倾向性得分分层法是把综合多个协变量的倾向性得分作为分层的唯一标准，具体原理是：通过模型估计倾向性得分后，确定倾向性得分界值的范围，然后按倾向性得分分为若干区间，以区间为层进行分析，最后将各层处理效应赋予权重后相加来估计处理效应。考虑到最高和最低层组间处理分配是不均衡的，建议用各层内处理效用的方差的倒数确定权重。通常按照倾向性得分将全部观察对象均匀分为5层，研究显示采用5层均等分层法可降低90%以上的偏倚。

4.*加权法*（weighting）　它是将倾向性得分与传统标准化法结合发展成的一种新型分析方法。其基本原理是：将倾向性得分作为需要平衡的混杂因素，通过标准化法的原理加权，使各对比组中倾向性得分分布一致，则达到使协变量在各比较组分布一致的目的。该方法将每一观察单位看作一层，不同倾向性得分值预示这一观察单位在两组中的概率不同。在假定不存在未识别混杂因素的条件下，加权调整是基于在一定条件下的两种相反事件的对比来对数据进行调整的，即假设使每个观察对象均接受处理因素和使每个观察对象均不接受处理因素两种相反情况。利用倾向性得分估计的权重对各观察单位加权产生一个虚拟的标准人群，在虚拟人群中，两组的混杂因素趋于一致，均近似于某一预先选定的标准人口分布。根据调整后标准人群的不同，又可分为两种加权方法。

（1）如果以所有观察对象（处理组与对照组合并的人群）为“标准人群”进行调整，则称为逆概率加权法（inverse probability of treatment weighting，IPTW）。对于逆概率加权法，权重的计算一般有两种：不稳定权重（unstable weight）和稳定权重（stable weight）。Robins等给不稳定加权系数（W）计算方法为处理组观察单位的权数 $Wt=1/PS$，对照组观察单位的权数 $WC=1/(1-PS)$；Hernan等对计算方法进行了调整，将整个研究人群的处理率和非处理率加入了公式，进行调整得到稳定权数，计算方法为处理组观察单位的权数 $Wt=Pt/PS$，对照组观察单位的权数 $WC=(1-Pt)/(1-PS)$。Pt为处理组比例，1-Pt为对照组比例。

（2）如果将处理组观察对象作为"标准人群"进行调整，则称为标准化死亡比加权法（standardized mortality ratio weighting，SMRW）。Sato等给出的不稳定加权系数（W）计算方法为处理组观察单位的权数 $Wt=1$，对照组观察单位的权数 $WC=PS/(1-PS)$；进一步做如下调整，计算其稳定权数$WC=PS(1-Pt)/Pt(1-PS)$。Pt为处理组比例，$1-Pt$为对照组比例。

采用加权方法时，不稳定权数波动较大，不够稳健，应注意倾向性得分较小时极大权重的情况，可考虑采用稳定权数进行分析或采用"Truncating"（剔除极端权重值）、"Trimming"（剔除极大或极小权重值）等方法对权重进行处理，如剔除权重＞30观测（Truncating方法）、剔除极端的1%（极大或极小各占0.5%）观测（Trimming方法）。但需注意"Truncating""Trimming"方法在剔除部分观测后，也可能导致基线信息不均衡，因而一般作为敏感性分析。

（五）可观测变量均衡性的评价

以往的研究经常用假设检验方法评价组间可观测变量的均衡性，如对连续性协变量做方差分析或t检验，对分类协变量作卡方检验。如果均衡性较差，则要重新分层或修改模型重新计算倾向性得分值，如增加或减少某个协变量或交互项。但是在使用倾向性得分匹配法后，由于匹配后样本量的减少而导致其检验效能降低，这样有可能产生组间均衡性假象或在加权后由于虚拟人群样本量增加而导致其检验效能提高，有可能产生组间不均衡的假象，因此国外学者提出一些评价组间协变量均衡性的方法，包括标准化差异（standardized difference）、方差比法和图示法，或者同时报告假设检验和标准化差异两种方法的评价结果。近年的研究中标准差异应用较多，对于连续性变量，其定义是：

$$d=100\times\frac{|\bar{x}_{treatment}-\bar{x}_{control}|}{\sqrt{\frac{S^2_{treatment}+S^2_{control}}{2}}}$$

式中，$\bar{x}_{treatment}$和$\bar{x}_{control}$分别表示处理组和对照组某变量的均值，$S^2_{treatment}$和$S^2_{control}$分别表示处理组和对照组某变量的方差。对于分类变量，其定义是：

$$d=100\times\frac{|p_{treatment}-p_{control}|}{\sqrt{\frac{p_{treatment}(1-p_{treatment})+p_{control}(1-p_{control})}{2}}}$$

式中，$\hat{p}_{treatment}$和$\hat{p}_{control}$分别表示处理组和对照组某变量的率。若是采用逆概率加权方法，则上述公式中定量指标代入加权后的均值，定性指标代入加权后的率。一般认为，当标准化差异小于10%时，组间变量的均衡性较好。

（六）效应估计

处理效应估计时采用的统计方法需根据不同的数据类型来选择。对于上述不同的调整方法，除了匹配法，其他方法均可以使用独立样本的统计方法，如Logistic回归、Cox比例风险模型等。其中，逆概率加权方法处理时应采用加权Logistic回归、加权Cox比例风险模型等。对于匹配法，根据倾向性得分匹配法的基本原理可以看出每个对子中，来源于处理组和对照组的个体不是相互独立的，所以进行组间效应估计时需要考虑这些特征。连续性变量可以通过配对t检验或Wilcoxon符号秩检验。分类变量可以通过McNemar检验或Bowker检验。当计算相对危险度时，可以采用分层Cox回归的方法，条件Logistic回归或考虑了匹配性质的广义估计方程。

（七）软件实现

虽然当前还没有相应的商业软件来运用倾向性得分进行分层或者匹配，但是网络上已经有很多针对不同统计软件开发出来的宏或者程序。读者可以从下面这个链接下载相应的程序。http://www.biostat.jhsph.edu/~estuart/propensityscoresoftware.html。也可以从Guiping Yang 等（A Review of Propensity Score Application in Healthcare Outcome and Epidemiology）的文章附录中下载。

（八）PS方法的两阶段设计

倾向性得分（PS）方法虽然在解决随机化问题时显示出极大的优越性，但在临床试验中多被用于事后分析，存在数据导向、认为操控数据获得阳性结果的嫌疑，分析结果通常不被认可。而基于PS方法的两阶段设计可以解决问题，并被美国食品药品监督管理局（FDA）推荐用于非随机临床试验中。两阶段设计是指在利用倾向性得分方法的基础上，对试验的流程进行人为的划分，从而模拟试验的随机化过程，保障试验设计和统计分析的前瞻性，进而获得较为客观可靠的试验结果。

两阶段设计的本质是实现非随机临床试验对随机对照临床试验计划和前瞻性的模拟。两阶段设计包括两个层次，即试验被严格地分为方案设计阶段（design phase）和结局分析阶段（analysis phase）。方案设计阶段主要包括倾向性评分建模、模型评价和调整、制订和完善统计分析计划等步骤，在此期间试验正式开展，但所有结局数据（特别是当采用外部数据作为对照时）均需由防火墙隔离，在整个方案设计阶段统计师都无法获得。当数据库锁定，进入结局分析阶段，倾向性得分模型不得更改，统计师在校正倾向性得分的基础上对结局数据进行分析，得到最终统计分析结果。数据防火墙的建立是划分方案设计阶段与结局分析阶段的关键，也是两阶段设计在实际应用中的最大挑战，可通过第三方机构如数据安全监查委员会（data safety and monitoring board/data monitoring committee，DSMB/DMC）的介入、数据分析平台的访问权限控制、留痕功能或其他方式实现，但无论采用何种方法，都必须在制订方案之初与临床试验法规监管部门充分沟通达成一致。

在此基础上，方案设计阶段被进一步分为第一阶段（first design stage）和第二阶段（second design stage）。从开始方案设计到试验正式开始为第一阶段，主要任务包括选定独立的统计师，确定采集的基线变量，选择适合的对照组和估算样本量。另外，需要在方案中明确倾向性评分模型纳入变量的原则、组间平衡的评价标准和结局分析阶段校正评分的方法，在方案定稿并交由国家药品监督管理局（National Medical Products Administration，NMPA）备案后，这些信息便不可更改。当完成受试者入组与基线信息采集，基线数据清理完毕，第一阶段即完成，进入第二阶段（second design stage）。统计师进行倾向性得分估计，根据得分进行匹配或分层，对组间基线变量的均衡情况进行评价。当两组评分的重叠部分过小时，可能需要对模型进行调整和优化，直至两组基线变量均衡可比，并最终完善统计分析计划。研究者在方案设计阶段应当与法规监管部门进行充分沟通，并于第一阶段和第二阶段结束后及时进行备案，缺少这些环节将严重影响最终试验结果的可靠性。

总体来说，两阶段设计能够克服非随机临床试验的主观性问题，类似于随机临床试验，并获得客观可靠的结论，该方法具有一定的应用价值。但也应注意：①建立合理的防火墙机制，避免已有的结局数据发生泄漏、统计师在获取结局数据后进行重复分析是确保非随机临床试验前瞻性的关键；②在整个试验期间，研究者需要与临床试验法规部门进行多次沟通，并在每一阶段结束后及时备案；③对照组数据的选择，应考虑指南的更新、医疗实践和技术的发展，这些变化都会造成人群选择和临床结局定义及判断的差异，确保数据的可比性，同时注意关键变量的缺失情况；④当两组数据可比性不高时，在校正倾向性得分的过程中试验样本量会发生较大变化，检验功效亦会受损，此时应基于当前的倾向性得分模型对样本量和检验功效进行重新估计，并在统计分析报告中写明等。关于PS方法的两阶段设计的详细介绍可参考《两阶段设计在医疗器械非随机临床试验中的应用》。

三、倾向性得分的优缺点

相对于传统的统计方法，倾向性得分法存在很多优点：如倾向性得分综合了混杂因素的共同作用，计算中不涉及结局变量，可以将众多因素综合为一个变量，使估计因果联系的模型简单化，也可以最大限度地减少共线作用所导致的偏差。另外，倾向性得分法也可以避免分层产生的样本含量不足的问题。但是该方法依然存在一些不可忽略的缺点：首先由于倾向性得分的估计值往往是连续的，在实际工作中，无论采用匹配还是分层的方法，一般无法实现精确的匹配或高度一致的分层。这种不精确的匹配或分层使得在匹配或分层后会留有一些残差，这些残差是导致倾向性得分法有偏的主要原因。其次，该方法只能调整观察到的变量，而不能像随机化那样同时平衡所有变量的分布，包括观察到的和未观察到的变量。另外，倾向性得分估计建立在样本量足够大的条件下。在某些情况下，对于样本量较小的研究或混杂变量组间差异过大的研究（倾向性得分重叠范围小），即使使用倾向性得分分层进行调整，也无法消除该变量的组间不均衡性；采用逆概率加权方法，还可能存在极大权重的情况，使得研究结果不稳健。再者，针对于倾向性得分法的统计效果与统计性质仍然存在较大的争议。有研究发现，同一资料同时使用了基于倾向性得分的匹配法和传统的多变量回归模型法，并对两种方法进行了分析与比较，结论是当非随机化的数据匹配不完全，以及某些变量存在缺失数据时，倾向性得分匹配法的处理效果并不优于传统的多变量回归模型法。

总之，倾向性得分法可以改善非随机研究中基线变量的组间不均衡性，减少组间疗效比较的偏倚，使得基于观察数据的统计推断更加可信和有意义。但是，倾向性得分方法不是一个万能的方法，它并不是随机研究的替代方法，它仅是一种在无法进行随机临床研究或得到的研究数据已经存在基线组间差异的情况下，解决偏倚和可比性问题的“变通”方法。

四、实　　例

数据来源于某药物洗脱支架（DES）与历史裸支架（BMS）对照的临床研究。药物洗脱支架治疗组有220例患者，裸支架对照组有224例患者；总计444名患者。主要疗效评价指标为主要心血管事件（MACE）。

我们考虑12个基线变量：性别、年龄、心肌梗死史、糖尿病史、高血压、高血脂、吸烟、心绞痛、左室射血分数、病变特征、病变位置、治疗前血管狭窄直径。

首先，对基线变量进行组间均衡性检验，发现基线变量在治疗与对照组间是不均衡的（表17-1），特别是心肌梗死史、左室射血分数、病变特征和病变位置等（$P < 0.05$）。药物洗脱支架

组患者的病情相对于裸支架组更轻一些，因此，治疗组与对照组的基线指标间不具有可比性。

表 17-1　基线人口统计学及患者基本情况

	治疗组		P	
	药物洗脱支架（n＝220）	裸支架（n＝224）	调整前	调整后
女性，n（%）	58（25.9）	43（19.5）	0.111	0.790
年龄，岁	60.1±12.0	59.8±11.1	0.768	0.722
心肌梗死史，n（%）	53（23.7）	71（32.3）	0.043*	0.902
糖尿病史，n（%）	45（20.1）	56（25.5）	0.178	0.168
高血压，n（%）	124（55.4）	121（55.0）	0.940	0.685
高血脂，n（%）	87（38.8）	71（32.3）	0.148	0.248
吸烟，n（%）	65（29.0）	71（32.3）	0.268	0.689
不稳定型心绞痛，n（%）	175（78.1）	153（69.5）	0.153	0.108
左室射血分数，%	63.9±12.3	61.8±7.2	0.026*	0.010*
病变特征，n（%）			＜0.001*	0.588
局限病变	116（51.8）	45（20.5）		
单支病变	62（27.7）	45（20.5）		
双支病变	35（15.6）	64（29.1）		
三支病变	11（4.9）	66（30.0）		
病变位置，n（%）			＜0.001*	0.059
开口处	77（34.4）	43（19.5）		
主干	75（33.5）	11（5.0）		
分叉	72（32.1）	166（75.5）		
狭窄直径（%）	81.2±12.8	82.7±10.2	0.158	0.450

注：药物洗脱支架与裸支架比较 $*P<0.05$

SAS 程序（程序名CT17_1）：

```
proc freq data = source.stent;
tables x1*group /chisq;
run; /* 组间变量比较-分类资料 */
proc ttest data = source.stent;
var x2;
class group;
run; /* 组间变量比较-定量资料 */
proc logistic data = source.stent;
model group = x1-x12;
```

```
proc freq data = result;
tables strata*group*x1 /chisq;
run; /* 观测变量均衡性-分类资料 */
proc glm data = result;
class strata;
model x2 = strata group;
run; /* 观测变量均衡性-定量资料 */
```

续表

output out = result pred = ps;
run; /* 倾向性得分的计算 */
proc rank data = result groups = 5
out = result;
ranks strata;
var ps;
run;
data result;
set result;
strata = strata + 1;
run; /* 五层均等分层法 */	

利用Logisitc回归分析得到每一患者的倾向性得分。将所有患者的倾向性得分排序，根据倾向性得分的分位数，将患者划分到样本量大致相等的5个亚组中。如将得分最高的20%患者分入亚组1，将得分次高的20%患者分入亚组2，如此往复，直至将得分最低的20%患者分入亚组5（表17-2）。

表17-2　按照倾向得分分组后每一亚组患者人数

亚组	治疗组		总计
	药物洗脱支架	裸支架	
1	5	84	89
2	29	60	89
3	47	42	89
4	61	28	89
5	78	10	88
总计	220	224	444

然后，对每一亚组中的基线变量再一次进行组间均衡性检验。结果发现倾向性得分调整前组间有显著性差异的变量，如心肌梗死史、病变特征和病变位置在经过倾向性得分调整后在0.05显著性水平下均不再显著（表17-1）。

效应分析的方法较多，如Mantel-Haenszel法、条件Logistic回归、Meta法。本次报道的是Meta法的结果。首先，异质性检验结果显示，不同亚组间疗效是一致的（$P = 0.155$，自由度=4），进而使用固定效应模型进行各亚组合并效应的Meta分析（图17-1）。5个亚组疗较的汇总分析结果显示药物洗脱支架组的疗效比裸支架组好（OR = 0.493，95%置信区间为0.259 ~ 0.941，$P = 0.032$）。因此，可以认为药物洗脱支架组的疗效优于裸支架组。

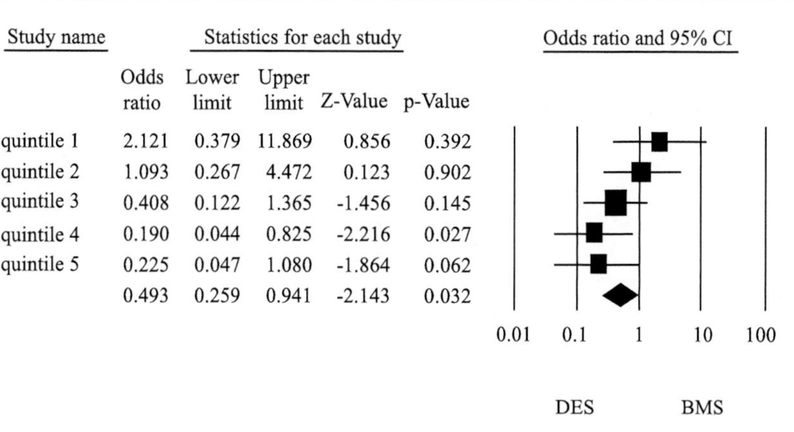

Study name	Odds ratio	Lower limit	Upper limit	Z-Value	p-Value
quintile 1	2.121	0.379	11.869	0.856	0.392
quintile 2	1.093	0.267	4.472	0.123	0.902
quintile 3	0.408	0.122	1.365	-1.456	0.145
quintile 4	0.190	0.044	0.825	-2.216	0.027
quintile 5	0.225	0.047	1.080	-1.864	0.062
	0.493	0.259	0.941	-2.143	0.032

meta Analysis

图17-1　五个亚组MACE事件发生率的Meta分析结果

参考文献

鲍晓蕾，高辉，胡良平，2016．多种填补方法在纵向缺失数据中的比较研究．中国卫生统计，33（1）：45-48.

陈峰，2000．医用多元统计分析方法．北京：中国统计出版社.

陈卉，2004．Bland-Altman分析在临床测量方法一致性评价中的应用．中国卫生统计，24（3）：308-315.

陈希儒，王松桂，1987．近代回归分析——原理方法及应用．合肥：安徽教育出版社.

方积乾，2007．生物医学研究的统计方法．北京：高等教育出版社.

方积乾，2007．卫生统计学．5版．北京：人民卫生出版社.

高惠璇，1997．SAS系统：SAS/STAT软件使用手册．北京：中国统计出版社.

郭祖超，1988．医用数理统计方法．3版．北京：人民卫生出版社.

国家食品药品监督管理局，2009. 医疗器械监管技术基础. 北京：中国医药科技出版社.

胡克震，马德锡，1993．医学随访统计方法．北京：科学技术文献出版社.

胡良平，2001．Windows SAS 6.12 & 8.0实用统计分析教程．北京：军事医学科学出版社：336-362.

胡良平，2001．口腔医学科研设计与统计分析．北京：人民军医出版社：272-275.

胡良平，2007．现代统计学与SAS应用．北京：军事医学科学出版社：8.

化学药品和生物制品临床试验的生物统计学指导原则（第二稿），2003．国家食品药品监督管理局.

黄嘉华，2008．医疗器械注册与管理．北京：科学出版社.

金丕焕，苏炳华，贺佳，2000．医用SAS统计分析．上海：复旦大学出版社.

金丕焕，2003．医用统计方法．上海：复旦大学出版社.

李立明，2011．临床流行病学．北京：人民卫生出版社.

李卫，张盛婕，王杨，2017．临界点分析法在处理临床研究缺失数据中的应用．中华流行病学杂志，38（5）：674-678.

李卫，赵耐青，2017．单组目标值临床试验的统计学考虑．中国卫生统计，34（3）：505-508.

李镒冲，李晓松，2007．两种测量方法定量测量结果的一致性评价．现代预防医学，34（17）：3263-3266.

李长会，闫国锋，2012．利用整体最小二乘法建立线性回归模型．北京测绘，（6）：22-24．DOI：10.19580/j.cnki.1007-3000.2012.06.006.

李智文，张乐，刘建蒙，等，2009．倾向评分配比在流行病学设计中的应用．中华流行病学杂志，30（5）：514-517.

刘树贤，2004．临床流行病学（三）——疾病的诊断性试验研究与评价．疑难病杂志，（1）：59-61.

刘玉秀，洪立基，1999．新药临床研究设计与统计分析．南京：南京大学出版社.

马俊，王杨，顾汉卿，等，2010．诊断试剂临床试验指导原则探讨．国际生物医学工程杂志，（2）：91-93＋98.

茆诗松，濮晓龙，刘忠译，1998．寿命数据中的统计模型和方法．北京：中国统计出版社.

孟虹，1990．Deming's线性回归法在临床检验方法比较研究中的应用．华西预防医学，（2）：38-42.

苏炳华，2000．新药临床试验统计分析新进展．上海：上海科学技术文献出版社.

孙振球，2002．医学统计学．北京：人民卫生出版社.

唐欣然，黄耀华，王杨，等，2013．单组目标值试验样本量计算方法的比较研究．中华疾病控制杂志，17（11）：993-996.

体外诊断试剂临床试验技术指导原则，2021. 国家药品监督管理局 .https：//www.nmpa.gov.cn/xxgk/ggtg/qtggtg/20210927152837140.html

汪涛，山口拓洋，大桥靖雄，等，2005．倾向指数方法的蒙特卡罗研究．中华流行病学杂志，26（6）：458-462.

王波，詹思延，2006．第三讲诊断试验准确性研究的报告规范—STARD介绍．中华流行病学杂志，27：909-912.

王建华，2008．流行病学．北京：人民卫生出版社.

王万中，茆诗松，1997．试验的设计与分析．上海：华东师范大学出版社.

王文周，2000．用最小二乘法求直线斜率的新公式．四川工业学院学报，（1）：67-69.

王杨，胡泊，陈涛，等，2010．抽样调查法和单组目标值法对诊断试验样本量计算差异的分析．中华流行病学杂志，

（12）：1403-1405.
王杨，李卫，成小如，等，2008. 随机模拟法验证非劣效临床试验样本量计算公式［J］. 中国卫生统计，(1)：26-28.
王永吉，蔡宏伟，夏结来，等，2010. 第二讲 倾向指数常用研究方法. 中华流行病学杂志，31（5）：584-585.
王永吉，蔡宏伟，夏结来，等，2010. 第三讲 应用中的关键问题. 中华流行病学杂志，：31（7）：823-824.
王永吉，蔡宏伟，夏结来，等，2010. 倾向指数 第一讲 倾向指数的基本概念和研究步骤. 中华流行病学杂志，31（3）：347-348.
王治国，1996. 临床检验方法比较研究中回归分析方法的介绍. 陕西医学检验，11（2）：18-20.
吴振强，孙业桓，李卫，等，2013. 存在缺失数据的非劣效临床试验中不同分析方法的模拟比较研究. 中华疾病控制杂志，17（7）：5.
徐勇勇，2004. 医学统计学. 北京：高等教育出版社.
杨树勤，1985. 中国医学百科全书——医学统计分册. 上海：上海科学技术出版社.
杨晓芳，奚廷斐，2006. 医疗器械临床试验概述. 中国医疗器械信息，12（7）：47-51.
姚晨，2007. 医疗器械临床试验设计的统计学基本原理. 首都医药，3：11-13.
药物临床试验的生物统计学指导原则，2016. 国家食品药品监督管理局. https：//www.nmpa.gov.cn/directory/web/nmpa/xxgk/ggtg/qtggtg/20160603161201857.html.
药物临床试验质量管理规范，2020. 国家药品监督管理局 国家卫生健康委员会. https：//www.nmpa.gov.cn/yaopin/ypggtg/20200426162401243.html
医疗器械临床试验质量管理规范，2022. 国家药品监督管理局 国家卫生健康委员会. https：//www.nmpa.gov.cn/xxgk/ggtg/qtggtg/20220331144903101.html
余松林，1991. 临床随访资料的统计分析方法. 北京：人民卫生出版社.
余松林，2002. 医学统计学. 北京：人民卫生出版社.
詹思延，2017. 流行病学. 8版. 北京：人民卫生出版社.
张家放，2002. 医用多元统计方法. 武汉：华中科技大学出版社.
赵延延，李思冬，王杨，等，2022. 医疗器械临床试验定量指标纵向数据中不同模型的比较研究. 中国卫生统计，39(1)：40-46，51.
赵延延，许毓君，王杨，等，2017. 两阶段设计在医疗器械非随机临床试验中的应用. 中国卫生统计，34（6）：877-880.
赵延延，赵维，王子悦，等，2016. 时间相关受试者工作特征曲线及其在临床试验诊断分析中的应用. 中华流行病学杂志，37（6）：891-894.
郑水龙，陈炳为，刘沛，等，2007. 无金标准情况下三个诊断试验评价方法. 中国卫生统计，(2)：129-131.
周惠馨，李卫，王杨，等，2008. 倾向得分法在非随机临床研究中的应用. 中国循环杂志，23（4）：289-289.
周晓华，奥布乔斯基，麦克林斯，等，2016. 诊断医学中的统计学方法. 2版. 北京：高等教育出版社.
周宇豪，许金芳，贺佳，等，2011. 诊断试验一致性评价中几种方法的比较及应用. 中国卫生统计，28（1）：40-42，46.
中国临床试验生物统计学组，夏结来，2012. 非劣效临床试验的统计学考虑. 中国卫生统计，29（02）：270-274.
Alan Cantor，2003. SAS survival analysis techniques for medical research. SAS Publishing：153-186.
Andersen PK，Geskus RB，de Witte T，et al，2012. Competing risks in epidemiology：possibilities and pitfalls. Int J Epidemiol. 41（3）：861-870.
Atiqi R，van lersel C，Cleophas TJ，2009. Cleophas，Accuracy assessments of quantitative diagnostic tests for clinical research. Int J Clin Pharmacol Ther，47（3）：153-158.
Austin PC，Lee DS，Fine JP，2016. Introduction to the Analysis of Survival Data in the Presence of Competing Risks. Circulation 133（6）：601-609.
Azur M J，Stuart E A，Frangakis C，et al，2011，Multiple imputation by chained equations：what is it and how does it work?. Int J Methods Psychiatr Res，20（1）：40-49.
Bailey RA，2008. Design of Comparative Experiments. Cambridge University Press. ISBN 978-0-521-68357-9.
Barnes S A，Mallinckrodt C H，Lindborg S R，et al，2008. The impact of missing data and how it is handled on the rate of

false-positive results in drug development. Pharm Stat, 7（3）: 215-225.

Berglund P, Heeringa S G, 2014. Multiple imputation of missing data using SAS. Kerry: SAS Institute, 1-4.

Bose M, Dey A, 2009. Optimal Crossover Designs. World Scientific. ISBN 978-9812818423.

Carpenter J R, Roger J H, Kenward M G, 2013. Analysis of longitudinal trials with protocol deviation: a framework for relevant, accessible assumptions, and inference via multiple imputation. Journal of Biopharmacelltial statistics, 23（6）: 1352-1371.

Chernick M R, Liu C Y, 2002. The saw-toothed behavior of power versus sample size and software solutions: single binomial proportion using exact methods. The American Statistician, 56: 149-155.

Clinical and Laboratory Standards Institute, 2013. EP09-A3 Measurement Procedure Comparison and Bias Estimation Using Patient Samples; Approved Guideline--Third Edition: 8.

Cornbleet P J, Gochman N, 1979. Incorrect least-squares regression coefficients in method-comparison analysis. Clin Chem, 25（3）: 432-438.

Dixon W J, Massey F J, 1983. Introduction to Statistical Analysis. 4th Edition McGraw-Hill（1983）.

Dmitrienko, D'Agostino, 2018. Multiplicity Considerations in Clinical Trials. NEJM, 378（22）: 2115-2122.

Donneau A F, Mauer M, Lambert P, et al, 2015. Simulation-based study comparing multiple imputation methods for non-monotone missing ordinal data in longitudinal settings. J Biopharm Stat, 25（3）: 570-601.

Douglas C. Montgomery, 1998. 汪仁官，陈荣昭，译. 实验设计与分析. 北京：中国统计出版社.

Elisa T. Lee, 1998. 生存数据分析的统计方法. 陈家鼎，戴中维译. 北京：中国统计出版社.

European Medicines Agency（EMA）. Guideline on missing data in confirmatory clinical trials. London（Britain）: EMA, 2010-07-02［2023-03-15］. https: //www.ema.europa.eu/en/documents/scientific-guideline/guideline-missing-data-confirmatory-clinical-trials_en.pdf.

European Medicines Agency（EMA）. Guideline on the clinical investigation of medicines for the treatment of Alzheimer's disease. London（Britain）: EMA, 2018-02-22［2023-03-15］. https: //www.ema.europa.eu/en /documents/scientific-guideline/guideline-clinical-investigation-medicines-treatment-alzheimers-disease-revision-2_en. pdf.

Fairman R M, Criado F, Farber M, et al, 2008. Pivotal results of the medtronic vascular talent thoracic stent graft system: the VALOR trial. Journal of vascular surgery, 48（3）, 546-554.

Fleming T R, DeMets D L, Roe M T, et al, 2017. Data monitoring committees: Promoting best practices to address emerging challenges. Clinical Trials, 14（2）: 115-123.

Food and Drug Administration Center for Devices and Radiological Health, 2008. Clinical Study Designs for Catheter Ablation Devices for Treatment of Atria Flutter. Guidance for Industry and FDA Staff. http: //www.fda.gov/cdrb./ode/guidance/1678.html.

Food and Drug Administration Center for Devices and Radiological Health. The Least Burdensome Provisions of the FDA Modernization Act of 1997: Concept and Principles; Final Guidance for FDA and Industry. http: //www.fda.gov/cdrb./ode/guidance/1332.html.

Guidance for Industry and FDA Staff: Recommendations for Clinical Laboratory Improvement Amendments of 1988（CLIA）Waiver Applications for Manufacturers of In Vitro Diagnostic Devices.

Harris RJ, 1976. The Invalidity Of Partitioned-U Tests In Canonical Correlation And Multivariate Analysis Of Variance. Multivariate Behav Res. Jul 1; 11（3）: 353-365.

International Conference on harmonization of technical Requirements for Registration of Pharmaceuticals For Human Ues（ICH）. Estimands and Sensitivity Analysis in Clinical Trials. Geneva（Switzerland）: ICH, 2017-06-16［2023-03-15］. https: //database.ich.org/sites/default/files/E9-R1_EWG_Draft_Guideline. pdf.

International Conference on harmonization of technical Requirements for Registration of Pharmaceuticals for human use（ICH E9）. Statistical principles for clinical trials. Geneva（Switzerland）: ICH, 1998-02-05［2023-03-15］. http: //www.ich.org/fileadmin/Public_Web_Site/ICH_Products/Guidelines/Efficacy/E9/Step4/E9_Guideline. pdf.

International Conference on Harmonization: Statistical Principles for Clinical Trials（ICH E-9）, Food and Drug Administration, DHHS, 1998.

Jason C, Hsu, 1996. Multiple Comparisons Theory and Methods. London: Chapman & Hall.

Johnson D E, 2010. Crossover experiments. WIREs Comp Stat, 2: 620-625.

Jones, Byron; Kenward, Michael G, 2014. Design and Analysis of Cross-Over Trials (Third ed.). London: Chapman and Hall. ISBN 978-0412606403.

Jovanovic B, Zalenski R, 1997. Safety Evaluation and Confidence Intervals When the Number of Observed Events is Small or Zero. Annals of Emergency Medicine, 30 (3): 301-306.

Kang H, 2013. The prevention and handling of the missing data. Korean J Anesthesiol, 64 (5): 402.

Konings H, 1982. Use of Deming regression in method-comparison studies. Surv Immunol Res, 1 (4): 371-374.

Krishnankutty B, Bellary S, Kumar NB, & Moodahadu LS, 2012. Data management in clinical research: an overview. Indian journal of pharmacology, 44 (2), 168.

LANE P, 2008. Handling drop-out in longitudinal clinical trials: a comparison of the LOCF and MMRM approaches. Pharm Stat, 7 (2): 93-106.

Little r J A, rubin d B, 2011. Statistical analysis with missing data. 2nd edition. Hoboken: Wiley, 2002: 25-30.

Lourenco V M, Pires A M, Kirst M, 2011. Robust linear regression methods in association studies. Bioinformatics, 27 (6): 815-821.

Mallinckrodt CH, Clark WS, David SR. Type I error rates from mixed effects model repeated measures versus fixed effects anova with missing values imputed via last observation carried.

Mallinckrodt C H, Kaiser C J, Watkin J G, et al, 2004. Type I error rates from likelihood-based repeated measures analyses of incomplete longitudinal data. Pharm Stat, 3 (3): 171-186.

Mallinckrodt C, Roger J, Chuang-stein C, et al, 2013. Missing data: Turning guidance into action. Stat Biopharm Res, 5 (4): 369-382.

Marill, K A, 2004. Advanced statistics: linear regression, part I: simple linear regression. Acad Emerg Med, 11 (1): 87-93.

Mehrotra D V, Liu F, Permutt T, 2017. Missing data in clinical trials: control-based mean imputation and sensitivity analysis. Pharm Stat, 16 (5): 378-392.

National Research Council, 2010. The prevention and treatment of missing data in clinical trials. 2nd edition. Washington: The National Academies Press, 3-56.

Nora Mutalima, Elizabeth Molyneux, Harold Jaffe, et al, 2008. Associations between Burkitt Lymphoma among children in Malawi and infection with HIV, EBV and Malaria: results from a case-control study. PLoS ONE, 3 (6): e2505.

O'Brien RG, Muller KE, 1993. Applied Analysis of Variance in Behavioral Science. New York: Marcel Dekker: 297-344.

Passing H, Bablok, 1983. A new biometrical procedure for testing the equality of measurements from two different analytical methods. Application of linear regression procedures for method comparison studies in clinical chemistry, Part I. J Clin Chem Clin Biochem, 21 (11): 709-720.

Passing H, Bablok W, 1984. Comparison of several regression procedures for method comparison studies and determination of sample sizes. Application of linear regression procedures for method comparison studies in Clinical Chemistry, Part II. J Clin Chem Clin Biochem, 22 (6): 431-445.

Paul D. Allision, 2001. Survival analysis using the SAS system: A Practical Guide. SAS Publishing: 29-184.

Permutt t LI F, 2017. Trimmed means for symptom trials with dropouts. Pharm Stat, 16 (1): 20-28.

Ratitch B, O ' kelly M, tosiello R, 2013. Missing data in clinical trials: from clinical assumptions to statistical analysis using pattern mixture models. Pharm Stat, 12 (6): 337-347.

Richter SJ,McCann MH,2012. Using the Tukey-Kramer omnibus test in the Hayter-Fisher procedure. Br J Math Stat Psychol. Nov; 65 (3): 499-510.

Rubin D B, 1977. Formalizing Subjective Notions about the Effect of Nonrespondents in Sample Surveys. J Am Stat Assoc, 72 (359): 538-543.

Rubin D B, 2008. For objective causal inference, design trumps analysis. The Annals of Applied Statistics, 808-840.

SAS Institute Inc, 2004. SAS/STAT 9. 1 User's Guide. Cary, NC: SAS Institute Inc.

SAS Institute Inc，2008．SAS/STAT ®9．2 User's Guide．Cary，NC：SAS Institute Inc.

Schafer J L，Graham J W，2002．Missing data：Our view of the state of the art．Psychol Methods，7（2）：147-177.

Sedgwick，P，2014．What is a non-randomised controlled trial?．BMJ：British Medical Journal（Online）：348.

Siddiqui O，Hung h M，O'neill R，2009．MMRM vs．LOCF：a comprehensive comparison based on simulation study and 25 NDA datasets．J Biopharm Stat，19（2）：227-246.

Siddiqui O，2011．mmrm versus MI in dealing with missing data-a comparison based on 25 nda data sets．J Biopharm Stat，21(3)：423-436.

Statistical Guidance for Clinical Trials of Non-diagnostic medical devices．FDA，1996.

Summary of Safety and Effectiveness Data（SSED）．http：//www.fda.gov/cdrb./pdf5/p050029b.pdf.

Troisi N，Torsello G，Donas KP，& Austermann M，2010．Endurant stent-graft：a 2-year，single-center experience with a new commercially available device for the treatment of abdominal aortic aneurysms．Journal of Endovascular Therapy，17(3)，439-448.

U．S．Department of Health and Human Services，Food and Drug Administration Center for Drug Evaluation and Research（CDER），2010．Center for Biologics Evaluation and Research（CBER）．Guidance for Industry Non-Inferiority Clinical Trials.

Wang M，Liu J，Molenberghs G，et al，2018．An evaluation of the trimmed mean approach in clinical trials with dropout．Pharm Stat，17（3）：278-289.

Wolbers M，Koller MT，Stel VS，et al，2014．Competing risks analyses：objectives and approaches．Eur Heart J．35（42）：2936-2941.

Yang G，Stemkowski S，Saunders W，2007．A Review of Propensity Score Application in Healthcare Outcome and Epidemiology.

Yosef Hochberg，Ajit C，1987．Tamhane．Multiple Comparison Procedures．New York：John Wiley & Sons，Inc.

Yue L Q，2012．Regulatory considerations in the design of comparative observational studies using propensity scores．Journal of Biopharmaceutical Statistics，22（6）：1272-1279.

Yue L Q，Campbell G，Lu N，et al，2016．Utilizing national and international registries to enhance pre-market medical device regulatory evaluation．Journal of biopharmaceutical statistics，26（6）：1136-1145.

Yue L Q，Lu N，Xu Y，2014．Designing premarket observational comparative studies using existing data as controls：challenges and opportunities．Journal of biopharmaceutical statistics，24（5）：994-1010.

Yue LQ，2007．Statistical and regulatory issues with the application of propensity score analysis to nonrandomized medical device clinical studies．Journal of Biopharmaceutial Statistics，17（1）：1-13.

Zhou Xiaohua，Nancy A. Obuchouski Donna K. McClish，2005．诊断医学统计学．宇传华译．北京：人民卫生出版社.

附 录

附录A 标准正态分布曲线下的面积［Φ（u）值］

u	0.00	0.01	0.02	0.03	0.04	0.05	0.06	0.07	0.08	0.09
−3.0	0.001 3	0.001 3	0.001 3	0.001 2	0.001 2	0.001 1	0.001 1	0.001 1	0.001 0	0.001 0
−2.9	0.001 9	0.001 8	0.001 8	0.001 7	0.001 6	0.001 6	0.001 5	0.001 5	0.001 4	0.001 4
−2.8	0.002 6	0.002 5	0.002 4	0.002 3	0.002 3	0.002 2	0.002 1	0.002 1	0.002 0	0.001 9
−2.7	0.003 5	0.003 4	0.003 3	0.003 2	0.003 1	0.003 0	0.002 9	0.002 8	0.002 7	0.002 6
−2.6	0.004 7	0.004 5	0.004 4	0.004 3	0.004 1	0.004 0	0.003 9	0.003 8	0.003 7	0.003 6
−2.5	0.006 2	0.006 0	0.005 9	0.005 7	0.005 5	0.005 4	0.005 2	0.005 1	0.004 9	0.004 8
−2.4	0.008 2	0.008 0	0.007 8	0.007 5	0.007 3	0.007 1	0.006 9	0.006 8	0.006 6	0.006 4
−2.3	0.010 7	0.010 4	0.010 2	0.009 9	0.009 6	0.009 4	0.009 1	0.008 9	0.008 7	0.008 4
−2.2	0.013 9	0.013 6	0.013 2	0.012 9	0.012 5	0.012 2	0.011 9	0.011 6	0.011 3	0.011 0
−2.1	0.017 9	0.017 4	0.017 0	0.016 6	0.016 2	0.015 8	0.015 4	0.015 0	0.014 6	0.014 3
−2.0	0.022 8	0.022 2	0.021 7	0.021 2	0.020 7	0.020 2	0.019 7	0.019 2	0.018 8	0.018 3
−1.9	0.028 7	0.028 1	0.027 4	0.026 8	0.026 2	0.025 6	0.025 0	0.024 4	0.023 9	0.023 3
−1.8	0.035 9	0.035 1	0.034 4	0.033 6	0.032 9	0.032 2	0.031 4	0.030 7	0.030 1	0.029 4
−1.7	0.044 6	0.043 6	0.042 7	0.041 8	0.040 9	0.040 1	0.039 2	0.038 4	0.037 5	0.036 7
−1.6	0.054 8	0.053 7	0.052 6	0.051 6	0.050 5	0.049 5	0.048 5	0.047 5	0.046 5	0.045 5
−1.5	0.066 8	0.065 5	0.064 3	0.063 0	0.061 8	0.060 6	0.059 4	0.058 2	0.057 1	0.055 9
−1.4	0.080 8	0.079 3	0.077 8	0.076 4	0.074 9	0.073 5	0.072 1	0.070 8	0.069 4	0.068 1
−1.3	0.096 8	0.095 1	0.093 4	0.091 8	0.090 1	0.088 5	0.086 9	0.085 3	0.083 8	0.082 3
−1.2	0.115 1	0.113 1	0.111 2	0.109 3	0.107 5	0.105 6	0.103 8	0.102 0	0.100 3	0.098 5
−1.1	0.135 7	0.133 5	0.131 4	0.129 2	0.127 1	0.125 1	0.123 0	0.121 0	0.119 0	0.117 0
−1.0	0.158 7	0.156 2	0.153 9	0.151 5	0.149 2	0.146 9	0.144 6	0.142 3	0.140 1	0.137 9
−0.9	0.184 1	0.181 4	0.178 8	0.176 2	0.173 6	0.171 1	0.168 5	0.166 0	0.163 5	0.161 1
−0.8	0.211 9	0.209 0	0.206 1	0.203 3	0.200 5	0.197 7	0.194 9	0.192 2	0.189 4	0.186 7
−0.7	0.242 0	0.238 9	0.235 8	0.232 7	0.229 6	0.226 6	0.223 6	0.220 6	0.217 7	0.214 8

续表

u	0.00	0.01	0.02	0.03	0.04	0.05	0.06	0.07	0.08	0.09
−0.6	0.274 3	0.270 9	0.267 6	0.264 3	0.261 1	0.257 8	0.254 6	0.251 4	0.248 3	0.245 1
−0.5	0.308 5	0.305 0	0.301 5	0.298 1	0.294 6	0.291 2	0.287 7	0.284 3	0.281 0	0.277 6
−0.4	0.344 6	0.340 9	0.337 2	0.333 6	0.330 0	0.326 4	0.322 8	0.319 2	0.315 6	0.312 1
−0.3	0.382 1	0.378 3	0.374 5	0.370 7	0.366 9	0.363 2	0.359 4	0.355 7	0.352 0	0.348 3
−0.2	0.420 7	0.416 8	0.412 9	0.409 0	0.405 2	0.401 3	0.397 4	0.393 6	0.389 7	0.385 9
−0.1	0.460 2	0.456 2	0.452 2	0.448 3	0.444 3	0.440 4	0.436 4	0.432 5	0.428 6	0.424 7
0.0	0.500 0	0.504 0	0.508 0	0.512 0	0.516 0	0.519 9	0.523 9	0.527 9	0.531 9	0.535 9
0.1	0.539 8	0.543 8	0.547 8	0.551 7	0.555 7	0.559 6	0.563 6	0.567 5	0.571 4	0.575 3
0.2	0.579 3	0.583 2	0.587 1	0.591 0	0.594 8	0.598 7	0.602 6	0.606 4	0.610 3	0.614 1
0.3	0.617 9	0.621 7	0.625 5	0.629 3	0.633 1	0.636 8	0.640 6	0.644 3	0.648 0	0.651 7
0.4	0.655 4	0.659 1	0.662 8	0.666 4	0.670 0	0.673 6	0.677 2	0.680 8	0.684 4	0.687 9
0.5	0.691 5	0.695 0	0.698 5	0.701 9	0.705 4	0.708 8	0.712 3	0.715 7	0.719 0	0.722 4
0.6	0.725 7	0.729 1	0.732 4	0.735 7	0.738 9	0.742 2	0.745 4	0.748 6	0.751 7	0.754 9
0.7	0.758 0	0.761 1	0.764 2	0.767 3	0.770 4	0.773 4	0.776 4	0.779 4	0.782 3	0.785 2
0.8	0.788 1	0.791 0	0.793 9	0.796 7	0.799 5	0.802 3	0.805 1	0.807 8	0.810 6	0.813 3
0.9	0.815 9	0.818 6	0.821 2	0.823 8	0.826 4	0.828 9	0.831 5	0.834 0	0.836 5	0.838 9
1.0	0.841 3	0.843 8	0.846 1	0.848 5	0.850 8	0.853 1	0.855 4	0.857 7	0.859 9	0.862 1
1.1	0.864 3	0.866 5	0.868 6	0.870 8	0.872 9	0.874 9	0.877 0	0.879 0	0.881 0	0.883 0
1.2	0.884 9	0.886 9	0.888 8	0.890 7	0.892 5	0.894 4	0.896 2	0.898 0	0.899 7	0.901 5
1.3	0.903 2	0.904 9	0.906 6	0.908 2	0.909 9	0.911 5	0.913 1	0.914 7	0.916 2	0.917 7
1.4	0.919 2	0.920 7	0.922 2	0.923 6	0.925 1	0.926 5	0.927 9	0.929 2	0.930 6	0.931 9
1.5	0.933 2	0.934 5	0.935 7	0.937 0	0.938 2	0.939 4	0.940 6	0.941 8	0.942 9	0.944 1
1.6	0.945 2	0.946 3	0.947 4	0.948 4	0.949 5	0.950 5	0.951 5	0.952 5	0.953 5	0.954 5
1.7	0.955 4	0.956 4	0.957 3	0.958 2	0.959 1	0.959 9	0.960 8	0.961 6	0.962 5	0.963 3
1.8	0.964 1	0.964 9	0.965 6	0.966 4	0.967 1	0.967 8	0.968 6	0.969 3	0.969 9	0.970 6
1.9	0.971 3	0.971 9	0.972 6	0.973 2	0.973 8	0.974 4	0.975 0	0.975 6	0.976 1	0.976 7
2.0	0.977 2	0.977 8	0.978 3	0.978 8	0.979 3	0.979 8	0.980 3	0.980 8	0.981 2	0.981 7
2.1	0.982 1	0.982 6	0.983 0	0.983 4	0.983 8	0.984 2	0.984 6	0.985 0	0.985 4	0.985 7

续表

u	0.00	0.01	0.02	0.03	0.04	0.05	0.06	0.07	0.08	0.09
2.2	0.986 1	0.986 4	0.986 8	0.987 1	0.987 5	0.987 8	0.988 1	0.988 4	0.988 7	0.989 0
2.3	0.989 3	0.989 6	0.989 8	0.990 1	0.990 4	0.990 6	0.990 9	0.991 1	0.991 3	0.991 6
2.4	0.991 8	0.992 0	0.992 2	0.992 5	0.992 7	0.992 9	0.993 1	0.993 2	0.993 4	0.993 6
2.5	0.993 8	0.994 0	0.994 1	0.994 3	0.994 5	0.994 6	0.994 8	0.994 9	0.995 1	0.995 2
2.6	0.995 3	0.995 5	0.995 6	0.995 7	0.995 9	0.996 0	0.996 1	0.996 2	0.996 3	0.996 4
2.7	0.996 5	0.996 6	0.996 7	0.996 8	0.996 9	0.997 0	0.997 1	0.997 2	0.997 3	0.997 4
2.8	0.997 4	0.997 5	0.997 6	0.997 7	0.997 7	0.997 8	0.997 9	0.997 9	0.998 0	0.998 1
2.9	0.998 1	0.998 2	0.998 2	0.998 3	0.998 4	0.998 4	0.998 5	0.998 5	0.998 6	0.998 6

附录B　t分布临界值表

自由度 v	概率 P								
	单侧：0.25	0.10	0.05	0.025	0.01	0.005	0.002 5	0.001	0.000 5
	双侧：0.50	0.20	0.10	0.05	0.02	0.01	0.005	0.002	0.001
1	1.000 0	3.077 7	6.313 8	12.706 2	31.821	63.657	127.32	318.309	636.619
2	0.816 5	1.885 6	2.920 0	4.302 7	6.964 6	9.924 8	14.089	22.327 1	31.599 1
3	0.764 9	1.637 7	2.353 4	3.182 4	4.540 7	5.840 9	7.453 3	10.214 5	12.924 0
4	0.740 7	1.533 2	2.131 8	2.776 4	3.746 9	4.604 1	5.597 6	7.173 2	8.610 3
5	0.726 7	1.475 9	2.015 0	2.570 6	3.364 9	4.032 1	4.773 3	5.893 4	6.868 8
6	0.717 6	1.439 8	1.943 2	2.446 9	3.142 7	3.707 4	4.316 8	5.207 6	5.958 8
7	0.711 1	1.414 9	1.894 6	2.364 6	2.998 0	3.499 5	4.029 3	4.785 3	5.407 9
8	0.706 4	1.396 8	1.859 5	2.306 0	2.896 5	3.355 4	3.832 5	4.500 8	5.041 3
9	0.702 7	1.383 0	1.833 1	2.262 2	2.821 4	3.249 8	3.689 7	4.296 8	4.780 9
10	0.699 8	1.372 2	1.812 5	2.228 1	2.763 8	3.169 3	3.581 4	4.143 7	4.586 9
11	0.697 4	1.363 4	1.795 9	2.201 0	2.718 1	3.105 8	3.496 6	4.024 7	4.437 0
12	0.695 5	1.356 2	1.782 3	2.178 8	2.681 0	3.054 5	3.428 4	3.929 6	4.317 8
13	0.693 8	1.350 2	1.770 9	2.160 4	2.650 3	3.012 3	3.372 5	3.852 0	4.220 8
14	0.692 4	1.345 0	1.761 3	2.144 8	2.624 5	2.976 8	3.325 7	3.787 4	4.140 5
15	0.691 2	1.340 6	1.753 1	2.131 4	2.602 5	2.946 7	3.286 0	3.732 8	4.072 8
16	0.690 1	1.336 8	1.745 9	2.119 9	2.583 5	2.920 8	3.252 0	3.686 2	4.015 0
17	0.689 2	1.333 4	1.739 6	2.109 8	2.566 9	2.898 2	3.222 4	3.645 8	3.965 1
18	0.688 4	1.330 4	1.734 1	2.100 9	2.552 4	2.878 4	3.196 6	3.610 5	3.921 6
19	0.687 6	1.327 7	1.729 1	2.093 0	2.539 5	2.860 9	3.173 7	3.579 4	3.883 4
20	0.687 0	1.325 3	1.724 7	2.086 0	2.528 0	2.845 3	3.153 4	3.551 8	3.849 5
21	0.686 4	1.323 2	1.720 7	2.079 6	2.517 6	2.831 4	3.135 2	3.527 2	3.819 3
22	0.685 8	1.321 2	1.717 1	2.073 9	2.508 3	2.818 8	3.118 8	3.505 0	3.792 1
23	0.685 3	1.319 5	1.713 9	2.068 7	2.499 9	2.807 3	3.104 0	3.485 0	3.767 6
24	0.684 8	1.317 8	1.710 9	2.063 9	2.492 2	2.796 9	3.090 5	3.466 8	3.745 4
25	0.684 4	1.316 3	1.708 1	2.059 5	2.485 1	2.787 4	3.078 2	3.450 2	3.725 1
26	0.684 0	1.315 0	1.705 6	2.055 5	2.478 6	2.778 7	3.066 9	3.435 0	3.706 6
27	0.683 7	1.313 7	1.703 3	2.051 8	2.472 7	2.770 7	3.056 5	3.421 0	3.689 6
28	0.683 4	1.312 5	1.701 1	2.048 4	2.467 1	2.763 3	3.046 9	3.408 2	3.673 9
29	0.683 0	1.311 4	1.699 1	2.045 2	2.462 0	2.756 4	3.038 0	3.396 2	3.659 4

续表

自由度 v	概率 P								
	单侧：0.25	0.10	0.05	0.025	0.01	0.005	0.002 5	0.001	0.000 5
	双侧：0.50	0.20	0.10	0.05	0.02	0.01	0.005	0.002	0.001
30	0.682 8	1.310 4	1.697 3	2.042 3	2.457 3	2.750 0	3.029 8	3.385 2	3.646 0
31	0.682 5	1.309 5	1.695 5	2.039 5	2.452 8	2.744 0	3.022 1	3.374 9	3.633 5
32	0.682 2	1.308 6	1.693 9	2.036 9	2.448 7	2.738 5	3.014 9	3.365 3	3.621 8
33	0.682 0	1.307 7	1.692 4	2.034 5	2.444 8	2.733 3	3.008 2	3.356 3	3.610 9
34	0.681 8	1.307 0	1.690 9	2.032 2	2.441 1	2.728 4	3.002 0	3.347 9	3.600 7
35	0.681 6	1.306 2	1.689 6	2.030 1	2.437 7	2.723 8	2.996 0	3.340 0	3.591 1
36	0.681 4	1.305 5	1.688 3	2.028 1	2.434 5	2.719 5	2.990 5	3.332 6	3.582 1
37	0.681 2	1.304 9	1.687 1	2.026 2	2.431 4	2.715 4	2.985 2	3.325 6	3.573 7
38	0.681 0	1.304 2	1.686 0	2.024 4	2.428 6	2.711 6	2.980 3	3.319 0	3.565 7
39	0.680 8	1.303 6	1.684 9	2.022 7	2.425 8	2.707 9	2.975 6	3.312 8	3.558 1
40	0.680 7	1.303 1	1.683 9	2.021 1	2.423 3	2.704 5	2.971 2	3.306 9	3.551 0
41	0.680 5	1.302 5	1.682 9	2.019 5	2.420 8	2.701 2	2.967 0	3.301 3	3.544 2
42	0.680 4	1.302 0	1.682 0	2.018 1	2.418 5	2.698 1	2.963 0	3.296 0	3.537 7
43	0.680 2	1.301 6	1.681 1	2.016 7	2.416 3	2.695 1	2.959 2	3.290 9	3.531 6
44	0.680 1	1.301 1	1.680 2	2.015 4	2.414 1	2.692 3	2.955 5	3.286 1	3.525 8
45	0.680 0	1.300 6	1.679 4	2.014 1	2.412 1	2.689 6	2.952 1	3.281 5	3.520 3
46	0.679 9	1.300 2	1.678 7	2.012 9	2.410 2	2.687 0	2.948 8	3.277 1	3.515 0
47	0.679 7	1.299 8	1.677 9	2.011 7	2.408 3	2.684 6	2.945 6	3.272 9	3.509 9
48	0.679 6	1.299 4	1.677 2	2.010 6	2.406 6	2.682 2	2.942 6	3.268 9	3.505 1
49	0.679 5	1.299 1	1.676 6	2.009 6	2.404 9	2.680 0	2.939 7	3.265 1	3.500 4
50	0.679 4	1.298 7	1.675 9	2.008 6	2.403 3	2.677 8	2.937 0	3.261 4	3.496 0
60	0.678 6	1.295 8	1.670 6	2.000 3	2.390 1	2.660 3	2.914 6	3.231 7	3.460 2
70	0.678 0	1.293 8	1.666 9	1.994 4	2.380 8	2.647 9	2.898 7	3.210 8	3.435 0
80	0.677 6	1.292 2	1.664 1	1.990 1	2.373 9	2.638 7	2.887 0	3.195 3	3.416 3
90	0.677 2	1.291 0	1.662 0	1.986 7	2.368 5	2.631 6	2.877 9	3.183 3	3.401 9
100	0.677 0	1.290 1	1.660 2	1.984 0	2.364 2	2.625 9	2.870 7	3.173 7	3.390 5
200	0.675 7	1.285 8	1.652 5	1.971 9	2.345 1	2.600 6	2.838 5	3.131 5	3.339 8
300	0.675 3	1.284 4	1.649 9	1.967 9	2.338 8	2.592 3	2.827 9	3.117 6	3.323 3
500	0.675 0	1.283 2	1.647 9	1.964 7	2.333 8	2.585 7	2.819 5	3.106 6	3.310 1
1000	0.674 7	1.282 4	1.646 4	1.962 3	2.330 1	2.580 8	2.813 3	3.098 4	3.300 3
∞	0.674 5	1.281 6	1.644 9	1.960 0	2.326 4	2.575 8	2.807 0	3.090 2	3.290 5

附录C χ^2分布临界值表

自由度 v	概率 P						
	0.995	0.990	0.975	0.950	0.900	0.750	0.500
1	.	.	.	.	0.02	0.10	0.45
2	0.01	0.02	0.05	0.10	0.21	0.58	1.39
3	0.07	0.11	0.22	0.35	0.58	1.21	2.37
4	0.21	0.30	0.48	0.71	1.06	1.92	3.36
5	0.41	0.55	0.83	1.15	1.61	2.67	4.35
6	0.68	0.87	1.24	1.64	2.20	3.45	5.35
7	0.99	1.24	1.69	2.17	2.83	4.25	6.35
8	1.34	1.65	2.18	2.73	3.49	5.07	7.34
9	1.73	2.09	2.70	3.33	4.17	5.90	8.34
10	2.16	2.56	3.25	3.94	4.87	6.74	9.34
11	2.60	3.05	3.82	4.57	5.58	7.58	10.34
12	3.07	3.57	4.40	5.23	6.30	8.44	11.34
13	3.57	4.11	5.01	5.89	7.04	9.30	12.34
14	4.07	4.66	5.63	6.57	7.79	10.17	13.34
15	4.60	5.23	6.26	7.26	8.55	11.04	14.34
16	5.14	5.81	6.91	7.96	9.31	11.91	15.34
17	5.70	6.41	7.56	8.67	10.09	12.79	16.34
18	6.26	7.01	8.23	9.39	10.86	13.68	17.34
19	6.84	7.63	8.91	10.12	11.65	14.56	18.34
20	7.43	8.26	9.59	10.85	12.44	15.45	19.34
21	8.03	8.90	10.28	11.59	13.24	16.34	20.34
22	8.64	9.54	10.98	12.34	14.04	17.24	21.34
23	9.26	10.20	11.69	13.09	14.85	18.14	22.34
24	9.89	10.86	12.40	13.85	15.66	19.04	23.34
25	10.52	11.52	13.12	14.61	16.47	19.94	24.34
26	11.16	12.20	13.84	15.38	17.29	20.84	25.34
27	11.81	12.88	14.57	16.15	18.11	21.75	26.34
28	12.46	13.56	15.31	16.93	18.94	22.66	27.34
29	13.12	14.26	16.05	17.71	19.77	23.57	28.34
30	13.79	14.95	16.79	18.49	20.60	24.48	29.34
40	20.71	22.16	24.43	26.51	29.05	33.66	39.34
50	27.99	29.71	32.36	34.76	37.69	42.94	49.33
60	35.53	37.48	40.48	43.19	46.46	52.29	59.33
70	43.28	45.44	48.76	51.74	55.33	61.70	69.33
80	51.17	53.54	57.15	60.39	64.28	71.14	79.33
90	59.20	61.75	65.65	69.13	73.29	80.62	89.33
100	67.33	70.06	74.22	77.93	82.36	90.13	99.33

续表

自由度 v	概率 P						
	0.250	0.100	0.050	0.025	0.010	0.005	0.001
1	1.32	2.71	3.84	5.02	6.63	7.88	10.83
2	2.77	4.61	5.99	7.38	9.21	10.60	13.82
3	4.11	6.25	7.81	9.35	11.34	12.84	16.27
4	5.39	7.78	9.49	11.14	13.28	14.86	18.47
5	6.63	9.24	11.07	12.83	15.09	16.75	20.52
6	7.84	10.64	12.59	14.45	16.81	18.55	22.46
7	9.04	12.02	14.07	16.01	18.48	20.28	24.32
8	10.22	13.36	15.51	17.53	20.09	21.95	26.12
9	11.39	14.68	16.92	19.02	21.67	23.59	27.88
10	12.55	15.99	18.31	20.48	23.21	25.19	29.59
11	13.70	17.28	19.68	21.92	24.72	26.76	31.26
12	14.85	18.55	21.03	23.34	26.22	28.30	32.91
13	15.98	19.81	22.36	24.74	27.69	29.82	34.53
14	17.12	21.06	23.68	26.12	29.14	31.32	36.12
15	18.25	22.31	25.00	27.49	30.58	32.80	37.70
16	19.37	23.54	26.30	28.85	32.00	34.27	39.25
17	20.49	24.77	27.59	30.19	33.41	35.72	40.79
18	21.60	25.99	28.87	31.53	34.81	37.16	42.31
19	22.72	27.20	30.14	32.85	36.19	38.58	43.82
20	23.83	28.41	31.41	34.17	37.57	40.00	45.31
21	24.93	29.62	32.67	35.48	38.93	41.40	46.80
22	26.04	30.81	33.92	36.78	40.29	42.80	48.27
23	27.14	32.01	35.17	38.08	41.64	44.18	49.73
24	28.24	33.20	36.42	39.36	42.98	45.56	51.18
25	29.34	34.38	37.65	40.65	44.31	46.93	52.62
26	30.43	35.56	38.89	41.92	45.64	48.29	54.05
27	31.53	36.74	40.11	43.19	46.96	49.64	55.48
28	32.62	37.92	41.34	44.46	48.28	50.99	56.89
29	33.71	39.09	42.56	45.72	49.59	52.34	58.30
30	34.80	40.26	43.77	46.98	50.89	53.67	59.70
40	45.62	51.81	55.76	59.34	63.69	66.77	73.40
50	56.33	63.17	67.50	71.42	76.15	79.49	86.66
60	66.98	74.40	79.08	83.30	88.38	91.95	99.61
70	77.58	85.53	90.53	95.02	100.4	104.2	112.3
80	88.13	96.58	101.9	106.6	112.3	116.3	124.8
90	98.65	107.6	113.2	118.1	124.1	128.3	137.2
100	109.1	118.5	124.3	129.6	135.8	140.2	149.5

附录D　F分布临界值表（方差齐性检验用，双侧概率为0.05）

分母的自由度 v_2	分子的自由度 v_1						
	1	2	3	4	5	6	7
1	647.8	799.5	864.2	899.6	921.9	937.1	948.2
2	38.51	39.00	39.17	39.25	39.30	39.33	39.36
3	17.44	16.04	15.44	15.10	14.88	14.73	14.62
4	12.22	10.65	9.98	9.60	9.36	9.20	9.07
5	10.01	8.43	7.76	7.39	7.15	6.98	6.85
6	8.81	7.26	6.60	6.23	5.99	5.82	5.70
7	8.07	6.54	5.89	5.52	5.29	5.12	4.99
8	7.57	6.06	5.42	5.05	4.82	4.65	4.53
9	7.21	5.71	5.08	4.72	4.48	4.32	4.20
10	6.94	5.46	4.83	4.47	4.24	4.07	3.95
11	6.72	5.26	4.63	4.28	4.04	3.88	3.76
12	6.55	5.10	4.47	4.12	3.89	3.73	3.61
13	6.41	4.97	4.35	4.00	3.77	3.60	3.48
14	6.30	4.86	4.24	3.89	3.66	3.50	3.38
15	6.20	4.77	4.15	3.80	3.58	3.41	3.29
16	6.12	4.69	4.08	3.73	3.50	3.34	3.22
17	6.04	4.62	4.01	3.66	3.44	3.28	3.16
18	5.98	4.56	3.95	3.61	3.38	3.22	3.10
19	5.92	4.51	3.90	3.56	3.33	3.17	3.05
20	5.87	4.46	3.86	3.51	3.29	3.13	3.01
21	5.83	4.42	3.82	3.48	3.25	3.09	2.97
22	5.79	4.38	3.78	3.44	3.22	3.05	2.93
23	5.75	4.35	3.75	3.41	3.18	3.02	2.90
24	5.72	4.32	3.72	3.38	3.15	2.99	2.87
25	5.69	4.29	3.69	3.35	3.13	2.97	2.85
26	5.66	4.27	3.67	3.33	3.10	2.94	2.82
27	5.63	4.24	3.65	3.31	3.08	2.92	2.80
28	5.61	4.22	3.63	3.29	3.06	2.90	2.78
29	5.59	4.20	3.61	3.27	3.04	2.88	2.76
30	5.57	4.18	3.59	3.25	3.03	2.87	2.75
40	5.42	4.05	3.46	3.13	2.90	2.74	2.62
60	5.29	3.93	3.34	3.01	2.79	2.63	2.51
100	5.18	3.83	3.25	2.92	2.70	2.54	2.42
120	5.15	3.80	3.23	2.89	2.67	2.52	2.39
∞	5.02	3.69	3.12	2.79	2.57	2.41	2.29

续表

分母的自由度 v_2	分子的自由度 v_1						
	8	9	10	11	12	13	14
1	956.7	963.3	968.6	973.0	976.7	979.8	982.5
2	39.37	39.39	39.40	39.41	39.41	39.42	39.43
3	14.54	14.47	14.42	14.37	14.34	14.30	14.28
4	8.98	8.90	8.84	8.79	8.75	8.71	8.68
5	6.76	6.68	6.62	6.57	6.52	6.49	6.46
6	5.60	5.52	5.46	5.41	5.37	5.33	5.30
7	4.90	4.82	4.76	4.71	4.67	4.63	4.6
8	4.43	4.36	4.30	4.24	4.20	4.16	4.13
9	4.10	4.03	3.96	3.91	3.87	3.83	3.80
10	3.85	3.78	3.72	3.66	3.62	3.58	3.55
11	3.66	3.59	3.53	3.47	3.43	3.39	3.36
12	3.51	3.44	3.37	3.32	3.28	3.24	3.21
13	3.39	3.31	3.25	3.20	3.15	3.12	3.08
14	3.29	3.21	3.15	3.09	3.05	3.01	2.98
15	3.20	3.12	3.06	3.01	2.96	2.92	2.89
16	3.12	3.05	2.99	2.93	2.89	2.85	2.82
17	3.06	2.98	2.92	2.87	2.82	2.79	2.75
18	3.01	2.93	2.87	2.81	2.77	2.73	2.70
19	2.96	2.88	2.82	2.76	2.72	2.68	2.65
20	2.91	2.84	2.77	2.72	2.68	2.64	2.60
21	2.87	2.80	2.73	2.68	2.64	2.60	2.56
22	2.84	2.76	2.70	2.65	2.60	2.56	2.53
23	2.81	2.73	2.67	2.62	2.57	2.53	2.50
24	2.78	2.70	2.64	2.59	2.54	2.50	2.47
25	2.75	2.68	2.61	2.56	2.51	2.48	2.44
26	2.73	2.65	2.59	2.54	2.49	2.45	2.42
27	2.71	2.63	2.57	2.51	2.47	2.43	2.39
28	2.69	2.61	2.55	2.49	2.45	2.41	2.37
29	2.67	2.59	2.53	2.48	2.43	2.39	2.36
30	2.65	2.57	2.51	2.46	2.41	2.37	2.34
40	2.53	2.45	2.39	2.33	2.29	2.25	2.21
60	2.41	2.33	2.27	2.22	2.17	2.13	2.09
100	2.32	2.24	2.18	2.12	2.08	2.04	2.00
120	2.30	2.22	2.16	2.10	2.05	2.01	1.98
∞	2.19	2.11	2.05	1.99	1.94	1.90	1.87

续表

分母的自由度 v_2	分子的自由度 v_1						
	15	20	30	40	60	100	∞
1	984.9	993.1	1 001	1 006	1 010	1 013	1 018
2	39.43	39.45	39.46	39.47	39.48	39.49	39.50
3	14.25	14.17	14.08	14.04	13.99	13.96	13.90
4	8.66	8.56	8.46	8.41	8.36	8.32	8.26
5	6.43	6.33	6.23	6.18	6.12	6.08	6.02
6	5.27	5.17	5.07	5.01	4.96	4.92	4.85
7	4.57	4.47	4.36	4.31	4.25	4.21	4.14
8	4.10	4.00	3.89	3.84	3.78	3.74	3.67
9	3.77	3.67	3.56	3.51	3.45	3.40	3.33
10	3.52	3.42	3.31	3.26	3.20	3.15	3.08
11	3.33	3.23	3.12	3.06	3.00	2.96	2.88
12	3.18	3.07	2.96	2.91	2.85	2.80	2.72
13	3.05	2.95	2.84	2.78	2.72	2.67	2.60
14	2.95	2.84	2.73	2.67	2.61	2.56	2.49
15	2.86	2.76	2.64	2.59	2.52	2.47	2.40
16	2.79	2.68	2.57	2.51	2.45	2.40	2.32
17	2.72	2.62	2.50	2.44	2.38	2.33	2.25
18	2.67	2.56	2.44	2.38	2.32	2.27	2.19
19	2.62	2.51	2.39	2.33	2.27	2.22	2.13
20	2.57	2.46	2.35	2.29	2.22	2.17	2.09
21	2.53	2.42	2.31	2.25	2.18	2.13	2.04
22	2.50	2.39	2.27	2.21	2.14	2.09	2.00
23	2.47	2.36	2.24	2.18	2.11	2.06	1.97
24	2.44	2.33	2.21	2.15	2.08	2.02	1.94
25	2.41	2.30	2.18	2.12	2.05	2.00	1.91
26	2.39	2.28	2.16	2.09	2.03	1.97	1.88
27	2.36	2.25	2.13	2.07	2.00	1.94	1.85
28	2.34	2.23	2.11	2.05	1.98	1.92	1.83
29	2.32	2.21	2.09	2.03	1.96	1.90	1.81
30	2.31	2.20	2.07	2.01	1.94	1.88	1.79
40	2.18	2.07	1.94	1.88	1.80	1.74	1.64
60	2.06	1.94	1.82	1.74	1.67	1.60	1.48
100	1.97	1.85	1.71	1.64	1.56	1.48	1.35
120	1.94	1.82	1.69	1.61	1.53	1.45	1.31
∞	1.83	1.71	1.57	1.48	1.39	1.30	1.00

附录E　F分布临界值表（方差分析用，α＝0.05）

v_2	v_1						
	1	2	3	4	5	6	7
1	161.5	199.5	215.7	224.6	230.2	234.0	236.8
2	18.51	19.00	19.16	19.25	19.30	19.33	19.35
3	10.13	9.55	9.28	9.12	9.01	8.94	8.89
4	7.71	6.94	6.59	6.39	6.26	6.16	6.09
5	6.61	5.79	5.41	5.19	5.05	4.95	4.88
6	5.99	5.14	4.76	4.53	4.39	4.28	4.21
7	5.59	4.74	4.35	4.12	3.97	3.87	3.79
8	5.32	4.46	4.07	3.84	3.69	3.58	3.50
9	5.12	4.26	3.86	3.63	3.48	3.37	3.29
10	4.96	4.10	3.71	3.48	3.33	3.22	3.14
11	4.84	3.98	3.59	3.36	3.20	3.09	3.01
12	4.75	3.89	3.49	3.26	3.11	3.00	2.91
13	4.67	3.81	3.41	3.18	3.03	2.92	2.83
14	4.60	3.74	3.34	3.11	2.96	2.85	2.76
15	4.54	3.68	3.29	3.06	2.90	2.79	2.71
16	4.49	3.63	3.24	3.01	2.85	2.74	2.66
17	4.45	3.59	3.20	2.96	2.81	2.70	2.61
18	4.41	3.55	3.16	2.93	2.77	2.66	2.58
19	4.38	3.52	3.13	2.90	2.74	2.63	2.54
20	4.35	3.49	3.10	2.87	2.71	2.60	2.51
21	4.32	3.47	3.07	2.84	2.68	2.57	2.49
22	4.30	3.44	3.05	2.82	2.66	2.55	2.46
23	4.28	3.42	3.03	2.80	2.64	2.53	2.44
24	4.26	3.40	3.01	2.78	2.62	2.51	2.42
25	4.24	3.39	2.99	2.76	2.60	2.49	2.40
26	4.23	3.37	2.98	2.74	2.59	2.47	2.39
27	4.21	3.35	2.96	2.73	2.57	2.46	2.37
28	4.20	3.34	2.95	2.71	2.56	2.45	2.36
29	4.18	3.33	2.93	2.70	2.55	2.43	2.35
30	4.17	3.32	2.92	2.69	2.53	2.42	2.33
40	4.08	3.23	2.84	2.61	2.45	2.34	2.25
60	4.00	3.15	2.76	2.53	2.37	2.25	2.17
100	3.94	3.09	2.70	2.46	2.31	2.19	2.10
120	3.92	3.07	2.68	2.45	2.29	2.18	2.09
∞	3.84	3.00	2.66	2.37	2.21	2.10	2.01

续表

v_2	v_1						
	8	9	10	11	12	13	14
1	238.9	240.5	241.9	243.0	243.9	244.7	245.4
2	19.37	19.38	19.40	19.40	19.41	19.42	19.42
3	8.85	8.81	8.79	8.76	8.74	8.73	8.71
4	6.04	6.00	5.96	5.94	5.91	5.89	5.87
5	4.82	4.77	4.74	4.70	4.68	4.66	4.64
6	4.15	4.10	4.06	4.03	4.00	3.98	3.96
7	3.73	3.68	3.64	3.60	3.57	3.55	3.53
8	3.44	3.39	3.35	3.31	3.28	3.26	3.24
9	3.23	3.18	3.14	3.10	3.07	3.05	3.03
10	3.07	3.02	2.98	2.94	2.91	2.89	2.86
11	2.95	2.90	2.85	2.82	2.79	2.76	2.74
12	2.85	2.80	2.75	2.72	2.69	2.66	2.64
13	2.77	2.71	2.67	2.63	2.60	2.58	2.55
14	2.70	2.65	2.60	2.57	2.53	2.51	2.48
15	2.64	2.59	2.54	2.51	2.48	2.45	2.42
16	2.59	2.54	2.49	2.46	2.42	2.40	2.37
17	2.55	2.49	2.45	2.41	2.38	2.35	2.33
18	2.51	2.46	2.41	2.37	2.34	2.31	2.29
19	2.48	2.42	2.38	2.34	2.31	2.28	2.26
20	2.45	2.39	2.35	2.31	2.28	2.25	2.22
21	2.42	2.37	2.32	2.28	2.25	2.22	2.20
22	2.40	2.34	2.30	2.26	2.23	2.20	2.17
23	2.37	2.32	2.27	2.24	2.20	2.18	2.15
24	2.36	2.30	2.25	2.22	2.18	2.15	2.13
25	2.34	2.28	2.24	2.20	2.16	2.14	2.11
26	2.32	2.27	2.22	2.18	2.15	2.12	2.09
27	2.31	2.25	2.20	2.17	2.13	2.10	2.08
28	2.29	2.24	2.19	2.15	2.12	2.09	2.06
29	2.28	2.22	2.18	2.14	2.10	2.08	2.05
30	2.27	2.21	2.16	2.13	2.09	2.06	2.04
40	2.18	2.12	2.08	2.04	2.00	1.97	1.95
60	2.10	2.04	1.99	1.95	1.92	1.89	1.86
100	2.03	1.97	1.93	1.89	1.85	1.82	1.79
120	2.02	1.96	1.91	1.87	1.83	1.80	1.78
∞	1.94	1.88	1.83	1.79	1.75	1.72	1.69

续表

v_2	v_1						
	20	40	50	100	200	500	∞
1	248.0	251.1	251.8	253.0	253.7	254.1	254.3
2	19.45	19.47	19.48	19.49	19.49	19.49	19.50
3	8.66	8.59	8.58	8.55	8.54	8.53	8.53
4	5.80	5.72	5.70	5.66	5.65	5.64	5.63
5	4.56	4.46	4.44	4.41	4.39	4.37	4.36
6	3.87	3.77	3.75	3.71	3.69	3.68	3.67
7	3.44	3.34	3.32	3.27	3.25	3.24	3.23
8	3.15	3.04	3.02	2.97	2.95	2.94	2.93
9	2.94	2.83	2.80	2.76	2.73	2.72	2.71
10	2.77	2.66	2.64	2.59	2.56	2.55	2.54
11	2.65	2.53	2.51	2.46	2.43	2.42	2.40
12	2.54	2.43	2.40	2.35	2.32	2.31	2.30
13	2.46	2.34	2.31	2.26	2.23	2.22	2.21
14	2.39	2.27	2.24	2.19	2.16	2.14	2.13
15	2.33	2.20	2.18	2.12	2.10	2.08	2.07
16	2.28	2.15	2.12	2.07	2.04	2.02	2.01
17	2.23	2.10	2.08	2.02	1.99	1.97	1.96
18	2.19	2.06	2.04	1.98	1.95	1.93	1.92
19	2.16	2.03	2.00	1.94	1.91	1.89	1.88
20	2.12	1.99	1.97	1.91	1.88	1.86	1.84
21	2.10	1.96	1.94	1.88	1.84	1.83	1.81
22	2.07	1.94	1.91	1.85	1.82	1.80	1.78
23	2.05	1.91	1.88	1.82	1.79	1.77	1.76
24	2.03	1.89	1.86	1.80	1.77	1.75	1.73
25	2.01	1.87	1.84	1.78	1.75	1.73	1.71
26	1.99	1.85	1.82	1.76	1.73	1.71	1.69
27	1.97	1.84	1.81	1.74	1.71	1.69	1.67
28	1.96	1.82	1.79	1.73	1.69	1.67	1.65
29	1.94	1.81	1.77	1.71	1.67	1.65	1.64
30	1.93	1.79	1.76	1.70	1.66	1.64	1.62
40	1.84	1.69	1.66	1.59	1.55	1.53	1.51
60	1.75	1.59	1.56	1.48	1.44	1.41	1.39
100	1.68	1.52	1.48	1.39	1.34	1.31	1.28
120	1.66	1.50	1.46	1.37	1.32	1.28	1.25
∞	1.57	1.39	1.35	1.24	1.17	1.11	1.00

附录F　ψ值表（多个样本均数比较时所需样本例数的估计用 $\alpha = 0.05$，$\beta = 0.1$）

υ_2	υ_1																
	1	2	3	4	5	6	7	8	9	10	15	20	30	40	60	120	∞
2	6.80	6.71	6.68	6.67	6.66	6.65	6.65	6.65	6.64	6.64	6.64	6.63	6.63	6.63	6.63	6.63	6.62
3	5.01	4.63	4.47	4.39	4.34	4.30	4.27	4.25	4.23	4.22	4.18	4.16	4.14	4.13	4.12	4.11	4.09
4	4.40	3.90	3.69	3.58	3.50	3.45	3.41	3.38	3.36	3.34	3.28	3.25	3.22	3.20	3.19	3.17	3.15
5	4.09	3.54	3.30	3.17	3.08	3.02	2.97	2.94	2.91	2.89	2.81	2.78	2.74	2.72	2.70	2.68	2.66
6	3.91	3.32	3.07	2.92	2.83	2.76	2.71	2.67	2.64	2.61	2.53	2.49	2.44	2.42	2.40	2.37	2.35
7	3.80	3.18	2.91	2.76	2.66	2.58	2.53	2.49	2.45	2.42	2.33	2.29	2.24	2.21	2.19	2.16	2.18
8	3.71	3.08	2.81	2.64	2.51	2.46	2.40	2.35	2.32	2.29	2.19	2.14	2.09	2.06	2.03	2.00	1.97
9	3.65	3.01	2.72	2.56	2.44	2.36	2.30	2.26	2.22	2.19	2.09	2.03	1.97	1.94	1.91	1.88	1.85
10	3.60	2.95	2.66	2.49	2.37	2.29	2.23	2.18	2.14	2.11	2.00	1.94	1.88	1.85	1.82	1.78	1.75
11	3.57	2.91	2.61	2.44	2.32	2.23	2.17	2.12	2.08	2.04	1.93	1.87	1.81	1.78	1.74	1.70	1.67
12	3.54	2.87	2.57	2.39	2.27	2.19	2.12	2.07	2.02	1.99	1.88	1.81	1.75	1.71	1.68	1.64	1.60
13	3.51	2.84	2.54	2.36	2.23	2.15	2.08	2.02	1.98	1.95	1.83	1.76	1.69	1.66	1.62	1.58	1.54
14	3.49	2.81	2.51	2.33	2.20	2.11	2.04	1.99	1.94	1.91	1.79	1.72	1.65	1.61	1.57	1.53	1.49
15	3.47	2.79	2.48	2.30	2.17	2.08	2.01	1.96	1.91	1.87	1.75	1.68	1.61	1.57	1.53	1.49	1.44
16	3.46	2.77	2.46	2.28	2.15	2.06	1.99	1.93	1.88	1.85	1.72	1.65	1.58	1.54	1.49	1.45	1.40
17	3.44	2.76	2.44	2.26	2.13	2.04	1.96	1.91	1.86	1.82	1.69	1.62	1.55	1.50	1.46	1.41	1.36
18	3.43	2.74	2.43	2.24	2.11	2.02	1.94	1.89	1.84	1.80	1.67	1.60	1.52	1.48	1.43	1.38	1.33
19	3.42	2.73	2.41	2.22	2.09	2.00	1.93	1.87	1.82	1.78	1.65	1.58	1.49	1.45	1.40	1.35	1.30
20	3.41	2.72	2.40	2.21	2.08	1.98	1.91	1.85	1.80	1.76	1.63	1.55	1.47	1.43	1.38	1.33	1.27
21	3.40	2.71	2.39	2.20	2.07	1.97	1.90	1.84	1.79	1.75	1.61	1.54	1.45	1.41	1.36	1.30	1.25
22	3.39	2.70	2.38	2.19	2.05	1.96	1.88	1.82	1.77	1.73	1.60	1.52	1.43	1.39	1.34	1.28	1.22
23	3.39	2.69	2.37	2.18	2.04	1.95	1.87	1.81	1.76	1.72	1.58	1.50	1.42	1.37	1.32	1.26	1.20
24	3.38	2.68	2.36	2.17	2.03	1.94	1.86	1.80	1.75	1.71	1.57	1.49	1.40	1.35	1.30	1.24	1.18
25	3.37	2.68	2.35	2.16	2.02	1.93	1.85	1.79	1.74	1.70	1.56	1.48	1.39	1.34	1.28	1.23	1.16
26	3.37	2.67	2.35	2.15	2.02	1.92	1.84	1.78	1.73	1.69	1.54	1.46	1.37	1.32	1.27	1.21	1.15
27	3.36	2.66	2.34	2.14	2.01	1.91	1.83	1.77	1.72	1.68	1.53	1.45	1.36	1.31	1.26	1.20	1.13
28	3.36	2.66	2.33	2.14	2.00	1.90	1.82	1.76	1.71	1.67	1.52	1.44	1.35	1.30	1.24	1.18	1.11
29	3.36	2.65	2.33	2.13	1.99	1.89	1.82	1.75	1.70	1.66	1.51	1.43	1.34	1.29	1.23	1.17	1.10

续表

υ_2	υ_1																
	1	2	3	4	5	6	7	8	9	10	15	20	30	40	60	120	∞
30	3.35	2.65	2.32	2.12	1.99	1.89	1.81	1.75	1.70	1.65	1.51	1.42	1.33	1.28	1.22	1.16	1.08
31	3.35	2.64	2.32	2.12	1.98	1.88	1.80	1.74	1.69	1.64	1.50	1.41	1.32	1.27	1.21	1.14	1.07
32	3.34	2.64	2.31	2.11	1.98	1.88	1.80	1.73	1.68	1.64	1.49	1.41	1.31	1.26	1.20	1.13	1.06
33	3.34	2.63	2.31	2.11	1.97	1.87	1.79	1.73	1.68	1.63	1.48	1.40	1.30	1.25	1.19	1.12	1.05
34	3.34	2.63	2.30	2.10	1.97	1.87	1.79	1.72	1.67	1.63	1.48	1.39	1.29	1.24	1.18	1.11	1.04
35	3.34	2.63	2.30	2.10	1.96	1.86	1.78	1.72	1.66	1.62	1.47	1.38	1.29	1.23	1.17	1.10	1.02
36	3.33	2.62	2.30	2.10	1.96	1.86	1.78	1.71	1.66	1.62	1.47	1.38	1.28	1.22	1.16	1.09	1.01
37	3.33	2.62	2.29	2.09	1.95	1.85	1.77	1.71	1.65	1.61	1.46	1.37	1.27	1.22	1.15	1.08	1.09
38	3.33	2.62	2.29	2.09	1.95	1.85	1.77	1.70	1.65	1.61	1.45	1.37	1.27	1.21	1.15	1.08	0.99
39	3.33	2.62	2.29	2.09	1.95	1.84	1.76	1.70	1.65	1.60	1.45	1.36	1.26	1.20	1.14	1.07	0.99
40	3.32	2.61	2.28	2.08	1.94	1.84	1.76	1.70	1.64	1.60	1.44	1.36	1.25	1.20	1.13	1.06	0.98
41	3.32	2.61	2.28	2.08	1.94	1.84	1.76	1.69	1.64	1.59	1.44	1.35	1.25	1.19	1.13	1.05	0.97
42	3.32	2.61	2.28	2.08	1.94	1.83	1.75	1.69	1.63	1.59	1.44	1.35	1.24	1.18	1.12	1.05	0.96
43	3.32	2.61	2.28	2.07	1.93	1.83	1.75	1.69	1.63	1.59	1.43	1.34	1.24	1.18	1.11	1.04	0.95
44	3.32	2.60	2.27	2.07	1.93	1.83	1.75	1.68	1.63	1.58	1.43	1.34	1.23	1.17	1.11	1.03	0.94
45	3.31	2.60	2.27	2.07	1.93	1.83	1.74	1.68	1.62	1.58	1.42	1.33	1.23	1.17	1.10	1.03	0.94
46	3.31	2.60	2.27	2.07	1.93	1.82	1.74	1.68	1.62	1.58	1.42	1.33	1.22	1.16	1.10	1.02	0.93
47	3.31	2.60	2.27	2.06	1.92	1.82	1.74	1.67	1.62	1.57	1.42	1.33	1.22	1.16	1.09	1.02	0.92
48	3.31	2.60	2.26	2.06	1.92	1.82	1.74	1.67	1.62	1.57	1.41	1.32	1.22	1.15	1.09	1.01	0.92
49	3.31	2.59	2.26	2.06	1.92	1.82	1.73	1.67	1.61	1.57	1.41	1.32	1.21	1.15	1.08	1.00	0.91
50	3.31	2.59	2.26	2.06	1.92	1.81	1.73	1.67	1.61	1.56	1.41	1.31	1.21	1.15	1.08	1.00	0.90
60	3.30	2.58	2.25	2.04	1.90	1.79	1.71	1.64	1.59	1.54	1.38	1.29	1.18	1.11	1.04	0.95	0.85
80	3.28	2.56	2.23	2.02	1.88	1.77	1.69	1.62	1.56	1.51	1.35	1.25	1.14	1.07	0.99	0.90	0.77
120	3.27	2.55	2.21	2.00	1.86	1.75	1.66	1.59	1.54	1.49	1.32	1.22	1.09	1.02	0.94	0.83	0.68
240	3.26	2.53	2.19	1.98	1.84	1.73	1.64	1.57	1.51	1.46	1.29	1.18	1.05	0.97	0.88	0.76	0.56
∞	3.24	2.52	2.17	1.96	1.81	1.70	1.62	1.54	1.48	1.43	1.25	1.14	1.01	0.92	0.82	0.65	0.00

附录G λ值表（多个样本率比较时所需样本例数的估计用 $\alpha=0.05$）

υ	β								
	0.9	0.8	0.7	0.6	0.5	0.4	0.3	0.2	0.1
1	0.43	1.24	2.06	2.91	3.84	4.90	6.17	7.85	10.51
2	0.62	1.73	2.78	3.83	4.96	6.21	7.70	9.63	12.65
3	0.78	2.10	3.30	4.50	5.76	7.15	8.79	10.90	14.17
4	0.91	2.40	3.74	5.05	6.42	7.92	9.68	11.94	15.41
5	1.03	2.67	4.12	5.53	6.99	8.59	10.45	12.83	16.47
6	1.13	2.91	4.46	5.96	7.50	9.19	11.14	13.62	17.42
7	1.23	3.13	4.77	6.35	7.97	9.73	11.77	14.35	18.28
8	1.32	3.33	5.06	6.71	8.40	10.24	12.35	15.02	19.08
9	1.40	3.53	5.33	7.05	8.81	10.71	12.89	15.65	19.83
10	1.49	3.71	5.59	7.37	9.19	11.15	13.40	16.24	20.53
11	1.56	3.88	5.83	7.68	9.56	11.57	13.89	16.80	21.20
12	1.64	4.05	6.06	7.97	9.90	11.98	14.35	17.34	21.83
13	1.71	4.20	6.29	8.25	10.23	12.36	14.80	17.85	22.44
14	1.77	4.36	6.50	8.52	10.55	12.73	15.22	18.34	23.02
15	1.84	4.50	6.71	8.78	10.86	13.09	15.63	18.81	23.58
16	1.90	4.65	6.91	9.03	11.16	13.43	16.03	19.27	24.13
17	1.97	4.78	7.10	9.27	11.45	13.77	16.41	19.71	24.65
18	2.03	4.92	7.29	9.50	11.73	14.09	16.78	20.14	25.16
19	2.08	5.05	7.47	9.73	12.00	14.41	17.14	20.56	25.65
20	2.14	5.18	7.65	9.96	12.26	14.71	17.50	20.96	26.13
21	2.20	5.30	7.83	10.17	12.52	15.01	17.84	21.36	26.60
22	2.25	5.42	8.00	10.38	12.77	15.30	18.17	21.74	27.06
23	2.30	5.54	8.16	10.59	13.02	15.59	18.50	22.12	27.50
24	2.36	5.66	8.33	10.79	13.26	15.87	18.82	22.49	27.94
25	2.41	5.77	8.48	10.99	13.49	16.14	19.13	22.85	28.37
26	2.46	5.88	8.64	11.19	13.72	16.41	19.44	23.20	28.78
27	2.51	5.99	8.79	11.38	13.95	16.67	19.74	23.55	29.19
28	2.56	6.10	8.94	11.57	14.17	16.93	20.04	23.89	29.60
29	2.60	6.20	9.09	11.75	14.39	17.18	20.33	24.22	29.99
30	2.65	6.31	9.24	11.93	14.60	17.43	20.61	24.55	30.38

续表

υ	β								
	0.9	0.8	0.7	0.6	0.5	0.4	0.3	0.2	0.1
31	2.69	6.41	9.38	12.11	14.82	17.67	20.89	24.87	30.76
32	2.74	6.51	9.52	12.28	15.02	17.91	21.17	25.19	31.13
33	2.78	6.61	9.66	12.45	15.23	18.15	21.44	25.50	31.50
34	2.83	6.70	9.79	12.62	15.43	18.38	21.70	25.80	31.87
35	2.87	6.80	9.93	12.79	15.63	18.61	21.97	26.11	32.23
36	2.91	6.89	10.06	12.96	15.82	18.84	22.23	26.41	32.58
37	2.96	6.99	10.19	13.12	16.01	19.06	22.48	26.70	32.93
38	3.00	7.08	10.32	13..28	16.20	19.28	22.73	26.99	33.27
39	3.04	7.17	10.45	13.44	16.39	19.50	22.98	27.27	33.61
40	3.08	7.26	10.57	13.59	16.58	19.71	23.23	27.56	33.94
50	3.46	8.10	11.75	15.06	18.31	21.72	25.53	30.20	37.07
60	3.80	8.86	12.81	16.38	19.88	23.53	27.61	32.59	39.89
70	4.12	9.56	13.79	17.60	21.32	25.20	29.52	34.79	42.48
80	4.41	10.21	14.70	18.74	22.67	26.75	31.29	36.83	44.89
90	4.69	10.83	15.56	19.80	23.93	28.21	32.96	38.74	47.16
100	4.95	11.41	16.37	20.81	25.12	29.59	34.54	40.56	49.29
110	5.20	11.96	17.14	21.77	26.25	30.90	36.04	42.28	51.33
120	5.44	12.49	17.88	22.68	27.34	32.15	37.47	43.92	53.27

附录H　Jackknife方法估计Deming回归斜率和截距的置信区间

```
/*搭建截距和斜率置信区间估及输出的宏程序DEMINGCI*/
%MACRO DEMINGCI（dataset=，test=，ref=）;
*通过调用%DEMING宏程序获得Deming回归斜率和截距;
%DEMING（dataset=&DATASET，test=&test，ref=&ref）
data estimates;
set deming2;
rename b=b_est  a0=a0_est;
run;
/*通过Jackknife方法从全部数据集中，每次去掉第i个样本，将剩余样本作为第i次得到的样本，重复调用%DEMING宏程序，生成n-1个样本的斜率和截距（Linnet 1990）*/
proc means data=&dataset n NOPRINT;
var &test;
output out=n;
run;
data _null_;
set n;
where _STAT_ IN（"N"）;
call symputx（"n"，round（&test，0.001））;
run;
/*将原始数据集中N个观测编号*/
data jackorig;
set &dataset;
count+1;
run;
/*创建空数据集保存每次Jackknife后的结果*/
data jack;
set _null_;
run;
/*建立循环，重复调用N-1次%DEMING回归*/
%DO i=1 %TO &n;
/*在第i次迭代中，从原始数据集中移除第i个观测值*/
data jack&i;
set jackorig;
where count NE &i;
```

```
run;
/*在子数据集中调用%DEMING宏程序*/
%DEMING（dataset＝jack&i，test＝&test，ref＝&ref）
/*将第i次迭代的Deming回归斜率和截距估计作为数据集JACK中的第i个观测值，定义变量JACK等于i */
data jack;
set jack deming2（in＝a）;
if a then jack＝&i;
dummy＝1;
run;
%END;
/*利用Jackknife过程和Deming回归斜率和截距估计，计算Deming回归斜率和截距估计的标准误，并产生95%CI*/
/*计算第i次迭代的估计量，计算抽样后斜率和截距的估计量，获得其均值*/
data jackcalc;
merge jack estimates;
by dummy;
jackb＝（&n * b_est）-（(&n-1）*b）;
jacka＝（&n * a0_est）-（(&n-1）*a0）;
call symputx（“b_est”，b_est）;
call symputx（“a0_est”，a0_est）;
run;
proc means data＝jackcalc mean NOPRINT;
var jackb jacka;
output out＝jackcalc1 mean＝jackbmean jackamean;
run;
data jackcalc1;
set jackcalc1（drop＝_type_ _freq_）;
dummy＝1;
run;
/*计算Deming回归斜率和截距估计的方差，计算第i次迭代的方差，并获得方差和*/
data jackcalc2;
merge jackcalc jackcalc1;
by dummy;
diff_b2＝（jackb-jackbmean）**2/（&n-1）;
diff_a2＝（jacka-jackamean）**2/（&n-1）;
run;
proc means data＝jackcalc2 sum NOPRINT;
var diff_b2 diff_a2;
```

```
output out = variance sum = sumb suma;
run;
/* 计算Deming回归斜率和截距的标准误和95% CI*/
%let alpha = 0.05;
data variance2;
set variance;
se_b = SQRT ( sumb/&n );
se_a = SQRT ( suma/&n );
t = TINV ( %sysevalf ( 1-&alpha./2 ), &n-1 );
b_lower = &b_est -TINV ( %sysevalf ( 1-&alpha./2 ), &n-1 ) * se_b;
b_upper = &b_est + TINV ( %sysevalf ( 1-&alpha./2 ), &n-1 ) * se_b;
a_lower = &a0_est -TINV ( %sysevalf ( 1-&alpha./2 ), &n-1 ) * se_a;
a_upper = &a0_est + TINV ( %sysevalf ( 1-&alpha./2 ), &n-1 ) * se_a;
run;
/*创建结果数据集，存储Deming回归估计值和置信区间*/
data result;
merge estimates variance2;
drop _TYPE_ _FREQ_ dummy sumb suma;
slope = STRIP ( ROUND ( b_est, 0.01 )) || "( "||STRIP ( ROUND ( b_lower, 0.001 )) ||",
"|| STRIP ( ROUND ( b_upper, 0.001 )) ||" )" ;
intercept = STRIP ( ROUND ( a0_est, 0.01 )) || "( "||STRIP ( ROUND ( a_lower, 0.001 )) ||",
"||STRIP ( ROUND ( a_upper, 0.001 )) ||" )" ;
run;
/*创建斜率和截距点估计和置信限的宏变量*/
data _null_;
set result;
Call symputx ( "b_est", round ( b_est, 0.001 ));
Call symputx ( "a0_est", round ( a0_est, 0.001 ));
Call symputx ( "b_lower", round ( b_lower, 0.001 ));
Call symputx ( "a_lower", round ( a_lower, 0.001 ));
Call symputx ( "b_upper", round ( b_upper, 0.001 ));
Call symputx ( "a_upper", round ( a_upper, 0.001 ));
run;
/*打印结果*/
data results;
set result;
keep term estimate LCL UCL out;
term = 'intercept' ; estimate = a0_est; LCL = a_lower; UCL = a_upper; out = intercept;
output;
```

```
term = 'slope'; estimate = b_est; LCL = b_lower; UCL = b_upper; out = slope; output;
run;

proc report data = results nowd;
define term/ ' ';
define estimate/ 'Estimate';
define LCL/" Lower %sysevalf(100*(1-&alpha.)) % CI";
define UCL/" Upper %sysevalf(100*(1-&alpha.)) % CI";
define out/' Output';
run;
```

附录I　相关系数r临界值表

v	P								
	0.50	0.20	0.10	0.05	0.02	0.01	0.005	0.002	0.001
1	0.707	0.951	0.988	0.997	1.000	1.000	1.000	1.000	1.000
2	0.500	0.800	0.900	0.950	0.980	0.990	0.995	0.998	0.999
3	0.404	0.687	0.805	0.878	0.934	0.959	0.974	0.986	0.991
4	0.347	0.608	0.729	0.811	0.882	0.917	0.942	0.963	0.974
5	0.309	0.551	0.669	0.754	0.833	0.875	0.906	0.935	0.951
6	0.281	0.507	0.621	0.707	0.789	0.834	0.870	0.905	0.925
7	0.260	0.472	0.582	0.666	0.750	0.798	0.836	0.875	0.898
8	0.242	0.443	0.549	0.632	0.715	0.765	0.805	0.847	0.872
9	0.228	0.419	0.521	0.602	0.685	0.735	0.776	0.820	0.847
10	0.216	0.398	0.497	0.576	0.658	0.708	0.750	0.795	0.823
11	0.206	0.380	0.476	0.553	0.634	0.684	0.726	0.772	0.801
12	0.197	0.365	0.458	0.532	0.612	0.661	0.703	0.750	0.780
13	0.189	0.351	0.441	0.514	0.592	0.641	0.683	0.730	0.760
14	0.182	0.338	0.426	0.497	0.574	0.623	0.664	0.711	0.742
15	0.176	0.327	0.412	0.482	0.558	0.606	0.647	0.694	0.725
16	0.170	0.317	0.400	0.468	0.543	0.590	0.631	0.678	0.708
17	0.165	0.308	0.389	0.456	0.529	0.575	0.616	0.662	0.693
18	0.160	0.299	0.378	0.444	0.516	0.561	0.602	0.648	0.679
19	0.156	0.291	0.369	0.433	0.503	0.549	0.589	0.635	0.665
20	0.152	0.284	0.360	0.423	0.492	0.537	0.576	0.622	0.652
21	0.148	0.277	0.352	0.413	0.482	0.526	0.565	0.610	0.640
22	0.145	0.271	0.344	0.404	0.472	0.515	0.554	0.599	0.629
23	0.141	0.265	0.337	0.396	0.462	0.505	0.543	0.588	0.618
24	0.138	0.260	0.330	0.388	0.453	0.496	0.534	0.578	0.607
25	0.136	0.255	0.323	0.381	0.445	0.487	0.524	0.568	0.597
26	0.133	0.250	0.317	0.374	0.437	0.479	0.515	0.559	0.588
27	0.130	0.245	0.311	0.367	0.430	0.471	0.507	0.550	0.579
28	0.128	0.241	0.306	0.361	0.423	0.463	0.499	0.541	0.570
29	0.126	0.237	0.301	0.355	0.416	0.456	0.491	0.533	0.562
30	0.124	0.233	0.296	0.349	0.409	0.449	0.484	0.526	0.554

续表

v	P								
	0.50	0.20	0.10	0.05	0.02	0.01	0.005	0.002	0.001
31	0.122	0.229	0.291	0.344	0.403	0.442	0.477	0.518	0.547
32	0.120	0.225	0.287	0.339	0.397	0.436	0.470	0.511	0.539
33	0.118	0.222	0.283	0.334	0.392	0.430	0.464	0.504	0.532
34	0.116	0.219	0.279	0.329	0.386	0.424	0.458	0.498	0.525
35	0.114	0.216	0.275	0.325	0.381	0.418	0.452	0.492	0.519
36	0.113	0.213	0.271	0.320	0.376	0.413	0.446	0.486	0.513
37	0.111	0.210	0.267	0.316	0.371	0.408	0.441	0.480	0.507
38	0.110	0.207	0.264	0.312	0.367	0.403	0.435	0.474	0.501
39	0.108	0.204	0.260	0.308	0.362	0.398	0.430	0.469	0.495
40	0.107	0.202	0.257	0.304	0.358	0.393	0.425	0.463	0.490
41	0.106	0.199	0.254	0.301	0.354	0.389	0.420	0.458	0.484
42	0.104	0.197	0.251	0.297	0.350	0.384	0.416	0.453	0.479
43	0.103	0.195	0.248	0.294	0.346	0.380	0.411	0.449	0.474
44	0.102	0.192	0.246	0.291	0.342	0.376	0.407	0.444	0.469
45	0.101	0.190	0.243	0.288	0.338	0.372	0.403	0.439	0.465
46	0.100	0.188	0.240	0.285	0.335	0.368	0.399	0.435	0.460
47	0.099	0.186	0.238	0.282	0.331	0.365	0.395	0.431	0.456
48	0.098	0.184	0.235	0.279	0.328	0.361	0.391	0.427	0.451
49	0.097	0.182	0.233	0.276	0.325	0.358	0.387	0.423	0.447
50	0.096	0.181	0.231	0.273	0.322	0.354	0.384	0.419	0.443
60	0.087	0.165	0.211	0.250	0.295	0.325	0.352	0.385	0.408
70	0.081	0.153	0.195	0.232	0.274	0.302	0.327	0.358	0.380
80	0.076	0.143	0.183	0.217	0.257	0.283	0.307	0.336	0.357
90	0.071	0.135	0.173	0.205	0.242	0.267	0.290	0.318	0.338
100	0.068	0.128	0.164	0.195	0.230	0.254	0.276	0.303	0.321
200	0.048	0.091	0.116	0.138	0.164	0.181	0.197	0.216	0.230
300	0.039	0.074	0.095	0.113	0.134	0.148	0.161	0.177	0.188
500	0.030	0.057	0.073	0.088	0.104	0.115	0.125	0.138	0.146
1 000	0.021	0.041	0.052	0.062	0.073	0.081	0.089	0.098	0.104
∞	0.000	0.000	0.000	0.000	0.000	0.000	0.000	0.000	0.000

$v=n-2$为自由度

附录J　Spearman秩相关系数（$\rho_s=0$的界值表）

n	概率P								
	单侧：0.25	0.10	0.05	0.025	0.01	0.005	0.002 5	0.001	0.000 5
	双侧：0.50	0.20	0.10	0.05	0.02	0.01	0.005	0.002	0.001
4	0.600	1.000	1.000						
5	0.500	0.800	0.900	1.000	1.000				
6	0.371	0.657	0.829	0.886	0.943	1.000	1.000		
7	0.321	0.571	0.714	0.786	0.893	0.929	0.964	1.000	1.000
8	0.310	0.524	0.643	0.738	0.833	0.881	0.905	0.952	0.976
9	0.267	0.483	0.600	0.700	0.783	0.833	0.867	0.917	0.933
10	0.248	0.455	0.564	0.648	0.745	0.794	0.830	0.879	0.903
11	0.236	0.427	0.536	0.618	0.709	0.755	0.800	0.845	0.873
12	0.217	0.406	0.503	0.587	0.678	0.727	0.769	0.818	0.846
13	0.209	0.385	0.484	0.560	0.648	0.703	0.747	0.791	0.824
14	0.200	0.367	0.464	0.538	0.626	0.679	0.723	0.771	0.802
15	0.189	0.354	0.446	0.521	0.604	0.654	0.700	0.750	0.779
16	0.182	0.341	0.429	0.503	0.582	0.635	0.679	0.729	0.762
17	0.176	0.328	0.414	0.485	0.566	0.615	0.662	0.713	0.748
18	0.170	0.317	0.401	0.472	0.550	0.600	0.643	0.695	0.728
19	0.165	0.309	0.391	0.460	0.535	0.584	0.628	0.677	0.712
20	0.161	0.299	0.380	0.447	0.520	0.570	0.612	0.662	0.696
21	0.156	0.292	0.370	0.435	0.508	0.556	0.599	0.648	0.681
22	0.152	0.284	0.361	0.425	0.496	0.544	0.586	0.634	0.667
23	0.148	0.278	0.353	0.415	0.486	0.532	0.573	0.622	0.654
24	0.144	0.271	0.344	0.406	0.476	0.521	0.562	0.610	0.642
25	0.142	0.265	0.337	0.398	0.466	0.511	0.551	0.598	0.630
26	0.138	0.259	0.331	0.390	0.457	0.501	0.541	0.587	0.619
27	0.136	0.255	0.324	0.382	0.448	0.491	0.531	0.577	0.608
28	0.133	0.250	0.317	0.375	0.440	0.483	0.522	0.567	0.598
29	0.130	0.245	0.312	0.368	0.433	0.475	0.513	0.558	0.589
30	0.128	0.240	0.306	0.362	0.425	0.467	0.504	0.549	0.580
31	0.126	0.236	0.301	0.356	0.418	0.459	0.496	0.541	0.571
32	0.124	0.232	0.296	0.350	0.412	0.452	0.489	0.533	0.563

续表

n	概率P								
	单侧：0.25	0.10	0.05	0.025	0.01	0.005	0.002 5	0.001	0.000 5
	双侧：0.50	0.20	0.10	0.05	0.02	0.01	0.005	0.002	0.001
33	0.121	0.229	0.291	0.345	0.405	0.446	0.482	0.525	0.554
34	0.120	0.225	0.287	0.340	0.399	0.439	0.475	0.517	0.547
35	0.118	0.222	0.283	0.335	0.394	0.433	0.468	0.510	0.539
36	0.116	0.219	0.279	0.330	0.388	0.427	0.462	0.504	0.533
37	0.114	0.216	0.275	0.325	0.382	0.421	0.456	0.497	0.526
38	0.113	0.212	0.271	0.321	0.378	0.415	0.450	0.491	0.519
39	0.111	0.210	0.267	0.317	0.373	0.410	0.444	0.485	0.513
40	0.110	0.207	0.264	0.313	0.368	0.405	0.439	0.479	0.507
41	0.108	0.204	0.261	0.309	0.364	0.400	0.433	0.473	0.501
42	0.107	0.202	0.257	0.305	0.359	0.395	0.428	0.468	0.495
43	0.105	0.199	0.254	0.301	0.355	0.391	0.423	0.463	0.490
44	0.104	0.197	0.251	0.298	0.351	0.386	0.419	0.458	0.484
45	0.103	0.194	0.248	0.294	0.347	0.382	0.414	0.453	0.479
46	0.102	0.192	0.246	0.291	0.343	0.378	0.410	0.448	0.474
47	0.101	0.190	0.243	0.288	0.340	0.374	0.405	0.443	0.469
48	0.100	0.188	0.240	0.285	0.336	0.370	0.401	0.439	0.465
49	0.098	0.186	0.238	0.282	0.333	0.366	0.397	0.434	0.460
50	0.097	0.184	0.235	0.279	0.329	0.363	0.393	0.430	0.456

附录K　世界医学赫尔辛基宣言

世界医学协会赫尔辛基宣言
涉及人体对象医学研究的道德原则

经第18届世界医学协会联合大会（赫尔辛基，芬兰，1964年6月）采用，并由下列联合大会修改：

- 第29届世界医学协会联合大会，东京，日本，1975年10月
- 第35届世界医学协会联合大会，威尼斯，意大利，1983年10月
- 第41届世界医学协会联合大会，香港，1989年9月
- 第48届世界医学协会联合大会，Somerset West，南非，1996年10月
- 第52届世界医学协会联合大会，爱丁堡，苏格兰，2000年10月

引言

1.世界医学协会起草的赫尔辛基宣言是道德原则的陈述，用于指导医生和其他参与涉及人体对象医学研究的人们。涉及人体对象的医学研究包括可辨认的人体材料或数据。

2.促进和保护人民的健康是医生的职责。医生的知识和良心是致力于该职责的完成。

3.世界医学协会日内瓦宣言将医生与“我优先考虑我患者的健康”这句话联系起来。医学道德规范的国际法规声明“医生在提供可能会削弱患者的体力和精神状况的医疗保健时应只为患者的利益着想”。

4.医学进步取决于对人体对象进行实验的研究。

5.在涉及人体对象的医学研究中，应优先考虑人体对象的健康幸福，其次考虑科学和社会的利益。

6.涉及人体对象医学研究的最主要目的是改善预防、诊断和治疗措施以及加强对病因和疾病发生的理解。即使是最经久的预防、诊断和治疗方法也必须不断地由科学研究来检验它们的有效性、效率、易利用性和质量。

7.在目前的医学实践和研究中，大多数预防、诊断和治疗措施涉及风险和压力。

8.医学研究应服从道德标准以增进对人性的尊重，保护人的健康和权利。某些实验群体易受伤害，需特别保护。必须认识到那些经济和医学上处于劣势的人们的特别需求。应特别关心那些无能力同意或拒绝、那些可能被迫同意、那些不能本身从研究受益以及那些对他们研究同时还提供医疗保健的人们。

9.科研工作者不仅应了解他们本国的有关涉及人体对象研究的道德、法律和条例的规定，还应了解可行的国际规定。任何减少或取消此宣言提出的保护人体对象的国家道德、法律或条例的规定都是不允许的。

所有医学研究的基本原则

10.医生在医学研究中的责任是保护人体对象的生命、健康、隐私和尊严。

11.涉及人体对象的医学研究必须遵守公认的科学原则，必须建立于十分熟悉科学文献和其他相关来源信息以及适当的实验室和动物实验的基础上 。

12.在进行可能影响环境的研究时必须相当的谨慎，必须保持用于研究的动物的安宁。

13.涉及人体对象的每个实验步骤的设计和进行必须在实验方案中明确叙述。该方案应上报专门任命的道德审核委员会以考虑、评注、指导以及合适的话批准。该审核委员会应与科研工作者、赞助人或任何有不适当影响力的方面无关。 这个独立的委员会应遵守本国的法律和规则。委员会有权利监督试验的进行。科研工作者有义务向委员会提供监督情况，尤其是严重的不良反应或事件。科研工作者还应向委员会为审核而上报有关经费、赞助方、单位之间从属关系、其他潜在的对实验对象可能造成的利益和动机冲突。

14.研究方案应总是包含对道德上有所考虑的陈述，并表明符合该宣言所阐述的原则。

15.涉及人体对象的医学研究只能由科学上合格的人员来承担，并在一名临床上胜任的医务人员的监督下进行。合格的医务人员必须对人体对象负责，绝对与同意参加实验的实验对象无关。

16.每个涉及人体对象的医学研究项目必须先对预计的风险和压力相对于预计的给实验对象或他人的好处进行仔细评估。这并不排除健康自愿者参加医学研究。所有课题的设计必须公布于众。

17.如果医生觉得没有对潜在的风险进行恰当的评定和令人满意的处理，他们应避免参与涉及人体对象的研究项目。一旦发现潜在风险大于可能的好处或已得到有利结果的确切证据，医生应停止一切实验。

18.只有当研究目的的重要性超过实验给对象所带来的风险和压力时，涉及人体对象的医学研究才得以进行。这对健康自愿的人体对象显得特别重要。

19.医学研究只有当研究结果有可能造益于参与研究的人们时才是合理的。

20.参加研究的对象必须是自愿的，了解研究项目情况的。

21.必须尊重实验对象捍卫正直诚实的权利。应尽可能地尊重对象的隐私和患者的机密，尽量减少课题给对象带来的体力和精神以及个性上的影响。

22.对任何涉及人的研究来说，必须使每个潜在的对象充分了解研究的目的、方法、经费来源、任何可能的利益冲突、科研工作者与其他单位之间的从属关系、课题预计的好处以及潜在的风险和可能造成的痛苦。应让对象知道他们拒绝参加研究或无条件随时收回同意书的权利。在确信对象已了解研究情况后，医生才能获取对象自愿给予的尽可能是书面的同意。如果不能取得书面的同意，必须记载和（旁人）证实非书面同意。

23.在为研究项目获取知情同意时，医生应特别谨慎对待是否对象与医生有依赖关系或被迫同意的问题。在这种情况下应由一位了解情况的不参与研究的完全独立的医生来获取对象所给的知情同意。

24.对于一个法律不承认的、体力或精神上无能力同意的或未成年的法律不承认的研究对象来说，科研工作者必须按法律从合法代理人处获取知情同意。除非研究对于促进这些人的健康是必须的且只能在他们身上进行，不然的话研究不能使用这些团体。

25.如果一个法律不承认的对象-比如未成年的儿童有能力决定是否参加研究，那么科研工作者除了应得到合法代理人的同意外必须获取对象自己的同意。

26.如果得不到实验对象的包括委托书或预先的同意，那么只有当这些对象的妨碍他人获取知情同意的体力、精神情况是研究所需对象的必要条件时有关研究才能进行。使用不能给予知情同意的实验对象时应在上报审核委员会有待批准的实验方案中说明具体的理由。实验方案里应说明将尽快从对象本人或合法代理人处获取他们的同意。

27.作者和出版商都负有道德上的责任。发表研究结果时，保持研究结果的精确性是科研工作者的职责。否定的以及肯定（阳性）的结果都应发表或公之于众。经费来源、单位之间的从属关系和任何可能的利益冲突应在出版物中声明。不应发表违反此宣言中提出的原则的实验报告。

对与医疗保健相结合的医学研究的附加原则

28.当研究带有潜在的预防、诊断或治疗价值时，医生可将医学研究与医疗保健相结合。当医学研究与医疗保健结合时就涉及附加的标准以保护作为研究对象的患者。

29.应在同目前最好的预防、诊断和治疗方法比较的基础上测试新方法的好处、风险、压力和有效性。这对于没有现存有效的预防、诊断和治疗方法的课题来说并不排除使用无效（对照）剂或不给予治疗。

30.课题结束时应确保每个参加实验的患者能够利用课题所证实的最好的预防、诊断和治疗方法。

31.医生应该完全告诉患者哪些医疗保健方面与科研有关。绝不能因为患者拒绝参与某一课题的研究而影响患者-医生的关系。

当无现存有效的预防、诊断和治疗方法治疗患者时，若医生觉得有挽救生命、重新恢复健康或减轻痛苦的希望，那么在取得患者知情同意的情况下医生应该不受限制地使用尚未经证实的或是新的预防、诊断和治疗措施。若有可能这些措施应作为有关评价它们的安全性和功效的科研的目标。在所有情况下，应记录且合适的话发表新的信息。该宣言其他的准则也应遵守。

附录L 国家药监局 国家卫生健康委关于发布《医疗器械临床试验质量管理规范》的公告（2022年第28号）

为深化医疗器械审评审批制度改革，加强医疗器械临床试验管理，根据《医疗器械监督管理条例》（国务院令第739号）及《医疗器械注册与备案管理办法》（市场监管总局令第47号）、《体外诊断试剂注册与备案管理办法》（市场监管总局令第48号），国家药品监督管理局会同国家卫生健康委员会组织修订了《医疗器械临床试验质量管理规范》，现予发布，自2022年5月1日起施行。

特此公告。

附件：医疗器械临床试验质量管理规范

国家药监局 国家卫生健康委

2022年3月24日

附件

医疗器械临床试验质量管理规范

第一章　总　　则

第一条　为加强对医疗器械临床试验的管理，维护受试者权益和安全，保证医疗器械临床试验过程规范，结果真实、准确、完整和可追溯，根据《医疗器械监督管理条例》，制定本规范。

第二条　在中华人民共和国境内，为申请医疗器械（含体外诊断试剂，下同）注册而实施的医疗器械临床试验相关活动，应当遵守本规范。

本规范涵盖医疗器械临床试验全过程，包括医疗器械临床试验的方案设计、实施、监查、稽查、检查以及数据的采集、记录、保存、分析，总结和报告等。

第三条　医疗器械临床试验应当遵守《世界医学大会赫尔辛基宣言》的伦理准则和国家涉及人的生物医学研究伦理的相关规范。参与医疗器械临床试验的各方应当按照试验中各自的职责承担相应的伦理责任。

第四条　实施医疗器械临床试验应当有充分的科学依据和明确的试验目的，权衡受试者和社会预期的风险和获益。只有当预期的获益大于风险时，方可实施或者继续实施临床试验。

第五条　医疗器械临床试验应当在具备相应条件并且按照规定备案的医疗器械临床试验机构实施。

第六条　医疗器械临床试验应当获得伦理委员会的同意。列入需进行临床试验审批的第三类医疗器械目录的，还应当获得国家药品监督管理局的批准，并且在符合要求的三级甲等医疗机构实施临床试验。

第七条　医疗器械临床试验的申办者应当建立覆盖医疗器械临床试验全过程的质量管理体系，确保医疗器械临床试验符合相关法律法规，保护受试者权益和安全。

第二章　伦理委员会

第八条　伦理委员会的职责是保护受试者合法权益和安全，维护受试者尊严。

第九条　伦理委员会应当遵守《世界医学大会赫尔辛基宣言》的伦理准则和相关法律法规规定。伦理委员会的组成、运行、备案管理应当符合卫生健康管理部门要求。

第十条　伦理委员会所有委员应当接受伦理知识、本规范和相关法律法规培训，熟悉医疗器械临床试验的伦理准则和相关法律法规规定，遵守伦理委员会的工作程序。

第十一条　医疗器械临床试验开始前，申办者应当通过主要研究者向伦理委员会提交下列文件：

（一）临床试验方案；

（二）研究者手册；

（三）知情同意书文本和其他任何提供给受试者的书面材料；

（四）招募受试者和向其宣传的程序性文件（如适用）；

（五）病例报告表文本；

（六）基于产品技术要求的产品检验报告；

（七）临床前研究相关资料；

（八）主要研究者简历、专业特长、能力、接受培训和其他能够证明其资格的文件；

（九）试验医疗器械的研制符合适用的医疗器械质量管理体系相关要求的声明；

（十）与伦理审查相关的其他文件。

第十二条 伦理委员会应当对医疗器械临床试验的伦理性和科学性进行审查，并应当重点关注下列内容：

（一）主要研究者的资格、经验以及是否有充足的时间参加该临床试验；

（二）临床试验的人员配备以及设备条件等是否符合试验要求；

（三）受试者可能遭受的风险程度与试验预期的受益相比是否合适；

（四）临床试验方案是否充分考虑了伦理原则，是否符合科学性，包括研究目的是否适当、受试者的权益和安全是否得到保障、其他人员可能遭受的风险是否得到充分保护；

（五）向受试者提供的有关本试验的信息资料是否完整，是否明确告知其应当享有的权利；受试者是否可以理解知情同意书的内容；获取知情同意书的方法是否适当；

（六）受试者入选、排除是否科学和公平；

（七）受试者是否因参加临床试验而获得合理补偿；受试者若发生与临床试验相关的伤害或者死亡，给予的诊治和保障措施是否充分；

（八）对儿童、孕妇、老年人、智力低下者、精神障碍患者等特殊人群受试者的保护是否充分。

第十三条 伦理委员会审查意见可以是：

（一）同意；

（二）作必要修改后同意；

（三）不同意；

（四）暂停或者终止已同意的试验。

审查意见要求修改或者予以否定的，应当说明理由。

第十四条 知情同意书一般应当包括下列内容以及对事项的说明：

（一）主要研究者的姓名以及相关信息；

（二）医疗器械临床试验机构的名称；

（三）临床试验名称、目的、方法、内容；

（四）临床试验过程、期限；

（五）临床试验的资金来源、可能的利益冲突；

（六）预期受试者可能的受益和已知的、可以预见的风险以及可能发生的不良事件；

（七）受试者可以获得的替代诊疗方法以及其潜在受益和风险的信息；

（八）适用时，说明受试者可能被分配到临床试验的不同组别；

（九）受试者参加临床试验是自愿的，且在临床试验的任何阶段有权退出而不会受到歧视或者报复，其医疗待遇与权益不受影响；

（十）告知受试者参加临床试验的个人资料属于保密，但医疗器械临床试验机构管理部门、伦理委员会、药品监督管理部门、卫生健康管理部门或者监查员、稽查员在工作需要时按照规定程序可以查阅受试者参加临床试验的个人资料；

（十一）受试者在临床试验期间可能获得的免费诊疗项目和其他相关补偿；

（十二）如发生与临床试验相关的伤害，受试者可以获得的治疗和/或赔偿；

（十三）受试者在临床试验期间可以随时了解与其相关的信息资料。

知情同意书应当注明制定的版本和日期或者修订后的版本和日期。知情同意书应当采用受试者能够理解的语言和文字。知情同意书不应当含有会引起受试者放弃合法权益以及免除医疗器械临床试验机构和主要研究者、申办者应当负责任的内容。

第十五条　伦理委员会的跟踪审查：

（一）伦理委员会应当对医疗器械临床试验进行跟踪监督，发现受试者权益和安全不能得到保障等情形，可以在任何时间书面要求暂停或者终止该项临床试验；

（二）伦理委员会需要审查研究者报告的本临床试验机构发生的严重不良事件等安全性信息，审查申办者报告的试验医疗器械相关严重不良事件等安全性信息。伦理委员会可以要求修改临床试验方案、知情同意书和其他提供给受试者的信息，暂停或者终止该项临床试验；

（三）伦理委员会需要审查临床试验方案的偏离对受试者权益和安全的可能影响，或者对医疗器械临床试验的科学性、完整性的可能影响。

第十六条　医疗器械临床试验过程中，修订临床试验方案以及知情同意书等文件、恢复已暂停的临床试验，应当在重新获得伦理委员会的书面同意后方可实施。

第十七条　伦理委员会应当保存伦理审查的全部记录，包括伦理审查的书面记录、委员信息、递交的文件、会议记录和相关往来记录等。

第三章　医疗器械临床试验机构

第十八条　医疗器械临床试验机构应当符合备案条件，建立临床试验管理组织架构和管理制度。医疗器械临床试验机构应当具有相应的临床试验管理部门，承担医疗器械临床试验的管理工作。

第十九条　医疗器械临床试验机构管理部门应当负责在医疗器械临床试验机构备案管理信息系统中填报、管理和变更医疗器械临床试验机构备案信息，包括临床试验专业、主要研究者等信息；负责在备案系统中在线提交上一年度实施医疗器械临床试验工作总结报告；负责在伦理委员会对医疗器械临床试验审查前，组织评估该临床试验主要研究者的资质并完成其备案。

第二十条　医疗器械临床试验机构应当建立质量管理制度，涵盖医疗器械临床试验实施的全过程，包括培训和考核、临床试验的实施、医疗器械的管理、生物样本的管理、不良事件和器械缺陷的处理以及安全性信息的报告、记录、质量控制等制度，确保主要研究者履行其临床试验相关职责，保证受试者得到妥善的医疗处理，确保试验产生数据的真实性。

第二十一条　医疗器械临床试验机构在接受医疗器械临床试验前，应当根据试验医疗器械的特性评估相关资源，确保具备相匹配的资质、人员、设施、条件等。

第二十二条　医疗器械临床试验机构和研究者应当配合申办者组织的监查和稽查，以及药品监督管理部门、卫生健康管理部门开展的检查。

第二十三条　医疗器械临床试验机构应当按照相关法律法规和与申办者的合同，妥善保存临床试验记录和基本文件。

第四章　研　究　者

第二十四条　负责医疗器械临床试验的主要研究者应当具备下列条件：

（一）已完成医疗器械临床试验主要研究者备案；

（二）熟悉本规范和相关法律法规；

（三）具有试验医疗器械使用所要求的专业知识和经验，经过临床试验相关培训，有临床试验的经验，熟悉申办者所提供的医疗器械临床试验方案、研究者手册等资料；

（四）有能力协调、支配和使用进行该项医疗器械临床试验的人员和设备，且有能力处理医疗器械临床试验中发生的不良事件和其他关联事件。

第二十五条 主要研究者应当确保医疗器械临床试验遵守伦理委员会同意的最新版本临床试验方案；在约定的时限内，按照本规范和相关法律法规的规定实施医疗器械临床试验。

第二十六条 主要研究者可以根据医疗器械临床试验的需要，授权经过临床试验相关培训的研究者，组织进行受试者招募和知情同意、筛选和随访；试验医疗器械和对照医疗器械（如适用）的管理和使用；生物样本的管理和使用（如适用）；不良事件和器械缺陷的处理；临床试验数据记录以及病例报告表填写等。

第二十七条 参与医疗器械临床试验的研究者应当：

（一）具有承担医疗器械临床试验相应的专业技术资格、培训经历和相关经验；

（二）参加申办者组织的与该医疗器械临床试验相关的培训，并在主要研究者授权的范围内参与医疗器械临床试验；

（三）熟悉试验医疗器械的原理、适用范围或者预期用途、产品性能、操作方法、安装要求以及技术指标等，了解该试验医疗器械临床前研究相关资料；

（四）充分了解并且遵守临床试验方案、本规范和相关法律法规规定以及与医疗器械临床试验相关的职责；

（五）掌握临床试验可能产生风险的防范以及紧急处理方法。

第二十八条 研究者应当遵守《世界医学大会赫尔辛基宣言》的伦理准则及相关伦理要求，并符合以下要求：

（一）应当使用经伦理委员会同意的最新版本知情同意书和其他提供给受试者的信息；

（二）在受试者参与临床试验前，应当向受试者说明试验医疗器械以及临床试验有关的详细情况，告知受试者可能的受益和已知的、可以预见的风险，经充分和详细解释后由受试者在知情同意书上签署姓名和日期，研究者在知情同意书上应当签署姓名和日期；

（三）受试者为无民事行为能力人或者限制民事行为能力人的，应当依法获得其监护人的书面知情同意；受试者缺乏阅读能力的，应当有一位公正见证人见证整个知情同意过程并在知情同意书上签字并注明日期；

（四）不应当强迫或者以其他不正当方式诱使受试者参加临床试验；

（五）确保知情同意书更新并获得伦理委员会审查同意后，所有受影响的未结束试验流程的受试者，都签署新修订的知情同意书。

第二十九条 研究者对申办者提供的试验医疗器械和对照医疗器械（如适用）有管理责任，应当确保其仅用于参加该医疗器械临床试验的受试者，在临床试验期间按照要求储存和保管，在临床试验完成或者终止后按照相关法律法规和与申办者的合同进行处理。

第三十条 研究者应当确保医疗器械临床试验中生物样本的采集、处理、保存、运输、销毁等符合临床试验方案和相关法律法规。

第三十一条 医疗器械临床试验中发生不良事件时，研究者应当为受试者提供足够、及时的治疗和处理；当受试者出现并发疾病需要治疗和处理时，研究者应当及时告知受试者。研究者应当记录医疗器械临床试验过程中发生的不良事件和发现的器械缺陷。

第三十二条 研究者应当及时报告医疗器械临床试验中的安全性信息：

（一）医疗器械临床试验中发生严重不良事件时，研究者应当立即对受试者采取适当的治疗措施；同时，研究者应当在获知严重不良事件后24小时内，向申办者、医疗器械临床试验机构管理部门、伦理委员会报告；并按照临床试验方案的规定随访严重不良事件，提交严重不良事件随访报告；

（二）发现医疗器械临床试验的风险超过可能的受益，需要暂停或者终止临床试验时，主要研究者应当向申办者、医疗器械临床试验机构管理部门、伦理委员会报告，及时通知受试者，并保证受试者得到适当治疗和随访。

第三十三条 主要研究者应当对收到的安全性信息及时处理：

（一）收到申办者提供的试验医疗器械相关严重不良事件和其他安全性信息时，应当及时签收阅读，并考虑受试者的治疗是否进行相应调整，必要时尽早与受试者沟通；

（二）收到申办者或者伦理委员会需要暂停或者终止医疗器械临床试验的通知时，应当及时通知受试者，并保证受试者得到适当治疗和随访。

第三十四条 主要研究者应当按时向伦理委员会报告医疗器械临床试验的进展，及时报告影响受试者权益和安全的事件或者对临床试验方案的偏离。

第三十五条 医疗器械临床试验机构和研究者对申办者严重或者持续违反本规范和相关法律法规，或者要求改变试验数据、结论的行为，应当书面向申办者所在地省、自治区、直辖市药品监督管理部门报告。

第五章 申 办 者

第三十六条 申办者应当对医疗器械临床试验的真实性、合规性负责。申办者为境外机构的，应当按照相关法律法规指定中国境内的企业法人作为代理人，由代理人协助申办者履行职责。

第三十七条 申办者的质量管理体系应当覆盖医疗器械临床试验的全过程，包括医疗器械临床试验机构和主要研究者的选择、临床试验方案的设计、医疗器械临床试验的实施、记录、结果报告和文件归档等。申办者的质量管理措施应当与临床试验的风险相适应。

第三十八条 申办者发起医疗器械临床试验前应当：

（一）确保产品设计已定型，完成试验医疗器械的临床前研究，包括性能验证以及确认、基于产品技术要求的产品检验报告、风险受益分析等，且结果应当能够支持该项医疗器械临床试验；

（二）根据试验医疗器械的特性，选择已备案的医疗器械临床试验机构、专业和主要研究者；

（三）负责组织制定研究者手册、临床试验方案、知情同意书、病例报告表、标准操作规程以及其他相关文件，并向医疗器械临床试验机构和主要研究者提供。

第三十九条 申办者应当与医疗器械临床试验机构和主要研究者签订合同，明确各方在医疗器械临床试验中的权利和义务。

第四十条 申办者应当在医疗器械临床试验经伦理审查通过并且与医疗器械临床试验机构签订合同后，向申办者所在地省、自治区、直辖市药品监督管理部门进行临床试验项目备案。

医疗器械临床试验备案完成后，该医疗器械临床试验机构方可开始第一例受试者知情同意以及筛选。

第四十一条 医疗器械临床试验开始前，申办者应当负责组织与该医疗器械临床试验相关的培训，如试验医疗器械的原理、适用范围、产品性能、操作方法、安装要求、技术指标以及临床试验方案、标准操作规程以及其他相关文件等。

第四十二条 申办者应当免费提供试验医疗器械，并符合以下要求：

（一）试验医疗器械应当按照医疗器械生产质量管理规范的相关要求生产且质量合格；

（二）确定试验医疗器械的运输条件、储存条件、储存时间、有效期等；

（三）试验医疗器械应当按照临床试验方案要求进行适当包装和保存；包装标签上应当标明产品信息，具有易于识别、正确编码的标识，标明仅用于医疗器械临床试验；

（四）医疗器械临床试验获得伦理委员会同意后，申办者负责在规定的条件下将试验医疗器械运输至医疗器械临床试验机构；

（五）对从医疗器械临床试验机构回收的试验医疗器械，申办者负责保存回收处置等记录。

第四十三条 申办者应当为受试者支付与医疗器械临床试验相关的费用。受试者发生与医疗器械临床试验相关的损害或者死亡时，申办者应当承担相应的治疗费用、补偿或者赔偿，但不包括研究者和医疗器械临床试验机构自身过失以及受试者自身疾病进展所致的损害。

第四十四条 申办者应当负责医疗器械试验期间安全性信息的评估和报告：

（一）申办者应当在获知死亡或者危及生命的临床试验医疗器械相关严重不良事件后7日内、获知非死亡或者非危及生命的试验医疗器械相关严重不良事件和其他严重安全性风险信息后15日内，向参与临床试验的其他医疗器械临床试验机构、伦理委员会以及主要研究者报告，向申办者所在地省、自治区、直辖市药品监督管理部门报告，向医疗器械临床试验机构所在地省、自治区、直辖市药品监督管理部门和卫生健康管理部门报告，并采取风险控制措施；出现可能影响受试者安全、可能影响医疗器械临床试验实施、可能改变伦理委员会同意意见的信息时，应当及时组织对临床试验方案、知情同意书和其他提供给受试者的信息、以及其他相关文件进行修改，并提交伦理委员会审查；

（二）出现大范围临床试验医疗器械相关严重不良事件，或者其他重大安全性问题时，申办者应当暂停或者终止医疗器械临床试验，并向所有医疗器械临床试验机构管理部门、伦理委员会以及主要研究者报告，向申办者所在地省、自治区、直辖市药品监督管理部门报告，向所有医疗器械临床试验机构所在地省、自治区、直辖市药品监督管理部门和卫生健康管理部门报告。

第四十五条 申办者应当承担医疗器械临床试验监查责任，制定监查标准操作规程，并选择符合要求的监查员履行监查职责：

（一）监查员人数以及监查次数应当与医疗器械临床试验的复杂程度和参与临床试验的医疗器械临床试验机构数量相匹配；

（二）监查员应当受过相应的培训，熟悉本规范和相关法律法规，具备相关专业背景知识，熟悉试验医疗器械的相关研究资料和同类产品临床方面的信息、临床试验方案以及其相关的文件，能够有效履行监查职责；

（三）监查员应当遵守由申办者制定的监查标准操作规程，督促医疗器械临床试验按照临床试验方案实施。监查的内容包括医疗器械临床试验机构和研究者在临床试验实施过程中对临床试验方案、本规范和相关法律法规的依从性；受试者知情同意书签署、筛选、随访、权益和安全保障；试验医疗器械和对照医疗器械（如适用）的管理和使用；生物样本的管理和使用（如适用）；

不良事件和器械缺陷的处理；安全性信息的报告；临床试验数据记录以及病例报告表填写等。

第四十六条 为保证临床试验的质量，申办者可以组织独立于医疗器械临床试验、有相应培训和经验的稽查员对临床试验实施情况进行稽查，评估临床试验是否符合临床试验方案、本规范和相关法律法规的规定。

第四十七条 申办者应当确保医疗器械临床试验的实施遵守临床试验方案，发现医疗器械临床试验机构和研究者不遵守临床试验方案、本规范和相关法律法规的，应当及时指出并予以纠正；如情况严重或者持续不改，应当终止该临床试验机构和研究者继续参加该临床试验，并书面向临床试验机构所在地省、自治区、直辖市药品监督管理部门报告。

第四十八条 申办者应当在医疗器械临床试验暂停、终止或者完成后10个工作日内，书面报告所有的主要研究者、医疗器械临床试验机构管理部门、伦理委员会。

申办者应当在医疗器械临床试验终止或者完成后10个工作日内，向申办者所在地省、自治区、直辖市药品监督管理部门报告。

第六章 临床试验方案和试验报告

第四十九条 实施医疗器械临床试验，申办者应当根据试验目的，综合考虑试验医疗器械的风险、技术特征、适用范围和预期用途等，组织制定科学、合理的临床试验方案。

第五十条 临床试验方案一般包含产品基本信息、临床试验基本信息、试验目的、风险受益分析、试验设计要素、试验设计的合理性论证、统计学考虑、实施方式（方法、内容、步骤）、临床试验终点、数据管理、对临床试验方案修正的规定、不良事件和器械缺陷定义和报告的规定、伦理学考虑等内容。

第五十一条 申办者、主要研究者应当按照临床试验方案实施医疗器械临床试验，并完成临床试验报告。临床试验报告应当全面、完整、准确反映临床试验结果，临床试验报告安全性、有效性数据应当与临床试验源数据一致。

第五十二条 临床试验报告一般包含医疗器械临床试验基本信息、实施情况、统计分析方法、试验结果、不良事件和器械缺陷报告以及其处理情况、对试验结果的分析讨论、临床试验结论、伦理情况说明、存在问题以及改进建议等内容。

第五十三条 临床试验方案、临床试验报告应当由主要研究者签名、注明日期，经医疗器械临床试验机构审核签章后交申办者。

第七章 多中心临床试验

第五十四条 多中心临床试验是指按照同一临床试验方案，在两个以上（含两个）医疗器械临床试验机构实施的临床试验。

多中心临床试验在不同的国家或者地区实施时，为多区域临床试验，在中国境内实施的多区域医疗器械临床试验应当符合本规范的相关要求。

第五十五条 申办者实施多中心医疗器械临床试验，应当符合以下要求：

（一）申办者应当确保参加医疗器械临床试验的各中心均能遵守临床试验方案；

（二）申办者应当向各中心提供相同的临床试验方案。临床试验方案的伦理性和科学性经组长单位伦理委员会审查通过后，参加临床试验的其他医疗器械临床试验机构伦理委员会一般情况下不再对临床试验方案设计提出修改意见，但是有权不同意在其医疗器械临床试验机构进行试验；

（三）各中心应当使用相同的病例报告表和填写指导说明，以记录在医疗器械临床试验中获得的试验数据；

（四）医疗器械临床试验开始前，应当有书面文件明确参加医疗器械临床试验的各中心主要研究者的职责；

（五）申办者应当确保各中心主要研究者之间的沟通；

（六）申办者负责选择、确定医疗器械临床试验的协调研究者，协调研究者供职的医疗机构为组长单位。协调研究者承担多中心临床试验中各中心的协调工作。

第五十六条 多中心临床试验报告应当由协调研究者签名、注明日期，经组长单位医疗器械临床试验机构审核签章后交申办者。

各分中心临床试验小结应当由该中心的主要研究者签名、注明日期，经该中心的医疗器械临床试验机构审核签章后交申办者。分中心临床试验小结主要包括人员信息、试验医疗器械和对照医疗器械（如适用）信息、试验概述、病例入组情况、临床试验方案的执行情况、试验数据的总结和描述性分析、医疗器械临床试验质量管理情况、不良事件和器械缺陷的发生以及处理情况、方案偏离情况说明等。

第八章 记录要求

第五十七条 医疗器械临床试验数据应当真实、准确、完整、具有可追溯性。医疗器械临床试验的源数据应当清晰可辨识，不得随意更改；确需更改时应当说明理由，签名并注明日期。

第五十八条 在医疗器械临床试验中，主要研究者应当确保任何观察与发现均正确完整地予以记录。以患者为受试者的临床试验，相关的医疗记录应当载入门诊或者住院病历中。

第五十九条 主要研究者应当确保按照申办者提供的指南，填写和修改病例报告表，确保病例报告表中的数据准确、完整、清晰和及时。病例报告表中报告的数据应当与源文件一致。病例报告表中数据的修改，应当确保初始记录清晰可辨，保留修改轨迹，修改者签名并注明日期。

第六十条 医疗器械临床试验中如采用电子数据采集系统，该系统应当经过可靠的验证，具有完善的权限管理和稽查轨迹，可以追溯至记录的创建者、创建时间或者修改者、修改时间、修改情况，所采集的电子数据可以溯源。

第六十一条 医疗器械临床试验基本文件是用于评价申办者、医疗器械临床试验机构和主要研究者对本规范和药品监督管理部门有关要求的执行情况。药品监督管理部门可以对医疗器械临床试验基本文件进行检查，并作为确认医疗器械临床试验实施的真实性和所收集数据完整性的依据。

第六十二条 申办者和医疗器械临床试验机构应当具备临床试验基本文件保存的场所和条件，应当建立基本文件管理制度。医疗器械临床试验基本文件按临床试验阶段分为三部分：准备阶段文件、进行阶段文件、完成或者终止后文件。

第六十三条 申办者和医疗器械临床试验机构应当确保临床试验基本文件在保存期间的完整性，避免故意或者无意地更改或者丢失。

（一）研究者应当在医疗器械临床试验过程中妥善保存临床试验基本文件；

（二）医疗器械临床试验机构应当保存临床试验基本文件至医疗器械临床试验完成或者终止后10年；

（三）伦理委员会应当保存伦理审查的全部记录至医疗器械临床试验完成或者终止后10年；

（四）申办者应当保存临床试验基本文件至无该医疗器械使用时。

第九章　附　　则

第六十四条　本规范下列用语的含义：

医疗器械临床试验，是指在符合条件的医疗器械临床试验机构中，对拟申请注册的医疗器械（含体外诊断试剂）在正常使用条件下的安全性和有效性进行确认的过程。

医疗器械临床试验机构，是指具备相应条件，按照本规范和相关法律法规实施医疗器械临床试验的机构，包括承担体外诊断试剂临床试验的血液中心和中心血站、设区的市级以上疾病预防控制机构、戒毒中心等非医疗机构。

临床试验方案，是指说明医疗器械临床试验目的、设计、方法学和组织实施等的文件。临床试验方案包括方案以及其修订版。

临床试验报告，是指描述一项医疗器械临床试验设计、执行、统计分析和结果的文件。

病例报告表，是指按照医疗器械临床试验方案所规定设计的文件，用以记录试验过程中获得的每个受试者的全部信息和数据。

研究者手册，是指申办者提供的，帮助主要研究者和参与临床试验的其他研究者更好地理解和遵守临床试验方案的资料汇编，包括但不限于：申办者基本信息、试验医疗器械的概要说明、支持试验医疗器械预期用途和临床试验设计理由的概要和评价、可能的风险、推荐的防范和紧急处理方法等。

试验医疗器械，是指医疗器械临床试验中对其安全性、有效性进行确认的拟申请注册的医疗器械。

对照医疗器械，是指医疗器械临床试验中作为对照的在中华人民共和国境内已上市医疗器械。

伦理委员会，是指由适当人员组成的独立的委员会，其职责是确保参与医疗器械临床试验的受试者的权益和安全得到保护。

知情同意，是指向受试者告知医疗器械临床试验的各方面情况后，受试者确认自愿参加该项医疗器械临床试验的过程，应当以书面签署姓名和注明日期的知情同意书作为证明文件。

受试者，是指自愿参加医疗器械临床试验的个人。

公正见证人，是指与医疗器械临床试验无关，不受临床试验相关人员不公正影响的个人，在受试者无阅读能力时，作为公正的见证人，阅读知情同意书和其他提供给受试者的信息，并见证知情同意。

申办者，是指医疗器械临床试验的发起、管理和提供财务支持的机构或者组织。

研究者，是指在医疗器械临床试验机构中实施医疗器械临床试验的人员。

主要研究者，是指在医疗器械临床试验机构中实施医疗器械临床试验的负责人。

协调研究者，是指在多中心临床试验中由申办者指定实施协调工作的研究者，一般为组长单位的主要研究者。

监查，是指申办者为保证医疗器械临床试验能够遵守临床试验方案、本规范和相关法律法规，选派专门人员对医疗器械临床试验机构、研究者进行评价调查，对医疗器械临床试验过程中的数据进行验证并记录和报告的活动。

稽查，是指由申办者组织对医疗器械临床试验相关活动和文件进行系统性的独立检查，以确定此类活动的执行、数据的记录、分析和报告是否符合临床试验方案、本规范和相关法律法规。

检查，是指监管部门对医疗器械临床试验的有关文件、设施、记录和其他方面进行的监督管理活动。

偏离，是指有意或者无意地未遵守医疗器械临床试验方案要求的情形。

不良事件，是指在医疗器械临床试验过程中出现的不良医学事件，无论是否与试验医疗器械相关。

严重不良事件，是指医疗器械临床试验过程中发生的导致死亡或者健康状况严重恶化，包括致命的疾病或者伤害、身体结构或者身体功能的永久性缺陷、需要住院治疗或者延长住院时间、需要采取医疗措施以避免对身体结构或者身体功能造成永久性缺陷；导致胎儿窘迫、胎儿死亡或者先天性异常、先天缺损等事件。

器械缺陷，是指临床试验过程中医疗器械在正常使用情况下存在可能危及人体健康和生命安全的不合理风险，如标签错误、质量问题、故障等。

源数据，是指医疗器械临床试验中的临床发现、观察和其他活动的原始记录以及其经核准的副本中的所有信息，可以用于医疗器械临床试验重建和评价。

源文件，是指包含源数据的印刷文件、可视文件或者电子文件等。

第六十五条 医疗器械临床试验方案等文书的格式范本由国家药品监督管理局另行制定。

第六十六条 本规范自2022年5月1日起施行。

附录M　国家药监局　国家卫生健康委关于发布药物临床试验质量管理规范的公告（2020年第57号）

为深化药品审评审批制度改革，鼓励创新，进一步推动我国药物临床试验规范研究和提升质量，国家药品监督管理局会同国家卫生健康委员会组织修订了《药物临床试验质量管理规范》，现予发布，自2020年7月1日起施行。

特此公告。

附件：药物临床试验质量管理规范

国家药监局　国家卫生健康委

2020年4月23日

附件

药物临床试验质量管理规范

第一章　总　　则

第一条　为保证药物临床试验过程规范，数据和结果的科学、真实、可靠，保护受试者的权益和安全，根据《中华人民共和国药品管理法》《中华人民共和国疫苗管理法》《中华人民共和国药品管理法实施条例》，制定本规范。本规范适用于为申请药品注册而进行的药物临床试验。药物临床试验的相关活动应当遵守本规范。

第二条　药物临床试验质量管理规范是药物临床试验全过程的质量标准，包括方案设计、组织实施、监查、稽查、记录、分析、总结和报告。

第三条　药物临床试验应当符合《世界医学大会赫尔辛基宣言》原则及相关伦理要求，受试者的权益和安全是考虑的首要因素，优先于对科学和社会的获益。伦理审查与知情同意是保障受试者权益的重要措施。

第四条　药物临床试验应当有充分的科学依据。临床试验应当权衡受试者和社会的预期风险和获益，只有当预期的获益大于风险时，方可实施或者继续临床试验。

第五条　试验方案应当清晰、详细、可操作。试验方案在获得伦理委员会同意后方可执行。

第六条　研究者在临床试验过程中应当遵守试验方案，凡涉及医学判断或临床决策应当由临床医生做出。参加临床试验实施的研究人员，应当具有能够承担临床试验工作相应的教育、培训和经验。

第七条　所有临床试验的纸质或电子资料应当被妥善地记录、处理和保存，能够准确地报告、解释和确认。应当保护受试者的隐私和其相关信息的保密性。

第八条　试验药物的制备应当符合临床试验用药品生产质量管理相关要求。试验药物的使用应当符合试验方案。

第九条　临床试验的质量管理体系应当覆盖临床试验的全过程，重点是受试者保护、试验结果可靠，以及遵守相关法律法规。

第十条　临床试验的实施应当遵守利益冲突回避原则。

第二章　术语及其定义

第十一条　本规范下列用语的含义是：

（一）临床试验，指以人体（患者或健康受试者）为对象的试验，意在发现或验证某种试验药物的临床医学、药理学以及其他药效学作用、不良反应，或者试验药物的吸收、分布、代谢和排泄，以确定药物的疗效与安全性的系统性试验。

（二）临床试验的依从性，指临床试验参与各方遵守与临床试验有关要求、本规范和相关法律法规。

（三）非临床研究，指不在人体上进行的生物医学研究。

（四）独立的数据监查委员会（数据和安全监查委员会，监查委员会，数据监查委员会），指由申办者设立的独立的数据监查委员会，定期对临床试验的进展、安全性数据和重要的有效性终点进行评估，并向申办者建议是否继续、调整或者停止试验。

（五）伦理委员会，指由医学、药学及其他背景人员组成的委员会，其职责是通过独立地审查、同意、跟踪审查试验方案及相关文件、获得和记录受试者知情同意所用的方法和材料等，确保受试者的权益、安全受到保护。

（六）研究者，指实施临床试验并对临床试验质量及受试者权益和安全负责的试验现场的负责人。

（七）申办者，指负责临床试验的发起、管理和提供临床试验经费的个人、组织或者机构。

（八）合同研究组织，指通过签订合同授权，执行申办者或者研究者在临床试验中的某些职责和任务的单位。

（九）受试者，指参加一项临床试验，并作为试验用药品的接受者，包括患者、健康受试者。

（十）弱势受试者，指维护自身意愿和权利的能力不足或者丧失的受试者，其自愿参加临床试验的意愿，有可能被试验的预期获益或者拒绝参加可能被报复而受到不正当影响。包括：研究者的学生和下级、申办者的员工、军人、犯人、无药可救疾病的患者、处于危急状况的患者，入住福利院的人、流浪者、未成年人和无能力知情同意的人等。

（十一）知情同意，指受试者被告知可影响其做出参加临床试验决定的各方面情况后，确认同意自愿参加临床试验的过程。该过程应当以书面的、签署姓名和日期的知情同意书作为文件证明。

（十二）公正见证人，指与临床试验无关，不受临床试验相关人员不公正影响的个人，在受试者或者其监护人无阅读能力时，作为公正的见证人，阅读知情同意书和其他书面资料，并见证知情同意。

（十三）监查，指监督临床试验的进展，并保证临床试验按照试验方案、标准操作规程和相关法律法规要求实施、记录和报告的行动。

（十四）监查计划，指描述监查策略、方法、职责和要求的文件。

（十五）监查报告，指监查员根据申办者的标准操作规程规定，在每次进行现场访视或者其他临床试验相关的沟通后，向申办者提交的书面报告。

（十六）稽查，指对临床试验相关活动和文件进行系统的、独立的检查，以评估确定临床试验相关活动的实施、试验数据的记录、分析和报告是否符合试验方案、标准操作规程和相关法律法规的要求。

（十七）稽查报告，指由申办者委派的稽查员撰写的，关于稽查结果的书面评估报告。

（十八）检查，指药品监督管理部门对临床试验的有关文件、设施、记录和其他方面进行审核检查的行为，检查可以在试验现场、申办者或者合同研究组织所在地，以及药品监督管理部门认为必要的其他场所进行。

（十九）直接查阅，指对评估药物临床试验重要的记录和报告直接进行检查、分析、核实或者复制等。直接查阅的任何一方应当按照相关法律法规，采取合理的措施保护受试者隐私以及避免泄露申办者的权属信息和其他需要保密的信息。

（二十）试验方案，指说明临床试验目的、设计、方法学、统计学考虑和组织实施的文件。试验方案通常还应当包括临床试验的背景和理论基础，该内容也可以在其他参考文件中给出。试验方案包括方案及其修订版。

（二十一）研究者手册，指与开展临床试验相关的试验用药品的临床和非临床研究资料汇编。

（二十二）病例报告表，指按照试验方案要求设计，向申办者报告的记录受试者相关信息的纸质或者电子文件。

（二十三）标准操作规程，指为保证某项特定操作的一致性而制定的详细的书面要求。

（二十四）试验用药品，指用于临床试验的试验药物、对照药品。

（二十五）对照药品，指临床试验中用于与试验药物参比对照的其他研究药物、已上市药品或者安慰剂。

（二十六）不良事件，指受试者接受试验用药品后出现的所有不良医学事件，可以表现为症状体征、疾病或者实验室检查异常，但不一定与试验用药品有因果关系。

（二十七）严重不良事件，指受试者接受试验用药品后出现死亡、危及生命、永久或者严重的残疾或者功能丧失、受试者需要住院治疗或者延长住院时间，以及先天性异常或者出生缺陷等不良医学事件。

（二十八）药物不良反应，指临床试验中发生的任何与试验用药品可能有关的对人体有害或者非期望的反应。试验用药品与不良事件之间的因果关系至少有一个合理的可能性，即不能排除相关性。

（二十九）可疑且非预期严重不良反应，指临床表现的性质和严重程度超出了试验药物研究者手册、已上市药品的说明书或者产品特性摘要等已有资料信息的可疑并且非预期的严重不良反应。

（三十）受试者鉴认代码，指临床试验中分配给受试者以辨识其身份的唯一代码。研究者在报告受试者出现的不良事件和其他与试验有关的数据时，用该代码代替受试者姓名以保护其隐私。

（三十一）源文件，指临床试验中产生的原始记录、文件和数据，如医院病历、医学图像、实验室记录、备忘录、受试者日记或者评估表、发药记录、仪器自动记录的数据、缩微胶片、照相底片、磁介质、X光片、受试者文件，药房、实验室和医技部门保存的临床试验相关的文件和记录，包括核证副本等。源文件包括了源数据，可以以纸质或者电子等形式的载体存在。

（三十二）源数据，指临床试验中的原始记录或者核证副本上记载的所有信息，包括临床发现、观测结果以及用于重建和评价临床试验所需要的其他相关活动记录。

（三十三）必备文件，指能够单独或者汇集后用于评价临床试验的实施过程和试验数据质量的文件。

（三十四）核证副本，指经过审核验证，确认与原件的内容和结构等均相同的复制件，该复制件是经审核人签署姓名和日期，或者是由已验证过的系统直接生成，可以以纸质或者电子等形式的载体存在。

（三十五）质量保证，指在临床试验中建立的有计划的系统性措施，以保证临床试验的实施和数据的生成、记录和报告均遵守试验方案和相关法律法规。

（三十六）质量控制，指在临床试验质量保证系统中，为确证临床试验所有相关活动是否符合质量要求而实施的技术和活动。

（三十七）试验现场，指实施临床试验相关活动的场所。

（三十八）设盲，指临床试验中使一方或者多方不知道受试者治疗分配的程序。单盲一般指受试者不知道，双盲一般指受试者、研究者、监查员以及数据分析人员均不知道治疗分配。

（三十九）计算机化系统验证，指为建立和记录计算机化系统从设计到停止使用，或者转换至其他系统的全生命周期均能够符合特定要求的过程。验证方案应当基于考虑系统的预计用途、系统对受试者保护和临床试验结果可靠性的潜在影响等因素的风险评估而制定。

（四十）稽查轨迹，指能够追溯还原事件发生过程的记录。

第三章　伦理委员会

第十二条　伦理委员会的职责是保护受试者的权益和安全，应当特别关注弱势受试者。

（一）伦理委员会应当审查的文件包括：试验方案和试验方案修订版；知情同意书及其更新件；招募受试者的方式和信息；提供给受试者的其他书面资料；研究者手册；现有的安全性资料；包含受试者补偿信息的文件；研究者资格的证明文件；伦理委员会履行其职责所需要的其他文件。

（二）伦理委员会应当对临床试验的科学性和伦理性进行审查。

（三）伦理委员会应当对研究者的资格进行审查。

（四）为了更好地判断在临床试验中能否确保受试者的权益和安全以及基本医疗，伦理委员会可以要求提供知情同意书内容以外的资料和信息。

（五）实施非治疗性临床试验（即对受试者没有预期的直接临床获益的试验）时，若受试者的知情同意是由其监护人替代实施，伦理委员会应当特别关注试验方案中是否充分考虑了相应的伦理学问题以及法律法规。

（六）若试验方案中明确说明紧急情况下受试者或者其监护人无法在试验前签署知情同意书，伦理委员会应当审查试验方案中是否充分考虑了相应的伦理学问题以及法律法规。

（七）伦理委员会应当审查是否存在受试者被强迫、利诱等不正当的影响而参加临床试验。伦理委员会应当审查知情同意书中不能采用使受试者或者其监护人放弃其合法权益的内容，也不能含有为研究者和临床试验机构、申办者及其代理机构免除其应当负责任的内容。

（八）伦理委员会应当确保知情同意书、提供给受试者的其他书面资料说明了给受试者补偿的信息，包括补偿方式、数额和计划。

（九）伦理委员会应当在合理的时限内完成临床试验相关资料的审查或者备案流程，并给出明确的书面审查意见。审查意见应当包括审查的临床试验名称、文件（含版本号）和日期。

（十）伦理委员会的审查意见有：同意；必要的修改后同意；不同意；终止或者暂停已同意的研究。审查意见应当说明要求修改的内容，或者否定的理由。

（十一）伦理委员会应当关注并明确要求研究者及时报告：临床试验实施中为消除对受试者紧急危害的试验方案的偏离或者修改；增加受试者风险或者显著影响临床试验实施的改变；所有可疑且非预期严重不良反应；可能对受试者的安全或者临床试验的实施产生不利影响的新信息。

（十二）伦理委员会有权暂停、终止未按照相关要求实施，或者受试者出现非预期严重损害的临床试验。

（十三）伦理委员会应当对正在实施的临床试验定期跟踪审查，审查的频率应当根据受试者的风险程度而定，但至少一年审查一次。

（十四）伦理委员会应当受理并妥善处理受试者的相关诉求。

第十三条　伦理委员会的组成和运行应当符合以下要求：

（一）伦理委员会的委员组成、备案管理应当符合卫生健康主管部门的要求。

（二）伦理委员会的委员均应当接受伦理审查的培训，能够审查临床试验相关的伦理学和科学等方面的问题。

（三）伦理委员会应当按照其制度和标准操作规程履行工作职责，审查应当有书面记录，并注明会议时间及讨论内容。

（四）伦理委员会会议审查意见的投票委员应当参与会议的审查和讨论，包括了各类别委员，具有不同性别组成，并满足其规定的人数。会议审查意见应当形成书面文件。

（五）投票或者提出审查意见的委员应当独立于被审查临床试验项目。

（六）伦理委员会应当有其委员的详细信息，并保证其委员具备伦理审查的资格。

（七）伦理委员会应当要求研究者提供伦理审查所需的各类资料，并回答伦理委员会提出的问题。

（八）伦理委员会可以根据需要邀请委员以外的相关专家参与审查，但不能参与投票。

第十四条 伦理委员会应当建立以下书面文件并执行：

（一）伦理委员会的组成、组建和备案的规定。

（二）伦理委员会会议日程安排、会议通知和会议审查的程序。

（三）伦理委员会初始审查和跟踪审查的程序。

（四）对伦理委员会同意的试验方案的较小修正，采用快速审查并同意的程序。

（五）向研究者及时通知审查意见的程序。

（六）对伦理审查意见有不同意见的复审程序。

第十五条 伦理委员会应当保留伦理审查的全部记录，包括伦理审查的书面记录、委员信息、递交的文件、会议记录和相关往来记录等。所有记录应当至少保存至临床试验结束后5年。研究者、申办者或者药品监督管理部门可以要求伦理委员会提供其标准操作规程和伦理审查委员名单。

第四章 研 究 者

第十六条 研究者和临床试验机构应当具备的资格和要求包括：

（一）具有在临床试验机构的执业资格；具备临床试验所需的专业知识、培训经历和能力；能够根据申办者、伦理委员会和药品监督管理部门的要求提供最新的工作履历和相关资格文件。

（二）熟悉申办者提供的试验方案、研究者手册、试验药物相关资料信息。

（三）熟悉并遵守本规范和临床试验相关的法律法规。

（四）保存一份由研究者签署的职责分工授权表。

（五）研究者和临床试验机构应当接受申办者组织的监查和稽查，以及药品监督管理部门的检查。

（六）研究者和临床试验机构授权个人或者单位承担临床试验相关的职责和功能，应当确保其具备相应资质，应当建立完整的程序以确保其执行临床试验相关职责和功能，产生可靠的数据。研究者和临床试验机构授权临床试验机构以外的单位承担试验相关的职责和功能应当获得申办者同意。

第十七条 研究者和临床试验机构应当具有完成临床试验所需的必要条件：

（一）研究者在临床试验约定的期限内有按照试验方案入组足够数量受试者的能力。

（二）研究者在临床试验约定的期限内有足够的时间实施和完成临床试验。

（三）研究者在临床试验期间有权支配参与临床试验的人员，具有使用临床试验所需医疗设施的权限，正确、安全地实施临床试验。

（四）研究者在临床试验期间确保所有参加临床试验的人员充分了解试验方案及试验用药品，明确各自在试验中的分工和职责，确保临床试验数据的真实、完整和准确。

（五）研究者监管所有研究人员执行试验方案，并采取措施实施临床试验的质量管理。

（六）临床试验机构应当设立相应的内部管理部门，承担临床试验的管理工作。

第十八条 研究者应当给予受试者适合的医疗处理：

（一）研究者为临床医生或者授权临床医生需要承担所有与临床试验有关的医学决策责任。

（二）在临床试验和随访期间，对于受试者出现与试验相关的不良事件，包括有临床意义的实验室异常时，研究者和临床试验机构应当保证受试者得到妥善的医疗处理，并将相关情况如实告知受试者。研究者意识到受试者存在合并疾病需要治疗时，应当告知受试者，并关注可能干扰临床试验结果或者受试者安全的合并用药。

（三）在受试者同意的情况下，研究者可以将受试者参加试验的情况告知相关的临床医生。

（四）受试者可以无理由退出临床试验。研究者在尊重受试者个人权利的同时，应当尽量了解其退出理由。

第十九条 研究者与伦理委员会的沟通包括：

（一）临床试验实施前，研究者应当获得伦理委员会的书面同意；未获得伦理委员会书面同意前，不能筛选受试者。

（二）临床试验实施前和临床试验过程中，研究者应当向伦理委员会提供伦理审查需要的所有文件。

第二十条 研究者应当遵守试验方案。

（一）研究者应当按照伦理委员会同意的试验方案实施临床试验。

（二）未经申办者和伦理委员会的同意，研究者不得修改或者偏离试验方案，但不包括为了及时消除对受试者的紧急危害或者更换监查员、电话号码等仅涉及临床试验管理方面的改动。

（三）研究者或者其指定的研究人员应当对偏离试验方案予以记录和解释。

（四）为了消除对受试者的紧急危害，在未获得伦理委员会同意的情况下，研究者修改或者偏离试验方案，应当及时向伦理委员会、申办者报告，并说明理由，必要时报告药品监督管理部门。

（五）研究者应当采取措施，避免使用试验方案禁用的合并用药。

第二十一条 研究者和临床试验机构对申办者提供的试验用药品有管理责任。

（一）研究者和临床试验机构应当指派有资格的药师或者其他人员管理试验用药品。

（二）试验用药品在临床试验机构的接收、贮存、分发、回收、退还及未使用的处置等管理应当遵守相应的规定并保存记录。

试验用药品管理的记录应当包括日期、数量、批号/序列号、有效期、分配编码、签名等。研究者应当保存每位受试者使用试验用药品数量和剂量的记录。试验用药品的使用数量和剩余数量应当与申办者提供的数量一致。

（三）试验用药品的贮存应当符合相应的贮存条件。

（四）研究者应当确保试验用药品按照试验方案使用，应当向受试者说明试验用药品的正确使用方法。

（五）研究者应当对生物等效性试验的临床试验用药品进行随机抽取留样。临床试验机构至少保存留样至药品上市后2年。临床试验机构可将留存样品委托具备条件的独立的第三方保存，但不得返还申办者或者与其利益相关的第三方。

第二十二条 研究者应当遵守临床试验的随机化程序。

盲法试验应当按照试验方案的要求实施揭盲。若意外破盲或者因严重不良事件等情况紧急揭盲时，研究者应当向申办者书面说明原因。

第二十三条 研究者实施知情同意，应当遵守赫尔辛基宣言的伦理原则，并符合以下要求：

（一）研究者应当使用经伦理委员会同意的最新版的知情同意书和其他提供给受试者的信息。如有必要，临床试验过程中的受试者应当再次签署知情同意书。

（二）研究者获得可能影响受试者继续参加试验的新信息时，应当及时告知受试者或者其监护人，并作相应记录。

（三）研究人员不得采用强迫、利诱等不正当的方式影响受试者参加或者继续临床试验。

（四）研究者或者指定研究人员应当充分告知受试者有关临床试验的所有相关事宜，包括书面信息和伦理委员会的同意意见。

（五）知情同意书等提供给受试者的口头和书面资料均应当采用通俗易懂的语言和表达方式，使受试者或者其监护人、见证人易于理解。

（六）签署知情同意书之前，研究者或者指定研究人员应当给予受试者或者其监护人充分的时间和机会了解临床试验的详细情况，并详尽回答受试者或者其监护人提出的与临床试验相关的问题。

（七）受试者或者其监护人，以及执行知情同意的研究者应当在知情同意书上分别签名并注明日期，如非受试者本人签署，应当注明关系。

（八）若受试者或者其监护人缺乏阅读能力，应当有一位公正的见证人见证整个知情同意过程。研究者应当向受试者或者其监护人、见证人详细说明知情同意书和其他文字资料的内容。如受试者或者其监护人口头同意参加试验，在有能力情况下应当尽量签署知情同意书，见证人还应当在知情同意书上签字并注明日期，以证明受试者或者其监护人就知情同意书和其他文字资料得到了研究者准确地解释，并理解了相关内容，同意参加临床试验。

（九）受试者或者其监护人应当得到已签署姓名和日期的知情同意书原件或者副本和其他提供给受试者的书面资料，包括更新版知情同意书原件或者副本，和其他提供给受试者的书面资料的修订文本。

（十）受试者为无民事行为能力的，应当取得其监护人的书面知情同意；受试者为限制民事行为能力的人的，应当取得本人及其监护人的书面知情同意。当监护人代表受试者知情同意时，应当在受试者可理解的范围内告知受试者临床试验的相关信息，并尽量让受试者亲自签署知情同意书和注明日期。

（十一）紧急情况下，参加临床试验前不能获得受试者的知情同意时，其监护人可以代表受试者知情同意，若其监护人也不在场时，受试者的入选方式应当在试验方案以及其他文件中清楚表述，并获得伦理委员会的书面同意；同时应当尽快得到受试者或者其监护人可以继续参加临床试验的知情同意。

（十二）当受试者参加非治疗性临床试验，应当由受试者本人在知情同意书上签字同意和注明日期。

只有符合下列条件，非治疗临床试验可由监护人代表受试者知情同意：临床试验只能在无知情同意能力的受试者中实施；受试者的预期风险低；受试者健康的负面影响已减至最低，且法律法规不禁止该类临床试验的实施；该类受试者的入选已经得到伦理委员会审查同意。该类临床试验原则上只能在患有试验药物适用的疾病或者状况的患者中实施。在临床试验中应当严密观察受试者，若受试者出现过度痛苦或者不适的表现，应当让其退出试验，还应当给以必要的处置以保证受试者的安全。

（十三）病史记录中应当记录受试者知情同意的具体时间和人员。

（十四）儿童作为受试者，应当征得其监护人的知情同意并签署知情同意书。当儿童有能力做出同意参加临床试验的决定时，还应当征得其本人同意，如果儿童受试者本人不同意参加临床试验或者中途决定退出临床试验时，即使监护人已经同意参加或者愿意继续参加，也应当以儿童受试者本人的决定为准，除非在严重或者危及生命疾病的治疗性临床试验中，研究者、其监护人认为儿童受试者若不参加研究其生命会受到危害，这时其监护人的同意即可使患者继续参与研究。在临床试验过程中，儿童受试者达到了签署知情同意的条件，则需要由本人签署知情同意之后方可继续实施。

第二十四条 知情同意书和提供给受试者的其他资料应当包括：

（一）临床试验概况。

（二）试验目的。

（三）试验治疗和随机分配至各组的可能性。

（四）受试者需要遵守的试验步骤，包括创伤性医疗操作。

（五）受试者的义务。

（六）临床试验所涉及试验性的内容。

（七）试验可能致受试者的风险或者不便，尤其是存在影响胚胎、胎儿或者哺乳婴儿的风险时。

（八）试验预期的获益，以及不能获益的可能性。

（九）其他可选的药物和治疗方法，及其重要的潜在获益和风险。

（十）受试者发生与试验相关的损害时，可获得补偿以及治疗。

（十一）受试者参加临床试验可能获得的补偿。

（十二）受试者参加临床试验预期的花费。

（十三）受试者参加试验是自愿的，可以拒绝参加或者有权在试验任何阶段随时退出试验而不会遭到歧视或者报复，其医疗待遇与权益不会受到影响。

（十四）在不违反保密原则和相关法规的情况下，监查员、稽查员、伦理委员会和药品监督管理部门检查人员可以查阅受试者的原始医学记录，以核实临床试验的过程和数据。

（十五）受试者相关身份鉴别记录的保密事宜，不公开使用。如果发布临床试验结果，受试者的身份信息仍保密。

（十六）有新的可能影响受试者继续参加试验的信息时，将及时告知受试者或者其监护人。

（十七）当存在有关试验信息和受试者权益的问题，以及发生试验相关损害时，受试者可联系的研究者和伦理委员会及其联系方式。

（十八）受试者可能被终止试验的情况以及理由。

（十九）受试者参加试验的预期持续时间。

（二十）参加该试验的预计受试者人数。

第二十五条 试验的记录和报告应当符合以下要求：

（一）研究者应当监督试验现场的数据采集、各研究人员履行其工作职责的情况。

（二）研究者应当确保所有临床试验数据是从临床试验的源文件和试验记录中获得的，是准确、完整、可读和及时的。源数据应当具有可归因性、易读性、同时性、原始性、准确性、完整性、一致性和持久性。源数据的修改应当留痕，不能掩盖初始数据，并记录修改的理由。以患者为受试者的临床试验，相关的医疗记录应当载入门诊或者住院病历系统。临床试验机构的信息化系统具备建立临床试验电子病历条件时，研究者应当首选使用，相应的计算机化系统应当具有完善的权限管理和稽查轨迹，可以追溯至记录的创建者或者修改者，保障所采集的源数据可以溯源。

（三）研究者应当按照申办者提供的指导说明填写和修改病例报告表，确保各类病例报告表及其他报告中的数据准确、完整、清晰和及时。病例报告表中数据应当与源文件一致，若存在不一致应当做出合理的解释。病例报告表中数据的修改，应当使初始记录清晰可辨，保留修改轨迹，必要时解释理由，修改者签名并注明日期。

申办者应当有书面程序确保其对病例报告表的改动是必要的、被记录的，并得到研究者的同意。研究者应当保留修改和更正的相关记录。

（四）研究者和临床试验机构应当按“临床试验必备文件”和药品监督管理部门的相关要求，妥善保存试验文档。

（五）在临床试验的信息和受试者信息处理过程中应当注意避免信息的非法或者未授权的查阅、公开、散播、修改、损毁、丢失。临床试验数据的记录、处理和保存应当确保记录和受试者信息的保密性。

（六）申办者应当与研究者和临床试验机构就必备文件保存时间、费用和到期后的处理在合同中予以明确。

（七）根据监查员、稽查员、伦理委员会或者药品监督管理部门的要求，研究者和临床试验机构应当配合并提供所需的与试验有关的记录。

第二十六条 研究者的安全性报告应当符合以下要求：

除试验方案或者其他文件（如研究者手册）中规定不需立即报告的严重不良事件外，研究者应当立即向申办者书面报告所有严重不良事件，随后应当及时提供详尽、书面的随访报告。严重不良事件报告和随访报告应当注明受试者在临床试验中的鉴认代码，而不是受试者的真实姓名、公民身份号码和住址等身份信息。试验方案中规定的、对安全性评价重要的不良事件和实验室异常值，应当按照试验方案的要求和时限向申办者报告。

涉及死亡事件的报告，研究者应当向申办者和伦理委员会提供其他所需要的资料，如尸检报告和最终医学报告。

研究者收到申办者提供的临床试验的相关安全性信息后应当及时签收阅读，并考虑受试者的治疗，是否进行相应调整，必要时尽早与受试者沟通，并应当向伦理委员会报告由申办方提供的可疑且非预期严重不良反应。

第二十七条 提前终止或者暂停临床试验时，研究者应当及时通知受试者，并给予受试者适当的治疗和随访。此外：

（一）研究者未与申办者商议而终止或者暂停临床试验，研究者应当立即向临床试验机构、申办者和伦理委员会报告，并提供详细的书面说明。

（二）申办者终止或者暂停临床试验，研究者应当立即向临床试验机构、伦理委员会报告，并提供详细书面说明。

（三）伦理委员会终止或者暂停已经同意的临床试验，研究者应当立即向临床试验机构、申办者报告，并提供详细书面说明。

第二十八条 研究者应当提供试验进展报告。

（一）研究者应当向伦理委员会提交临床试验的年度报告，或者应当按照伦理委员会的要求提供进展报告。

（二）出现可能显著影响临床试验的实施或者增加受试者风险的情况，研究者应当尽快向申办者、伦理委员会和临床试验机构书面报告。

（三）临床试验完成后，研究者应当向临床试验机构报告；研究者应当向伦理委员会提供临床试验结果的摘要，向申办者提供药品监督管理部门所需要的临床试验相关报告。

第五章 申 办 者

第二十九条 申办者应当把保护受试者的权益和安全以及临床试验结果的真实、可靠作为临床试验的基本考虑。

第三十条 申办者应当建立临床试验的质量管理体系。

申办者的临床试验的质量管理体系应当涵盖临床试验的全过程，包括临床试验的设计、实施、记录、评估、结果报告和文件归档。质量管理包括有效的试验方案设计、收集数据的方法及流程、对于临床试验中做出决策所必需的信息采集。

临床试验质量保证和质量控制的方法应当与临床试验内在的风险和所采集信息的重要性相符。申办者应当保证临床试验各个环节的可操作性，试验流程和数据采集避免过于复杂。试验方案、病例报告表及其他相关文件应当清晰、简洁和前后一致。

申办者应当履行管理职责。根据临床试验需要可建立临床试验的研究和管理团队，以指导、监督临床试验实施。研究和管理团队内部的工作应当及时沟通。在药品监督管理部门检查时，研究和管理团队均应当派员参加。

第三十一条 申办者基于风险进行质量管理。

（一）试验方案制定时应当明确保护受试者权益和安全以及保证临床试验结果可靠的关键环节和数据。

（二）应当识别影响到临床试验关键环节和数据的风险。该风险应当从两个层面考虑：系统层面，如设施设备、标准操作规程、计算机化系统、人员、供应商；临床试验层面，如试验药物、试验设计、数据收集和记录、知情同意过程。

（三）风险评估应当考虑在现有风险控制下发生差错的可能性；该差错对保护受试者权益和安全，以及数据可靠性的影响；该差错被监测到的程度。

（四）应当识别可减少或者可被接受的风险。减少风险的控制措施应当体现在试验方案的设计和实施、监查计划、各方职责明确的合同、标准操作规程的依从性，以及各类培训。

预先设定质量风险的容忍度时，应当考虑变量的医学和统计学特点及统计设计，以鉴别影响受试者安全和数据可靠的系统性问题。出现超出质量风险的容忍度的情况时，应当评估是否需要采取进一步的措施。

（五）临床试验期间，质量管理应当有记录，并及时与相关各方沟通，促使风险评估和质量持续改进。

（六）申办者应当结合临床试验期间的新知识和经验，定期评估风险控制措施，以确保现行的质量管理的有效性和适用性。

（七）申办者应当在临床试验报告中说明所采用的质量管理方法，并概述严重偏离质量风险的容忍度的事件和补救措施。

第三十二条 申办者的质量保证和质量控制应当符合以下要求：

（一）申办者负责制定、实施和及时更新有关临床试验质量保证和质量控制系统的标准操作规程，确保临床试验的实施、数据的产生、记录和报告均遵守试验方案、本规范和相关法律法规的要求。

（二）临床试验和实验室检测的全过程均需严格按照质量管理标准操作规程进行。数据处理的每个阶段均有质量控制，以保证所有数据是可靠的，数据处理过程是正确的。

（三）申办者应当与研究者和临床试验机构等所有参加临床试验的相关单位签订合同，明确各方职责。

（四）申办者与各相关单位签订的合同中应当注明申办者的监查和稽查、药品监督管理部门的检查可直接去到试验现场，查阅源数据、源文件和报告。

第三十三条 申办者委托合同研究组织应当符合以下要求：

（一）申办者可以将其临床试验的部分或者全部工作和任务委托给合同研究组织，但申办者仍然是临床试验数据质量和可靠性的最终责任人，应当监督合同研究组织承担的各项工作。合同研究组织应当实施质量保证和质量控制。

（二）申办者委托给合同研究组织的工作应当签订合同。合同中应当明确以下内容：委托的具体工作以及相应的标准操作规程；申办者有权确认被委托工作执行标准操作规程的情况；对被委托方的书面要求；被委托方需要提交给申办者的报告要求；与受试者的损害赔偿措施相关的事项；其他与委托工作有关的事项。合同研究组织如存在任务转包，应当获得申办者的书面批准。

（三）未明确委托给合同研究组织的工作和任务，其职责仍由申办者负责。

（四）本规范中对申办者的要求，适用于承担申办者相关工作和任务的合同研究组织。

第三十四条 申办者应当指定有能力的医学专家及时对临床试验的相关医学问题进行咨询。

第三十五条 申办者应当选用有资质的生物统计学家、临床药理学家和临床医生等参与试验，包括设计试验方案和病例报告表、制定统计分析计划、分析数据、撰写中期和最终的试验总结报告。

第三十六条 申办者在试验管理、数据处理与记录保存中应当符合以下要求：

（一）申办者应当选用有资质的人员监督临床试验的实施、数据处理、数据核对、统计分析和试验总结报告的撰写。

（二）申办者可以建立独立的数据监查委员会，以定期评价临床试验的进展情况，包括安全性数据和重要的有效性终点数据。独立的数据监查委员会可以建议申办者是否可以继续实施、修改或者停止正在实施的临床试验。独立的数据监查委员会应当有书面的工作流程，应当保存所有相关会议记录。

（三）申办者使用的电子数据管理系统，应当通过可靠的系统验证，符合预先设置的技术性能，以保证试验数据的完整、准确、可靠，并保证在整个试验过程中系统始终处于验证有效的状态。

（四）电子数据管理系统应当具有完整的使用标准操作规程，覆盖电子数据管理的设置、安装和使用；标准操作规程应当说明该系统的验证、功能测试、数据采集和处理、系统维护、系统安全性测试、变更控制、数据备份、恢复、系统的应急预案和软件报废；标准操作规程应当明确使用计算机化系统时，申办者、研究者和临床试验机构的职责。所有使用计算机化系统的人员应当经过培训。

（五）计算机化系统数据修改的方式应当预先规定，其修改过程应当完整记录，原数据（如保留电子数据稽查轨迹、数据轨迹和编辑轨迹）应当保留；电子数据的整合、内容和结构应当有明确规定，以确保电子数据的完整性；当计算机化系统出现变更时，如软件升级或者数据转移等，确保电子数据的完整性更为重要。

若数据处理过程中发生数据转换，确保转换后的数据与原数据一致，和该数据转化过程的可见性。

（六）保证电子数据管理系统的安全性，未经授权的人员不能访问；保存被授权修改数据人员的名单；电子数据应当及时备份；盲法设计的临床试验，应当始终保持盲法状态，包括数据录入和处理。

（七）申办者应当使用受试者鉴认代码，鉴别每一位受试者所有临床试验数据。盲法试验揭盲以后，申办者应当及时把受试者的试验用药品情况书面告知研究者。

（八）申办者应当保存与申办者相关的临床试验数据，有些参加临床试验的相关单位获得的其他数据，也应当作为申办者的特定数据保留在临床试验必备文件内。

（九）申办者暂停或者提前终止实施中的临床试验，应当通知所有相关的研究者和临床试验机构和药品监督管理部门。

（十）试验数据所有权的转移，需符合相关法律法规的要求。

（十一）申办者应当书面告知研究者和临床试验机构对试验记录保存的要求；当试验相关记录不再需要时，申办者也应当书面告知研究者和临床试验机构。

第三十七条 申办者选择研究者应当符合以下要求：

（一）申办者负责选择研究者和临床试验机构。研究者均应当经过临床试验的培训、有临床试验的经验，有足够的医疗资源完成临床试验。多个临床试验机构参加的临床试验，如需选择组长单位由申办者负责。

（二）涉及医学判断的样本检测实验室，应当符合相关规定并具备相应资质。临床试验中采集标本的管理、检测、运输和储存应当保证质量。禁止实施与伦理委员会同意的试验方案无关的生物样本检测（如基因等）。临床试验结束后，剩余标本的继续保存或者将来可能被使用等情况，应当由受试者签署知情同意书，并说明保存的时间和数据的保密性问题，以及在何种情况下数据和样本可以和其他研究者共享等。

（三）申办者应当向研究者和临床试验机构提供试验方案和最新的研究者手册，并应当提供足够的时间让研究者和临床试验机构审议试验方案和相关资料。

第三十八条 临床试验各方参与临床试验前，申办者应当明确其职责，并在签订的合同中注明。

第三十九条 申办者应当采取适当方式保证可以给予受试者和研究者补偿或者赔偿。

（一）申办者应当向研究者和临床试验机构提供与临床试验相关的法律上、经济上的保险或者保证，并与临床试验的风险性质和风险程度相适应。但不包括研究者和临床试验机构自身的过失所致的损害。

（二）申办者应当承担受试者与临床试验相关的损害或者死亡的诊疗费用，以及相应的补偿。申办者和研究者应当及时兑付给予受试者的补偿或者赔偿。

（三）申办者提供给受试者补偿的方式方法，应当符合相关的法律法规。

（四）申办者应当免费向受试者提供试验用药品，支付与临床试验相关的医学检测费用。

第四十条 申办者与研究者和临床试验机构签订的合同，应当明确试验各方的责任、权利和利益，以及各方应当避免的、可能的利益冲突。合同的试验经费应当合理，符合市场规律。申办者、研究者和临床试验机构应当在合同上签字确认。

合同内容中应当包括：临床试验的实施过程中遵守本规范及相关的临床试验的法律法规；执行经过申办者和研究者协商确定的、伦理委员会同意的试验方案；遵守数据记录和报告程序；同意监查、稽查和检查；临床试验相关必备文件的保存及其期限；发表文章、知识产权等的约定。

第四十一条 临床试验开始前，申办者应当向药品监督管理部门提交相关的临床试验资料，并获得临床试验的许可或者完成备案。递交的文件资料应当注明版本号及版本日期。

第四十二条 申办者应当从研究者和临床试验机构获取伦理委员会的名称和地址、参与项目审查的伦理委员会委员名单、符合本规范及相关法律法规的审查声明，以及伦理委员会审查同意的文件和其他相关资料。

第四十三条 申办者在拟定临床试验方案时，应当有足够的安全性和有效性数据支持其给药途径、给药剂量和持续用药时间。当获得重要的新信息时，申办者应当及时更新研究者手册。

第四十四条 试验用药品的制备、包装、标签和编码应当符合以下要求：

（一）试验药物制备应当符合临床试验用药品生产质量管理相关要求；试验用药品的包装标签上应当标明仅用于临床试验、临床试验信息和临床试验用药品信息；在盲法试验中能够保持盲态。

（二）申办者应当明确规定试验用药品的贮存温度、运输条件（是否需要避光）、贮存时限、药物溶液的配制方法和过程，及药物输注的装置要求等。试验用药品的使用方法应当告知试验的所有相关人员，包括监查员、研究者、药剂师、药物保管人员等。

（三）试验用药品的包装，应当能确保药物在运输和贮存期间不被污染或者变质。

（四）在盲法试验中，试验用药品的编码系统应当包括紧急揭盲程序，以便在紧急医学状态时能够迅速识别何种试验用药品，而不破坏临床试验的盲态。

第四十五条 试验用药品的供给和管理应当符合以下要求：

（一）申办者负责向研究者和临床试验机构提供试验用药品。

（二）申办者在临床试验获得伦理委员会同意和药品监督管理部门许可或者备案之前，不得向研究者和临床试验机构提供试验用药品。

（三）申办者应当向研究者和临床试验机构提供试验用药品的书面说明，说明应当明确试验用药品的使用、贮存和相关记录。申办者制定试验用药品的供给和管理规程，包括试验用药品的接收、贮存、分发、使用及回收等。从受试者处回收以及研究人员未使用试验用药品应当返还申办者，或者经申办者授权后由临床试验机构进行销毁。

（四）申办者应当确保试验用药品及时送达研究者和临床试验机构，保证受试者及时使用；保存试验用药品的运输、接收、分发、回收和销毁记录；建立试验用药品回收管理制度，保证缺陷产品的召回、试验结束后的回收、过期后回收；建立未使用试验用药品的销毁制度。所有试验用药品的管理过程应当有书面记录，全过程计数准确。

（五）申办者应当采取措施确保试验期间试验用药品的稳定性。试验用药品的留存样品保存期限，在试验用药品贮存时限内，应当保存至临床试验数据分析结束或者相关法规要求的时限，两者不一致时取其中较长的时限。

第四十六条 申办者应当明确试验记录的查阅权限。

（一）申办者应当在试验方案或者合同中明确研究者和临床试验机构允许监查员、稽查员、伦理委员会的审查者及药品监督管理部门的检查人员，能够直接查阅临床试验相关的源数据和源文件。

（二）申办者应当确认每位受试者均以书面形式同意监查员、稽查员、伦理委员会的审查者及药品监督管理部门的检查人员直接查阅其与临床试验有关的原始医学记录。

第四十七条 申办者负责药物试验期间试验用药品的安全性评估。申办者应当将临床试验中发现的可能影响受试者安全、可能影响临床试验实施、可能改变伦理委员会同意意见的问题，及时通知研究者和临床试验机构、药品监督管理部门。

第四十八条 申办者应当按照要求和时限报告药物不良反应。

（一）申办者收到任何来源的安全性相关信息后，均应当立即分析评估，包括严重性、与试验药物的相关性以及是否为预期事件等。申办者应当将可疑且非预期严重不良反应快速报告给所有参加临床试验的研究者及临床试验机构、伦理委员会；申办者应当向药品监督管理部门和卫生健康主管部门报告可疑且非预期严重不良反应。

（二）申办者提供的药物研发期间安全性更新报告应当包括临床试验风险与获益的评估，有关信息通报给所有参加临床试验的研究者及临床试验机构、伦理委员会。

第四十九条 临床试验的监查应当符合以下要求：

（一）监查的目的是为了保证临床试验中受试者的权益，保证试验记录与报告的数据准确、完整，保证试验遵守已同意的方案、本规范和相关法规。

（二）申办者委派的监查员应当受过相应的培训，具备医学、药学等临床试验监查所需的知识，能够有效履行监查职责。

（三）申办者应当建立系统的、有优先顺序的、基于风险评估的方法，对临床试验实施监查。监查的范围和性质可具有灵活性，允许采用不同的监查方法以提高监查的效率和有效性。申办者应当将选择监查策略的理由写在监查计划中。

（四）申办者制定监查计划。监查计划应当特别强调保护受试者的权益，保证数据的真实性，保证应对临床试验中的各类风险。监查计划应当描述监查的策略、对试验各方的监查职责、监查的方法，以及应用不同监查方法的原因。监查计划应当强调对关键数据和流程的监查。监查计划应当遵守相关法律法规。

（五）申办者应当制定监查标准操作规程，监查员在监查工作中应当执行标准操作规程。

（六）申办者应当实施临床试验监查，监查的范围和性质取决于临床试验的目的、设计、复杂性、盲法、样本大小和临床试验终点等。

（七）现场监查和中心化监查应当基于临床试验的风险结合进行。现场监查是在临床试验现场进行监查，通常应当在临床试验开始前、实施中和结束后进行。中心化监查是及时的对正在实施的临床试验进行远程评估，以及汇总不同的临床试验机构采集的数据进行远程评估。中心化监查的过程有助于提高临床试验的监查效果，是对现场监查的补充。

中心化监查中应用统计分析可确定数据的趋势，包括不同的临床试验机构内部和临床试验机构间的数据范围及一致性，并能分析数据的特点和质量，有助于选择监查现场和监查程序。

（八）特殊情况下，申办者可以将监查与其他的试验工作结合进行，如研究人员培训和会议。监查时，可采用统计学抽样调查的方法核对数据。

第五十条 监查员的职责包括：

（一）监查员应当熟悉试验用药品的相关知识，熟悉试验方案、知情同意书及其他提供给受试者的书面资料的内容，熟悉临床试验标准操作规程和本规范等相关法规。

（二）监查员应当按照申办者的要求认真履行监查职责，确保临床试验按照试验方案正确地实施和记录。

（三）监查员是申办者和研究者之间的主要联系人。在临床试验前确认研究者具备足够的资质和资源来完成试验，临床试验机构具备完成试验的适当条件，包括人员配备与培训情况，实验室设备齐全、运转良好，具备各种与试验有关的检查条件。

（四）监查员应当核实临床试验过程中试验用药品在有效期内、保存条件可接受、供应充足；试验用药品是按照试验方案规定的剂量只提供给合适的受试者；受试者收到正确使用、处理、贮存和归还试验用药品的说明；临床试验机构接收、使用和返还试验用药品有适当的管控和记录；临床试验机构对未使用的试验用药品的处置符合相关法律法规和申办者的要求。

（五）监查员核实研究者在临床试验实施中对试验方案的执行情况；确认在试验前所有受试者或者其监护人均签署了知情同意书；确保研究者收到最新版的研究者手册、所有试验相关文件、试验必需用品，并按照相关法律法规的要求实施；保证研究人员对临床试验有充分的了解。

（六）监查员核实研究人员履行试验方案和合同中规定的职责，以及这些职责是否委派给未经授权的人员；确认入选的受试者合格并汇报入组率及临床试验的进展情况；确认数据的记录与报告正确完整，试验记录和文件实时更新、保存完好；核实研究者提供的所有医学报告、记录和文件都是可溯源的、清晰的、同步记录的、原始的、准确的和完整的、注明日期和试验编号的。

（七）监查员核对病例报告表录入的准确性和完整性，并与源文件比对。监查员应当注意核对试验方案规定的数据在病例报告表中有准确记录，并与源文件一致；确认受试者的剂量改变、治疗变更、不良事件、合并用药、并发症、失访、检查遗漏等在病例报告表中均有记录；确认研究者未能做到的随访、未实施的试验、未做的检查，以及是否对错误、遗漏做出纠正等在病例报告表中均有记录；核实入选受试者的退出与失访已在病例报告表中均有记录并说明。

（八）监查员对病例报告表的填写错误、遗漏或者字迹不清楚应当通知研究者；监查员应当确保所作的更正、添加或者删除是由研究者或者被授权人操作，并且有修改人签名、注明日期，必要时说明修改理由。

（九）监查员确认不良事件按照相关法律法规、试验方案、伦理委员会、申办者的要求，在规定的期限内进行了报告。

（十）监查员确认研究者是否按照本规范保存了必备文件。

（十一）监查员对偏离试验方案、标准操作规程、相关法律法规要求的情况，应当及时与研究者沟通，并采取适当措施防止再次发生。

第五十一条 监查员在每次监查后，应当及时书面报告申办者；报告应当包括监查日期、地点、监查员姓名、监查员接触的研究者和其他人员的姓名等；报告应当包括监查工作的摘要、发现临床试验中问题和事实陈述、与试验方案的偏离和缺陷，以及监查结论；报告应当说明对监查中发现的问题已采取的或者拟采用的纠正措施，为确保试验遵守试验方案实施的建议；报告应该提供足够的细节，以便审核是否符合监查计划。中心化监查报告可以与现场监查报告分别提交。申办者应当对监查报告中的问题审核和跟进，并形成文件保存。

第五十二条 临床试验的稽查应当符合以下要求：

（一）申办者为评估临床试验的实施和对法律法规的依从性，可以在常规监查之外开展稽查。

（二）申办者选定独立于临床试验的人员担任稽查员，不能是监查人员兼任。稽查员应当经过相应的培训和具有稽查经验，能够有效履行稽查职责。

（三）申办者应当制定临床试验和试验质量管理体系的稽查规程，确保临床试验中稽查规程的实施。该规程应当拟定稽查目的、稽查方法、稽查次数和稽查报告的格式内容。稽查员在稽查过程中观察和发现的问题均应当有书面记录。

（四）申办者制定稽查计划和规程，应当依据向药品监督管理部门提交的资料内容、临床试验中受试者的例数、临床试验的类型和复杂程度、影响受试者的风险水平和其他已知的相关问题。

（五）药品监督管理部门根据工作需要，可以要求申办者提供稽查报告。

（六）必要时申办者应当提供稽查证明。

第五十三条 申办者应当保证临床试验的依从性。

（一）发现研究者、临床试验机构、申办者的人员在临床试验中不遵守试验方案、标准操作规程、本规范、相关法律法规时，申办者应当立即采取措施予以纠正，保证临床试验的良好依从性。

（二）发现重要的依从性问题时，可能对受试者安全和权益，或者对临床试验数据可靠性产生重大影响的，申办者应当及时进行根本原因分析，采取适当的纠正和预防措施。若违反试验方案或者本规范的问题严重时，申办者可追究相关人员的责任，并报告药品监督管理部门。

（三）发现研究者、临床试验机构有严重的或者劝阻不改的不依从问题时，申办者应当终止该研究者、临床试验机构继续参加临床试验，并及时书面报告药品监督管理部门。同时，申办者和研究者应当采取相应的紧急安全性措施，以保护受试者的安全和权益。

第五十四条 申办者提前终止或者暂停临床试验，应当立即告知研究者和临床试验机构、药品监督管理部门，并说明理由。

第五十五条 临床试验完成或者提前终止，申办者应当按照相关法律法规要求向药品监督管理部门提交临床试验报告。临床试验总结报告应当全面、完整、准确反映临床试验结果，临床试验总结报告安全性、有效性数据应当与临床试验源数据一致。

第五十六条 申办者开展多中心试验应当符合以下要求：

（一）申办者应当确保参加临床试验的各中心均能遵守试验方案。

（二）申办者应当向各中心提供相同的试验方案。各中心按照方案遵守相同的临床和实验室数据的统一评价标准和病例报告表的填写指导说明。

（三）各中心应当使用相同的病例报告表，以记录在临床试验中获得的试验数据。申办者若需要研究者增加收集试验数据，在试验方案中应当表明此内容，申办者向研究者提供附加的病例报告表。

（四）在临床试验开始前，应当有书面文件明确参加临床试验的各中心研究者的职责。

（五）申办者应当确保各中心研究者之间的沟通。

第六章 试验方案

第五十七条 试验方案通常包括基本信息、研究背景资料、试验目的、试验设计、实施方式（方法、内容、步骤）等内容。

第五十八条 试验方案中基本信息一般包含：

（一）试验方案标题、编号、版本号和日期。

（二）申办者的名称和地址。

（三）申办者授权签署、修改试验方案的人员姓名、职务和单位。

（四）申办者的医学专家姓名、职务、所在单位地址和电话。

（五）研究者姓名、职称、职务，临床试验机构的地址和电话。

（六）参与临床试验的单位及相关部门名称、地址。

第五十九条 试验方案中研究背景资料通常包含：

（一）试验用药品名称与介绍。

（二）试验药物在非临床研究和临床研究中与临床试验相关、具有潜在临床意义的发现。

（三）对受试人群的已知和潜在的风险和获益。

（四）试验用药品的给药途径、给药剂量、给药方法及治疗时程的描述，并说明理由。

（五）强调临床试验需要按照试验方案、本规范及相关法律法规实施。

（六）临床试验的目标人群。

（七）临床试验相关的研究背景资料、参考文献和数据来源。

第六十条 试验方案中应当详细描述临床试验的目的。

第六十一条 临床试验的科学性和试验数据的可靠性，主要取决于试验设计，试验设计通常包括：

（一）明确临床试验的主要终点和次要终点。

（二）对照组选择的理由和试验设计的描述（如双盲、安慰剂对照、平行组设计），并对研究设计、流程和不同阶段以流程图形式表示。

（三）减少或者控制偏倚所采取的措施，包括随机化和盲法的方法和过程。采用单盲或者开放性试验需要说明理由和控制偏倚的措施。

（四）治疗方法、试验用药品的剂量、给药方案；试验用药品的剂型、包装、标签。

（五）受试者参与临床试验的预期时长和具体安排，包括随访等。

（六）受试者、部分临床试验及全部临床试验的“暂停试验标准”“终止试验标准”。

（七）试验用药品管理流程。

（八）盲底保存和揭盲的程序。

（九）明确何种试验数据可作为源数据直接记录在病例报告表中。

第六十二条 试验方案中通常包括临床和实验室检查的项目内容。

第六十三条 受试者的选择和退出通常包括：

（一）受试者的入选标准。

（二）受试者的排除标准。

（三）受试者退出临床试验的标准和程序。

第六十四条 受试者的治疗通常包括：

（一）受试者在临床试验各组应用的所有试验用药品名称、给药剂量、给药方案、给药途径和治疗时间以及随访期限。

（二）临床试验前和临床试验中允许的合并用药（包括急救治疗用药）或者治疗，和禁止使用的药物或者治疗。

（三）评价受试者依从性的方法。

第六十五条 制定明确的访视和随访计划，包括临床试验期间、临床试验终点、不良事件评估及试验结束后的随访和医疗处理。

第六十六条 有效性评价通常包括：

（一）详细描述临床试验的有效性指标。

（二）详细描述有效性指标的评价、记录、分析方法和时间点。

第六十七条 安全性评价通常包括：

（一）详细描述临床试验的安全性指标。

（二）详细描述安全性指标的评价、记录、分析方法和时间点。

（三）不良事件和伴随疾病的记录和报告程序。

（四）不良事件的随访方式与期限。

第六十八条 统计通常包括：

（一）确定受试者样本量，并根据前期试验或者文献数据说明理由。

（二）显著性水平，如有调整说明考虑。

（三）说明主要评价指标的统计假设，包括原假设和备择假设，简要描述拟采用的具体统计方法和统计分析软件。若需要进行期中分析，应当说明理由、分析时点及操作规程。

（四）缺失数据、未用数据和不合逻辑数据的处理方法。

（五）明确偏离原定统计分析计划的修改程序。

（六）明确定义用于统计分析的受试者数据集，包括所有参加随机化的受试者、所有服用过试验用药品的受试者、所有符合入选的受试者和可用于临床试验结果评价的受试者。

第六十九条 试验方案中应当包括实施临床试验质量控制和质量保证。

第七十条 试验方案中通常包括该试验相关的伦理学问题的考虑。

第七十一条 试验方案中通常说明试验数据的采集与管理流程、数据管理与采集所使用的系统、数据管理各步骤及任务，以及数据管理的质量保障措施。

第七十二条 如果合同或者协议没有规定，试验方案中通常包括临床试验相关的直接查阅源文件、数据处理和记录保存、财务和保险。

第七章 研究者手册

第七十三条 申办者提供的《研究者手册》是关于试验药物的药学、非临床和临床资料的汇编，其内容包括试验药物的化学、药学、毒理学、药理学和临床的资料和数据。研究者手册目的是帮助研究者和参与试验的其他人员更好地理解和遵守试验方案，帮助研究者理解试验方案中诸多关键的基本要素，包括临床试验的给药剂量、给药次数、给药间隔时间、给药方式等，主要和次要疗效指标和安全性的观察和监测。

第七十四条 已上市药品实施临床试验，研究者已充分了解其药理学等相关知识时，可以简化研究者手册。可应用药品说明书等形式替代研究者手册的部分内容，只需要向研究者提供临床试验相关的、重要的、以及试验药物最近的、综合性的、详细的信息。

第七十五条 申办者应当制定研究者手册修订的书面程序。在临床试验期间至少一年审阅研究者手册一次。申办者根据临床试验的研发步骤和临床试验过程中获得的相关药物安全性和有效性的新信息，在研究者手册更新之前，应当先告知研究者，必要时与伦理委员会、药品监督管理部门沟通。申办者负责更新研究者手册并及时送达研究者，研究者负责将更新的手册递交伦理委员会。

第七十六条 研究者手册的扉页写明申办者的名称、试验药物的编号或者名称、版本号、发布日期、替换版本号、替换日期。

第七十七条 研究者手册应当包括：

（一）目录条目：保密性说明、签字页、目录、摘要、前言、试验药物的物理学、化学、药学特性和结构式、非临床研究（非临床药理学、动物体内药代动力学、毒理学）、人体内作用（人体内的药代动力学、安全性和有效性、上市使用情况）、数据概要和研究者指南、注意事项、参考资料（已发表文献、报告，在每一章节末列出）。

（二）摘要：重点说明试验药物研发过程中具重要意义的物理学、化学、药学、药理学、毒理学、药代动力学和临床等信息内容。

（三）前言：简要说明试验药物的化学名称或者已批准的通用名称、批准的商品名；试验药物的所有活性成分、药理学分类、及其在同类药品中的预期地位（如优势）；试验药物实施临床试验的立题依据；拟定的试验药物用于疾病的预防、诊断和治疗。前言中应当说明评价试验药物的常规方法。

（四）在研究者手册中应当清楚说明试验用药品的化学式、结构式，简要描述其理化和药学特性。说明试验药物的贮存方法和使用方法。试验药物的制剂信息可能影响临床试验时，应当说明辅料成分及配方理由，以便确保临床试验采取必要的安全性措施。

（五）若试验药物与其他已知药物的结构相似，应当予以说明。

（六）非临床研究介绍：简要描述试验药物非临床研究的药理学、毒理学、药代动力学研究发现的相关结果。说明这些非临床研究的方法学、研究结果，讨论这些发现对人体临床治疗意义的提示、对人体可能的不利作用和对人体非预期效应的相关性。

（七）研究者手册应当提供非临床研究中的信息：试验动物的种属、每组动物的数目和性别、给药剂量单位、给药剂量间隔、给药途径、给药持续时间、系统分布资料、暴露后随访期限。研究结果应当包括试验药物药理效应、毒性效应的特性和频度；药理效应、毒性效应的严重性或者强度；起效时间；药效的可逆性；药物作用持续时间和剂量反应。应当讨论非临床研究中最重要的发现，如量效反应、与人体可能的相关性及可能实施人体研究的多方面问题。若同一种属动物的有效剂量、非毒性剂量的结果可以进行比较研究，则该结果可用于治疗指数的讨论，并说明研究结果与拟定的人用剂量的相关性。比较研究尽可能基于血液或者器官组织水平。

（八）非临床的药理学研究介绍：应当包括试验药物的药理学方面的摘要，如可能，还应当包括试验药物在动物体内的重要代谢研究。摘要中应当包括评价试验药物潜在治疗活性（如有效性模型，受体结合和特异性）的研究，以及评价试验药物安全性的研究（如不同于评价治疗作用的评价药理学作用的专门研究）。

（九）动物的药代动力学介绍：应当包括试验药物在所研究种属动物中的药代动力学、生物转化以及分布的摘要。对发现的讨论应当说明试验药物的吸收、局部以及系统的生物利用度及其代谢，以及它们与动物种属药理学和毒理学发现的关系。

（十）毒理学介绍：在不同动物种属中相关研究所发现的毒理学作用摘要应当包括单剂量给药、重复给药、致癌性、特殊毒理研究（如刺激性和致敏性）、生殖毒性、遗传毒性（致突变性）等方面。

（十一）人体内作用：应当充分讨论试验药物在人体的已知作用，包括药代动力学、药效学、剂量反应、安全性、有效性和其他药理学领域的信息。应当尽可能提供已完成的所有试验药物临床试验的摘要。还应当提供临床试验以外的试验药物的使用情况，如上市期间的经验。

（十二）试验药物在人体的药代动力学信息摘要，包括药代动力学（吸收和代谢，血浆蛋白结合，分布和消除）；试验药物的一个参考剂型的生物利用度（绝对、相对生物利用度）；人群亚组（如性别、年龄和脏器功能受损）；相互作用（如药物-药物相互作用和食物的作用）；其他药代动力学数据（如在临床试验期间完成的群体研究结果）。

（十三）试验药物安全性和有效性：应当提供从前期人体试验中得到的关于试验药物（包括代谢物）的安全性、药效学、有效性和剂量反应信息的摘要并讨论。如果已经完成多项临床试验，应当将多个研究和亚组人群的安全性和有效性数据汇总。可考虑将所有临床试验的药物不良反应（包括所有被研究的适应症）以表格等形式清晰概述。应当讨论适应症或者亚组之间药物不良反应类型及发生率的重要差异。

（十四）上市使用情况：应当说明试验药物已经上市或者已获批准的主要国家和地区。从上市使用中得到的重要信息（如处方、剂量、给药途径和药物不良反应）应当予以概述。应当说明试验用药品没有获得批准上市或者退出上市的主要国家和地区。

（十五）数据概要和研究者指南：应当对非临床和临床数据进行全面分析讨论，就各种来源的有关试验药物不同方面的信息进行概述，帮助研究者预见到药物不良反应或者临床试验中的其他问题。

（十六）研究者手册应当让研究者清楚的理解临床试验可能的风险和不良反应，以及可能需要的特殊检查、观察项目和防范措施；这种理解是基于从研究者手册获得的关于试验药物的物理、化学、药学、药理、毒理和临床资料。根据前期人体应用的经验和试验药物的药理学，也应当向研究者提供可能的过量服药和药物不良反应的识别和处理措施的指导。

（十七）中药民族药研究者手册的内容参考以上要求制定。还应当注明组方理论依据、筛选信息、配伍、功能、主治、已有的人用药经验、药材基原和产地等；来源于古代经典名方的中药复方制剂，注明其出处；相关药材及处方等资料。

第八章　必备文件管理

第七十八条　临床试验必备文件是指评估临床试验实施和数据质量的文件，用于证明研究者、申办者和监查员在临床试验过程中遵守了本规范和相关药物临床试验的法律法规要求。

必备文件是申办者稽查、药品监督管理部门检查临床试验的重要内容，并作为确认临床试验实施的真实性和所收集数据完整性的依据。

第七十九条　申办者、研究者和临床试验机构应当确认均有保存临床试验必备文件的场所和条件。保存文件的设备条件应当具备防止光线直接照射、防水、防火等条件，有利于文件的长期保存。应当制定文件管理的标准操作规程。被保存的文件需要易于识别、查找、调阅和归位。用于保存临床试验资料的介质应当确保源数据或者其核证副本在留存期内保存完整和可读取，并定期测试或者检查恢复读取的能力，免于被故意或者无意地更改或者丢失。

临床试验实施中产生的一些文件，如果未列在临床试验必备文件管理目录中，申办者、研究者及临床试验机构也可以根据必要性和关联性将其列入各自的必备文件档案中保存。

第八十条 用于申请药品注册的临床试验，必备文件应当至少保存至试验药物被批准上市后5年；未用于申请药品注册的临床试验，必备文件应当至少保存至临床试验终止后5年。

第八十一条 申办者应当确保研究者始终可以查阅和在试验过程中可以录入、更正报告给申办者的病例报告表中的数据，该数据不应该只由申办者控制。

申办者应当确保研究者能保留已递交给申办者的病例报告表数据。用作源文件的复印件应当满足核证副本的要求。

第八十二条 临床试验开始时，研究者及临床试验机构、申办者双方均应当建立必备文件的档案管理。临床试验结束时，监查员应当审核确认研究者及临床试验机构、申办者的必备文件，这些文件应当被妥善地保存在各自的临床试验档案卷宗内。

第九章 附 则

第八十三条 本规范自2020年7月1日起施行。